卫生部"十一五"规划教材
面向21世纪高等医药院校精品课程教材

护士人文修养

HUSHI RENWEN XIUYANG

主 编　梁 立　翟惠敏

副主编　关鸿军　史瑞芬　周柳亚

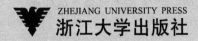

ZHEJIANG UNIVERSITY PRESS
浙江大学出版社

图书在版编目（CIP）数据

护士人文修养／梁立，翟惠敏主编. —杭州：浙江大学出版社，2010.2(2018.8 重印)
卫生部"十一五"规划教材. 面向 21 世纪高等医药院校精品课程教材
ISBN 978-7-308-07284-7

Ⅰ.护… Ⅱ.①梁…②翟… Ⅲ.护士—修养—医学院校—教材 Ⅳ.R192.6

中国版本图书馆 CIP 数据核字（2010）第 003326 号

护士人文修养

梁 立 翟惠敏 主编

丛书策划	阮海潮（ruanhc@zju.edu.cn）	
责任编辑	阮海潮	
出版发行	浙江大学出版社	
	（杭州市天目山路 148 号　邮政编码 310007）	
	（网址：http://www.zjupress.com）	
排　版	杭州大漠照排印刷有限公司	
印　刷	浙江良渚印刷厂	
开　本	787mm×1092mm　1/16	
印　张	24.25	
字　数	621 千	
版 印 次	2010 年 2 月第 1 版　2018 年 8 月第 8 次印刷	
书　号	ISBN 978-7-308-07284-7	
定　价	49.00 元	

卫生部"十一五"规划教材

《护士人文修养》

编委会名单

主　编　梁　立　翟惠敏

副主编　关鸿军　史瑞芬　周柳亚

编　者　（以章节排列为序）

梁　立（杭州师范大学）　　　　史瑞芬（南方医科大学）

章越松（绍兴文理学院）　　　　涂明华（九江学院）

刘　辉（哈尔滨医科大学）　　　周柳亚（杭州师范大学）

关鸿军（哈尔滨医科大学）　　　孙春艳（哈尔滨医科大学）

曹梅娟（杭州师范大学）　　　　郑舟军（浙江海洋学院）

余立平（武汉大学）　　　　　　翟惠敏（南方医科大学）

陈　瑜（南方医科大学）　　　　张　旋（福建医科大学）

吴　明（复旦大学）　　　　　　易巧云（中南大学）

钱　英（杭州师范大学）

前　言

亲爱的读者,当你翻开这本书,你我之间一场关于"人文"和"护理"的心灵对话由此开始……

社会的文明与发展,不仅靠科学技术的进步,更取决于一个国家、一个民族人文修养水平的高低。"以人为本"是社会发展的核心价值,而人的生命、人的健康又是人本之本,因此,以关爱生命、关注健康、减少疾病为宗旨的医学技术和卫生保健服务水平,是反映社会发展水平和文明程度的重要标志之一。然而,在这个日益技术化和物质化的时代里,医学教育中表现出的人文精神失落早已引起有识之士的忧虑,高等医学教育中加强人文教育成为教育者的共识。

来自国内十所高等医学院校的17名致力于人文社科研究和护理教育的专职教师,针对多年来"护理学精于自然科学、荒于人文科学"的现象,以适应社会对21世纪护理人才的需要为宗旨,以培养护理人才的人文精神、提高护理人才整体素质为目标,以促进护理教育实现科学与人文相互融合为己任,将自己的热情、知识、经验和感悟汇聚于《护士人文修养》的编著中。

中华民族悠久的历史演变中,沉淀出许多光辉灿烂的人文经典,积蓄出许多光亮的生命智慧,我们无法系统地将其尽现书中,每一位编者都用心撷取其中的精华,编写时力求:① 体现受教育者提高修养所必备的人文基础——理论性;② 体现护理岗位对专业人才人文知识和素质要求的标准——针对性;③ 体现人文教材一定的文学色彩——可读性;④ 体现教材对学生人文素质修养的指导、训练和提高作用——实用性;⑤ 体现交叉综合学科知识点的有机结合和相互渗透——创新性。

本书以问题为先导,用独特的视角、通俗的语言、细腻的表达,把人文精神的盛宴以讲座形式传递给每一个学习者,让学习者掌握人文知识的精髓,感悟科学与人文相融的重要性,理解在经济大潮中逐渐迷失的护理人文精神的内在品质和必然回归的主题。通过"知识拓展"、"背景资料"、"典型案例"、"网络资源"、"推荐书目"等,丰富学习者的人文知识,通过"实践训练"、"思考与练习"促进学习者人文知识的内化,认识学习人文学科知识对提高护士人文修养的深远意义。

本书对教学内容进行精心撷取,构筑了高素质护理人才必备的文化传统修养、科学思维修养、社会人际关系修养、文学艺术修养、语言文字修养框架。本书引领学习者穿越医学史的长河,审视历史、宗教、文化与护理的关联,使其树立"以人文本"的护理理念;帮助学习者开拓哲学思维、逻辑思维和创新思维,使其分析和解决问题的能力得以提高;传授社会学和人际沟通的有关知识,提升学习者的礼仪修养,使其能在生活和工作中构筑和谐的人际关系;引导学习者开启文学艺术圣殿之门,学会欣赏美、创造美,使其灵魂变得善良、细腻、高雅;通过对语言文字的思考和应用,使其具备护理工作所必需的基本写作能力。本书各讲内容既有联系、又相互独立,既可系统教学、也便于讲座与自学。考虑到"护理伦理"多数院校作为必修课程单独开设,故本书未列入护士伦理道德修养的专门章节。

我们走过的既是一条艰辛的创作之路,也是一程神奇的探索之旅。我们多想把哺育人类精神的人文营养,都奉献给白衣天使。然而由于自身人文修养所限,本书中还有诸多不尽如人意之处。亲爱的读者,你们的意见将赋予我们灵感,你们的建议将给予我们动力,我们期待着……

我们希望《护士人文修养》如一条奔流不息的河,承载着厚重的人文精神,奔腾向前,润育每个学习者的心灵!

我们希望《护士人文修养》如一条通往未来的路,引领学习者探索深邃的人文世界,感受人性的光辉和人文的力量!

编　者

2010 年 2 月

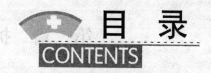

目 录
CONTENTS

第一篇　护士的文化传统修养

第四篇　护士的文学艺术修养

第五篇　护士的语言文字修养

绪论　人文使人升华：人文与护理

本讲提要

本讲以科学与人文的关系、护理职业价值感等问题为先导，让学习者理解科学与人文相融的重要性，理解护理人文精神的内涵。通过学习和训练，使学习者认识到学习人文学科知识、提高护士人文修养的深远意义、为患者提供优质服务的重要性。

问题与思考

问题1：科学发展会给未来世界带来什么？

今天，科学在人类眼里就像一盏阿拉丁神灯，带给人类那么多不可思议的奇迹，点缀着人类现代生活的方方面面，以至于我们或许可以这样认为：在这万能的科学面前，还有什么事情是办不到的呢？然而，有研究表明，1975—1995年间，是人类社会科学技术发展最快的20年，但在这20年里人类对生态环境的破坏却是从恐龙灭绝以来6500万年的总和。所以在我们尽享科学技术成果的同时，是否反思过科学技术的发展会给未来的世界和人类带来什么？

问题2：追梦的老护士给了我们何种启迪？

第39届南丁格尔奖章获得者章金媛，是护理界德高望重的"运动健将"。她的人生，充满热忱，79岁，依然怀有梦想。章金媛说："我有两个梦，一是组建一支社区志愿护理队伍；二是创建一所面向社区、福利院的护理学校。"2000年春，江西省红十字志愿护理服务中心挂牌成立，目前这支志愿服务队已从7年前的17人发展到1146人，越来越多的退休护士、护士学校学生、在职护士加入其中，抛弃偏见、不计回报地为社区内的老弱病残者提供志愿护理服务。更让章金媛自豪的是，由她倡议发起的"中国南丁格尔志愿护理服务总队"，2008 年 7 月 17 日终于在北京挂牌成立了。

"我要用 21 年的时间，全力以赴完成第二个梦。"她的 21 年，是以百岁为终点的。她说，与民政学校合作办的社区护理班只是"梦的开始"。"名字就叫章金媛社区护理班，我把自己埋到这些孩子中间，不相信办不好。"说这话的时候，她的眼里闪着泪光。

一个把一生都奉献给了护理事业的老人，她认为"我最快乐的是做了一辈子护士……"，章金媛老人给人们带来的不只是心灵的震撼，更多的是深刻的启迪：职业价值感、成就感是一个人毕生奋斗的永恒动力。

在对上述问题的深入思考与剖析中，你是否认识到人类社会的进步离不开科学和人文、个人的发展完善同样也离不开科学和人文呢？

一、从远古走向未来的人文

时代的列车驶入 21 世纪后，新理念、新技术正全方位地与人类交融，改变着人们的生活；同时有些原本古老的观念、知识，并没有随着时间的推移消亡，而是以其新内涵、新形象频频与我们碰撞，它们从远古来，向未来去，历久弥新。"人文"就是人类从远古走向未来的永恒话题。

"人文"一词最早出现于中华民族的经典文献《易经》中贲卦的象辞，"刚柔交错，天文也；文明以止，人文也。观乎天文，以察时变；观乎人文，以化成天下。"两千多年后的今天，让我们循着先哲们的脚步，以认识"人"为起点，走进人文的世界。

（一）从"人"字的结构看人的本质属性

一撇，一捺，简单两笔，勾画出"人"字，但认识"人"的属性却远非认识"人"字这般容易。

人和成千上万的生命体共存于地球，世世代代，繁衍生息，但人的生命存在却有其独特性。考古学家发现，近 100 多万年来，各种生物是通过身体进化来适应环境而生存的，但人类的身体却没有发生特别的进化。然而人类不仅适应了地球上各种严酷的生存环境，而且还成为大地的主宰。究其原因，乃是因为人类发明了新的适应方式——文化。由此人的生命存在具有了双重属性，一是所有生物体所共有的自然生命，二是人类所特有的文化生命。

自然生命是生命的物质实体，文化生命是生命的精神结构。完整意义上的人，就是这两个方面的统一。没有自然生命，生命无从谈起；没有文化生命，人只是生物学上的一个类别，并不是大写的"人"；文化的创造源于人的活动，文化又内化于人，创造了文化生命；每一代人都生活在前人创造的文化环境中，他们必须学习，才能获得这些文化，形成自己的文化生命。人的文化生命既赋予人的自然生命生与死的意义，也决定着人的文化世界的创造与发展，因而它规定了人的本质。由此可见，完整意义上的"人"是由自然生命和文化生命组成的。

（二）走近人文，认识人文

人文基于人的文化生命而产生，认识人文和人文学科是我们阅读人文长卷的第一篇。

1. **什么是人文** 在汉语里，人文的含义有两种。上述《易经》中的"人文"指的是诗书礼乐等人类文明和文化；而《后汉书》中"舍诸天运，征乎人文"的"人文"指的是人为的，即一切要依靠人力。在西方，"人文"一词源于拉丁文 humanus，用它来表示与正统经院神学研究相对立的世俗人文研究。英文中，humanity 表示"人文"，它含有人道或仁慈、人性、人类几层意思，强调以人为中心，重视人生幸福与人生责任。

在《辞海》中，对"人文"一词所作的解释是：人文指人类社会的各种文化现象。

2. **什么是人文学科** 一般认为，人文学科就是关于人的学科，是研究人类价值判断和精神追求的学科。她告诉我们，人是什么，人具有什么样的本质。不管一个人的受教育程度、家庭出身、个人经历如何，他除了考虑吃、穿、住、用等问题外，或多或少也会有诸如人为何而活、应该怎样活着等思考，这些思考并不是为了满足现实的物质需求，更多的是为了追求心灵上的超越与升华。归结起来，其实就是人生的价值是什么？生活的意义是什么？而这正是人文学科要力求回答的核心问题。人文学科的研究对象是人的精神文化活动，研究方法是通过讨论社会文化现象，澄清人生领域的好与坏、是与非、善与恶等，为人生提供积极的、理想的标准和模式。而研究的目的则在于探求人生的价值和寻找人生的意义，有助于人们树立正确的世界观、人生观和价值观，最终使社会和人生趋于完美。

【知识拓展】

人文和人文学科

无论是西方还是中国，"人文"一词都包含着两方面的意思：一是"人"，一是"文"。一是关于理想的"人"、理想的"人性"的观念；一是为了培养这种理想的人（性）所设置的学科和课程。前一方面的意思往往与"人性"（humanity）等同，后一方面的意思往往与"人文学科"（humanities）等同。值得注意的是，这两方面的意思总是结合在一起的，有着内在的关联：学科意义上的人文总是服务于理想人性意义上的人文，或相辅相成。"教养和文化、智慧和德性、理解力和批判力这些一般认同的理想人性，总是与语言的理解和运用、古老文化传统的认同以及审美能力和理性反思能力的培养联系在一起，语言、文学、艺术、逻辑、历史、哲学总是被看成是人文学科的基本学科。"

人文学科具有化感性的特征。人文学科对人类实践活动的影响主要是通过改变人的情感、思想而发挥作用的。很显然，这种影响和作用是间接的，作用方式复杂多样，作用效果内隐模糊。但是必须看到，人文学科与自然科学的不同之处就在于后者看重结果，而前者更注重过程。就其社会作用而言，一个人学习和积累人文知识的过程就是个体和群体对社会文明认同的过程，就是人的心灵不断净化和人格不断升华的过程。而在此过程中人文学科对个人、社会显现出来的影响具有潜移默化的特点，且其效果评价不易量化，这就是它的化感性。如果认识到了这一点，我们就不会去追求人文学科急功近利、立竿见影的实用功效，同时也不会忽视和淡化了人文学科的作用。

（三）人类的精神家园

1. 什么是人文修养　人文修养是指一个人在人文知识水平、人文科学的研究能力和体现出来的以人为对象、以人为中心的精神——人的内在品质的综合水平。为了便于把握人文修养不同的表现状态，可将人文修养大体分为三个层次来比较，即基本层、发展层和高端层。

基本层的人文修养主要表现为：珍惜生命，有同情心、羞耻感、责任感，己所不欲勿施于人，愿助人，有一定的自制力，做事比较认真；能顺利运用母语，思维顺畅、清晰，有逻辑性和个人见解，言行基本得体；懂得一些文史哲基本知识等。

发展层的人文修养表现为：积极乐观，崇尚仁善，热情助人，热爱生活，有较强的责任感，有明确的奋斗目标和较强的自制力，做事认真；能准确、流畅地运用母语，思维清晰、灵活，逻辑严密，有独到见解，言行得体；有一定文史哲知识或文艺特长，会品评艺术等。

高端层的人文修养则表现为：关爱所有生命和自然，厚德载物，道济天下，有高度的使命感，百折不挠，奋斗不息；能优雅、生动自如地运用母语和熟练应用一门外语，思维敏捷、深刻，善于创新，言行得体且优雅，有魅力；对文史哲艺有较高的悟性等。

这三个层次并不与年龄、学历成正比。每一个年龄段、任何学历的人都有人文素质培养和修炼的问题。

人文修养的三个方面不一定是绝对均衡发展的（最好是和谐发展），有的方面可能已达到高境界，有的方面则还处在基本层，但任何一项一定是逐层发展的，必须具备基本层，才可能上升到发展层；必须通过发展层，才可能进入高端层。

2. 什么是人文精神　人文精神是一种普遍的人类自我关怀，表现为对人的尊严、价值、命运的维护、追求和关切，对人类遗留下来的各种精神文化现象的高度珍视，对一种全面发展的理想人格的肯定和塑造。简言之，人文精神就是以人为本，或者说是人文关怀。人文精神，是在历史中形成和发展的由人类优秀文化积淀凝聚而成的精神，一种内在于主体的精神品格。这种精神品格在宏观方面汇聚于民族精神之中，在微观方面体现在人们的气质和价值取向之中。

人文精神是人文修养的核心，学习了人文知识并不等于拥有了人文精神，前者是知，后者是行，要将人文知识"内化"、"发展"为人的生活方式、生活态度、生活习惯，才能真正体现出一个人所具有的人文修养，折射出人文精神的光辉。

在人与自然、人与金钱、人与技术等关系面前，人文精神强调的是关心人、尊重人。它的内涵包括：

（1）尊重生命及个人的独特价值：在一个正常的社会里，每个人都享有追求幸福生活、维护个人尊严、体现自身价值的权利。人文精神最首要的就是充分尊重人的尊严，包括人的生命尊严（精神尊严、灵魂尊严）和人的生活尊严（精神自由愿望、个性愿望、多元愿望），尊重不同个人在社会中的价值以及价值实现，它强调以生命精神、生命灵魂来反对和抵抗"技术化"，从而形成人的独立精神本体，在潜移默化中树立人的精神与人格，陶冶人的情感和情操，成为一个绝对不同于他人，而又与他人、社会、时代文化相融洽的人。

（2）认同人的整体性：人是生理、知识、情感、意志和心理的完整体，人文关怀就是主张一个人全面而和谐地发展，尽可能满足一个人各个层面的需求。在当今社会里，身体强健却头脑简单的人肯定不是一个和谐发展的人，但智力超群却身心不健全的人同样是一个畸形的人。

（3）宽容对待具有合理性的各种观念：由于当今世界社会文化、个人利益和生活方式都趋于多元化，要追求人与人之间的绝对统一是不可能的。因此，承认每个人都是独特的、不可替代的，学会理解和尊重不同思想观念的人，具有与群体合作共处的真诚态度，应该成为现代人具备的一种精神和一种风度。

（4）注重人的文化品格和精神意义：人文主义关怀人的全面需要和全面发展，它并不反对物质享乐，而是要人们生活得更美好、更充实。但是人类之所以拥有尊严和价值，还在于人类拥有文化和精神内涵，所以人文关怀就更看重人的文化品格和精神意义。

综上所述，人文精神既是对人的价值、人的生存意义和生存质量的关注，对他人、社会和人类进步事业的投入与奉献，又是对人类未来命运与追求的思考和探索，是对个人发展和人类走势的终极关怀，也是人对其生存的自然环境的关心和改善的态度。总之，人文精神就是关心"人之所以为人"的精神。这种人之为人的理念和追求是人类以文明之道大化于天下的生命智慧，由此可见，人文精神是人类最终的精神家园。

二、从分裂走向融合的科学与人文

人文是为人之本，科学是立世之基，科学和人文是人类生活的两大重要领域。在科学与人文都面临着巨大挑战的今天，我们需要站在更为理性的角度，重新审视两者之间的关系。

（一）科学人文与我们同在

科学和人文如同硬币的两个面，或是圆规的两只脚，它们的相互协同和相互支撑不仅对人类社会，而且对人自身的协调发展都有着至关重要的作用。

1. 社会离不开科学与人文　世界是由人和物组成的。人一生下来，就开始了对人身外和人自身的探索。人通过探索身外之物以及各种现象，逐渐形成了反映各种事物和现象的本质与规律的知识体系，科学由此而产生。科学以宇宙为尺度，追求客观真实，推崇理性至上，对事物侧重于"事实判断"，所要解决的就是"是什么"的问题，所以它是求真的。人探索自身，逐步形成了人恰当把握人自己以及人与人之间关系的学问，这就产生了人文。人文以人性为尺度，向往美好，推崇感性和多样化，对事物侧重于"价值判断"，所要解决的就是"应当怎样"的问题，所以它是求善的。

对于人类社会而言，没有科学的世界是无法想象的，科学已经渗透在我们的生活、思想、情感和一切其他领域之中。然而，科学求真，却不能保证其本身方向正确，科学需要人文导向。另一方面，人文要解决"应该是什么"的问题，但"应该"一定要合乎"真"，也就是说人的一切活动必须建立在合乎客观规律的基础之上，否则必遭失败。可见，人文求善，但不能保证其本身基础正确，人文需要科学奠基。

2. 人生离不开科学与人文　人生同样离不开科学和人文。人活在世，总希望自己能有一个充实而有意义的人生，虽然每个人的人生不尽相同，但做事和做人是其亘古不变的内涵。做事离不开科学，做人离不开人文。

对个人发展而言，科学与人文同样重要。研究表明，人的左脑主要从事严密的逻辑思维，与科技活动有关；右脑主要从事开放的形象思维，直觉、顿悟、灵感在其中，与文艺活动有关。研究还表明，大脑的左、右两半球是不可分割的统一体，人的两类思维也同样组成一个思维整体。科学教育主要促进左半脑的发育，人文教育主要促进右半脑的发育。所以单纯的科学或人文教育都不可能使人脑得到协调发展，而只有两者的融合才能够培养出知、情、意、行和谐发展的人,才能真正达到社会的和谐发展。

由此可以看出,科学和人文尽管它们的关注对象、研究路径不同,追求目标也有差异,但是两者共生互动,相同互通,相异互补,合而创新。作为人类活动,无论是科学还是人文,都是人类本质力量的表现,它们都有助于人类精神层次的提升和发展。科学与人文,相融则利,相离则弊。科学与人文相融,是社会发展之必需,是人的发展之必需。

(二)近代科学与人文的渐行渐远

1. 科学与人文分裂的背景　当人类步入工业文明后,随着近代科学的建立,自然科学开始居于人类认识世界的主导地位,科学主义由此出现。科学主义把科学绝对化,认为理性是世间所有知识的源泉。科学主义把科学捧到人类文化至高至尊的地位,成为文化之王。它藐视其他知识与理性,排斥人文科学所倡导的普遍价值,制造科学能解决一切问题的神话,结果引起了事实与价值的分离、智慧与道德的分离。与之相对应,人本主义则宣扬和夸大人的意志、情欲、生命和潜意识等非理性主义,反对科学主义主张的理性至上。科学主义和人本主义从两个极端割裂了科学与人文。

20世纪是科学与人文的冲突更加剧烈的年代,科学技术的发展超过了以往历史的总和。然而与之形成强烈对比的是,地球在人类借助科技手段的摧残下,变得伤痕累累、满目疮痍。科学技术的飞速发展,使人类在通向幸福之路的同时,也出现了日益尖锐的社会问题:核武器这把达摩克利斯利剑时刻高悬于人类的头顶,克隆技术对人类伦理道德的挑战,基因技术对人类生命和道德潜在的威胁,信息技术的迅猛发展和电脑黑客的泛滥,生物多样性减少速度加快,有毒化学品的污染和越境转移,生态环境的持续恶化和自然资源的日趋紧缺等问题。同时科技的发展也诱发了人们一系列的精神危机:亲情淡漠、道德滑坡、信仰迷失、尔虞我诈等,人的外部生存环境和内部精神世界都陷入了危机。

2. 科学与人文分裂的表现

(1)自然科学技术愈演愈烈的学科分化和扩张,使人文学科的领地日见狭窄:科学与人文的分裂在近代并不是两个旗鼓相当的阵营之间的分裂,而是作为传统知识主体的人文学科日渐缩小成一个小的学问分支。不仅在学科规模方面人文地位越来越低,而且在教育思想方面,科学教育、专业教育、技术教育压倒了人文教育。

(2)学问普遍的科学化倾向和功利化,使人文学科的地位进一步下降:近代以来,运用自然科学的方法来解决社会问题的学科即社会科学日渐兴起,它们进一步挤占了传统人文学科的地盘。社会“科学”的概念取代了“人文”的概念,“功利”的概念取代了“理想”的概念。

(3)自然科学自诩的道德中立,使得科学家们心安理得地拒绝人文关怀:英国皇家学会的学会章程里就说,我们不关注伦理道德这些东西,我们只讲事实。

(三)新世纪科学与人文的交融

1. 科学人文交融,实现可持续发展　全球性问题的出现,对科学和人文的交融提出了客观要求,科学的自身发展成为科学与人文交融的内在动力。21世纪将是科学技术高度发达的新世纪,现代科学已呈现出综合化、整体化的发展态势,自然科学和技术与人文社会科学正在汇合成一个富有生命力的整体,人们热切盼望科学与人文从分裂走向融合,实现人类的可持续发展。科学与人文牵手是人心所向,大势所趋。

2. 科学教育与人文教育交融,培养可持续发展人才　实现科学与人文相融,需要拥有科学和人文精神的人才，所以科学教育必须与人文教育交融。第一，有利于受教育者奠定完备的知识基础。前已叙及，社会和人生都离不开科技和人文，所以一个只有单一的科学或人文知识的人，根本不是完整的"人"，因而也很难有大的作为。第二，有利于受教育者形成正确的思维品质。科学思维主要是严密的逻辑思维，这是正确思维的基础；而同人文文化有关的思维主要是开放的形象思维，这是创新思维的主要源泉。要成为创新型人才，两者缺一不可。第三，有利于受教育者的身心健康。一个人的生理健康与物质生活密切相关，主要取决于科学；心理健康与精神生活密切相关，主要取决于人文。生理和心理健康又是互相影响的。第四，有利于受教育者与外界建立和谐的关系。一个人要想充分体现自身的价值，就必须与包括他人、集体、社会和自然界在内的外界建立和谐的关系，并凭借外部条件发挥个人的作用。科学承认外部世界，人文关怀外部世界，只有承认外界和关怀外界，才能达到"天人合一"。在这方面，爱因斯坦为我们树立了一个光辉的典范。

【背景资料】

爱因斯坦

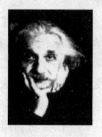

　　爱因斯坦是人类有史以来最伟大的科学家，但同时他又有着深厚的人文修养。他的小提琴演奏具有专业水准，常常在英国的王官里参加室内音乐会的演奏。这种音乐上的修养对他的科学研究有着很好的促进作用。用他自己的话说，"我喜欢物理，也喜欢音乐。物理给我以知识，音乐给我以想象。知识是有限的，而想象力是无限的。"

三、从流失走向回归的护理人文精神

当科学人文交融已逐步成为当今社会发展的主流时，不能不引发我们对以人为服务对象的医疗卫生事业未来更深层面的思索。

（一）迷失在经济大潮中的医学护理人文精神

1. 医学护理人文精神流失的表现

（1）技术化：技术化就是治病不治人，把患者看做是病的载体，是医疗技术施予的对象。在现代医学面前，人是肉体的物质、是 CT 的图像、是基因的组合，疾病被看做是细胞或分子结构和功能的异常，死亡被看做是分子的瓦解、代谢的停止。医学日益失去了昔日对人的温暖而变得冷漠，医生、护士更加关注躯体的问题而忽视患者的情感，医务人员相信如果躯体问题解决了，那么其他问题都将迎刃而解。简而言之，现代医学试图以技术去消解医学的非技术维度。

（2）市场化：如果说技术化是治病不治人的话，那么市场化就是认钱不认人。当患者被看做是一个消费主体时，患者到医院就是来消费的，那就是赚钱的机会。医院、制药商、中间商、广告商组成利益共同体，诱导医疗消费，制造就医市场，追求利益最大化，导致医学边界无限扩张，医疗负担加重。过度医疗成了世界性问题，强大的市场效应，消磨着医患并肩作战的互信。

（3）人性淡漠化：淡漠人性可有多种多样的表现，如只注重躯体症状，忽视患者的精神心理及众多其他需求;对一些有风险的医疗难题的推诿、拒绝,对责任的回避;不尊重患者的权益(如隐私权、知情权、选择权);对贫困患者的冷淡歧视;对绝症患者或高龄老年患者就医权的忽略;医(护)患对话中医生护士"惜语",不愿作出必要的解释,不愿多与患者进行语言沟通等,均属其类。

2. 医学护理人文精神流失的原因

(1) 医学高新技术的异化:首先,医学高新技术的过度使用,深化了"医学技术主义"的影响,导致现代医患关系物化。先进的检查手段和诊疗技术使人们对人体和疾病的认识越来越深入,由此在某种程度上,人也成为了一部机器,医生的任务则是对坏损的零件进行维护修理甚至更换;诊断治疗的机械化、自动化、计算机化导致了医疗程序的非人格化、装配线化、超市化。不断更新的诊疗技术导致了医务人员花费更多的时间在仪器旁,而不是在患者床边聆听患者的陈述并与之交谈。其次,医生对高新技术的依赖,妨碍了医患之间的思想、情感交流和沟通,使医患之间情感淡化,从而弱化了医学的人文关怀。再者,医学高新技术在某种程度上成为医生的牟利工具,导致部分医务人员过分追逐经济利益,无视个人职业道德操守。

(2) 医学和护理人文教育的弱化:建国初期,中国学校改革和院系调整中,许多综合性大学改为专业学院,并大大压缩了人文课程,造成了我国大学教育人文精神的衰落,以至于医学院校的学生也与医学人文教育渐行渐远。近些年,中国大学开始重视人文教育,但对于人文教育的内核和人文精神的渗透还停留在较浅的层面上,这使得医学生的"硬科学"和"软科学"水平仍处于不平衡的"跛脚"状态。

(3) 社会功利倾向的影响:处于改革开放转型期的中国社会,医学、医疗的功能定位还不甚明了,医疗在公益和功利间摇摆。再加上部门利益驱使,有意无意地助长了纯技术论、纯指标论。由于要提高效率,给予患者个人的时间被压缩到最少。试想,在这种管理模式下工作的医生和护士,让他们给予患者更多的关爱是多么困难。

鉴于当今社会医学护理对人文的远离,来自社会各个层面的呼声日趋强烈,那就是医学护理人文精神的回归。

(二) 护理人文精神的必然回归

中华护理学会课题组和香港理工大学护理学院合作,通过问卷调查、专家访谈等方法,经专家多次讨论和修改,于2005年提出适合我国国情的护理定义:护理是综合应用人文、社会和自然科学知识,以个人家庭及社会群体为服务对象,了解和评估他们的健康状况和需求,对人的整个生命过程提供照顾,以实现减轻痛苦、提高生活质量和健康的目的。中国护理定义的提出对我国护理学的属性、实施主体和客体、护理目标进行了界定,明确地将人文科学作为护理工作者必须具备的相关科学知识,顺应了世界医学界人文主义回归的主旋律,充分体现了护理学以对生命的关怀照顾为己任的人文主义精神。只有人文精神可以涵盖全部护理活动的现象和本质,只有人文精神可以抽象和概括各种护理观念和理论,也只有人文精神能够引领护理学的发展方向,人文精神是护理学源远流长的思想基础和理论内涵,因此护理人文精神的回归是必然的。

如果说护理是一门艺术,那么它是一门关于爱的艺术,是人文关怀的最高境界。

1. 护理——极具人文特征的专业

(1) 护理学的本源——关爱生命:自从有了人类,也就有了护理工作的萌芽,可以说,护理贯穿于人的生老病死的全过程。作为认识生命、认识自然的探索，医学和宗教、文学、哲学等几乎同时产生，并相互影响与渗透。照顾老弱病幼，是护理最早的萌芽。追溯医学发展史，护理学的本源中仁爱与医术从来是并驾齐驱的。重视与人文知识、人文精神的融会贯通，是中西方医学的优良传统。

（2）护理学的性质——自然科学与人文科学的耦合：护理学是一门关于人的学科，它研究的是护士如何去关怀和照顾患者。护理学不仅要在个体、系统、器官、组织、细胞、分子等微观层面上，而且还要从家庭、社会、生物界、地球乃至宇宙等宏观环境上，去揭示和把握生命、健康、疾病、衰老、死亡等基本现象的本质和相互联系。因此，护理学不可避免地含有社会学、经济学、法学、伦理学、哲学等人文社会科学的学科内容，并以其作为实现护理目的的学科基础。可见，护理不仅关注疾病，更关心人。

（3）护理学的目的——守护健康：就护理学本质而言，其核心目的只有一个：守护健康，满足人对健康的需求。而人对健康的需求是多方面、多层次的。当人类对"健康"的认识和理解不再仅局限于"没有疾病和病症"的狭小范围，而是扩展到"一种个体在身体上、精神上、社会上完全安宁的状态"时，护理作为与人的生命质量密切相关的专业，强调的就是关怀和照顾患者（或需要关怀照顾的人）。关怀和照顾是护理学不同于其他专业和学科的根本所在，护理专业就是以关怀他人为目的，是关心他人、发扬人道的专业。由此可见，护理学本身具有人文内核和人文追求。护理学的人文特征是内在的，而不是外部强加给的。

（4）护理学的未来——人文精神领航：近些年来，中国的护理事业发展很快，很多医院都在推进整体护理，提倡"以人为本"。但现阶段的整体护理仅仅注重了形式上的完整，却忽视了内涵的建设。如果说整体护理是棵大树，那么人文精神则是其赖以生存的土壤，人文精神是整体护理内在发展的动力和灵魂。严格护理管理、完善护理程序、强化护士的责任心等都是整体护理向纵深发展不可缺少的促进要素，贯穿这些要素的，是人文精神这根主线。在护理实践中，人文精神体现在对患者的价值，即对患者的生命与健康、权利和需求、人格和尊严的关心和关注，它既可以体现为整体护理内部环境所需的人性氛围，也可显现为护士个体的素养和品格。

由此可见，护理既是高科技、高技术含量的知识密集型行业，又是一项最具人性、最富人情的工作；它必须是科技性和人文性的完美结合和统一；它不仅是一门科学，更是一门艺术。它是一门关于爱的艺术，是人文关怀的最高境界。

2. 护士——极具人文精神的人　护士所从事的是最具人文关爱的护理工作，过去那种认为护士仅仅是医生的助手，她们没有权力和能力对患者的关怀和照顾作出决策的观念也正悄然改变。护士已不单纯只致力于疾病和病症护理，而是转向从整体的人的角度出发，使护理涵盖人的生理、心理、社会、精神、环境等诸方面的健康需求，护士的角色也相应地从护理的实施者，拓展为教育者、咨询者、健康生活方式的倡导者等。在此过程中，要求护士必须全面而整体地观察人、认识人、理解人、尊重人、关爱人，而后方能运用整体护理去服务于人。所以护士是融知识技术和人文素养为一体的高素质的专业工作者。

无论是护理专业的本质，还是护理工作者的角色，都昭示着护理人文精神必将回归。让我们用人文精神为护理注入灵魂，用人文精神为护士插上翅膀。

（三）重新解读护理人文精神

翻开医学史，我们发现：凡大医者，皆始于大爱，成于精湛。当医者用人文精神撑起医学的天空时,这片天才回归到本源本色;精益求精与极端热忱的交融,科学技术与人文精神的辉映,能让华佗再世,让扁鹊重生,也必将让天使重振英姿。

【典型案例】

林 巧 稚

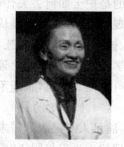

林巧稚,医学家、中国妇产科学的主要开拓者之一。她一生专注于医学事业,"怀着非凡的爱做平凡的事"。产妇生产时,只要是她守候,总是在产妇阵痛伸出手乱抓之时,把自己温暖的手伸过去让产妇握,她说:"我不能让孕妇在这时去抓床头上的铁栏杆,因为那样手关节是要受凉落下病的。"临床上,林巧稚把给妇女生产和护理变成了一门精湛的艺术,她挽回了无数母亲和孩子的生命。她在实践中摸索的一整套技术、方法和程序,成为我国妇产科学的重要基础。她的精湛医术、敬业精神,深受人民群众的崇敬和爱戴。

1. **护理人文精神的本质** 人文精神作为对人的关注的思想,归根结底是一定物质生活条件和历史条件的产物,其体现在人能否正确对待自我、他人、社会和自然,它是一种态度,实际上是人类不断完善自己、发展自己,使自己从"自在"状态过渡到"自为"状态的一种本事。中华民族几千年积淀下来的人文精神实质上就是道德精神,在宏观上推动历史文化的发展,在微观上造就人的灵魂。作为护理专业的护士,用自己的生命、言行,把护理职业的道德体现出来,这就是护理人文精神。随着医学的迅速发展,护理专业知识和人员在医疗中的地位和作用日益突出,护理的社会效用和社会责任不断提高。作为护理服务行为的对象——人,具有思想、情感、意志和理性,在护理实施过程中,护理工作者要以特有的情感,包括道德感、理智感、美感来满足人们的健康愿望和社会、心理要求。通过良好的护理服务行为,提高人的生命质量,使患者的人格受到尊重、个性得以全面发展,使护理的科学价值与人的价值相统一,这正是护理人文精神的精华所在。

2. **护理人文精神的内涵** 护士肩负着救死扶伤的光荣使命,白衣天使是社会对护士的期望和要求,是社会对品德高尚的护理人员的赞誉。"不负美誉、不辱使命",让护理人文精神的光辉照亮并温暖生命的旅程。

(1)尊重患者的人格、权利及生命价值:毫无疑问,对生命仁爱的道德情怀,能引发人们对生命、生物、自然的一种心灵关怀、一种行为庇护。博爱是人道主义的核心,医学护理之博爱又具有其鲜明的职业特征,这就是源自于对生命的敬畏、热爱和尊重而产生的对患者的同情、关心和爱护。护理是建立在爱心和责任心基础之上的道德事业,爱心是医学的起点,是护士道德的深邃内涵。在临床工作中,护士的一句话、一个眼神、一个动作,对患者来说都非常重要,甚至会影响到患者的身心健康和对生活的信心。所以作为护士,对待患者应该一视同仁、一如既往、一丝不苟。

(2)热爱专业,严谨求实,精益求精,不断进取:凡对生命心存大爱者,必定会刻苦钻研医术。当今社会,信息瞬息万变,新事物不断涌现,如果护士不注重知识更新就会不进则退。为了紧跟世界护理事业发展的脚步,为了更好地提高为患者服务的能力,广大护士应该积极钻研业务技术、学习人文社会科学知识，培养观察力、鉴别力、思维和表达能力，不断提高自己的工作能力和业务技术水平。在工作中要有高度的责任心，善于发现问题、解决问题。

（3）正直廉洁，遵纪守法，淡泊名利，拒绝以医谋私："淡泊明志，宁静致远"，是许多人修身的铭言警句和座右铭。护士要实现自己的人生理想，无愧于白衣天使的美誉，必须以积极的人生态度抵制拜金主义，崇尚真、善、美，摒弃假、丑、恶，正确认识护理工作的价值和意义，替患者做事不图回报，尽心尽力，不求金榜留芳，只为杏林春暖。

（4）举止端庄，言语文明，态度和蔼，实行保护性医疗：在临床护理工作中，不注意保护患者的隐私权，不分场合与环境令患者述说病程、病情和生理、心理反应，不避无关人员而随意令患者宽衣解带接受检查、治疗及护理操作，在无关人员中对患者的隐私评头品足、散布取笑等，都违背了尊重患者的道德准则。只有尊重和关心患者的隐私权，才能使患者有"宾至如归"的亲切感，才能有"视患者为上帝"的职业道德。

（5）具有团队精神，工作中做到互学互尊、团结协作：团队精神能推动团队运作和发展，培养团队成员之间的亲和力，有利于提高组织整体效能。要完成对患者实施生理、心理、精神及社会文化等全方位的整体护理，护理的团队精神十分重要。

四、从弱化走向提升的护士人文修养

我们身边常有这样的事：几年护士做下来，发现自己刚工作时的激情逐渐被日常繁琐的工作消磨殆尽，对未来总感觉很茫然；对曾经追求的护理工作常感力不从心，似乎少了点什么……到底少了什么呢？也许就是护士的人文修养。

（一）我们的存在是为了我们的患者

走进新加坡的一所社区医院，几行字映入眼帘："我们的目标是——我们要努力寻求人道的精神、最好的技术与技能去治愈、抚慰和照顾新加坡人民，用我们真诚的奉献和爱心去治愈患者受伤的躯体、思想和心灵，我们的存在是为了我们的患者。"

1. 自我完善　因为为患者而存在，所以自己首先必须是一个完整意义上的"人"。护士是一个普通的社会成员，要成为一个合格的公民、完整的"人"，就必须加强人文修养。没有人文，我们不知人为何物，社会具有什么样的性质，每天只能拘泥于忙忙碌碌的日常工作。既缺乏高远的理想，也没有宽阔的胸怀；既无智者的机智，也乏仁人的儒雅，人生的意义和价值也必然在自己的视域之外。这样的护士人格非理性化，世界观、价值观平庸化，缺乏专业责任感和使命感，没有追求事业的动力，也无法享受工作和生活的乐趣。

2. 服务于人　因为为患者而存在，所以高质量的护理服务就是我们追求的终极目标。提起护理工作，很多人想到的可能是护士的打针技巧，或是护士的细致严谨。可是作为一个患者，你内心深处记得的或许是你病痛中她们细心的体贴、真切的呵护、化为甘泉般的微笑、纯金般的心灵。当护理工作浸透在人文的关怀下，护士的一举手、一投足都会透出美的光芒。尽管患者可能只看到护士的一双眼睛，可是眼睛中传递出的因"关爱"而璀璨的一缕霞光已经印在了他们的心中。

"爱在左，同情在右，走在生命的两旁，随时撒种，随时开花，将这一径长途，点缀得香花弥漫，使穿枝拂叶的行人，踏着荆棘，不觉得痛苦，有泪可落，却不悲凉。"冰心老人的一席话，道出了护理学的真谛，那就是以"关爱"为主线的护理人文关怀。

（二）护士人文修养内涵面面观

护士要适应护理事业发展的需要，具备的人文修养至少应包括以下几个方面：

1. 文化传统修养　优秀的文化传统是人类文明的瑰宝。护士通过回顾医学的历史进程，可以更深刻地理解医学的本质和价值；护士通过了解文化学和宗教学的基本知识，可以更准确地认识来自社会不同职业、不同阶层、不同地域、不同民族服务对象的社会关系、经济条件、政治文化背景和宗教信仰，领会文化背景对其人生观、价值观的影响，更好地为他们服务。

2. 科学思维修养　科学思维修养主要表现为在观察各种现象时善于发现事物间的内在联系，透过现象看本质，找到规律；在思考问题时善于进行分析综合和推理概括；在解决问题时善于联想和发散思维。通过探讨哲学思维、逻辑思维和创新思维在护理实践中的运用，对于护士提出护理问题、进行护理干预和实现护理创新特别重要。

3. 人际关系修养　人际关系修养是在认识社会、人际交往和人际沟通中逐步形成和提高的。良好的人际关系有利于提高人的健康水平和群体的凝聚力，有利于提高工作效率和圆满完成工作目标。护士要与服务对象交往，要与团队合作，人际关系修养就决定了她的工作质量和工作效率。通过社会学、人际关系学、沟通和礼仪知识的学习实践，可以为护士创造出良好的职场氛围，使之有更广阔的发展空间。

4. 文学艺术修养　文学艺术修养是通过审美活动逐步培养的。文学艺术修养提高，有助于护士用细腻的观察去认识人和理解人，用丰富的情感去关怀人和照顾人；有助于护士学会欣赏美和创造美，使护理真正演化为精湛的艺术；有助于护士陶冶情操，丰富情感，健全人格，提升品位，成为美的化身和美的使者。

5. 语言文字修养　语言文字是信息传递的工具，是人际交往的工具，也是人类思维的工具。在这个信息时代，它是我们生存的重要工具，也是护理事业发展的基础条件，因此语言文字修养是护理工作者最基本的修养。通过语言学和护理写作知识的学习，可以为护士语言文字修养的提升奠定基础。语言文字修养集中体现在读、写、听、说四种语言能力。这些能力都要经过长期的、大量的语言运用的训练和实践方能提高。

6. 伦理道德修养　良好的人际关系必须以双方认同和遵循的伦理观念和道德行为准则为基础。今天，医学和护理都面临着前所未有的伦理道德问题的挑战，在临床护理工作中，要面对患者的健康价值、护理的道德价值及经济价值之间的冲突，面对平等、公正、权利、信仰、尊严、需要等伦理问题，所以提高护士的伦理道德修养已迫在眉睫。

以上六个方面的人文修养虽然在层次上有所区别，但都是相互制约并相互联系的，最后在一定水平上合为一体。

（三）护士人文修养的塑造和提升

1. 加强人文教育　人的行为习惯首先源于其丰富的知识底蕴，然后通过其反复思考，慢慢地感受和体会其中的内涵和意义。随着认知水平的提高，心理发展逐渐成熟和社会经验的日益丰富，他们将会体悟这些知识，并将其转化成自己的科学精神和人文精神，最终自觉地运用这些精神指导自己的工作和生活。这个过程需要环境、需要氛围。人文教育也应该遵循这个规律。

首先，人文知识的教育是提高学生人文修养的首要途径。人文知识可以通过学人文课程、听人文讲座、读人文书籍积累。学校开设的护士人文修养、哲学、思想品德、法律基础等课程就是基于此目的。通过系统的学习，学生可以掌握有关人文学科的基本理论，奠定一定的人文功底。

其次，除人文课程外，所有专业基础和专业课程教学的课堂和实验室，都是进行人文教育的场所，所有的课程内容都渗透着人文教育。例如当我们在进行护理个案分析时，就要学会分析综合和推理概括，就要学会合作学习和互帮互助，就要学会语言沟通和信息交流，这无疑有利于学生科学思维能力、人际关系处理水平和语言文字修养的提高；当我们在进行护理操作练习时，不但要学技术，同时要学会尊重、关爱患者，养成严谨作风，这无疑有利于学生伦理道德修养的提高。

2. 积极参加课外活动　课外活动是人文精神培育的有效载体。通过文学作品和艺术作品鉴赏、校园文化活动等，可以深深打动人的情感，使人从美的享受中获得教育，提高文学艺术修养；通过参观博物馆、阅读报纸杂志、观看影视节目、外出旅游、社会实践等，可以了解不同地域和不同民族的政治文化背景，提高人的文化传统修养。

3. 投身护理实践　护理的人文精神、护士的人文修养都是直接反映在护理实践中的。在护理过程中，护士可以观察到职业道德、人际关系、科学思维等抽象概念的具体表现；可以体验到人的社会性、文化与健康、护理的关系；可以感悟到美和丑的真谛；可以找到自我完善应该努力的方向；可以检验自我提高的效果。所以，护理实践是提高护士人文修养的必由之路。

人文修养的提高是一个潜移默化、终身教化的过程，护理教育工作者必须充分认识到自己承担的人文教育的责任，要把人文知识和人文精神贯穿于教育的各个环节中。护理人员必须充分认识到自己是人文教育的主体，要主动融入到人文教育的过程中去，在积累人文知识的同时，学习人文研究的方法，塑造自己的人文精神。

我们相信，21世纪的"天使"，一定会用知识和人文情怀两扇翅膀拥抱未来！

思考与练习

1. 通过认识人文学科的化感性，对你今后人文学科的学习有什么启迪？
2. 你对护理专业的本质特征是如何认识的？
3. 如何理解"护理既是一门科学，更是一门艺术"？
4. 你应该如何自觉提高自身的人文修养？

实践训练

【目的】深刻理解优秀护士的人文情怀。

【要求】查找各种资料、调研医院实例，进行交流学习。

项目1　小小故事会——我们身边的南丁格尔

【组织】课前派学生分组到学校附近的医院（或本校附属医院）去调查了解该院优秀护士的先进事迹，将这些典型事迹编成小故事，每组讲2～4min，看看医院的护理人员是怎样践行"医乃仁术"的。

项目2　南丁格尔奖章获得者的先进事迹交流

【组织】以小组为单位,收集2~3个南丁格尔奖章获得者的事迹,交流作为一名护士, "人文关怀"、"博爱"应该在认识上如何理解,在实践中如何体现?

【推荐书目】

1. 王一方. 医学人文十五讲. 北京:北京大学出版社,2006
2. 胡涵锦,顾鸣敏. 医学人文教程. 上海:上海交通大学出版社,2007

【网络资源】

1. 首席医学网——医学护理 http://www.shouxi.net/nurse/
2. 道酷网——人文社区 http://www.daokoo.com/portal/index.aspx? edition-Class=899&page=1&li=5&opid=0

(梁　立)

第一篇

护士的文化传统修养

第一讲　读史使人明鉴：医学史与护理

教 学 目 标

1. 说出医学史的概念和分类。
2. 简述古埃及、古印度医学的主要成就。
3. 阐述希波克拉底、盖伦的主要贡献和学术观点。
4. 概述近代医学史上重要人物对生物医学体系的确立和发展所做的贡献。
5. 分析中国传统医学面临的危机及产生的原因。
6. 描述现代医学的发展趋势。
7. 从医学的演进中总结医学发展的规律。

✦ 本讲提要

　　本讲针对当前医学生不重视历史学习、不了解医学发展的问题，以时间为主线，以中西方医学的不同发展态势为支线，从上下五千年的历史长河中采撷了几朵医学的浪花予以展示，宏观地介绍了医学的发展历程，简要回顾了医学发展的轨迹。

　　历史让人沉思，历史让人冷静。在当前功利主义浮躁盛行的气氛下，借助医学史的沉思与冷静，可以帮助学生通过回顾历史，审视当前的医学问题，理解医学的本质和价值，以史为鉴，把握今天，面向未来。

✦ 问题与思考

问题："过去了的事就让它过去吧"对吗？

　　作为一名医学生，当你踏入医学殿堂的时候，可否思考过这样的问题：医学从哪里来？医学向何处去？医学的本源是什么？

　　2003年的"非典"给我们带来了惊恐和灾难，现在人们已不愿再多提它，"过去了的事就让它过去吧！"似乎只有忘却过去的伤痛，我们才能获得新的生活和幸福，毕竟，我们不是为了承受苦难才来到这个世界。因此，人们习惯于用最少的记忆面对过去，用最多的期盼面对未来，在这种理念指导下，医学史显得那么无足轻重。在一所医科大学的调查中，被调查的学生几乎不了解医学发展中有哪些人物，甚至说不出一个西医名人的名字；绝大多数学生不知道 120 急救车上蛇和手杖的标志代表什么意义,更不知道人类是怎样战胜一个个如灭顶之灾般的瘟疫走到今天;在有关人文课程设置的调查中,《医学史》沦落到"最不重要"和"最不感兴趣"的地位。

殊不知,医学史不仅仅是知识性课程,更重要的是使人站在哲学的高度纵观医学发展史,以一种博大的胸怀,看到医学的过去、现在乃至未来。这正是医学科学工作者必备的素质,这一作用是其他学科无法取代的。当你看到人类一次又一次地从灾疫中突出重围时,你会强烈地感受到生命的动力和尊严;当你把医学放进人类历史的长卷中去透视和观察时,你会惊喜地发现,你的视野竟然变得豁然开朗……

有关医学史的问题不知你可曾注意过、思考过? 你是否领悟到,作为一名医学生,具备一些基本的医学史知识,将有助于提升你的人文修养?

第一节　回望漫漫医学路

在面目神秘、力量巨大的自然面前,生命是脆弱的、多灾多难的;但人类又是坚韧的、刚强不屈的。几千年来,人类与疾病展开了不懈的较量,吟唱出一曲又一曲拯救生命的乐章。进入新世纪的医学,正以前所未有的速度向前飞奔,"惊回首,离天三尺三"! 站在新千年的入口,回眸医学走过的漫漫之路,以历史的眼光审视医学的今天和未来,我们不禁感叹:从时空维度展示医学演进的历史,竟然有这般无穷的魅力!

一、亦医亦史的医学史

医学史作为历史学和医学的交叉学科,既具有历史学的特征,又反映出医学发展的特殊规律,它本身就是科学发展与人文精神的有机结合。

(一) 什么是医学史

"医学史"(history of medicine)顾名思义就是医学的历史,是一门联系社会、政治、经济、哲学、科学和其他文化的关系来研究医学发展的过程和规律的科学。它是介于自然科学和社会科学之间的一门学科。

医学史是思想的历史,医学发展史上一切重大事件的出现都与当时的历史文化背景有关,尤其是与当时的哲学思想密切相关,人类历史上生命观和死亡观、健康观和疾病观的更替,东西方医学理论的变迁,勾勒出人类思想演化的轨迹。

医学史是事件的历史,从古老的钻颅术到现代的腔镜术,从器官病变的定位到病原微生物的发现,从体温计的发明到基因诊断,医学技术的发展为防治疾病、促进健康提供了越来越有力的保证。

医学史是人物的历史,伟大的先驱们把自己的智慧、经验甚至生命奉献给人类的健康事业,他们在医学路上镌刻的医学传统精神将永久不衰,永远激励医学路上的后来者继续在险峻的山路上攀登。

医学史不仅是从基础到临床的桥梁，也是从自然科学到人文科学的桥梁，还是从过去到未来的桥梁。医学史课程不同于其他医学专业课，它既要有中西医学知识作基础，又要懂得历史、哲学；既非基础课，又非临床课，是一门知识面较广的交叉课程。

（二）为何要学习医学史

李大钊在《历史与哲学》一文中指出："凡一种学问必于实际有用处，文学、史学都是如此。"研究历史是要人们从历史中得到启发，让历史为现实和将来服务。

1. 了解医学发展规律，明确医学发展方向 医学史作为科学技术史的一个重要分支，在历史的平台上科学地揭示出中外医学的发展轨迹和内在规律。医学的发展不是孤立的，医学史上的任何一次重大突破和发展都与当时的社会环境、政治经济状况、哲学思想以及科学技术发展有着密切的联系。如我国古代的"阴阳五行学说"、古希腊的"四体液学说"都是在积累的医学经验知识基础上通过哲学思想的概括，形成了当时的医学理论。因此，医学史教育有助于从历史的角度纵向考察整个医学的发展脉络和洞悉医学发展的内在规律，达到"以史为鉴"的作用。

2. 扩大知识领域，提高人文修养 纵观医学的发展历史，我们不仅可以了解医学技术本身的自然演变，更重要的是可以时时处处体会到医学人文精神的弘扬。古往今来，一些杰出的中外医学家在医学发展的长期实践中，凝练出博大精深的医学思想，如中国古代医学经典《内经》"圣人不治已病，治未病，不治已乱，治未乱"的思想，深刻地揭示了医学的科学内涵；西方著名的"希波克拉底誓言"阐述了医生应遵循的道德规范；中医"医乃仁术"的古训更为后人树立了不朽的医学精神追求。这些超越医学技术发展本身的精神财富真正体现出医学的本质和精髓，医学史正是这种科学精神和人文精神辩证统一的集中体现。

3. 总结经验教训，推动现代医学发展 成功与失败交替，经验与教训并存，这是历史的本原。经验积累是医学发展的最初行为方式，任何医学成就都是建立在前人积累的经验教训基础之上的。历史不只是涉及过去，而且也总是与现实相连。学习医学史，有助于医学生了解前人的成就与失误，并从中总结经验和吸取教训，进而科学地解决医学发展过程中存在的现实问题，从而为推动现代医学的发展奠定基础。

二、细分粗框话医史

无论多么资深的作家，都很难用语言来准确描述医学史纵向的悠久及横向的丰富。演绎千年草木春秋，揭秘医学百事由来，本是医学史的任务，但"史无定法"，这里的法，既是研究对象，也可以指研究方法。尝试对医学史进行分类及界定范围，仅是借此来彰示学习的意义与可能。

（一）医学史的分类

医学史分类的方法很多，诸如国别医学史（如中国医学史）、医学断代史（如 20 世纪医学史）、学科史（如免疫学史）、史志（如广州卫生志）等等。最简单明了的办法是将其分为两类：

1. 医学综合史 所谓医学综合史，就是对医学的演化历程及其与社会、政治、经济、哲学、文化之间的相互关系的综合研究,包括医学通史、国家医学史、地区医学史、民族医学史、断代医学史等。

2. 医学专科史　专科史只是医学的某一分支、某一部分的历史研究。医学的分科很多,如各分支学科(内、外、妇、儿、眼、耳鼻喉、口腔、传染病等)的历史、疾病史、医疗技术史、医学交流史等;此外,还有介于两者之间的交叉性研究,如疾病社会史、医学思想史、医学文化史等。

(二)医学史的范围

1. 世界医学史　从希腊、罗马、中世纪、文艺复兴、17、18、19 直到 20 世纪,主要讲述西方医学发展史,也涉及印度、日本等国的医学史。在我国,很多人从事西医工作,因此了解本专业的历史很有必要。

2. 中国医学史　中医学是中国几千年历史留给后人的宝贵财富,是中国医学的特色。如中国的医生不知道中医学何时奠定基础,张仲景、华佗、孙思邈、李时珍是何许人物等常识,不能不说是有缺憾。中国医学史主要讲述中国医学之起源与演变、医术之发展、西方医学传入后对中国医学的影响。

三、继承不泥古,护理在鉴往知来中前行

医学史蕴涵了大量的人文价值和文化特征,构成了医学厚重的传统文化沉淀。如"医乃仁术"的传统理念,有助于我们对医学从业思想的理解;对生命的珍视和敬畏,决定了护理人员职业的高尚。在医学史的学习中,继承传统不泥古,发展创新不离根,是护理工作者应有的责任。

(一)以古为镜,提升护士的史学修养

一位哲人说过:"教育绝非单纯的文化传递,教育之为教育,正在于它是一个人格心灵的唤醒,这是教育的核心所在。"在诸多的学科中最能警醒人类深思的莫过于历史。正如古人所言:"以铜为镜,可整衣冠;以人为鉴,可明得失;以史为鉴,可知兴衰。"人们正是在了解历史兴衰的过程中,了解自我,完善心智,开启灵魂。

对于护理专业的学生来说,人文素质教育不应当局限在一般的文化品味教育,它还需要通过历史来把握医学的本质与价值。医学史课程在这方面显示出其特长。通过医学史学习,可提高护理专业学生对于医学、护理学本身价值的认识,使学生对于现代医疗护理中面临的困境有更清晰的认识。学习医学史的目的并非是复古怀旧,也不是要学生记诵一些历史事件和人物,重要的是促使学生去思考围绕这些事件和人物的医学思想,了解它们对医学发展的意义,评价其对人类社会的影响,培养护生的辩证思维能力。

中国护理事业的发展,应该在全面继承的基础上,坚持特色,发扬优势,同时必须利用先进的科学技术,促进其发展。因此医学史的学习,是发掘汲取,是鉴往知来,更是人文精神的学习陶冶、提升完善。

(二)如何学习医学史

1. 用实事求是的方法学习　应该既学习中国医学史,也学习外国或西方医学史,要抛弃"妄自菲薄"和"自我中心"的偏见,既不能用民族虚无主义,也不能以传统本位论去认识世界医学发展长河中的现象、问题,应客观地认识和评价医学。

2. 用对照比较的方法学习　要用对照比较的方法去学习、探究中西医的历史，要在世界医学发展的背景下科学地对待两者的差异，分析各自兴盛、迟滞的原因，总结经验教训，对比观察医学的发展，寻找其发展的规律和中西医的差异与特点、优势与弱点，以便更好地发展现代医学，为各民族的卫生保健服务。

3. 用分析思辨的方法学习　不同文化根基赋予不同医学体系以不同的特点，中西医两个体系虽然有很大差异，但可以互补，对人类的防病治病、维护健康都有着积极的意义。通过学习、分析并寻找对发展现代医学有意义的因素，促进中国医学的发展。

第二节　你从历史长河的源头走来，古代医学

医学从远古的原始社会走到今天，经过了漫长曲折的过程，在人类历史的长卷中，处处都有医学的足迹。正如德国医学家特奥多尔·布鲁格斯（Theodor Brugsch）教授所说，医学的艺术同人类的历史一样久远，他的话丝毫没有夸张。

一、医药的起源：原始医学

自从地质新生代第四纪出现最早的人类，原始的医药活动也开始萌芽。处于氏族社会的人类祖先们的生活习惯与动物没有多少差别，他们始终处在遭受伤害或患病的危险之中。原始人帮助同族人医治皮肤的破损，是用口吸吮患部，或用唾液抹在伤口上。可以说，当原始人用一口唾沫疗伤的时候，人类就开始了医疗的历史。伴随着工具的发明和改进，生产生活经验的积累，在与不同疾病抗争的过程中，原始人开始了医药学知识的探索。

（一）工具制造与早期医疗

石器不但是生产劳动的工具，也是最早的医疗器械和外科手术刀。我国古代文献即有"以石刺病"的记载。早期的砭石，先民们用来热熨、按摩、切割痈肿、放血、叩击体表。石器时代先民们也曾应用骨针、竹针放血排脓，用骨、角、甲壳等切开脓肿。据考古发现，从旧石器到新石器时代，在欧洲、非洲、南美洲、北美洲和南太平洋区域的许多岛屿，均发现史前时期的钻孔颅骨，洞口大小不等，有的甚至多到 5 个单独的颅骨切开孔，其中有的病人钻孔后继续生存下来。古人进行颅骨钻孔，是企图驱逐颅内的恶魔。

（二）火的应用与医药

人类在距今 200 万年前的早期猿人阶段已经知道用火。击石取火和钻木取火可能是最早的人工取火方法。人工取火的发明与使用，使人类由生食走向熟食，使难以下咽的鱼鳖螺蛤成为人类的食物，缩短了消化食物的过程，促进人类的体质强壮与大脑的进化；火还可以对食物进行消毒灭菌，减少了消化道疾病的发生；火也是先民们最早的一种治疗方法，当先民们受寒、腹痛、关节酸疼时，可以用温热的石块、草灰等进行局部热敷，这是灸熨法的起源。

（三）内服药的起源

猿人的食性与猿类相同，主要以素食类食物为主，偶尔亦吃动物类食物。蒙昧初期的人

类对于自然界的极端无知和饥不择食,常会误食一些有毒的植物而产生呕吐、腹泻、昏迷等中毒反应,甚至引起死亡。经过无数次的尝试和经验积累,人们逐渐获得了一些辨别食物和毒物的知识。"食药同源"无疑是人类获取药物知识的重要途径。当人类进入农耕时代以后,对植物有了进一步认识,更有意识地利用这类植物治病。有人认为茄科药是最早被认识的止痛药。中国古代称药物为"本草",欧洲古代称药物为"drug(干燥的草木)",这些都有力地说明了人类最早认同的药物是植物。继植物药之后,人类通过渔猎活动获得动物药的知识。进入畜牧时代以后,对动物的习性以及动物药的功能有了进一步的认识。至于矿物药的发现,是原始社会末期的事,人们通过采矿和冶炼获得了矿物药知识。有关伏羲氏、神农氏尝百草的传说,就是人类择食过程中发现药物的生动反映。

(四)陶器的发明与医药

新石器时代是以磨制石器及陶器的发明与应用为标志的。公元前7000—前6000年,中国仰韶先民及西亚地区的居民,就已经掌握了制陶技术。陶器使原始人的生活发生了巨大的变化,人们有了较为固定的饮水盛食器具,可以用煮、炖、蒸等多种方法加工烹调食物,也使煎炙药物有了可能,使药效得以提高;陶器还是医药文化的载体。

(五)酒与医药的起源

新石器时代以前,人们在无意中发现自然酿成的酒。距今六七千年前的新石器时代早期或中期,人类开始人工酿酒。酒少量服用可以通经活血,令人精神兴奋;多量服用可作麻醉剂。酒还有杀菌消毒的作用,有挥发和做溶媒的性能,尤其是在古代医学挣脱巫术统治的过程中,饮酒治病较为普遍。我国的文字"醫"(医)从"酉",可见酒与古代的医药有密切关系。甲骨文中有"鬯其酒"的记载,鬯是一种用黑黍和草药酿制的酒。《汉书·食货志》称"酒为百药之长",可见其对酒之推崇。

(六)外治法的起源

远古时代,先民们生活艰苦,环境险恶,随时有遭受猛兽、虫蛇伤害的可能,加上氏族部落间的械斗,意外伤害较多,骨折创伤经常发生,伤亡率极高。处于原始阶段的民族已掌握了医治骨折、脱位和创伤的简单方法,可以做最简单的外科手术,会把坏牙拔掉,会治疗蛇咬伤、脓肿、伤风等疾病。有的民族已能采用按摩术、冷热水疗法、蒸汽浴、放血、洗肠等方法治疗疾病。随着生产工具的改进和与疾病斗争经验的积累,先民们甚至用石刀施行剖宫产术、断肢术、穿耳鼻术、续骨固定术、阉割术及穿颅术。

(七)巫术与医药

有人认为,医学从其开始便与巫术有着不可分割的联系,医学起源于巫术。原始人对疾病的原因所知极少,把患病原因归之于超自然的因素——某种神或魔。当有人患剧烈头痛或反复抽搐等疾病时,他们一方面以宗教仪式求神保佑,一方面给病人做原始的"颅骨开窗术",把想象中的病魔从孔洞中放出去。新石器时代晚期,由于生产力的发展,出现了社会分工,从而产生了专事祈祷、祭祀的巫师,他们成为沟通人和鬼神的使者。巫师在从事宗教活动外,又掌握某些医药知识,以巫术为人治病,从而造成医巫相混的局面。古代曾把医写成"毉"反映了医巫传承的历史印记。在以后很长时间内,这种原始的医学仍然影响着人类医药卫生的发展。

【知识拓展】

远古神话中的医学史

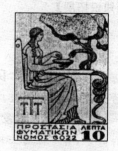

1934 年希腊发行的邮票,图中端坐的是海金娜,有蛇相伴

远古那些美丽的神话有助于我们对医药史的了解。如中国的"巢氏构木为巢"、"燧氏的钻木取火"、"伏羲氏制九针"、"神农尝百草"、"黄帝歧伯创医学"。这些神奇的传说,几乎勾勒出一幅医药的史前史。

在古希腊神话中,太阳神阿波罗的女儿海金娜(Hygiene)是专司健康的女神,"卫生学"一词就是由她的名字而来。相传阿波罗把医术传给了开隆(Chirom),开隆又传给了阿斯克勒庇俄斯(Aesclepios),因此医学生学医出师时要向阿波罗和阿斯克勒庇俄斯宣誓。

二、古代东方医学

在上古时期,人类的文明产生于农业生产效率较高的大河流域。古代的东方国家主要是指位于尼罗河流域的古埃及、位于印度河流域的古印度、位于幼发拉底河与底格里斯河的古巴比伦、位于黄河流域的古代中国,即四大文明古国。

(一)古埃及医学

1. 纸草文中的医学记载　在古代世界,埃及的医学一直享有盛誉。埃及是最早出现奴隶阶级和奴隶制的国家之一,大部分有关医学的史料都记录在"纸草文"(写在草本植物根茎上的文字)中。从目前流传下来的"埃伯斯纸草卷"、"史密斯纸草卷"、"卡亨纸草卷"中,我们发现古埃及的医学涉及外科、妇科、眼科、内科等疾病的治疗与研究,还记载了带有迷信色彩的咒文、吸入药、熏蒸药、坐药、灌肠药等,内容十分丰富。仅埃伯斯纸草文献便有 1000 多种医疗处方,其中有些成分至今尚未完全弄清楚。对于常见的外科和内科疾病,古埃及医生已有相应的医疗手段。如用刀切开脓肿、摘除肿瘤,用外敷药物治疗溃疡或者烧伤的病人,用裹缚的方法治疗骨折脱臼;用酒、蜂蜜、鹿茸、龟板、草药根茎和动物的脂肪制成药剂,以治疗内科疾病。

2. 木乃伊诉说的成就　古埃及医学发展的成就,最杰出的表现就是制作木乃伊。古埃及人迷信,认为人死后,如果把尸体保存下来,可使灵魂回归。因此,约在公元前 3000 年便实行尸体干化法,即掏取除心脏以外的所有内脏,并用香料等药物抹在尸体里,然后使尸体风干,即为"木乃伊"。它们能历经几千年而保持完整的体形,做到肤发未损,这是最早的防腐技术。正是由于古埃及有发达的医学技术,为我们研究古埃及人的生活与文明,留下了珍贵的遗产。

3. 古埃及的外科学　在埃及的医学中,由于人们的丧葬习惯和制作木乃伊,解剖学尤为发达。古埃及人知晓了人和动物的各种器官的形状、位置,并知道了某些器官的功能。在埃及象形文字中,有 100 多个解剖学名词。在古王国时代,制作木乃伊仅仅从腹部切口。到了新王国时代,他们学会了用钩子掏出脑髓等医术。埃及的外科手术也很出名,他们用刀切开腹部,去除脓肿或摘除肿瘤,特别是常常用刀切除包皮。埃及人及其邻人埃塞俄比亚人从很早起便有包皮环切的习俗。

【知识拓展】

处方笺上的"℞"——医神的眼睛

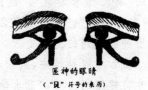

医神的眼睛
("℞"并号的来历)

　　使用处方笺的人是否注意到印在每张处方笺左上方的那个特殊符号"℞"？"℞"是什么符号？它来源于古埃及神话,代表医神的眼睛。

　　古埃及人信奉多神的原始宗教,在他们所尊奉的诸神之中,有一位鹰头神,名叫荷拉斯(Horus)。据说,荷拉斯童年时代在与恶魔塞斯(Seth)的斗殴中,眼睛受了重伤。他的母亲、生育女神艾西斯(Isis)急忙向医神索斯(Thoth)求助。索斯以神力治好了荷拉斯的眼伤,因此,荷拉斯的眼睛,就成了一种神力的标记,一种驱魔辟邪的护符,被描画在墙上、门额上、远航的船只上,而荷拉斯本身也成了另一位医神。这位医神眼睛的形状,逐渐衍变,到公元2世纪,古罗马大医学家盖仑将它作为自己处方笺的专用标志,其形状与现代处方笺所印的"℞"已基本相同了。

（二）古印度医学

　　1. 古印度的医学著作　　印度在公元前4000年末至公元前3000年初,形成了奴隶制社会。古印度作为文明古国,它的医学起源是很早的,有据可考的就可以追溯到公元前2000年的吠陀时代。梵语"吠陀"(Veda)就是知识的意思,《阿输吠陀》是较晚期(公元前6世纪)的作品,记载了相当数量的药物和对疾病的诊治经验,提出了较系统的医学理论,首次将医学分为8科,所以《阿输吠陀》被视为古印度的圣学之一。

　　2. 古印度的行医者　　在古印度,医生最早是由僧侣们兼职的,那时正处于神医学的医学时期,人们认为只有僧侣与神最接近,所以只有他们有资格为众生解除病痛。后来,随着医学的发展,渐渐地出现了一批专门从医的人,他们的工作经验和实际操作技术都比僧侣们要强。久而久之,医生就独立出来了,但医生的地位也就从最高层婆罗门级降到了吠舍级,仅强于奴隶。印度古代最有名的外科医生是妙闻(约生于公元前5世纪),最有名的内科医生是阇罗迦(约生于1世纪)。根据史料记载,印度的外科很发达,大约最迟在4世纪时就能做断肢术、眼科手术、鼻的成形术、胎足倒转术、剖宫产术等;印度人除应用植物药外,还采用动物药和矿物药。由于毒蛇多,印度还有专门治蛇咬伤的医生。

　　3. 古印度的"三体液说"　　印度医学认为健康是机体的三种原质——"气、黏液、胆汁"正常配合的结果。以后古希腊医学的"四体液说"影响了印度,使原有的三体液说增加了"血液",成为"四大"学说。古印度人认为三者必须均衡才能保持人体的健康,一旦紊乱,人就会患各种疾病。后来,人们又加入了7种成分,即血、肉、骨、精、脂、骨髓和乳糜(消化的食物),认为这7种成分均来源于食物。还有人并入了排泄物:尿、粪、汗、黏液、发爪和皮屑。这样就形成了一个较为完整的理论体系:一切疾病皆来源于体液、身体成分和排泄物的紊乱。

　　4. 古印度的国术:瑜伽术　　在5000年前的印度河流域出土的石印章中发现了古印度人之瑜伽的坐姿雕刻图案。据说瑜伽术是古印度修行者模仿动物而创造的健身法,人们做完瑜伽通体舒畅,从此印度人乐此不疲。"瑜伽"一词是唐玄奘的通译,原意有"统一"、"和谐"多种含义。瑜伽是一种哲学思想，古印度人修炼瑜伽术是追求天人合一的修行最高境界。瑜伽对于养生保健、防治多种身心疾病均有功效。

（三）古巴比伦的医学

古巴比伦大致位于今天的伊拉克地区，这里是世界文化和医学最早的发祥地之一。19世纪50年代，法国考古学家在伊拉克发现的由20000多个瓦版残片组成的《尼尼微医书》，说明古巴比伦在公元前2100年就有了自己的医学著作，比中国的马王堆医书要早1900年。

1. 与医学相关的占星术　古巴比伦的占星术，与医学有密切的关系。所谓占星术，即认为天体的变化和星体的运行与人体的疾病祸福都有关系，并认为身体构造符合于天体的运行，这种把人体看成小宇宙的观念，与中国古代颇相似。

2. "地位显赫"的肝脏　古巴比伦人重视肝脏，认为肝脏是灵魂的居所，是身体最重要的器官，并用于占卜（肝卜），常以动物的肝脏作为祭祀用品，对祭祀所用的肝脏检视极为精细，还把陶器制成肝脏的模型。

3. 世界上第一部体系完备的法典　约在公元前1800年巴比伦王制定的《汉谟拉比法典》问世，其中有约占七分之一的条文涉及医疗，这是世界上最早的医疗法律。其中规定："奴隶因医生手术而死亡或致盲目，医生需赔偿奴隶主全部或一半的奴隶身价，如果盲目或死亡者为绅士，则将医生两手切落作为处罚。"巴比伦和埃及一样，有两种医生，一种为僧侣，治病方法是咒文、祈祷；一种是有治病经验的医生，由平民担任。

（四）中国上古医学

与其他古代文明一样，华夏文明在长期的演化过程中，也积累了丰富的医药知识。传说中的华夏文明的始祖伏羲、神农、黄帝等也都是医药知识的创造者。有学者指出，"神农所创之医，为医之经验；黄帝所创之医，为医之原理"。

1. 古籍中记载的祖国医学　上古时期我们的先祖就对疾病有一定的认识，在现存的早期文化典籍中有相关的记载。从考古发掘出土的资料看，商代的甲骨文已有20多种病名的记载，人们已经认识到气候变化、饮食不洁、操劳过度、战乱等都可引起疾病。在治疗方法上有按摩、针刺、砭法、熨法、简单的外科手术、药物、食疗等多种方法。《周礼》中载有肿疡、溃疡、折疡、金疡、疟疾、疥、津疽等疾病；《诗经》中涉及的病名和症状达40余种；《山海经》中记载了38种病名和症状，基本上是根据疾病的特点命名的。《左传》、《尚书》、《周易》等文献中也有关于疾病的记载。这些记载虽然分散而欠详，但足以说明这一时期人们对疾病认识有了明显的进步。

2. 中医学经典著作之首：《黄帝内经》　《黄帝内经》并不是一时一人之手笔，此书大约成书于秦汉时期，经过许多医家搜集整理集合而成，其中甚至包括东汉及隋唐时期某些医家的修订和补充。《黄帝内经》包括《素问》、《灵枢》两部分，这部书以阴阳五行学说为理论工具、以整体观念为指导思想，来解释人体自身以及人体与外界环境之间的统一关系，系统地阐述了人体解剖、生理、病理、经络、诊断、治疗、预防等许多重大问题，奠定了祖国医学的理论基础，被中医学奉为四大经典著作之首。

3. 中药学的奠基之作:《神农本草经》 《神农本草经》总结了汉代以前几千年劳动人民在实践过程中所创造的医药经验,它使祖国宝贵的医药遗产得以流传至今。这部书不但在当时有极大的指导用药的价值,而且对后世中药学的发展也有极深远的影响。从六朝五代到唐宋明,历代的本草著作都是在《神农本草经》的基础上发展起来的。

三、古代西方医学

近代西方文明的渊薮源于古希腊和古罗马,西方医学也可以说是古希腊和古罗马的直接继承,它们的影响至今广泛存在。西方医学史的主线,就从这里开始和延伸。

(一)古希腊医学(公元前450年—前1世纪)

古希腊位于欧洲南部,地中海的东北部,包括今巴尔干半岛南部、小亚细亚半岛西岸和爱琴海中的许多小岛,居住着十多个民族,开放的民族性、活跃的贸易往来和海外移民使古希腊医学汇集了许多民族和地区的医药知识和经验。古希腊医学起源于公元前12世纪,是后来罗马以及全欧洲医学发展的基础,许多古希腊的医学词汇沿用至今。直到现在欧洲人所用的医学符号:手杖和蛇,即源出古希腊医神阿斯克勒庇俄斯。

1. 群星荟萃的古希腊医学界 同古印度一样,古希腊人也受宗教的影响,历经了一段神医学的时期。公元前7—前6世纪,希腊从原始氏族社会进入奴隶制社会,这使当时唯物主义哲学得到很大发展,涌现出一批敢于向神灵医学挑战的无神论者。

公元前5世纪的哲学家恩培多克勒也是一位著名的医生,他提出一切物体都由"四种元素"组成:火、空气(风)、水和土(地),这四种元素以不同的比例混合起来,成为各种性质的物体,这与中国的五行说相类似。四元素论是古希腊医学发展的理论基础。

亚历山大时期的医生赫罗菲拉斯(Herophilus，公元前355—前280)是记述解剖学的创始人，著有《论解剖学》等著作，他最早研究脑和脊髓的解剖，提出大脑是神经系统的中心；注意到动脉和静脉的区别，批评亚里士多德关于心脏是思维器官的说法。

另一位与生物学和医学有重要联系的是古代著名思想家亚里士多德(Aristotle，公元前384—前322)，马克思曾称亚里士多德是古希腊哲学家中最博学的人物。他对生物学有较深入的研究，解剖过不少动物尸体，较详细地以图介绍动物的内脏和器官，是最早的解剖图谱制造者。在其著作《自然之阶梯》中提出类似达尔文的进化论的观点，后世生物学的发展，可以说是以他的一些发现为基础的。

2. 古希腊医学发展的顶峰：希波克拉底　　现代意义的医学是从摆脱了远古的宗教与魔术的阴影之后才真正起步的，这一历史性的转变，归功于一位希腊名医——希波克拉底(Hippocrates，公元前460—前377)。希波克拉底出生于公元前460年的科斯岛，年轻时曾漫游整个希腊，并随父学医，也曾拜师于哲学家德漠克里特学过哲学。他生活的年代正是古希腊最兴盛的年代，古希腊发达的科学技术和哲学思想为他的成就创造了条件。他和他的门徒们建立了当时最有名气的医学派别，叫科斯学派。他们的著作被汇集成《希波克拉底全集》，是西方古代医学史上最有影响的著作。

在《希波克拉底全集》中，希氏总结了前人的经验，在四元素论的基础上，提出了疾病发生的四体液学说，即人体内有血液、黏液、黄胆汁、黑胆汁四体液，它们冷、热、干、湿程度各不相同，并随季节变化，其组成适当即可保持健康。这一理论对现代人来说已经很陌生了，人们读起来甚至觉得有些可笑，可谁又能想到，这一理论被后人稍作修改竟沿用到了18世纪，在医学界统治了2000多年。它在医学发展史中的地位可想而知。

希氏主张进行精微地观察和周密地解释症候，从而指出了走向现代临床医学的道路。希氏行医很注意医学道德，《希波克拉底誓言》集中反映了他所倡导的道德准则。迄今，这一誓言仍被西方许多医学院校在结业仪式上所采用，成为西方医生职业道德的一个典范。希氏最重要的成就是使医学与宗教迷信思想相脱离，逐渐地用唯物主义的眼光来观察世界，将医学奠定在临床观察的基础上，成为一种科学技术。希波克拉底为医学的发展指明了正确的方向，被公认是当代西医学的鼻祖，后人称之为"医学之父"。

(二) 古罗马医学(公元前1世纪—4世纪)

罗马时代的医学发展，与古希腊的医学有密切联系。公元前2世纪，罗马征服了希腊后，许多希腊医生涌入罗马，带来了高超的医术和丰富的行医经验，使罗马医学有了长足的进步。

1. 古罗马社会的医药卫生　　在古罗马，医生的社会地位同奴隶一样低下。至凯撒大帝，才使得城市中开业的医生得到市民权，由此医生的社会地位逐步提高。古罗马建立的医院颇引人注意。早在古希腊时期，在希腊一个小岛上，已经有阿斯克雷匹亚斯庙堂，一些病弱奴隶被流放到那里，也可以说它是最早的医院雏形。到了罗马时代，法律规定这座小岛上经医治而康复的奴隶，不再是奴隶，可以成为平民。这座小岛以后就成为诸多生病平民聚集的地方。在今天看来，这座小岛似乎就是一座医院。

罗马统治者好战，常常远征他乡。在远征途中，不可避免遇到士兵生病、受伤，为解决这一问题，罗马人便在远征中途设置专门机构，收容那些伤病员，这些机构以后发展为军医院。在此基础上，城市中出现了专门为官僚、权贵服务的医院，以后又设立了慈善性质的公共医院，最后这些医院演变为中世纪的治疗院。据调查，世界上最早的慈善性质的公共医院是一位老妇人于公元 4 世纪在罗马创建的。

罗马人比较注意公共卫生和保健,为了防治流行病,他们修建了城市水道,并注意保护饮水卫生,禁止市内埋葬。公元 1 世纪末已有 9 条管道向罗马供水,以后更多,主要用于饮水和公共洗澡;同时有排除污水的下水道流到市外,多数街道小巷保持着清洁的面貌。

2. "解剖学之王"盖伦 盖伦(Galen,130—200)是最著名的医生和解剖学家,被认为是仅次于希波克拉底的第二个医学权威。

盖伦最成功的研究是解剖学,以在解剖生理学领域的建树最为重要,被后人称为"解剖学之王"。在罗马人统治时期,人体解剖是严格被禁止的。因此,盖伦只能进行动物解剖实验,他通过对猪、山羊、猴子和猿类等活体动物的实验,在解剖学、生理学、病理学及医疗学方面有许多新发现。盖伦是世界医学史上最早用实验方法研究动物生理功能的实验生理学大师,他利用当时可能有的极其简陋的实验条件,通过精心设计,做了一系列很有意义的生理学实验。他考察了心脏的作用,并且对脑和脊髓进行了研究,认识到神经起源于脊髓;认识到人体有消化、呼吸和神经等系统,对骨骼肌肉也作了细致的观察和描述。

在治疗方面,盖伦对植物、动物和矿物的药用价值作了比较深入的研究,在他的药物学著作中记载了植物药 540 种,动物药 180 种,矿物药 100 种。他利用植物药制成丸剂、散剂、硬膏剂、煎剂、酊剂等多种剂型的制剂,储备待用。迄今为止,药房制剂仍被称为"盖伦制剂",就是为了纪念他。

当然,在盖伦的论述中也有许多错误,他的生理描述往往脱离实际,而屈从于宗教神学的需要。在西方神学统治一切的中世纪,他的著作成了不容置疑的经典,严重阻碍了西方医学的发展。事实证明,任何时代的盲目崇拜都是有害无益的。

第三节 是非兴衰解读你,渐进中的医学

在欧洲,5—15 世纪这一时期处于古代和近代之间,被称为中世纪(即古代和近代之间)。从医学史来讲,也就是盖伦以后到文艺复兴时期人体解剖学兴起以前这段时间。这一时期的欧洲,政治分裂、宗教极权、战争频繁、生产停滞,在野蛮愚昧的宗教统治下,科学和医学受到严重摧残。

从 16 世纪中叶的文艺复兴到 20 世纪中叶,是西方近代医学形成和发展的时期。近代医学以物理、化学、生物学等学科为基础,在 16 世纪人体解剖学的基础上,经过 17 世纪的生理学、18 世纪的病理解剖学、19 世纪的细胞学、细菌学的发展,历经近 400 年时间才逐步建立起生物医学体系。

在近代医学发展的征途中,一项项发现、发明振聋发聩,一个个巨匠如群峰高耸,我们不可能逐一领略他们的风采,只能从中撷取一二,"借一斑略知全豹,以一目尽传精神"。

一、医学革命与生物医学的奠基

封建社会后期,手工业和商业开始发展,生产力的增长促进了对新市场的寻找。1492 年哥伦布发现新大陆,1497 年达·伽马发现好望角,1519—1522 年麦哲伦环绕世界……这些都加强了东西方文化的交流,许多药物也由东方传入欧洲。

资本主义的兴起形成了一批资产阶级知识分子，他们的特点是敢于向教会思想挑战，反对宗教迷信的束缚。他们的口号是"我是人，人的一切我应该了解"，以此来反对神学的统治。他们一方面传播新文化，一方面竭力钻研和模仿古代希腊的文化，因此称为"文艺复兴"。1543 年哥白尼出版《天体运行论》，标志着科学史上文艺复兴的开始。

（一）医学革命，向陈规旧说宣战

文艺复兴运动中，怀疑教条、反对权威之风兴起，是个发现迭出的时代。医学界也产生了一场以帕拉塞尔苏斯为代表的医学革命，他们最先向医学的陈规旧说发起挑战。

帕拉塞尔苏斯（Paracelsus，1493—1541）出生于瑞士，是文艺复兴时期反对古代医学权威最激烈的医学家。他嘲笑经院哲学的医学家，主张医生"必须有丰富的经验"；他反对体液学说和气质学说，并提出硫、汞、盐三元质的说法；他主张努力寻找针对各种疾病的药物，反对滥用复方。在巴塞尔大学任教期间，他打破用拉丁文讲课的旧习惯，率先用当时通用的德语讲课，使医学易为大众接受，这是一项伟大的改革；他勇敢地向墨守陈规和盲目崇拜进行斗争，甚至当着学生的面公开焚毁了当时奉为医学经典的盖伦和阿维森纳的著作，引起校方不满，被迫离开学校。

（二）为近代医学奠基的人体解剖学

在封建社会，各民族无一例外地禁止解剖尸体，因此这个时期医书上的解剖图几乎全是根据动物内脏绘成的。而文艺复兴时期的文化，把人作为注意的中心，反映在医学领域内就是重视人体的构造。

1. 达·芬奇的贡献 首先革新解剖学的是意大利人达·芬奇（Leonardo da Vinci，1452—1519），他认为作为现实主义的画家有必要深入了解人的解剖结构，尤其需要了解骨骼与肌肉，于是他开始从事人体解剖。他共绘制了 700 多幅解剖图，传至今日有 150 余幅，画得大多准确、优美。

达·芬奇首先对盖伦的解剖学产生怀疑。他曾往气管吹入空气，但无论如何用力，也不见心脏膨胀起来，由此证明盖伦所谓肺与心相通的学说是错误的。他还检查过心脏的构造与形态，发现了主动脉根部瓣膜的活动及其性质，证明瓣膜的作用在于阻止血液回流，他所画的心脏图较以往有关图画正确得多。他的研究结果不久就引起了医学家们的注意。

2. 维萨里建立人体解剖学 达·芬奇原计划把观察到的结果写成解剖学教科书，但有志未成。这一工作后由 15 世纪的人体解剖学主要奠基人比利时学者维萨里（Vesalius A，1514—1564）完成。维萨里出生于布鲁塞尔的医生家庭，年轻时就喜欢自然科学。当时巴黎大学的解剖刀仍操在仆人之手，教授只是坐在高椅上宣读盖伦的论述，他对此教学方法深感不满，于是他自己寻觅尸体进行解剖研究。为了揭开人体构造的奥秘，维萨里常与几个要好的同学在严寒的冬夜，悄悄地溜出校门到郊外无主坟地盗取残骨；或在盛夏的夜晚，偷偷到绞刑架下盗取罪犯的遗尸。他对得到的每一块骨头都如获至宝，精心包好带回学校，然后又在微弱的烛光下彻夜观察研究，直到弄明白为止。他不顾腐烂尸体冲天的臭气，不顾被抓被杀的危险，只是为了寻求真理而努力工作。维萨里就是用这种精神和毅力坚持工作，终于掌握了精湛熟练的解剖技术和珍贵可靠的第一手材料。1537 年，维萨里返回意大利担任帕多瓦大学的外科学和解剖学教授。在那里，他勇敢地推翻了在当时被视为经典的盖伦的解剖学基础理论，指出盖伦的记述只适用于动物，主要是猴子与猪，对于人体的论述则是不完善或是错误的。1543年,29岁的维萨里发表了他的惊世之作《人体之构造》,尖锐地批判了盲目崇拜古人的风气,纠正盖伦的错误约200余处,给人们展示了全新的人体解剖知识,这是第一部完整的人体解剖教科书。

虽然维萨里被教会势力迫害致死,但他的革新精神及先进方法迅即赢得各国科学家的响应,从此解剖学得到了深入的发展,这是一个划时代的突破,既表明一门古老的学科在新的水平上复活,又标志着医学新征途的开始,近代医学在这个基础上逐步形成。

二、近代生物医学体系的确立与发展

当历史的脚步迈入17世纪以后,自然科学的前进步伐逐渐加速。新兴的资产阶级为了发展工商业,支持科学研究,提倡宽容,对科学技术的进步起到了积极的推动作用。在哲学上,培根强调科学必须建立在科学的观察和实验的基础上,他的名言"知识就是力量"激励了数代人在征服自然的科学道路上不断探索。笛卡尔强调数学的重要性,重视逻辑推理,创造性地发展了演绎法,把机械论的观点用于科学上,对生理学和医学影响很大。近代生物医学体系在这一大环境下逐步确立和发展起来。

(一)生理学的揭幕

1. 血液循环的发现   17世纪最重要的发现,莫过于哈维(Harvey,William 1578—1657)发现血液循环。古希腊的医生认为动脉内充满了由肺进入的空气,因为他们解剖的尸体动脉中的血液都已流到静脉,动脉是空的,所以亚里士多德错误地提出人体内(血管内)充满着空气。这种错误的说法延续了几百年,直到1800年前被古罗马的盖伦否定。盖伦认为,人血管里流的是血,静脉血由肝脏形成后流入右心房、右心室,并经室间隔上的微孔流入左心;血液运动犹如潮水涨落,原动力在于动脉的收缩。这种观点直至16世纪仍然支配着人们的认识。

在哈维之前的许多学者,如西班牙学者塞尔维特等人曾相继发现并解释了血液在心脏循环的过程,但没有确切阐明。哈维应用解剖活体的实验方法,直接观察动物机体的活动,同时,他还精密地算出自左心室流入主动脉、自右心室流入肺动脉的血量。他分析血液绝不可能来自饮食,也不可能留在身体组织内,他断定自左心室喷入动脉的血,必然是自静脉回归右心室的血。哈维就这样得出了结论:心脏的作用就如同一个"泵",它通过收缩和扩张发生作用。1628年,他把这一发现写成了名作《论动物心脏和血液运动的解剖学研究》一书。

【知识拓展】

哈维是怎样发现血液循环的?

哈维用80多种不同的物种如哺乳动物、蛇、鱼、虾、蛤蟆、蜥蜴等反复做实验,把它们解剖开之后,找出还在跳动的动脉血管,然后用镊子把它们夹住,观察血管的变化,他发现血管连接心脏的一头很快膨胀起来,而另一端就马上瘪下去了,这说明血是从心脏内向外流出来的,由此证明动脉里的血压在升高。他又用同样的方法,找出了大的静脉血管,用镊子夹住,其结果正好与动脉血管相反,靠近心脏的那一段血管瘪了下去,而远离心脏的另一端鼓胀了起来,这说明静脉血管中的血是流向心脏的。哈维在不同的动物解剖中发现了同样的结果,就这样发现了血液循环。

哈维的著作，表达了正在兴起的那种时代精神。他的结论改正了一个持续了 1000 多年之久的错误，并在实际上成为现代生理学的基本概念。他在得出这个结论过程中采用的方法，也被作为发展生物学和建立生命科学的手段而被确立下来。然而哈维的血液循环理论也存在着缺陷，主要是由于当时条件的限制，他不能回答血液是怎样从动脉进入静脉的。

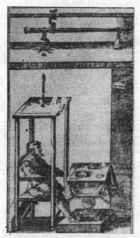

圣托里奥坐在自制的秤里研究新陈代谢

2. 度量方法让生理学走进科学　17 世纪，量度观念已很普及。最先在医学界使用量度手段的是意大利医学家圣托里奥（Santorio，1561—1636），他设计出可以坐人的秤，量出人在一天内的体重变化，在排泄前后，他都称量自己的体重，如此不厌其烦地进行了 30 余年。他发现体重在不排泄时也在减轻，他认为其原因是"不易觉察的出汗"，他又通过实验弄清楚了睡眠与劳动等活动状态、不同气温等环境差别所造成的各种不同的无感觉排汗量，这可以说是最早的新陈代谢研究。

圣托里奥与伽利略曾是同学，他们之间最重要的是学术上的沟通。他巧妙地把伽利略用来测量空气温度变化的测温计改造为测量人体温度的体温计；根据脉搏跳动与摆的运动原理，设计制造了脉动计；为了探索空气湿度对人体的影响，圣托里奥又设计了简易的湿度计。1614 年圣托里奥发表《论医学测量》，成为医学定量实验的先驱。实验和量度的应用，使生命科学开始步入科学轨道。

（二）病理解剖学的问世

对人体正常器官的生理解剖观察，自维萨里开始，发展到 18 世纪，凡是能用肉眼看得到的正常器官，几乎发现无遗。有了解剖大量尸体的基础，解剖学家和外科医生就有机会认识到器官异常。因此病理解剖开始问世，这是临床医学最重要的转折点，其代表人物是意大利人莫干尼。

莫干尼（Morgagni GB，1682—1771）曾在意大利巴丢阿大学的解剖教研室任教授 56 年之久，做过无数次尸体解剖。他又是临床医生，看过许多病人。莫干尼经过多年的解剖，特别是解剖那些生前他熟知的病人后发现，生前所诉咳嗽、吐痰、咳血的病人，通常肺脏有变化，即后来所说的病灶。他认为疾病的原因不是黏液的改变，而是脏器上的变化，他肯定一切疾病的发生都有一定的位置，只有脏器变化才是疾病的真正原因。在他 79 岁高龄（即在他去世的前一年）发表了不朽的著作《论疾病的位置和原因》，这样莫干尼就成为病理解剖学的创始人，虽然在当时没有病理解剖学这一名词。他把"病灶"和临床症状联系起来。莫干尼提出病灶的思想是进步的，他从物质的实体寻找疾病的原因，这与当时盛行的机械唯物论思想是分不开的，也正因如此，他认为身体的器官是独立的，割裂了人体是一个整体，各器官之间是互相联系的关系。

（三）细胞病理学的登场

自从 17 世纪显微镜发明以后，对于动植物的微细构造研究就逐渐细致了。由于细胞学的建立和病理解剖学的问世，细胞病理学也随后登场，将疾病的原因归结为细胞形式和构造的改变，这是形态病理学发展史上的重大进步。

在细胞病理学的建立过程中,德国病理学家微尔啸(Virchow R,1821—1902)功名盖世,他一个人几乎垄断了细胞病理学早期的所有成就。微尔啸 1843 年毕业于柏林大学,曾做过解剖学研究,于 1856 年应聘到柏林大学作病理学教授,此后开始细致研究病理学,曾创刊著名的《细胞病理学杂志》。1858 年微尔啸的代表著《细胞病理学》(Die cellular Pathologie)出版,在这本书中,他把人体比喻成一个国家,人体的细胞就是这个国家的公民,疾病是外界因素作用的结果。书中对细胞和细胞学说、营养与循环、血液与淋巴、脓毒血症、炎症、变性、神经系统病变、病理性新生物等均作了详细的论述,发表了显微观察的新资料,并附有 144 幅精美的插图。细胞病理学说由此建立,它的基本观点标志着人类对疾病认识的进一步深入。细胞病理学确认了疾病的微细物质基础,发展了病理形态学,开辟了病理学发展的新阶段。这是人类医学史上的巨大进步。

(四)微生物学的发展

19 世纪后半叶是微生物学收获的时代。法国的巴斯德和德国的科赫都是世界著名的微生物学家。

1. **巴斯德带我们走进微观世界** 巴斯德(Pasteur L,1822—1895)的一生都在研究那些肉眼看不见的动物。巴斯德发现微生物在生物体内的生长可导致传染病,用加热的方法可以控制微生物的新陈代谢;另一方面,微生物病菌通过特殊的培养,可以转变为相关传染病的疫苗。这一系列理论,构成了巴斯德的细菌学。他把理论运用于实践,相继研制成功炭疽病疫苗和狂犬病疫苗等,后来的科学家们预防斑疹伤寒和脊髓灰质炎等疾病的方法,也是沿着巴斯德的思路展开的。

食物会腐烂,人类会生病……巴斯德发现了一个微观世界,用以解释我们的宏观世界!他用这种方式帮助改变了人类的普遍寿命,也改变了世界。"科学是无国界的,但科学家是有祖国的",这句名言就出自巴斯德。

【背景资料】

巴斯德的贡献顶得上战争赔款

巴斯德揭密了发酵的本质,当时法国的制酒业称雄整个欧洲,但啤酒容易变质。巴斯德应邀破译了变质的秘密——是一种微生物在作怪,并成功地用著名的"巴氏消毒法"加以控制。

后来,法国南部突然发生蚕大面积不明原因死亡,蚕丝业面临灭顶之灾,丝绸工业也一损俱损,于是法国政府又请巴斯德帮忙。巴斯德认为蚕病也是由一种微生物所致,他用隔离病蚕与健康蚕的方法控制此病,挽救了法国的丝织业。

据说,仅巴斯德的这两个贡献就节约财富 50 万法郎,这个数目正好是普法战争中法国作为战败国向德国的赔款,而巴斯德的两大发明足以弥补这个损失。

2. **科赫的不朽功绩** 德国生物学家罗伯特·科赫(Koch R,1843—1910)在自己的诊所里发明了细菌分离法、细菌染色法,并运用这些方法发现了造成当地牲畜流行炭疽病的炭疽菌及病畜尸体处理方法。由于这些杰出贡献,1880 年他被德国政府调到帝国卫生局任职。有了精良的实验室和得力的助手,科赫攻克了当时最凶恶的疾病——肺结核,发现了一种新的菌种——结核杆菌。为了证明结核杆菌是引起结核病的元凶,科赫又发明了一种能让结核杆菌繁殖生长的新的培养基——血清。后来,他进一步发现结核杆菌是通过呼吸传播的,掌握了科学的预防结核病的方法。此后,科赫又发现了霍乱弧菌、疟原虫、锥体虫等病原菌,发现了治疗牛瘟、淋巴腺鼠疫、回归热、昏睡病等传染病的方法。1905 年,科赫被授予诺贝尔生理学或医学奖。

（五）人类与传染病的较量

纵观人类数千年的文明史,传染病对人类历史的发展进程产生了深远影响。

1. 传染病曾让人类陷入灭顶之灾　发生在公元前 430 年雅典的瘟疫是第一场记载完好的传染病,在 1 年中它杀死了 1/4 的雅典士兵,挫败了该城的士气,并导致斯巴达获得了军事领先地位。公元前 323 年,亚历山大大帝在 33 岁时死于疟疾,他那征服世界的雄图大业也随之灰飞烟灭。公元 165 年,罗马帝国也惨遭一种由东归士兵带回的瘟疫的蹂躏,瘟疫削弱了该国力量,导致异国入侵。公元 251 年,很可能是天花的疾病使罗马从此日落西山,再也没有恢复到鼎盛时期。公元 6 世纪,鼠疫在世界范围流行长达 50 年,死亡人口达到 1 亿。14 世纪,整个欧洲流行鼠疫,死亡几千万,占欧洲人口的 1/4,许多地方白骨累累,尸横遍野。在之后的几个世纪中,梅毒、天花、霍乱、伤寒、麻风、结核、疟疾、流感一个个恐怖登场,给人类带来的死亡和创伤比战争的总和还要大。

2. 从肆虐到被征服　在与传染病不屈不挠的斗争中,人类成功抵御了一次次的侵袭,顽强走出恐慌的阴影,不断发展壮大。最早的探索是建立隔离检疫制度,最原始的雏形是在公元 736 年,一个修道士创建了一所麻风病院,收容照顾麻风病人。14 世纪欧洲流行鼠疫时,也有国家制定出类似现在的海港检疫制度。1796 年,英国医生贞纳(Jenner,1749—1823)发明了用种牛痘的方法预防天花,随后发表了著名的论文《牛痘的原因及其结果的研究》。自那时起,全世界医学工作者经过了 180 多年的努力,终于在全球范围内根除了天花。科赫等人对病原微生物的发现,让人类有了明确的斗争方向。20 世纪,随着各种抗生素的问世,传染病的死亡率大大下降。

（六）发明创造,让医学插上翅膀

随着实验的兴起,人类发明了许多科学仪器,这些仪器把人们带到一个新的认识水平。

1. 显微镜的发明　用肉眼观察世界,人们对许多事物都感到神秘莫测:"干干净净"的水为什么有时喝了会生病,人体血管里流动的液体到底是什么,人们渴望着能够将自己的眼睛延伸到微观世界中去。

最早的显微镜出现在 16 世纪末。据载,1590 年的某日,荷兰朱德尔堡的眼镜商汉斯·简森(Hans Jansen)在自己的店铺里观看儿子玩弄透镜。当他偶然将两块大小不同的透镜重叠在适当的距离时,可以见到远处钟楼的景象,并且增大了许多,他们惊异极了。老简森以一个商人的敏感性,试将一块凹透镜与一块凸透镜分别装在一根直径 1 英寸、长 1 英尺半的铜管的两端,世界上第一台原始的显微镜便诞生了,它的放大倍数约为 8～12 倍。

伽利略可能是最早把复式显微镜用于科学研究的人。1610 年前后,他用显微镜研究了昆虫,观察了昆虫的运动器官、感觉器官和复眼。意大利人马尔皮基(Marcello M,1628—1694)首先把显微镜用于生物体组织结构的观察,最先看到精子、血细胞,是组织学、胚胎学的先驱。他于 1661 年通过显微镜研究证实了毛细血管的存在,这一发现填补了哈维血液循环学说的空白。

英国科学家胡克(Robert Hooke,1635—1702)是科学实验仪器的发明家与制造家,他于1665年出版了《显微镜学》(*Micrographies*),公布了他的研究成果,他制成可放大140倍的显微镜,并改进了显微镜的采光法。他用这台显微镜发现了软木的细胞,并且清楚观察到蜜蜂的小针、鸟的小羽毛部分构造等,但他对医学的贡献不大。

荷兰科学家雷文虎克(Leeuwenhoek Anton van,1632—1723)研制成功高质量、高倍数的透镜,最高可放大270倍。他应用显微镜进行了许多精细的观察,如观察肌肉组织和精子活动,观察微生物和红细胞。1683年,他在英国皇家学会的《哲学学报》上发表了第一批细菌图,当时他并不知道这些东西是细菌,只知道它们是活的,因而称之为"小动物"。

在这以后,显微镜被不断改造,科学家利用显微镜取得了一系列重要发现。显微镜的发明,大大扩充了人类的视野,把人类的视觉从宏观引入到微观,了解到动物体内的细微结构,给医学界以极大的帮助,直接导致了19世纪细胞学、微生物学等学科的建立。

2. 叩诊法的发明　叩诊法是奥地利医生奥恩布鲁格(Auenbrugger L,1722—1809)发明的。18世纪中叶的一天,奥恩布鲁格医生正在对一具老年男尸进行解剖,当时尚未发现X线,医生们希望尸解能明确诊断。尸体胸部被打开,一股淡黄色的液体从切开处流出,系胸腔积液。奥恩布鲁格想,怎样才能在死者生前发现胸腔积液呢? 他想起了经营酒业的父亲,常用手指敲打酒桶,凭敲打时酒桶发出的沉闷及清脆的声音来估计酒桶内酒量的多少。于是,他选择正常人及疑有胸腔积液的病人进行叩诊,发现叩击胸部得到的不同声音说明胸部有不同的病灶,以后又对患者尸体抽液前后用叩诊进行对比研究。经过大量观察,包括尸体解剖追踪,他于1761年发表了专著《由叩诊胸部而发现的不明疾病的新考察》,正式提出叩诊法。但专著与论文发表后,受到了守旧医生们的反对与讽刺。1838年,维也纳医生斯科达创造了用自己左手中指的背部作为叩诊板,用右手中指进行叩诊,这种方法一直使用至今,已成为每个医生的基本功。

叩诊法的发明与医生头脑中机械论的思想是分不开的。奥恩布鲁格发明的叩诊法与莫干尼找病灶,在思想方法上是一致的,他们突破了四体液学说,开始从人体器官寻找疾病的根源,这是西医学发展史上的重要方面。

3. 听诊器的发明　早在古希腊的《希波克拉底全集》中,就已记载了医生用耳贴近病人胸廓诊察心肺声音的诊断方法,但这种方法有诸多缺点。1816年9月的一天,法国医生雷奈克(Laennec,1781—1826)在卢浮宫庭院中散步时,无意中看到两个小孩在用一根实心木头玩游戏:其中一个小孩俯在木头的一端能听到另一个小孩在木头另一端用别针划痕的声音,这一情景深深刻在他的脑海中。接下来的日子里,他为一位年轻的女性病人看病,因为性别与年龄的因素,不允许他直接将耳朵贴在病人胸部,而病人的症状表现十分需要通过听诊来取得有助于诊断的体征材料。为难之际,雷奈克忽然想到了小孩玩游戏的情景,灵感的火花让他试用一张厚纸卷成一个圆筒,将圆筒的一端放在病人的胸部,另一端紧靠着自己的耳朵。他期望中的事发生了! 随着圆筒在胸壁上移动,心跳与肺呼吸的声音都能相当清楚地听到。雷奈克由此发明了木质听诊用具,即一种中空的直管,雷奈克将之命名为听诊器。在长期临床实践中,经过不断改革,听诊器逐渐形成现在的样子,在临床得以广泛的使用,成为医生诊断的"顺风耳"。

4. 消毒法的发明　19世纪以前,外科医生的手术死亡率非常高,死亡的原因多数是受到细菌的感染,发生败血症。英国外科医生李斯特(Lister J,1827—1912)获悉巴斯德发现发酵是由微生物引起的，由此得到启发，猜想败血症等疾病也是微生物造成的，于是借鉴巴斯德的消毒方法，他试用过氧化锌等物质，最后终于试用苯酚获得了成功。1865 年 8 月 12 日，李斯特第一次把苯酚应用在复杂的骨折手术中，在整个手术室里、手术台上、手术器械以及整个手术过程中，都喷洒了稀释的苯酚溶液，结果获得了出乎意外的成功。后来，他每次做手术前，都将苯酚喷洒在室内以及手术器械、纱布等物上，并用苯酚溶液洗手、洗病人的伤口。由于采用这种消毒法，伤口化脓明显减少，手术死亡率也大幅度下降。1867 年，他撰文发表在《柳叶刀》(Lancet)杂志上。很快，他处理伤口的方法就在欧洲流行开来。在普法战争后期，苯酚消毒法被普遍采用。1886 年德国人别格曼(von Bergmann，1836—1907)采用高压消毒蒸气进行外科消毒。也就是说，到了 19 世纪末人类才真正进入无菌外科手术时代。

三、植根于民族沃土的中国医学

中国的四大发明推动了世界文明的发展，其中的造纸和印刷术更是有力地促进了医药著作的出版和普及。在 1000 多年间，中国的医药学理论不断创新丰富，一部部大型医书编撰出版，一个个疑难杂症被攻克治愈，医政设施也逐渐完善。数千年的中国医学历史，是中国光辉灿烂的文化的一个重要组成部分，中医独特的医疗方法，神奇的医疗效果引起了世界医学专家和友人的极大兴趣。

（一）祖国医学宝库中的瑰宝

如果把中国医学史比作一脉峰峦起伏的群山，那么，各领风骚的历代名医就是一座座奇山峻峰，一部部传世之作就是群山中的瑰宝。

1. 望闻问切的奠基人：扁鹊 扁鹊约生于公元前 5—前 4 世纪，是战国时勃海郡郑地人，原名秦越人。"扁鹊"一词原本为古代传说中能为人解除病痛的一种鸟，秦越人医术高超，百姓敬称他为神医，便说他是"扁鹊"。扁鹊提出"切脉、望色、听声、写形，言病之所在"，这不仅为祖国医学做出了贡献，且说明了病情观察的方法和意义。

2. "医圣"：张仲景 东汉末年名医张仲景(150—219)是东汉南阳郡(现河南南阳市)人。他年轻时就钦佩扁鹊的医术，愿当一名郎中为人民解除病痛。建安初年，张仲景任长沙太守，看到许多百姓被疾病夺去生命，他毅然辞去太守的职务，把全部精力放在医学上，千方百计为老百姓解除病痛。他发明了猪胆汁灌肠术、人工呼吸和舌下给药法。经过数十年含辛茹苦的努力，终于写成不朽之作《伤寒杂病论》。

3. 临床实践的"圭臬"：《伤寒论》、《金匮要略》 东汉著名医家张仲景所著的《伤寒杂病论》不仅总结了东汉前我国人民同疾病作斗争的经验，而且进一步运用辨证论治的规律，丰富和发展了医学理论和治疗方法，给后世医家在诊断治疗方面树立了规范，成为中医学的经典著作。这部书后经晋代王叔和整理编次，又经宋代高保衡、林亿等人校正，成为现在的《伤寒论》和《金匮要略》两部书。这两部书不仅为历代中医奉为临床实践的"圭臬"(即事物的准则)，而且在国外，如日本、朝鲜等国很早以前也都尊之为医学经典。

4. 外科始祖：华佗 三国时期的华佗是我国医学史上为数不多的杰出外科医生之一，也是全世界第一个使用麻醉进行手术的人。在儒家的"身体发肤，受之父母"的主张之下，外科手术在中医学中没有大规模开展起来。他善用麻醉、针、灸等方法，并擅长开胸破腹的外科手术。他发明的"麻沸散"比西方医学家使用乙醚或笑气进行全身麻醉早了

1600多年。华佗在针灸方面也有着超人的技术。在医治疾病的同时,华佗创造了模仿虎、鹿、猿、熊、鸟动作姿态的"五禽戏",以活动关节,增强体质,预防疾病。华佗代表了我国古代医学在公元二三世纪所达到的最高成就,所以人们称赞那些高明的医生时总爱用"华佗再世"的赞语。

5. "大医精诚"的孙思邈 孙思邈(约581—682)是我国唐代杰出的医药学家。他在幼年时不幸患病,多方求治,疗效不佳,于是刻意学医。孙思邈的贡献是多方面的,对临证各科、食疗、药物学、养生学等均有很大成就。他著的《千金要方》及《千金翼方》是我国最早的医学百科全书,从基础理论到临床各科,理、法、方、药齐备。在药物学方面,他总结了前代本草著述,重视"地道"药材,强调药物的栽培、采集、炮制、管理、贮藏方法。他很讲究药物的实际效果,反对滥用贵重药品。为了提高药物疗效,他提倡自种自采和亲自动手炮制,由于他在用药方面的卓越贡献,被后人尊为"药王"。孙思邈把"医为仁术"的精神具体化,他常常救济乡邻而不取分文,他所著的《大医精诚》留芳千古。

【背景资料】
世界上导尿术的发明者——孙思邈

据记载:有一个病人得了尿潴留病,撒不出尿来。孙思邈看到病人憋得难受的样子,想:"吃药来不及了。如果想办法用根管子插进尿道,尿或许会流出来。"他看见邻居的孩子拿一根葱管在吹着玩儿,葱管尖尖的,又细又软,孙思邈决定用葱管来试一试,于是他挑选出一根适宜的葱管,在火上轻轻烧了烧,切去尖的一头,然后小心翼翼地插进病人的尿道里,再用力一吹,不一会儿尿果然顺着葱管流了出来。

(二)中国医学的文化底蕴

任何科学的形成与发展总是与其文化背景休戚相关,医学因其本身具有的人文特征而与文化的关系尤为密切。无论是中医还是西医,其精神内核与其赖以形成的文化母体都是一致的。中医学的发展历史表明,中医学是中华文化的瑰宝。它的价值和生命力源于其自身内在深厚的文化底蕴,在于那种深层次的、对人对生命和对自然的尊重。

1. 独到的中医致思方式 医学认识不能完全脱离其他认识而独立进行。它既决定于社会物质生产,也受其他文化因素的影响。在中国当时社会各种因素制约下,中医学对疾病的认识也显示出独到的致思方式。从当时文献记述的内容看,多为身体某部位的异常、疾病表现特征等,缺少对人体结构的探究,与大致同时期的西方国家医学比较中可以发现,中医学早期发展中就已经显露出许多明显的特点。

其一是"整体观念"。中医学非常重视人体自身的统一性、完整性,也非常重视人与大自然的密切关系,注重整体观察,重视外部现象的相互联系,通过闻气味、听声音、视颜色、察形貌的诊病方法,是由外揣内,而不是通过内部结构的了解去认识外部征象的意义。虽然后世四诊内容不断丰富,但这一致思方式在中医发展演变中得到了充分的展现。重视整体是中医学的突出优点,这样避免了"头痛医头,脚痛医脚"而造成的顾此失彼的弊端,这一特点在现代受到越来越多医学家的重视和研究。

其二是"辨证论治"。辨,是辨别;论治,是构思治疗方案,并实行之。辨证论治就是将四诊(望、闻、问、切)所收集的资料、症状和体征,通过分析、综合,辨清疾病的原因、性质、部位及邪正关系,概括、判断为某种性质的证,然后根据辨证的结果,确定相应的治疗方法。针对疾病发展过程中不同质的矛盾用不同的方法解决,是辨证论治的精神实质。中医学的辨证施治与中国古代哲学息息相关。

2. **传统文化土壤孕育的阴阳五行学说**   中医学产生于古代,孕育于传统文化的土壤,与中国古代朴素唯物主义哲学息息相关,带有浓厚的思辨色彩和传统文化的烙印。中国古代的农业经济决定了人们对自然的顺应态度,天人相应乃至天人同构就是建立于这一社会存在之上的社会意识。天地由五种元素演化而成,人也必有"五"的规律性。这种五行意识内在地约定了中医对生理、病理的认识,也约定了诊治规范。从中医记载的诊治资料中,可以看出其明显的文化走向,五行观念已渗透在诊断和治疗过程中,五味、五谷、五药、五气、五声、五色均为五行具体规范的结果。

(三) 中西方医学的碰撞

1. **西方医学的传入**   西方医学传入我国的历史颇为久远,汉、唐时已见端倪。但从严格意义上讲,有一定连续性,包括近代医学概念的传入发生在明末清初,与西方传教士大有关系。明末清初来华的传教士宗教性质比较浓厚,大多恪守教规,孜孜传教。他们将西方医学知识引入我国,其侵略目的不甚明显,主要是为了赢得人们的信任与尊重,广布基督福音,客观上增进了中西方文化交流。19世纪之后的情况有了不同:近代西方资本主义列强把宗教势力视为它们推行侵略政策的开路者,教会在华兴办医疗事业,实际上属于西方列强文化侵略的一个组成部分。

2. **传统医学的危机**   近代西医一直处于发展、创新的变革之中,几乎自然科学、社会科学的每一次重大进展都会为西医的发展注入新的活力,而传统医学的发展似乎总是处于经验总结和修修补补的状态,一些了解西方科学或受过现代教育的人对没有自然科学背景的传统医学提出严厉的批判,认为中医"不科学"。晚清政府、北洋军阀没有给中医的发展以任何支持、保护,到民国时期,更是试图通过立法来取消中医,有上千年历史的传统医学面临着生存危机。

3. **中、西医汇通的提出**   中医与西医分别根植于不同的文化土壤中,中、西医学的碰撞实际上是文化的碰撞。中、西医学的差异不是由单一因素造成的,历史背景、政治制度、经济状况、思想文化、科学技术、地理因素等是造成这种差异的主要原因。中医重宏观,西医重微观;中医重整体,西医重局部;中医重辨证,西医重辨病;中医注重动态的功能观察,西医注重静态的解剖;中医利用思辨性演绎法,西医利用实验法;中医利用人类自然的五官四肢作为认识生理病理的工具,西医则利用动物实验进行认识,这是中、西医学各自的优势和特点。

在中、西医学的碰撞中出现了融合中、西两种医学的流派。中西汇通学派认为中西医各有所长,必须吸取西医之长,为中医所用。唐容川(1846—1897)是中西医汇通学派较早的代表人物,他认为中西医原理是相通的,中西汇通主要是用西医印证中医,从而证明中医并非不科学。由于时代和个人认识的局限,汇通学派虽然方向是正确的,成就却不明显。

第四节 你向未来奔去,现代医学

披着一路风尘,薅着千载风流,医学跌跌撞撞地从远古走到了今天。在人类举步跨进21世纪门槛的时候,我们看到,医学这条长河正呼啸着奔向未来,征途上,有硕果、有丰碑,有困惑、有挫折……

一、科学技术革命对医学的影响

现代科技革命神通广大,人类所及的各个领域,无不深深打上现代科技革命的烙印,医学科学领域也不例外。纵观现代医学的发展,我们可以从中深深体会到现代科技革命的地位和作用。

(一)第三次科技革命战果辉煌

第二次世界大战以后,世界上很多国家为了改进生产技术,提高生产率,在激烈的竞争中取得有利地位,纷纷增加科研经费支出,使科学技术得到了突飞猛进的发展,在原子能、电子计算机、微电子技术、航天技术、分子生物学和遗传工程等领域取得了重大突破,标志着第三次科技革命的到来。许多科学技术的重大成果不断在医学上得到应用和推广,从而导致现代医学从基础到临床,从理论到应用都发生了重大的变化。

【知识库】

历史上的三次科技革命

第一次科技革命,以18世纪末蒸汽机的发明和应用为主要标志,以机器大工业代替工场手工业,使人类进入机器时代,也称做蒸汽革命。

第二次科技革命,是在19世纪末到20世纪初发生的,以发电机和电动机的发明和应用为主要标志,使社会生产力进入电力时代,也称做电力革命。

第三次科技革命发生于20世纪中期,以原子能、电子计算机和空间技术的发展为主要标志。它以信息科学、生命科学、材料科学等为前沿,以计算机技术、生物工程技术、激光技术、空间技术、新能源技术和新材料技术的应用为特征,把人类社会推进到信息时代。所以,第三次科技革命也称做信息革命。

---

1. **现代物理学的革命** 现代物理学革命经过近半个世纪的发展,终于形成了以量子论、相对论和核物理这三大分支为主流的现代物理学体系。这三大新兴分支的兴起,对生物医学的发展起到了重要的推动作用。伦琴在1895年发现X射线、居里夫妇在1896—1898年发现放射性元素、汤姆逊在1897年发现电子,这三大杰出发现吹响了现代物理学革命的冲锋号,为核医学的建立奠定了基础。

2. **现代化学的变革** 20世纪,由于现代物理学成果的渗透,分析化学在光学分析、电化学分析、色层分析方面发生了相应的科学变革,并因此形成了现代分析化学的基础;有机合成化学的进展使合成药物的发展大大加快了脚步;生物有机化学在蛋白质和核酸的研究上成就斐然,为生命科学注入了科学的血液。

3. 现代数学的结合　20 世纪以来的数学呈现出指数式的飞速发展,特别是计算机的出现及其与数学的结合,使得数学在医学领域的应用得到了空前的拓展,推动医学科学突破狭隘经验的束缚,向着定量、精确、可计算、可预测、可控制的方向发展,并由此逐渐派生出数量遗传学、药代动力学、计量诊断学、计量治疗学、定量生理学等边缘学科,同时预防医学、基础医学和临床医学等传统学科也都在试图建立数学模式和运用数学理论方法来探索出其数量规律。

(二) 科技革命带来的医学革命

第三次科技革命带来的一系列研究成果逐步被应用到医学研究领域,使现代医学逐渐建立起比较完善的知识体系,医学的研究对象也由原来的宏观向微观发展。20 世纪的医学也发生了三次革命。

第一次医学技术革命发生在 20 世纪 30 年代到 50 年代,1935 年,氨苯磺胺被证实具有杀菌作用,在 40 年代又实现人工合成磺胺类药物,促进了医药化工技术的快速发展;第二次世界大战期间,发明了带有通气和搅拌装置的大型发酵罐,打开了大规模生产青霉素的局面,这次医学技术革命使人类第一次获得特效治疗细菌性疾病的手段和方法,开辟了抗生素化学治疗的新时代。

第二次医学技术革命发生在 70 年代,最重要的标志是电子计算机 X 线断层扫描仪(简称 CT)和核磁共振诊断技术的发明和应用,能快速、准确地检测出早期肿瘤和许多早期的病变,这是一次诊断技术的革命,开创了无创性诊断的新路子。

第三次医学技术革命发生在 70 年代后期,科学家运用遗传工程技术先后生产出生长抑制素、人胰岛素、人体生长素、干扰素、乙型肝炎疫苗等多种生物制剂,开创了生物学治疗的新概念。

二、硕果累累的现代医学成就

20 世纪是一个科学迅猛发展的世纪,在自然科学进步和生产发展的推动下,现代医学已发展为精密、定量、高度分化与综合的庞大科学技术知识体系。现代医学成就数不胜数,本节只能择其要而简述之。

(一) 基础医学的研究进展

从 19 世纪开始,基础医学就大力寻求疾病的原因和有效的疗法,探究疾病发生和药物作用的机制。这些基础研究取得越来越大的成果,到 20 世纪带动了医学的全面发展。

1. 病原体露出真面目　19 世纪最后 30 年是细菌学快速发展的年代,绝大多数致病细菌都被发现。进入 20 世纪,由于显微镜的改进,使比细菌还小的微生物也被暴露在我们眼前。1905 年肖丁(Schaudinn FR,1871—1906)和霍夫曼(Hoffmann E)在梅毒性下疳的分泌物中发现了梅毒螺旋体。黄热病、疟疾、血吸虫、丝虫病、黑热病等疾病的病原体也都被陆续发现。1909 年美国病理学副教授立克次(Ricketts HT,1871—1910)在研究洛杉矶斑疹热时首先发现了立克次体,第二年他不幸因感染斑疹伤寒而为科学献身。为纪念他,该病原体被命名为立克次体(Rickettsia)。后来又发现了更小的病原体——病毒。1997 年,美国科学家托斯森因发现"朊病毒"而获得诺贝尔奖。

2. 激素相继被发现　19 世纪末,学者们相继发现肾上腺抽提液和脑垂体后叶存在具有加压效应的物质,从而证明肾上腺素和加压素的存在。20世纪初,英国的两个生理学家发现经胃酸酸化的食物进入小肠时,从十二指肠黏膜细胞释放出一种物质,它通过血液循环到达胰脏,刺激胰液迅速排放,激素这一概念得以建立。这个发现的重要意义在于它第一次证明了腺体能产生化学因子,这些化学因子进入血液,对距离较远的器官或组织承担着调节作用。20世纪中叶后,各种激素相继被发现。

3. **分子生物学启航**　从20世纪20—30年代起,已有人从事分子生物学的研究。1953年,沃森(Watson)和克里克(Crick)提出了DNA双螺旋结构的三维模型,开创了分子生物学的新纪元。60年代在多组科学家的共同努力下破译了RNA上编码合成蛋白质的遗传密码,从而认识了蛋白质翻译合成的基本过程。上述重要发现建立了以中心法则为基础的分子遗传学基本理论体系。

4. **医学遗传学诞生**　20世纪初,摩尔根(Morgan T,1866—1945)利用果蝇研究遗传性状,提出了染色体遗传理论,至40年代中期确定了人体染色体数目。随着染色体制备技术和观察方法的建立,生物化学理论和实验手段的发展,人类细胞遗传学和生化遗传学迅速成长。

5. **免疫学大发展**　随着细菌学的进步,免疫学取得了较大进展。在19世纪建立自动免疫、被动免疫的基础上,又发现了免疫耐受现象,提出了关于抗体形成的细胞系选择学说,建立了多种自身免疫损伤的动物模型。1975年,英国剑桥大学发明了制备单克隆抗体的方法,制备出的单克隆抗体被称为"生物导弹",可以理想化地导向攻击目标,为免疫学开辟了广阔的前景。

6. **基因工程造福人类**　在当代,基因工程的进展特别引人瞩目。例如,高纯度的特异生物制品(如胰岛素、生长激素、干扰素、肝炎疫苗等多肽或蛋白制剂)原先很难制造,但现在可以求助于基因工程。2000年6月,人类染色体DNA测序基本完成,对了解人类遗传奥秘走出了坚实的一步。人类基因组计划具有重大的应用和研究价值,目前应用于临床上的有如下几方面:① 基因诊断,最直接的是对遗传疾病的诊断。② 基因治疗,可针对疾病发生的各个关键环节导入相应基因。③ 基因预防,可将病原体的非致病部分基因导入人体内使机体产生对该病原体的抗体,即基因疫苗。④ 用药个体化的实施,由于病人的基因差异,服用同样剂量药物,不同病人的血药浓度、持续时间也不相同,这主要是由于肝脏中负责药物代谢的P450基因类型不同造成的。目前,科学家们正努力寻找决定上述差异的基因差别,当这一问题获得解决时,医师就能根据每个人的基因特征来选择药物及药物剂量,即真正做到用药个体化。

(二)临床医学的重大成就

1. **药物学的飞跃**　英语中"medicine"一词,作医学解,也作药物解,特别是指植物药。几千年来,植物药一直是主要的治疗手段。时至今日,植物仍是新药的重要来源,不过现在是结合成分提取和动物实验来定向筛选。20世纪上半叶,出现了化学疗法,从最早的化学药物——用于治疗梅毒的606,到人工合成磺胺类药物;从弗莱明(Alexander Fleming)发现的青霉素,到后来科学家从土壤微生物中发现了用于治疗肺结核的链霉素,以及后来维生素的研制和在临床上的应用,这些化学药物挽救了成千上万人的生命。现代药理学是广义生理科学的组成部分,它的研究层次已从早期的器官、系统深入到现在的细胞和分子水平。受体、第二信使和离子通道都是目前研究的热点。

2. 器官移植术的成功 早在 1913 年法国的卡雷尔首创血管吻合法，并成功完成心脏移植动物实验，从此外科由切除、修复走向置换时代。1933 年异体角膜移植成功，1954 年美国的医师们将一卵双生的兄弟间的肾移植首次获得成功。60 年代以后，由于血管吻合技术的进步，特别是显微外科技术的突破，离体器官保存技术的改进，运用免疫移植法控制排斥反应成功，以及人体组织移植规律的发现使器官移植取得了显著进步。1963 年肝移植（Starzl）、肺移植（Hardy），1966 年胰腺移植（Hllehei）先后获得成功，1967 年南非外科医师巴纳德（Barnard）进行了首例心脏移植。近 20 年来，骨髓移植也取得了很大成就。器官移植技术已成为脏器功能衰竭终末期的有效、常规性治疗手段，发展成为医学领域的一门新兴学科，取得了丰硕的成果和巨大进展。

3. 人造器官的应用 科技的发展使医学与生物学、化学、力学、电子学、高分子化学、工程学等融为一体，出现了生物医学工程学，使人造器官成为可能。1945 年，荷兰人柯尔夫（Kolff）经过两年的研究和应用，将人工肾用于治疗急性肾衰竭获得成功，以后他又在美国研究人工心脏。1962 年，斯塔尔（Stall）采用人造球形瓣膜更换二尖瓣获得成功。20 世纪 50 年代以来，人工心肺机、人工低温术在临床应用，使体外循环心内直视手术得以进行。近 10 多年来，心脏瓣膜、心脏起搏器、美容生物材料等的研制日臻完善，并得到广泛应用。科学家乐观地预料，不久以后，医生只要根据患者自己的需要，从患者身上取下细胞，植入预先有电脑设计而成的结构支架上，随着细胞的分裂和生长，长成的器官或组织就可以植入患者的体内。

4. 影像诊断技术的腾飞 从 X 线的发现到今天，100 多年的时间里，医学影像学的进展令人叹为观止。19 世纪末制成的 X 光机在 20 世纪也不断得到改进，出现了利用对比剂的各种造影技术。CT 作为第一个开发的数字化图像是影像学发展中的里程碑（1973 年），80 年代初核磁共振成像（MRI）研制成功，螺旋 CT（1989 年）和多层螺旋 CT（1998 年）则是由层面扫描过渡到连续扫描的重要发展。用平板探测器代替多排探测器直接采集某一解剖区域的信息，成为容积扫描，将为 CT 的应用带来新的变化。随着血管内介入和影像导向下各种介入治疗方法的发展，与影像结合的各种微创治疗手段的应用也越来越多。

与此同时，超声诊断技术也飞速发展。20 世纪 50 年代初，A 型超声诊断技术应用于临床，随后，B 型、M 型、D 型超声诊断法相继问世；20 世纪 80 年代初，脉冲及彩色 D 型超声实用成功，显像方式从最初的黑白稳定型、灰阶体层型发展到高对比实时超声。目前，超声诊断技术已朝着超声波 CT、介入性超声、超声全息、F 型超声方面迈进。

（三）医学观的进展

20 世纪后，随着医学观的发展，我们看到了医学的变革："已病要治病"的医学观促进了治疗医学的进步，带来抗生素的大发展；"未病要防病"的医学观带动了预防医学的发展，引发了各种疫苗、菌苗的研究成功；"无病要保健"的医学观创造了保健医学，通过对机体生态的调整，来达到最佳的健康状态，提高生命质量。这三种医学观在当今互相补充，紧密结合。

三、21 世纪的医学，你去向何方

在刚刚过去的一个世纪里，医学的发展是如此迅猛，取得的成就是如此辉煌，经历了几千年磨难的人类从来没有像今天这样健康长寿。然而，具有讽刺意味的是，现代医学在为增进人类健康带来好处的同时，也带来越来越多的问题，人们呼唤重新审视医学的价值和目的。

（一）审视不断演进的医学模式

医学模式是在不同历史阶段和医学科学水平下观察与处理医学问题的思想和方法，是对人类健康与疾病总体的特点和本质的概括，它的核心是医学观。医学模式的变化反映了时代的变迁，与医学的发展息息相关。

1. 神灵医学模式　远古时期，由于人类文明刚刚起步，对许多问题的认识都处于模糊、朦胧和猜测阶段，人类对疾病的治疗方式和手段也极其原始，对疾病的诊疗几乎无能为力，因而神灵医学模式盛行，认为鬼神主宰着人的疾病与健康，保护健康和诊疗疾病要靠神灵保佑，超自然的力量主宰着自然的一切。

2. 自然哲学医学模式　进入奴隶社会后，随着医疗实践的发展和古典哲学的兴起，人们在探索自然本原的同时也开始探求生命的本原，出现了自然哲学的医学模式。在古希腊、埃及、中国、印度建立的早期医学理论，都试图利用自然界的物质属性来解释人的生命属性，通过直觉观察和思辨性的推理，把人和自然融为一体，从而达成整体性的认识。虽然它没有完全摆脱笼统、抽象的迹象，但毕竟使医学在一定程度上跳出唯心主义的泥坑，迈进了唯物主义的天地。正是唯物主义和唯心主义两大体系的交锋，才使得在宗教神学占统治地位的中世纪里，真正的医学科学因子仍沿原有的轨道匍匐前进。

3. 生物医学模式　从18世纪下半叶到19世纪，细胞学说、进化论和能量守恒定律的创立，使人们的自然观、运动观发生了变化，促使了辩证唯物主义观点的确立。病理解剖学的发展、细菌学说的诞生、传染病的控制、外科学的进步等，使旧的医学模式迅速退位，科学主义占据优势，生物医学模式终于崛起。20世纪中叶以来，生物医学的光辉成就更是吸引了人们的注意力。于是以感染性疾病为原型的疾病概念也就成为当时的主流看法：疾病是由特异病因造成的具有特异病理改变和特异症候群的临床诊断单元。从这种认识出发，没有找出特异病因和明确病理改变的精神异常就被称为障碍而不称为疾病了。

在医学教育中，生物医学课程占用了主要的学时，造成新一代医生对心理、行为和社会等方面的相对忽视和无知。在使人体机械化、物化的同时，也将患医关系物化和非人性化了，把两者简单地看做是一种修补与被修补、施令与被动服从的关系。保护健康就像维护机器一样，而医生的任务就是修补人体这一机器。

4. 社会—心理—生物医学模式　随着社会经济的发展，生物医学模式的片面性和局限性日益彰显。因此，医学由生物医学模式向社会—心理—生物医学模式转变，从一定意义上说是向医学本质的"回归"。现代社会要求医学不是以"治疗疾病"为唯一的目的，而是以促进人类健康为最终目的；对人类生物学研究也从单纯的形态学和生理学特征扩大到心理学和社会学的特征。总之，对医学来说不仅要重视其自然科学（或技术科学）的一面，也要重视其人文科学的一面，体现医学的人文关怀。

5. 现代医学模式　随着时代的发展，"生物—心理—社会医学模式"也显露出滞后的端倪。最近半个世纪正是环境科学和生态科学大发展的重要时期，而该医学模式却无法体现出环境与生态科学的最新成果，致使其审视健康、疾病和医学问题时缺乏时代的高度；通过"非典"的警示，人们感到该医学模式不能最充分地反映更深层、更广泛的疾病病因；另外，它无法体现"人类基因组研究"以来对生物医学再认识的趋势；因高度、视野方面的原因，它限制了医学职能和医学目的的拓展。这一切都在提示我们，更新医学模式的条件正在成熟。医学研究的关键在于不仅仅思考局部，更应该关注整体，而这个整体的概念则是宽泛的，要考虑全人类,更要考虑自然界的万事万物。真正现代的医学模式应该是由个体、人群、自然生态环境、社会环境、心理等一系列要素组成的。正是基于以上观点,我们需要的可能是一种"生物—心理—社会—生态医学模式"。

(二)远望现代医学的发展趋势

1. 医学,服务对象和职能将大大扩展 人类越健康,会越渴求医学。人们已经将获得医学服务视为一种政治权利、社会福利和个人福祉。市场机制的加入,医学界、医药产业集团、媒体的商业驱动以及患者主体祛病、保健意识的结合,形成巨大的医疗动力。医学的任务将从以防病治病为主逐步转向以维护和增强健康、提高人的生命质量为主。医学的对象将从以患者为主的模式逐步转变成为面向整个人群的模式。在未来寻求医学服务的,不再仅仅是患者,而会有相当数量的正常人;询医问诊的人,也不仅仅是因为躯体的缺欠或某个系统有病患的患者,相当多的人是为得到生活指导和心理咨询而求医;医生开出的不会全是去药房取药的处方,还有如何提高生活质量的处方。

2. 医学,将进入突飞猛进的时代 当今科学发展比 20 世纪更为迅速,对医学的影响亦在日益加深。大量新技术研究成果引入医学领域,医学将更多地与自然科学、社会科学、人文科学、工程技术科学相互渗透融合,形成许多新的横断型、综合型、边缘型的交叉学科,从而在更大范围内促进医学的发展。就信息科学来说,其与医学的结合将产生不可估量的影响。远程医疗将得到普及,智能机器人用于诊断与治疗已初见端倪,生物信息学不仅将用于大量生物医学数据的处理、分析与储存,而且将直接融于医疗技术中。

3. 医学,将朝着整体化方向发展 在新技术革命的推动下,现代医学研究的对象已超出了单纯人体的范畴,而扩展到整个社会这个大系统中,突破了以往的生物、生命科学的框架,使 21 世纪医学朝着整体化方向发展。整体化即医学研究必须注意人体的整体性,人与社会、人与自然的整体性,只有把人类与自然、社会看做一个纵横交错的立体网络系统,把健康与疾病放在整个自然、社会的背景下,运用整体观点、系统方法,才能探索出医学的规律,促进医学的发展。21 世纪,随着人类基因组学与蛋白质组学研究的不断深入,对人体复杂系统的组成元件将得到足够的信息量,加上复杂系统研究方法上的突破,人们将有可能在人体与细胞复杂系统研究方面取得突破性的进展,随之将使医学得到一次新的飞跃。

4. 医学,正从微观上深入,从宏观上拓展 今天的医学,受其自身发展内在逻辑力量的推动和其他学科最新成就的渗透,正在从微观不断深入的基础上向宏观不断拓展,出现了社会、心理、生物学全方位研究、多学科融汇和综合的态势。这一态势正在以个体为中心,从小到细胞、分子乃至量子水平,大到群体、环境乃至宇宙水平,阐明了人体不同层次的结构、功能及其相互关系;研究从个体发生直至死亡的生理和病理过程及其自然、社会、心理影响因素;探索调节生殖、优化生育、卫生保健和延年益寿的原理及方法,从而在调节人口发展、提高人口素质、防治人群疾病、维护和提高身心健康水平等方面取得巨大成就。21 世纪医学的社会作用越来越显著。

5. 医学,各领域的成果将全面开花 21 世纪高科技向医学领域的渗透,将使医学理论和医学技术的面貌发生改观。基础医学将普遍进入分子水平,并将进一步阐明人体的结构与功能,阐明疾病发生与治疗的机制;预防医学将在分子生物学和生物技术引导下产生出多种高效安全的疫苗以及新的预防药物,结合环境保护、人群自我保健能力的提高,将为疾病的预防开创新纪元;临床医学将充分利用高科技成果,不断涌现出新的诊断与治疗方法。诊断学的最大突破可能是通过个体基因组的分析,全面检出遗传性或与遗传因素有关的疾病,使几乎所有这些疾病能够得到可靠预测、早期发现和确切诊断;治疗学上的最大突破将是基因治疗的广泛应用,不仅可以用相对简便的方法治疗众多基因缺陷与变异引起的或与之有关的疾病,而且可以设想通过基因的重组和修补,改进人体的生理和心理功能,细胞工程及组织工程也将为医学提供更多的可用药品和技术方法。21世纪,癌症有望被攻克,有效防治艾滋病的疫苗将有可能上市……

6. 医学,将面临诸多难题和困惑 现代医学的飞速发展使医学面临许多新的问题,如:① 基因歧视。越来越多易感基因的发现使人们对自己容易得什么病有了预测,虽然有利于对这些疾病的预防,但与此同时也带来了严重的基因歧视问题。② 基因修改。随着基因技术的发展,人类完全有可能修改自己,特别是后代的基因,这对预防与治疗疾病及改善人体性状是非常诱人的。但是在修改基因的过程中,可能产生意料之外的结构或功能改变会给人类带来危害。③ 医学公平问题。现代医学的发展一方面大大提高了疾病的诊断与治疗效率,另一方面也使医疗费用飞速增长。在发展中国家,矛盾就更为尖锐,有限的医疗资源只能满足少数人的需要,这就使医疗公平问题变得异常尖锐。④ "人文缺失"问题。伴随着医学科学的进展,临床医学有可能不仅从"治疗病人"退到"治疗疾病",甚至进一步退到"治疗检查结果"了……医学有太多的问题需要后来者去解决、去攻克。

(三)让历史告诉未来

1. 医学在历史的语境中 吟罢长长的医学史,我们发现,医学史浩如烟海,无论用多少笔墨,都难以穷其一隅。医学的发展史是人类对自身疾病与健康关系的认识史,也是一部伴随着生产的发展、科技的进步,由经验到科学、由低级到高级逐渐发展的历史,这里有疾病的历史变迁,也有医学观念和技术的演化。医学走过的道路既充满矛盾又不乏智慧,既有守旧倒退更有奔腾飞跃,其中的艰难曲折万言难述。不管是停滞不前还是飞速向前,所有的医学活动都发生在历史的语境中,不熟悉历史、哲学、宗教等,就难以正确评价医学在人类社会生活中的重要作用。

2. 医学在哲人的眼睛里 医学史是对医学的总体评述,需要有哲人的洞察力以及能鉴赏不同医学传统的情怀,需要明了医学的社会功能。我们希望通过本章"时断时续"的讲述,能引发学子深深的思考。在这漫长的发展历程中,医学曾经受过神学唯心主义的奴役和统治,也曾受过机械唯物论形而上学的影响和制约,在迂回曲折中,医学坚定地朝着科学理性的道路前进。我们可以从疾病理论的变迁、诊疗方法的进步,看到医学科学发展的功绩;可以通过追溯医学模式的演进,来分析人类生命观、健康观、疾病观的变迁;可以通过聆听遥远智者的教诲,唤起尊重生命、关爱患者的情感;可以通过对发展趋势的展望,以历史的眼光审视现实,以未来之理想来改变现实。

思考与练习

1. 希波克拉底及盖伦的主要成就和医学思想的特色是什么?
2. 在近代医学发展的历程中,哪个人物、哪个事件对你印象最深? 请说出原因。
3. 试比较中医和西医的不同发展态势,并分析其根源。
4. 现代医学发展有哪些趋势和特点?

实践训练

项目1 "医学发明创造"故事会

【目的】更全面了解医学发展史中的发明创造，培养评判性思维和创新精神。

【要求】利用网络资源，查找本教材未列举的医学发明，如血压计的发明等。

【组织】每10～20名学生为一组，每人讲1个医学发明创造小故事，评选出本组的"故事大王"并在全班进行交流。

项目2 "现代医学成果大荟萃"研讨会

【目的】更全面了解现代医学的科技成果，思考医学巨大变革带来的问题。

【要求】利用网络及图书馆，查找本教材未列举的现代科技成就，如纳米技术、克隆技术等；到医疗机构进行调研，发现高科技带来的问题。

【组织】学生分为两大组，一组为资源组，一组为调研组，资料收集后召开小型研讨会，交流查找到的各项现代科技成就，激励不断求索的精神；分析发现高科技带来的问题，提出解决问题的办法。

【推荐书目】

1. 张大庆．医学史．北京：北京大学医学出版社，2003

2. 张大庆．医学史十五讲．北京：北京大学出版社，2007

3. 张大萍，甄橙．中外医学史纲要．北京：中国协和医科大学出版社，2007

4. 文历阳．医学导论．北京：人民卫生出版社，2005

5. 古文辉．中医学文化基础．北京：科学出版社，2005

【网络资源】

1. 世界医学史年表：http://tieba.baidu.com/

2. 中国医学史年表：http://blog.sina.com.cn/

3. 北京大学《医学史》精品课程网：http://cache.baidu.com/

（史瑞芬）

第二讲　文化使人厚重：文化与护理

教学目标

1. 说出文化的含义、结构与功能。
2. 说出医院文化的概念、内涵与作用。
3. 说明健康行为的特征与建立健康行为的方式，并初步开展健康教育。
4. 叙述护理文化的概念、特征与内涵。
5. 说出"以人为本"护理理念的含义。
6. 在理解服务文化理念、安全文化理念、隐私文化理念的基础上，分析它们在护理实践中的作用。

本讲提要

本讲从文化概念的界定出发，阐述了文化的内涵、现象、结构、功能、演进等问题，并以此为基础，具体探讨了文化与医学、文化与健康等之间的关联，从而引出建立健康生活方式的重要性，以及在市场经济的大潮中，如何提升竞争软实力的医院文化、打造散发时代气息的护理文化、倡导护理文化的"以人为本"理念。

问题与思考

问题1：柏拉图关于人的定义错在哪里？

古希腊哲学家柏拉图对人曾下过一个有趣的定义："人是无毛的两足动物。"于是，有人拿来一只拔光了毛的鸡，说这就是人。后来他的学生亚里士多德修正了老师的观点，认为人是理念的动物，是语言的动物，是政治（社会）的动物。这便是历史上著名的关于人的定义。其实，人与动物的真正区别，也是最本质的区别，就是人类是唯一在地球上能够制造和使用生产工具的动物，并以此为基础形成完备的文化系统。所以人是文化的动物。

问题2：他为什么被撑得摔倒在地？

一位保加利亚籍的主妇招待美籍丈夫的朋友吃饭，客人里有亚洲来的留学生。当客人把盘里的菜吃完以后，这位主妇问客人要不要再添一盘。在保加利亚，如果女主人没有让客人吃饱的话，是件很丢脸的事。那位亚洲学生接受了第二盘，紧接着又是第三盘，女主人忧心忡忡地又到厨房准备了一盘。结果，那位亚洲学生在吃第四盘时竟撑得摔倒在地上。因为在他的国家里，宁可撑死也不能以吃不下去来侮辱女主人。

问题 3：美国老人为什么生气？

一位美国老人在进餐时，不小心碰倒了一个杯子，这时在旁边的中国护士笑了笑，旨在安慰他，以示"没关系"、"别挂在心上"，可是美国老人却十分生气。原来，美国老人本来已经觉得很窘迫，而护士的举动让他误以为自己被取笑，所以十分反感，非常生气。

这桩桩件件事情的后面隐含着什么？为什么说人是文化的动物？文化对人们的健康和生活以及护理工作有着怎样的作用？

第一节 认识你，与人类相随的文化

地理大发现，让人类进一步了解了世界，认识了世界，发现了有着相同本质、不同种族肤色的人，催生出了人类文化的整体意识。从普世价值观看，人类渐渐地认识到不同种族和文化的人都是具有同样本质的大家庭中的成员，彼此之间没有优劣与高下。既然人们认识到人类不同种族、肤色、语言具有共同的本质，这种本质是针对所有的非人的生物或者非生物而言的，那么，人类独有的这种本质是什么呢？可以说，这是一个与人类相伴相随的永恒话题，需要人们不断地去认识。

一、深邃的文化内涵与复杂的文化现象

无疑，文化作为一个复杂纷繁的现象，隐含着非常丰富的内容，许多学科都把文化现象作为研究的重要内容。由于学科和专业的不同，人们在文化概念上各持己见，甚至得出相反的认识和结论。那么，究竟什么是文化呢？

（一）文化的界定

文化是一个为人们所广泛使用的术语。似乎什么都可以往"文化"里放，什么东西后面都可以缀以"文化"二字，如酒文化、茶文化、食文化、课桌文化、手机文化等。造成这种状况的原因皆源于人们对文化概念的界定不一所致。对此，有一位美国学者罗威勒曾作过一个诙谐的调侃：在这个世界上，没有别的东西比"文化"更难让人捉摸的了。我们不能分析它，因为它的成分无穷无尽；我们不能叙述它，因为它没有固定的形状。我们想用文字来框定它的意义，这正像要把空气抓在手里：当我们去寻找"文化"时，它除了不在我们手里以外，无所不在[1]。

---

[1] 郭齐勇著.文化学概论.武汉：湖北人民出版社，1990：2

在中国,文化观念的形成始于天人区分的意识。《易》贲卦象辞曰:"观乎天文以察时变。观乎人文以化成天下。"这两句话的意思就是鼓励人们发挥人的精神力量和创造能力,并用人文精神来教化天下,建成美好而文明的、合乎人性的社会。这里就已经涵盖了"文化"的意蕴。汉朝的刘向在《说苑·指武》中讲到"凡武之兴,为不服也;文化不成,然后加诛。"这里的"文化"与武力、野蛮相对而言,实际上是以文治教化的意思。

在西方,"文化"一词源于拉丁文"culture",原意为对土地的耕耘和对作物的培养,后来引申为对人的身体与精神等方面的修养。到18世纪以后,人们才逐渐把整个社会的知识、艺术和学术作品的汇集等内容涵盖到文化的范畴之中。

上述只是对文化概念的发生学层面的溯源,其含义与科学意义上的文化概念有较大的差别。关于文化概念的定义现在大约有200多种,不同的学科从不同的层面揭示文化的含义。其中,最早对"文化"进行科学定义的是英国文化人类学的奠基人爱德·泰勒。1871年,他在其代表作《原始文化》中下了一个至今都仍有深刻影响的定义:"文化是一种复合体,它包括知识、信仰、艺术、道德、法律、习俗以及作为一个社会成员的人所习得的其他一切能力和习惯。"①泰勒所说的"文化是一种复合体",包含的内容非常广泛,除了定义中所列举的内容之外,其他像社会制度、社会组织等,也无不属于文化的内容。然而,在这个概念中却缺少物质文化层面的内容,这不能不说是一个遗憾。于是,泰勒之后有不少社会学家、人类学家、民族学家、心理学家等给文化重新下过定义,这些定义有历史性的、规范性的、心理性的、结构性的和遗传性的。虽然这些定义的侧重点不同,所揭示的内容也有差别,但这些定义都没有超出泰勒把文化看成是一个复合的整体的基本概念。

从复杂纷纭的文化概念的定义中,可以看到文化是一个内涵深邃、外延宽泛的概念,既有广义与狭义之分,也有宏观与微观之别。广义的文化,是从社会与自然区分的视角来界定文化的,认为文化是人类创造的不同形态的特质所构成的复合体,是物质产品和精神产品的总和。人与动物的基本区别也就表现在这儿,如语言、知识、习惯、思想、信念、艺术、技术、规则、礼仪等等。而狭义的文化,则把文化限定在精神领域,认为文化是包括哲学、宗教、科学、技术、文学、艺术、教育、风俗等观念形态的东西。其中,与人类生存相联系的独特的生活方式也包括在内,这也就是中国人之所以为中国人、日本人之所以为日本人、法国人之所以为法国人的依据。从上述关于文化的定义中可以看到其蕴涵着的深邃内涵,主要表现为以下三个方面:

1. 文化是人类创造的 文化不是天生地造的,而是人类创造的东西。野生的禾苗不是文化,只有经过人工栽培出来的麦、稻、黍才是文化;天空的雷鸣电闪不是文化,人们把它想象为神灵才是文化。一切非人类创造的生物现象、物理现象,都不是文化,因为对人来说它还是自在之物。只有经过人类的加工创造,转化为社会对象和人的对象时,才可以称之为文化现象。

2. 文化是人类创造的特质 这里的"特质"有两层意思,其一是指人类创造物的最小独立单位。最小独立单位的意思是不能再分的、含有一定文化意义的单位。例如,驯养的马是一种特质,是独立存在的最小单位。若再把马分割为马脚、马蹄、马头、马尾,那么就不再是独立存在的文化了。其二是指人类创造物的新的内容和独特形式。把人类的活动以独特的

---

① 转引自[美]马文·哈里斯.文化人类学.李培茱,高地译.北京:东方出版社,1988:7

形式呈现出的新内容，即新质，称为文化。例如，汽车是人类所创造的一种特质的文化。把这种特质投入到生产，制造出成千上万辆汽车时，那就不是文化而是商品。这里一万辆汽车与一辆汽车没有什么不同，因为它们都是同一种文化，同一个特质。只有当另外的汽车被制造出来，又与任何别的汽车不同的时候，它们作为新的特质，才能被视为文化。

3. 文化是人类创造的特质所构成的复合体　人类的文化很少是以一种单一的特质存在的，常常是由许多特质构成的复合体。最简单的复合体包含着两种以上的文化特质，而复杂的复合体则是由许多文化特质组成的系列，如工厂、学校、政府部门等。每一种文化都是由各种特质系列构成的复合体。因此，文化是一个整体性的概念，它是各种特质相互关联的总和。

（二）文化现象

文化不仅有深邃的内涵，而且还有纷繁复杂的现象，只有予以类别，才能认识它和明确它。对文化现象进行分类，必须找到符合客观实际的、科学的文化分类标准。"我们仅仅知道一门唯一的科学，即历史科学。历史可以从两个方面来考察，可以把它划分为自然史和人类史。但这两方面是密切联系的，只要有人存在，自然史和人类史就彼此相互制约。"①马克思、恩格斯把历史科学划分为自然史和人类史两个相互联系、相互制约的方面来考察，不仅规定了历史科学应该研究的一切方面及其相互关系，而且还揭示了人类各种文化现象的内在联系，这为人们进行文化现象的分类提供了科学根据。

1. 第一类文化——物质文化和智能文化　自然史，即自然科学史，是人类在认识、改造、适应和控制自然界的过程中取得的成果，表现为自然科学、技术、知识等智能文化以及由此创造出来的工具、房屋、器皿、机械等物质文化。自然史领域里所产生的这些文化，属于第一类文化，它是人类生存的基础，为人类生活提供了最基本的条件。

2. 第二类文化——规范文化和精神文化　人类史，即所谓社会科学史，是人类在物质文化和智能文化创造的过程中，认识、改造、适应、控制社会环境所取得的成果，表现为社会组织、制度、政治和法律形式以及风俗、习惯、伦理、道德、语言、教育等规范文化和宗教、信仰、审美意识、文学、艺术等精神文化。人类史领域里所产生的这些文化，属于第二类文化，它是人类生存的样式和自我完善的方式。

第一类文化内的诸因子交互作用、相互转化（如科学理论与技术体系之间相互转化并转化为物质文化），而且智能文化与物质文化作为一种文化合力作用于第二类文化，决定和推动着规范文化与精神文化的发展。同样，第二类文化内的诸因子也是交互作用、相互转化，并且规范文化与精神文化作为一种文化合力反作用于第一类文化，影响和推动着智能文化与物质文化。

如果把两类文化交互作用、相互影响、相互促进的全部历史过程看成是文化科学的发展过程，那么，这个历史过程也就构成了人类的文化史；同时，对这两类文化的不同研究，则构成了自然科学和社会科学的全部内容。

二、文化的结构与功能

文化是一个由人类创造的特质所构成的复合体。这个复合体以怎样的形式构成、并对

---

① 马克思，恩格斯．马克思恩格斯全集(第3卷)．北京：人民出版社，1965：第20页页下注

社会有多大的价值,则是人们在明确了什么是文化之后的又一个疑问。

（一）文化的结构

每一个社会都有自己特定的文化结构。文化结构的这种差别不仅与文化主体的生存环境及其所拥有的资源有关,而且还与社会发展的程度等有关。人们发现文化的内容,有时随着社会的发展而改变,但文化的结构形式却保持不变,这就是所谓的旧瓶装新酒;有时随着社会的发展相对不变,但它们已脱离了原有的结构,存在于一个新的社会结构之中,这就是所谓的新瓶装陈酒。

其实,文化的结构就是文化的层次。尽管学术界对此有许多争论,然而归纳起来有物质文化与精神文化两分说,物质、制度、精神三层次说,物质、制度、风俗习惯、思想与价值四层次说,物质、社会关系、精神、艺术、语言、风俗习惯六大子系统说,等等。但大多数学者都认可文化的结构是由物质文化、制度文化、精神文化这三个层次构成的。

1. 物质文化 物质文化,也称为文化物质,是由人类加工自然创制的各种器物和可触知的具有物质实体的文化事物,即是由"物化的知识力量"构成的。它是人类物质生产活动及其产品的总和,构成整个文化创造的基础。物质文化以满足人类最基本的生存需要——衣、食、住、行为目标,直接反映人与自然的关系,反映人类对自然界认识、把握、利用和改造的深入程度,反映经济社会的发展水平。物质文化有许多表现形式,如饮食文化、服饰文化、居住文化、交通文化、劳动工具文化等。

2. 制度文化 制度文化,又称方式文化、规范文化,是指人类在社会实践中组建的各种社会规范。拥有共同文化的人,通常拥有一套相似的制度文化。同样是亲属,不同的民族就有不同的分类法,有的分得细一些,有的分得粗一些。中国父辈的亲属有伯父、舅父、姑父、姨父等类别,而英美人却把他们分为一类,统称之为"uncle"。作为管理文化的一种有形载体,制度文化更多地强调外在监督与控制,是行业倡导的文化底线,即,要求从业人员必须做到的,往往是以各种规章、条例、标准、纪律、准则等的形式表现出来的。同时,作为文化活动的准则,制度文化对人的调节方式主要是外在的、硬性的调节。行业所倡导的管理文化,需要被全体从业人员普遍认同,变成从业人员的自觉行为,这一认同过程需要经过较长的时间,而把这种管理文化装进制度,则会加速这一认同过程。

3. 精神文化 精神文化,也称心态文化、社会意识,是由人类在社会实践和意识活动中长期演化出来的价值观念、审美情趣、思维方式等构成的。精神文化对人的调节主要是内在的文化自律与软性的文化引导。比如,中国传统文化所倡导的"慎独"就是一种典型的文化自律。

文化结构的这三个层次既相对独立,又相互制约,构成一个有机整体。这三个层次是一个由表入里的同心圆结构,物质文化最为具体实在,居于表层,是文化的外壳与基础,被称为"文化的浅层结构";制度文化位居中层,是观念形态的表现形式,它把物质文化和精神文化统一为整体;精神文化是观念形态和文化心理,居于核心,是文化的灵魂,往往表现为极稳定的状态,被称为"文化的深层结构"。

（二）文化的功能

文化的功能,也称文化价值,是指文化各因素相互联结在一起后整体上对个人、群体和社会所起的效用或所发挥的效能。

就个人而言，文化起着塑造个人的人格，实现社会化的功能；就群体而言，文化起着目标、规范、意见和思想整合、统一行为的功能；就社会而言，文化起着导向、规范、调控、凝聚和推动社会经济发展的作用，这具体表现为以下五个方面：

1. 社会变革导向功能　任何社会形态的文化，本质上不只是对现行社会的肯定和支持，而且包含着对现行社会的评价与批判，它不仅包含着这个社会"是什么"的价值支撑，而且也蕴涵着这个社会"应如何"的价值判断。人类社会发展的历史表明，当一种旧的制度、旧的体制无法进一步运转下去的时候，文化对新的制度、新的体制建立的先导作用十分明显。蕴藏在新制度、新体制中的文化精神，一方面为批判、否定和超越旧制度、旧体制提供锐利武器，另一方面又以一种新的价值理念以及由此而建立的新的价值世界为蓝图，给人们以理想、信念的支撑。

2. 社会常态调控功能　由于社会存在着人与自然、人与人、人与社会以及人自身的情感欲望和理智等方面的矛盾，而这些矛盾如不能妥善加以解决，这个社会的常态就会被打破。从人类社会发展的历史看，人们解决这些矛盾常常采取多种手段，而依靠文化的力量去化解这些矛盾就是其中不可或缺的方面。这是因为法律、理想、道德、礼俗、情操等文化因子，内含着社会主体可以"做什么"和"哪些不可以做"，应该"怎样做"和"不应该那样做"的价值意蕴。所以，要化解人与自然、人与人、人与社会等种种矛盾，就必须依靠文化的熏陶、教化、激励的作用，发挥先进文化的凝聚、润滑、整合作用，通过有说服力的、贴近民众的方式，将公平、正义、诚信等文化因子潜移默化地植入每位社会成员的内心世界。只有这样，一个社会才能健康、有序、和谐和可持续发展。

3. 社会稳定凝聚功能　文化虽说属于精神范畴，但它可以依附于语言和其他文化载体，形成一种社会文化环境，对生活在其中的人们产生同化作用，为其价值观、审美观、是非观、善恶观涂上基本相同的"底色"，也为他们认识、分析、处理问题提供大致相同的基本点，进而化作维系社会、民族生生不息的巨大力量。在此，文化的这种凝聚功能是通过价值、规范和结构的整合等方面呈现出来的。对于一个国家、民族和社会而言，这种整合可将其内部各成员凝集在一起，团结协作，形成坚不可摧的力量。以儒家为代表的中国传统文化就起着巨大的凝聚人心的作用，使中华民族具有强大的向心力、凝聚力，长期保持大统一的局面。

4. 经济发展推动功能　文化对经济的支撑作用主要表现为三个方面：一是文化的导向赋予经济发展以价值意义。经济制度的选择，经济战略的提出，经济政策的制定，无不受到社会文化背景的影响以及决策者文化水平的制约。文化给物质生产、交换、分配、消费以思想、理论、舆论的引导，在一定程度上规定了经济发展的方向和方式。二是文化赋予经济发展以极高的组织效能。人作为文化的单元，不仅受文化熏陶，而且也依一定的原理相互感通，相互认同，从而形成社会整体。文化的这种渗透力是人的社会性的体现，它能够促进社会主体之间相互沟通，保证经济生活与社会生活在一定的组织内有序开展。三是文化赋予经济发展以更强的竞争力。经济活动所包含的先进文化因子越厚重，其产品的文化含量以及由此带来的附加值也就越高，在市场中实现的经济价值也就越大。

5. 社会教化价值功能　文化中不仅包含着人生理想、社会理想及某个特定阶段、领域的奋斗目标，而且还包含着道德规范和法律制度，具有鲜明的价值取向，对社会成员的观念、态度、行为产生引导作用。而这种引导作用则是通过激励和约束这两种途径实现的。其实，不管是激励还是约束，在本质上都是规范教化。而规范教化功能又是通过不断纠偏实现的。文化以其树立的人生理想、社会理想,某个特定阶段、领域的奋斗目标及道德规范、法律制度为坐标,对外来文化、历史文化及现有文化的各个环节进行把脉、评鉴,若发现偏差,就加以纠正。

三、文化的演进、变迁和传承

丰富多彩的文化究竟是从哪里来的? 是神祇赋予的,抑或是人类创造的? 在漫长的人类社会的发展过程中,文化又是如何演进、变迁和传承的? 这其中是否有内在的联系和规律? 对于这些困惑人们的问题,需一一加以回答。

(一) 文化的演进

文化不是先天的遗传本能,而是后天学习的经验和知识。文化要得以持续地生存和发展,自身必须不断地演进,以适应自然环境和社会环境的变化。促使文化演进的动力和因素既有外在的,也有内在的;既可以是经济的,也可以是政治、文化等方面的。澳大利亚的伊尔约龙特人印证了这一理论。

伊尔约龙特人是澳大利亚从事渔猎的土著人,他们主要使用的工具是石斧。石斧的用途颇多,因为造斧柄工序少、技术简单,所以斧柄由伊尔约龙特男人自己动手制造。至于斧头,则需要和其他部落作交易而获得。男子造斧子,斧子就归男人"所有",女人和孩子要用时必须征得他们同意,并且用完后要立即归还,男人如果没有斧子而需要向外人借用,必须征得对方年长的男性亲属同意方可借到。女人向男人借,年轻的向年长的借。这样,一把斧头决定了部落各成员的社会地位和相互关系。当带着钢斧的西方传教士踏上澳大利亚的土地后,把他们的钢斧不分男女老幼分给大家,甚至连逗人喜爱的孩子也分给一把。传教士行为的主要目的在于瓦解伊尔约龙特社会女从男、幼从长的等级专制格局,同时也使斧头交易不再必要。钢斧引进的最终社会效果是导致伊尔约龙特人传统文化的全面解体。

然而,不管怎样,文化总是随着人类的进化不断地演进,从未中断。因此,要了解文化的演进历程,首先必须对文化进行追本溯源。

1. 文化起源于人类的劳动,是人类认识自然界、改造自然界的产物 人类在长期的发展中不仅引起了自然环境的变化,而且自身的智力也在改造自然环境的过程中得到了进化,并一步步走向高级阶段。这是一个非常复杂的过程,是多方面的运动和各种因素长期交互作用的结果,而劳动则是决定性的因素。恩格斯指出:"没有一只猿手曾制造过一把哪怕是最粗笨的石刀。"[①]这说明了文化的起源是从人类能够制造工具那一天开始的。人类能够用劳动创造工具,也就创造了自己的文化。然而,人类最初创造这些文化是非常不容易的,即使是最简单的发明、创造,在当时也经历了几万年、多少代人的共同努力。在当时,教人取火、耕种、缝纫、造房等的都是了不起的人物,都是大圣人和大学问家。后世不知人类文化创造的渊源,神化这些人,将发明皆归功于这些大圣人,是可以理解的。

2. 文化一开始就是一种社会现象,是人类社会发展的产物 人类发展及其文化创造都与社会发展分不开。在社会活动中,人类不仅社会化了自然界,使自然界成为社会的对象,而且也社会化了自身,使自己成为现实的人。人类创造自己的历史和文化,都必须以一定的方式进行,即结成一定的关系、一定的社会,才有可能。语言、思维、观念等,一开始就是社会的产物,是出于人类交往的迫切需要而产生的结果。至于风俗、习惯、伦理观念等,更是人类

---

① 马克思,恩格斯. 马克思恩格斯选集(第3卷). 北京:人民出版社,1972:512

社会关系发展的产物。其他制度性文化也都是随着物质生产的发展，特别是家庭和私有制的出现发展而来的。礼仪制度是国家、家庭和私有制出现以后为维护社会存在和调适社会关系而制定的。如果说原始的诗歌、神话、传说等艺术形式的出现主要还是反映人类社会初期的自然观的话，那么随着社会生活的发展，文学、艺术一类的精神文化则主要反映的是社会关系、社会制度的产物，而诸如真假、善恶、美丑等一类的社会意识，也都是社会关系及其制度发展的产物。

3. 文化是人类独有的现象，是人类有意识、有目的的创造物　只有人类才是文化真正的创造者，其他任何动物是没有文化的。19 世纪有一位民族学家威斯特若普曾告诉达尔文，说他在维也纳动物园里观察到一只熊，从笼子里伸出掌来有意地、用心地把栅外池中的水搅出一个旋涡，让水浮动而抓起一块面包，问这类动作和受过文化熏陶的人有什么相异之处？这位民族学家的意思是说：熊的这种动作和行为是不能归结到本能或习惯上去的，也是一种有文化的行为。这种看法反映了当时许多人的认识，他们认为文化并不是人类独有的，其他动物也有文化现象，也能创造自己的文化。达尔文认为，在心理方面，最低的人和最高级的动物之间，存在着极其巨大的差别。尽管动物有与人类相同的许多本能，也能根据这些本能营造自己的生存环境，如蜘蛛结网、蜜蜂筑巢，然而由于它们不能把感觉、知觉同复杂的意识和一连串的思想紧密联系起来思索，不能利用这种思索作出更加明确的判断和采取更加合理的行动来服务于更高的目的，所以，它们只能遵循一条从古到今永不改变的行为路线活动。动物的活动始终是一种生物性行为，它们的关系始终是一种生物关系。普列汉诺夫在谈到艺术、美感等起源的时候指出，它的起源必须在观念的一种非常复杂的联想中去寻找，而不要在跟它显然没有一点儿直接关系的生物学规律中去寻找。艺术的起源是这样，其他文化的起源也应该是这样。离开了人类的社会实践活动，离开了在这种实践活动中所产生的社会意识以及表达这些意识的语言，文化就无从创造。社会人的感觉和非社会的动物的感觉是不同的。只有感觉对象对社会的人来说是有意义的时候，人化的自然界才能被创造出来，成为社会的文化；同样，意识只有摆脱了天赋的本能并能发展为抽象的思维，才能创造出社会的理论、哲学、神学、道德、法律、文学、艺术等精神文化。

（二）文化的变迁与传承

考察文化演进的历史，可以看到，整个世界范围内，没有任何一种文化是永远一成不变的。任何文化都在成长、变化、衰老或再生之中。即使有停滞或相对稳定时期，文化的本质仍是运动的。不变是暂时的，变则是永恒的。文化的这种变化、发展的过程就是文化变迁。文化变迁大多是渐进过程中的突变，容易被人们所感知，人们常说的"时代不同了"就是对文化变迁所作出的反应。

文化不是个别人的专利，而是一定人群所共同拥有的东西。只为个人所拥有的知识，是不能称其为文化的。某人发现某种昆虫非常好吃，很有营养，但他把这个知识秘而不宣，只供自己独享，那么这个知识就永远不会成为文化的一部分。文化在一个人群中不仅是共时性地为其成员所共享，而且更重要的是还要在这一人群中历时性地一代代地传承下去。现存的人们所享有的文化，绝大部分是从前人那里继承下来的。

人们获得文化知识的途径有两种：一是通过自己的亲身实践直接获得的，即直接经验；二是通过向别人学习间接获得的，即间接经验。在人类的最初阶段，人们主要是以第一种方式获得知识。这种方式被称为"试—错"学习，即预先并无任何经验，先试一种办法，不行，再试另一种办法,不断地试,不断地纠正错误,直到找到一种有效的办法为止,于是也就获得关于"这种办法是有效的"这种知识。像远古时期的神农尝百草,就是一种"试—错"学习。神农氏之所以伟大,就在于他尝了百草之后,还把获得的知识告诉给别人,传给后代,使后人不必再冒着生命危险去尝那些草。这样,人的文化便诞生了。人们通过模仿、学习前人和别人已经得到的知识,从别人的经验中得到益处,大大提高了学习的效率。文化就这样一代代地传递下去。人们把这种学习叫做"文化传承"。

文化传承是文化的一个重要特征。有了文化传承,人便完全与动物区别开来。尽管有些动物也有一些比较复杂的技能,如鸟筑巢、蚂蚁蜜蜂做窝,但是它们没有文化,这种技能完全是靠遗传基因所传递的生存信息,这些动物只能做父母做过的事,不会有进步(不是进化)。即使有个别聪明者借助"试—错"学习发现了新的知识,但如果不能直接传授给下一代,那它们还是不能进步。

文化传承使人类不必重走前人的老路,不必重复前人的试验,避免重复前人的错误,同时也使人类可以将许许多多人的智慧结晶汇聚到一个人身上来,这样就节省了人们的时间和精力,使人类能够在前人的基础上进行新的试验、发现新的东西。所以,文化传承的过程,也就是文化积累的过程。这样,人类就能以比较快的速度不断地积累知识,从而推动人类的进步。这正是文化给人类带来的好处。

文化的演进、变迁与传承的历史事实告诉人们,文化传统的精纯与博杂,文化保存的详简与多寡是衡量一个民族文明进步与否和民族生命力的一个标识。一般人往往以为,越是固守传统文化,保存本民族文化特征的群体越应得到发展。然而,事实不断地证明,越是崇尚传统、固守旧的文化本质的民族,其文化和社会、科技的发展则必然落后、衰退乃至消亡;而越是勇于抛弃传统,接受外来新的文化观念和思想意识的国家和民族,它们的文化和文明越是得以发展,科技越显出突飞猛进的现象。文化的发展应是一个开放性的结构,在其行进过程中必须不断地扬弃自身,不断接受新的、外来文化内容的挑战和冲击以充实原有文化,而不应自我封闭,固守传统。

四、先进文化与文化修养

文化影响着人类的社会实践和社会生活,在此,人们应以先进文化为指导,不断地提高文化修养。一个文化修养高的人在人格方面具有多彩性,在个性方面具有独立性,在处事方面具有预见性,在工作方面具有计划性,在思维方面具有独创性,在写作方面具有理论性,在待人接物方面具有宽容性。

(一)先进文化与落后文化

文明和文化都是人类在实践活动中创造的社会现象,是随着社会经济基础的发展而不断变化发展的。它们又反过来积极地影响着人类的社会实践和社会生活,也影响社会经济基础的变化。

尽管文化与文明都是人类创造的成果,但是文明却是积极、进步的文化所达到的一个程度,而文化不同于文明的地方表现为文化反映这些成果的一切方面,不管这些成果是进步的、积极的,还是落后的、消极的。迷信、巫术是人类创造的文化,却不是文明,而是愚昧现象。可见,文化不仅有古今和地域之别,还有先进与落后之分。

【知识库】

文　明

文明一词源于拉丁文"Civilis"，意思是城市的居民，它有两层含义：一是指作为一定社会成员的公民所特有的素质和修养；二是指对公民有益的教育和影响。引申后意为一种先进的社会和文化发展状态，以及到达这一状态的过程，其涉及的领域广泛，包括民族意识、技术水准、礼仪规范、宗教思想、风俗习惯以及科学知识的发展等。

先进文化是指推动社会和人的发展，反映时代精神，积极、健康、向上的文化。它既是人类文明进步的结晶，也是人类精神文明的载体，能够丰富人们的精神世界，增强人们的精神力量，对促进人的全面发展起着不可替代的作用。

落后文化是指阻碍社会和人的发展，违背社会发展规律，愚昧、腐朽、消极、低俗的文化。邪教、封建文化、殖民文化、淫秽色情文化等，都属于落后的、腐朽的文化。落后的、腐朽的文化污染文化环境，危害社会，腐蚀人们的精神世界，侵蚀民族精神，阻碍先进生产力发展，危害社会主义事业。

文化对个人成长和社会发展的作用具有双重性。先进的、科学的文化对个人成长和社会发展产生巨大的促进作用，落后的、腐朽的文化则对个人成长和社会发展起着重大的阻碍作用，因此，必须坚决抵制落后的、腐朽的文化。而抵制落后的、腐朽的文化的一个重要方式就是加强文化修养。

（二）文化修养及其培养

从词义上看，修养就是修炼培养，即修身养性。具体地说，修养指的是人们在政治、道德、学识、技艺等方面，自觉进行学习、磨炼、陶冶的功夫，以及经过长期努力所达到的某种能力和境界。而文化修养是指掌握科学知识和人文知识，崇尚科学、反对迷信和伪科学，对人文文化、科技文化中的部分学科有了解、研究、分析、掌握的技能，可以独立思考、剖析、总结并得出自己的世界观、价值观的一种素养。曹文彪教授按照文化的分类把文化修养分为科学修养、伦理修养、艺术修养等三个方面。其中，提高科学修养的目的在于培育人的理性，提高伦理修养的目的在于培育人的德性，提高艺术修养的目的在于培育人的情性。

文化修养与文化知识存在密切关系。文化知识有助于培养良好的文化修养，一般地说，科学的、伦理的以及艺术的知识有助于培养人的理性、德性及情性。但文化知识却不等同于文化修养，因为知识是外在的，修养是内在的，修养支配言行，知识一般只是影响言行。

文化修养是一个人的社会性的表现，而这种表现只能在社会环境中得到证明和体现。当然，一个人的修养不是完全取决于他的文化背景，而是与个人后天的成长环境有关，主要是通过对社会生活的体验，特别是通过参与文化活动、接受知识文化教育而逐步培养出来的。但文化背景对一个人的个人修养有很大的影响力，因为人的内涵来自于他的内心。所以，必须提高自身的文化修养，为此应做到"五修"：

一是修身。古人云："修身、齐家、治国、平天下。"可见，古人把修身与治理天下联系在一起，视其为前提。修身要求做到"内省"与"慎独"。"内省"与"慎独"，既是修身的方法，也是修身所要达到的较高境界。

二是修知。俗话说："活到老,学到老。"这就是说知识是无穷无尽的。在日益国际化、信息化的现代社会,"活到老,学到老"就演变为倡导终身学习的理念。党的十七大报告提出要"建设全民学习、终身学习的学习型社会"。这表明学习已成为人们工作当中不可或缺的组成部分。在学习型社会中,人们应成为掌握现代科技和文化知识的学习型、智慧型人才。在文化知识、科学知识、文史知识、艺术欣赏等方面进行学习提高的过程,就是提升文化修养的过程。

三是修智。个人修养的高低决定着其生存和发展空间的大小。人生需要智慧,有智慧的人,对人生有着高度的觉悟。修智就应该学会对各种知识素材的综合分析,要有结合实际、大胆探索、勇于创新的实践经验积累,具有评估鉴别、去伪存真、去粗取精的能力。

四是修能。现代社会对人的能力要求较高,主要有创新能力、沟通能力、领导能力、逻辑思维能力等。就护理人员而言,其能力培养主要应包括以下几个方面:综合分析能力、沟通协调能力、语言表达能力、计划管理能力、快速反应能力、健康宣教能力、观察判断能力以及娴熟的护理技能等。

五是修行。修养的最终落脚点是修行。人们的日常行为修养主要包括说话、做事、行为、礼仪和为人处事、待人接物、勤奋敬业、洁身示范等诸多方面。就护理人员而言,其行为修养包括要有识别美与丑、善与恶、真与假的鉴别力,自觉选择美的、善的、高尚的品行,自觉抵制和排斥那些腐朽庸俗的并且有较强腐蚀力的落后文化的侵蚀,努力做到品正行端、光明磊落、操守优良。

英国哲学家培根曾说过:"学问可以改变气质。而精神上的最大缺陷,就是没有文化。"对于护理人员而言,若有较好的文化修养,知书达理,在工作中便能心胸坦荡、遇事冷静;而若缺乏文化修养,则很难正确地认识自我和周围的环境,在工作中往往是头脑简单、行为粗暴、心胸狭窄、固执己见,造成护患关系紧张。

第二节　倡导你,不断提升的健康文化

一、渗透着文化之魂的医学

在科学技术领域,全社会关注程度最高的莫过于医学,这不仅仅是因为医学与每个人的生老病死密切相关,而且更因为医学的发展水平直接反映着社会的发展水平。在人们越来越追求生命高质量和生活高质量的当今社会,恐怕谁也不会怀疑,医学越来越成为人们不可缺少的生活需要。

(一)医学文化的含义

医学究竟是什么呢? 根据不同的目的从不同的角度考察,可以得出不同的答案:有人认为,医学是治疾疗伤、维护人类健康的一门技术;也有人认为,医学是"救死扶伤,实行革命的人道主义"的一种社会职业;还有人认为,医学是运用特定的理论和技术,研究医药卫生及人类健康问题的一门科学,等等。这些说法既对,又不对。对,表明它们是从某一层面对医学进行定义的;不对,则表明这些定义还不能将医学的全部本质及其价值旨归都涵盖进去。

在人类的早期，人们在为求生存而与自然界的斗争过程中创造了医和药，有了对医学初步的认知。在漫长的人类进化过程中，蒙昧的医疗技术以及人们对药物的朴素认识逐渐演化为现代医学。现代医学研究向科学纵深的发展，医学职能向社会各领域的扩展，医学理论向各相关学科的广泛渗透，医学技术向伦理禁区及生物极限空间的挑战和突破，加之人们主观上对医学目标的无限追求，使得医学既传统又现代、既浅显又深奥、既普及大众又术业精专，社会公众对其既熟悉又陌生。所以，今日之医学远非昔日之医学，以致于人们再也无法用过去的认识标准来准确地认识医学、评价医学。

医学所涉及的范畴可分解为物质方面的内容与精神方面的内容。物质方面，如形形色色的医药管理机构和组织、医院建筑物、医药设备设施以及各种支持行业运转的有形可见的物品；精神方面，如制度、规范、医德、医风医俗、医学观、驱动人们行医就医的心理程序等；而医学论文典籍等则兼具物质和精神两方面的特征。因此，现代医学不仅集中地体现了自然科学、社会科学和思维科学的一般规律和特征，而且广泛地涵盖了理、工、农、艺、林、文、史、哲、政、经、法等各门学科，是一门内涵丰富、外延广博的社会文化。由此可以得出，医学文化是指支持和指导人们的医学社会实践以及人们在医学社会实践中所创造的物质成果和精神成果。

（二）医学文化的内涵

不管医学现象的表现形式多么复杂，医学涉及的内容多么丰富，作为濡养医学的文化灵魂则是最基础、最核心、最根本的，是医学的本质内涵。渗透着文化之魂的医学，其本质内涵是由多要素构成的复合体，表现为以下四个方面：

1. 人道主义　作为医学文化的核心本质的构成要素，人道主义指的是爱护人的生命和健康，关怀人性和人生幸福，尊重人格和人生权利的道德，是人性至上、健康至高、生命至重、人格至尊的一种道义。人道主义的精神始终渗透在中外各个时期的医学文化之中。东汉时期的张仲景在《伤寒杂病论》中谈到医药方术乃"上可疗君之疾，下可求贫贱之厄，中可保身长命"。唐代名医孙思邈在《备急千金要方》中的"大医精诚"篇，精辟地论述了为医者之道："人命至重，有贵千金，一方济之，德逾于此。"古希腊医学家希波克拉底在《誓言》中表达了不存恶意、善良仁慈、平等对待一切人和理性的医学文化理念。阿拉伯名医迈蒙尼提斯在《祷文》中提出："启爱我医术，复爱世间人，愿绝名利心，尽力为病人，无分爱与憎，不问富与贫，凡诸疾病者，一视如同仁。"在这些中外医学家的论著中都隐含着人道主义的精神。同样，在现代医学文献中也时时闪烁着人道主义的精神和理念。1949年世界医学会采纳的《日内瓦协议法》[①]指出："在我被吸收为医学事业中的一员时，我严肃地保证将我的一生奉献于为人类服务……我对人的生命，从其孕育之始，就保持最高的尊重，即使在威胁下，我决不将我的医学知识用于违反人道主义规范的事情。"可见，尽管人们可以对医学作出诸如技术、手段、职业等各种各样的认识、理解和应用，但浸渍于医学体系中最根本的灵魂仍然是人道主义。文化的主要功能之一是"化人"。医学文化以人道主义的精神、原则、理念和心理驱动程序去影响人、规范人、教化人、约束人，由此形成人们对医学的崇尚和敬重，形成对生命的珍惜和对健康的关爱。在丰富的社会实践中，医学可以表现出无限多样的具体形式和内容，有些具体的医学实践形式或许可能偏离医学所须恪守的伦理规范和行为准则，但从根本上说，医学

---

① 《日内瓦协议法》在1969年进行修订，遂即形成了今天著名的医学伦理学文献——《日内瓦宣言》。

文化的核心内涵之一应该而且必须是坚持人性至上、健康至高、生命至重、人格至尊的这种道义。

2. **泛爱仁厚** 古人云:"医乃仁术。""仁"与"术"各从一个重要的角度准确而生动地揭示了医学文化的本质内涵。作为一门"术",强调的是医学要治疗疾病,要维护健康,要帮助人们从生理、心理、精神到社会适应等方面达到完美的状态,必须运用特别的方法、特殊的手段、特定的程序方可实现。在古汉语中,"仁"字的含义极为丰富,不仅指对人亲善、仁爱、友好的行为,而且指以恭、宽、信、敏、惠并以爱人、与人为善为核心内容的含义极广的道德范畴,同时还指以"泛爱众而亲仁"的具有高尚品德的人。用爱人、爱众的情怀与亲善、亲仁的高尚品质与医学相结合,说明医学虽亦"术",但却不是一般之术、普通之术、平常之术,而是不分壮弱健残、贫富贵贱,不论妍媸愚睿、华夷商农,不管男女老少、亲疏友敌,皆视作至亲至厚而广施仁爱之心的仁慈之术、仁厚之术、仁道之术。

3. **公益普济** 医学为"人"服务,但并不是仅为"个人"服务,而是为由"人"构成的社会或者说为"社会的人"服务。因此,医学文化具有鲜明的普济服务的特色。从生物学意义说,只要他还是生命的承载体,就理所当然地是医学服务的对象。在这里,医学服务是无条件的,是无理由的,而且完全不应该选择对象的。在社会学的宏观视野中,医学是与社会有着千丝万缕联系且专司救死扶伤、除病济厄、维护健康的"业"。与其他"业"相比,医学有着鲜明的特殊性,是与人们的生死健衰有着密切关系的社会事业,是事关全体社会成员的公益事业,是为普天苍生传播健康福音的慈举善业。虽然不能否认,确实有不少人、不少医疗机构出于不同的利益而在医学旗帜的掩护下追求的是非公益、非仁厚、非慈善的目的,但穷踪极源从最根本上考察,医学文化最核心的本质必须是公益的、普济的、仁厚的、慈善的。

4. **博容和谐** 人类在改造客观世界和主观世界中所形成的浩瀚的文化宝库,为医学文化提供了丰富的基础和源泉,使得医学文化随着社会进步的步伐突飞猛进地发展。20世纪中叶以来,先进的科学技术和理论研究成果广泛运用于医学,使医学领域的物质形态和精神形态都发生了巨大的变化。在其发展和变化过程中,医学文化广容博揽、兼收并蓄,表现出非凡的包容性,几乎所有的学科领域、所有的社会行业,无不与医学形成了直接或间接、紧密或松散的联系,促使医学文化奠定了包藏宇宙、囊括天地、统摄万物、总揽千纲的宏基伟业。如果说广泛的包容性是医学文化的一个重要特征,那么,它的另一个重要特征就是注重人与自然、人与人、人与社会、人与自身的和谐统一,以及医学技术手段与伦理道德原则的和谐统一,人们对健康水平和生命质量的无限追求与基于生物学规律的科学承受能力的和谐统一等。自古代医学理论对天人合一观点的强调,当今人们对环境、自然的空前重视,医学模式由生物医学模式向生物—心理—社会—环境医学模式的转变,都是医学文化注重和谐统一的有力证明。

二、从文化的视角看健康

人的生理寿命是多少?按照生物学的原理,哺乳动物的寿命是其生长期的5至7倍。人的生长期是用最后一颗牙齿萌生的时间(20至25岁)来计算的,这样算下来人的寿命最短是100岁,最长是175岁,目前人们公认的人的正常寿命应该是120岁左右。然而,本应该可以平均活到120岁却只活到70岁,整整少活了50年。本应该70、80、90岁时还很健康,但许多人40、50岁就已疾病缠身。提前得病、提前残废、提前死亡成为社会的普遍问题。为什么经济发展、物质生活水平提高了，一些人反而更加早逝了呢？有人认为现在心脑血管病、肿瘤、糖尿病患者不断增多是经济发达和生活富裕造成的。事实并非都是这样。这些疾病不是因为生活水平的提高造成的，而是因健康文化不足、健康知识的缺乏而产生的。美国的经验表明：白人跟黑人相比，白人钱多且物质生活条件好，但白人高血压、冠心病、肿瘤的患病率明显少于黑人；白领阶层地位高，收入多，但他们中患疾病却远远低于蓝领阶层，寿命也更长。这说明白领阶层受到较好的健康教育，精神文明较高，卫生知识较丰富和自我保健意识较强。因此，现在得病越来越多，恰是因为健康文化的不足，一手硬一手软造成的。由此可见，文化是通过人们的行为，影响人们对待健康问题的态度、处理健康问题的方法的。文化背景的差异则又会影响人们的生活方式，进而影响人们的健康。因此，在医疗实践中不能忽视对患者文化背景的评估。

（一）文化影响人们的生活方式

生活方式是指在一定制度下社会、民族、阶级、群体以及个人在物质和文化生活方面各种活动的总和，包括劳动方式、消费方式、社会交往方式、道德价值观念等内容。它是从人们的衣食住行、劳动工作、社会交往、参与的社会群体和文化等方面，通过个人或群体的具体的物质活动和精神活动而体现出来的。

任何生活方式都具有一定的主客观条件。生活方式的主观条件指的是人们的生活观念。人们在社会生活中，追求什么，不追求什么，无不与一定的思想、感情、价值观念等联系在一起，它影响着人们生活方式的取向，也影响着人们生活的方法和手段。离开了生活观念，人们也就失去了生活的导向和追求的目标。然而，仅有主观条件还不够，同时还必须具备客观条件。客观条件首先表现为人们生活的物质条件，离开了吃、穿、住、行这些物质条件，就谈不上生活方式。要获得这些物质条件，就必须劳动。而劳动又离不开一定的物质资源和生态环境，离不开从事劳动的工具及科学技术装备。凡此种种都是生活方式的客观条件，是人们生活方式的物质基础和人们活动的舞台。

任何生活方式都具有一定的形式和方法。不论是物质生活，还是精神生活，不论是个人生活，还是群体生活，只要是作为生活方式，都有一定的形式、方法和手段。即使像宗教、审美之类的精神生活，尽管内容较为抽象，但作为一种活动方式，都表现为一定的形式、状态、秩序和法则，具有活动特征。作为一种活动，总是"表现他们的生活的一定形式，他们一定的生活方式。个人怎样表现自己的生活，他们自己也就怎样"①。有的粗俗，有的高雅，有的野蛮，有的文明，不管有怎样的差异，它都表现出生动的形式，表现出一定的方式和方法。

作为一种生活的样式，文化对人们的生活方式产生了极为重要的影响。文化是生活方式的中介和导向。文化不仅教会人们生活，而且教会了人们应该怎样生活。尽管人们的生活方式仍然保留着一定的生物属性，保留着耳欲听声、目欲视色、口欲察味的生物本能，然而作为人类社会活动的特征，生活方式不仅仅是一种生物本能的要求，更多地是社会文化赋予的一种社会活动方式。虽然生活方式不等同于文化，但这并不能说生活方式就可以离开文化而存在。恰恰相反，正是文化赋予了人们一定的生活样式，教会了他们应该采取什么样的方式和方法去生活。从这个意义上说，生活方式也是一定的文化样式。只有当生物的人接

---

① 马克思，恩格斯．马克思恩格斯选集（第1卷）．北京：人民出版社，1972：25

受了某种社会文化教化之后，他才会按照社会化的人进行社会活动，会按照某种社会文化样式的要求去生活。人类社会教化不同，其生活方式也大不相同。即使在同样的物质生活条件下，不同的社会文化教养，其生活方式也有高下之分、雅俗之别。这说明生活方式不仅是一种科学，也是一门艺术。科学和艺术的生活方式不是任何人都可以获得的，只有经过一定的社会文化教育，人们才能懂得如何建立自己合理、科学的生活方式。

文化对生活方式的影响和作用不是单一的，而是多方面的，不是孤立的，而是关系到整个社会生活系统的。一个国家、一个民族有什么样的文化，那么人们就有什么样的生活方式。文化不仅影响人们生活方式的一般状况，而且还影响其生活的价值取向和进步程度。具体说来主要表现在以下三个方面：

1. 一定生态环境下的文化创造和发展决定着人们生活方式的状况　人们怎样生活，首先是与他们创造什么、生产什么有关。生活在平原上的人们，土地是其生态环境的主要因素。他们不仅创造了土地耕种、织布绣花之类的物质文化，而且创造了村落、家族、邻里之类的社会组织。他们不仅发展起男耕女织的物质生活方式，而且发展起以家庭为本位的重感情、尚人伦、尊祖先的精神生活方式。而生活在水边的人们，水是其生态环境的主要因素。他们水里来，水里往，察风观水，撑篙扬帆，发展起渔猎的物质生活，也发展起呼喊对歌、出海祭神、下水求巫之类的精神生活。可见，人们的生活方式不仅取决于他们文化上创造什么，生产什么，更取决于他们怎样创造，怎样生产，采取什么方式，达到什么状况，这些都决定着人们生活方式的内容和形式。因此，整个社会有什么样的文化创造和生产的状况，人们就有什么样的生活方式，它不仅决定着人们生活方式的性质和内容，也决定着它的样式和方法。

2. 文化状况决定着人们的价值观念和价值取向　一定的风俗、习惯、伦理、道德、宗教、信仰以及哲学、法律、政治观念等社会文化，不仅赋予人们社会生活以一定的思想和感情，而且造就人们对人生、对生活特有的价值观念和价值取向，它既影响人们的物质生活，也影响人们的精神生活。在不同的社会文化里，婚姻爱情的生活方式亦各不相同。在中国封建社会，夺人之妻不仅要受到道德舆论的谴责，更要受到法律的惩戒；而在中世纪的欧洲，骑士睡在别人妻子的床上，极力破坏别人夫妇的忠贞，却受到诗人的赞颂。在中国封建社会，王宝钏在寒窑里苦等丈夫薛平贵18年，被视作忠贞；而在美国，夫妇两人半年不同居就被视为自动离婚。不同的社会文化，有不同的价值观念，必然会影响人们各不相同的心理特征和行为取向，造就迥然不同的生活方式。

3. 进步的文化可以引导人们建立正确合理的生活方式　由于人类的社会文化总是不断发展的，当一种新的进步的文化发展起来时，人们慢慢地会适应这种新的文化，于是更加合理的生活方式就会逐渐建立起来。在现代社会里，科学技术的日新月异对人们生活方式的影响更加广泛。经过60年的现代化建设，中国进入全面建设小康社会阶段，现在的农民不仅在穿的方面向城市看齐，而且在吃的方面也注重起质量、讲究营养的合理搭配。由此看来，生活方式的发展总是和科学、技术等智能文化的发展分不开的。文化的进步不仅推动了生活方式的发展，更教会了人们更加合理、更加正确、更加科学地安排自己的生活。文化愈进步，人们的生活方式愈是摆脱愚昧、落后的状态，愈是更加文明、更加高雅地生活。

（二）人们的文化理念影响着健康方式

一样的人,不一样的生活方式,作为生活样式的文化影响着人们的健康行为和就医行为。

一方面,文化影响着人们的健康行为和获取健康的方式。某些由文化背景形成的民俗更深刻地影响着居民的健康和体质状况,如回族居民的饮食禁忌、卫生习惯、节日民俗、穆斯林宗教仪式等,都在客观上起到了养生健身的作用。但有些习俗又明显地有害健康,比如泰国北部与缅甸边界的一个少数民族喀伦族(Karen)的一支巴东族(Padaung)的女孩子,从5岁开始每长一岁脖子上就要加一个铜环,直至把锁骨压塌;澳大利亚土著人以皮肤瘢痕为美,为此不惜用石头或贝壳割破皮肤,然后涂抹泥土,使其感染,以造成更大的瘢痕;中国有些地区以豪饮为荣,认为劝酒不饮是失礼行为,导致乙醇慢性中毒性精神障碍的发病率高于其他地区。同样,有的民族获取健康靠体育运动,如中国人有许多独特的运动方式——太极拳、气功等,而有的则用算卦求签的方法。有的民族对家庭疗法、民间疗法十分看重,这些土疗法既简便易行,又花费无几,如印第安人、吉普赛人就喜欢用自己部落的草药治病。几乎所有民族均有其独特的土法保健,中国民间用硬币"刮痧"解风寒、橘皮化积食、冰糖梨祛痰、蜂蜜和蕃泻叶通便等都属此类。中国人讲究食补,有的通肺明目,有的滋阴补阳,食品非常讲究。

另一方面,文化也影响着人们的就医行为,这又表现在以下六个方面:

（1）文化影响人们对解决健康问题的决策:如流行性感冒在中国,多数人不认为它是一种严重的疾病,因为受中医文化的影响,用外感风寒理论解释疾病,用一些中成药即可治愈;而在欧美,曾因流感死亡几百万人,因此被认为是一种严重的疾病。在医疗护理决策方面,西方国家认为应该由个人决定,而在中国多主张由家庭或单位决定。

（2）文化影响人们对疾病与治疗的态度:如日本人认为疾病是由于冷、热、阴、阳失调而致,因此有病不轻易吃药,主要靠食疗和体内潜力战胜疾病;生长在美国阿巴拉契地区(Appalachian)的人以"宿命论"来对待健康问题,一般情况下不去求医。面对疼痛,注重绅士风度的英国人会尽量忍耐,不轻易求医,而意大利人则认为疼痛影响他的安宁,即便疼痛不重也会立即求医。

（3）文化影响人们的就医方式:个体确认遭遇健康问题后,如何就医、寻找何种医疗系统,也受到文化背景的影响。同样是求医,有的信赖西医,有的则喜爱中医;某些信奉宗教的人患病后喜欢请巫师"念经驱鬼",只有当效果不佳时才到医院求治。中国人"容忍"、"接纳"的价值观念表现在就医方式的"混合就医",如常同时求医于几家医院,中药、西药、补药同时服用等。

（4）文化影响人们的疾病心理和行为:不同文化背景诉说疾病问题的方式不同。中国传统文化讲究克己忍耐,不露锋芒,有心理疾病被认为是不光彩的事,因此患者就医时常否认自己的心理或精神问题,而是用"躯体化"的症状来表现,如主诉"头痛、头昏、失眠、食欲差";而西方人认为看心理医生是很正常的事。又如,社会常要求男性挑起家庭和社会的重担,一旦男性面临癌症,就容易产生内疚和无用感,加上不便像女性那样用当众哭泣来释放压力,因此其疾病表现常比女性患者消极。

（5）文化影响人们对治疗手段的选择:如风湿性心瓣膜病患者需换瓣时,看重未来、注重生活质量的西方人会选择尽早换瓣,而在中国,人们比较重眼前,能拖则拖,不到万不得已不会接受换瓣。口服补液疗法对儿童腹泻可以说是一种简便、经济的手段,但这种方法在一些贫困国家和地区不被采用,因为他们认为口服液剂是腹泻的"燃料",会加重腹泻。再如,在中国,许多人认为打吊针是一种有效、快捷、重要的治疗方法,使用频繁,甚至成为一种心理暗示。这导致一些人误认为感冒时打吊针比吃药病好得快,所以只要一感冒就打吊针。而事实上,90%的感冒不需要打吊针,靠输抗生素治感冒还可能引发体内菌群失调,以后再患病时用药更加困难,输液后产生的不良反应对人体会造成更严重的危害。

(6)文化影响人们对医疗保密措施的选择:如是否将病情真相告诉癌症患者,不同文化背景下的人们会有不同的回答。在美国,几乎都将绝症告诉患者本人,中国则强调对绝症患者的保密,一般先将实情告知家属。因为前者认为告之真相可使患者充分利用所剩不多的人生时光,而后者则觉得患者会经不住打击,过早离去。

正是由于文化背景与健康保健的各个环节、对健康问题的认识与判断、健康保健措施的选择等密切相关,因此,护理实践中不能忽视对患者文化背景的评估。

三、建立健康文化指导下的现代健康行为

国家统计局等机构的权威数据显示:中国改革开放后人均消费增长率大幅度上升,相比之下,人的健康水平指数的增长率却大幅度下滑[1]。那么,应该怎样来看待自身的健康问题呢?有人把健康的希望寄托于"进补",其实根据祖国医学的理论"虚则补之",只有身体虚弱的人,才需进补。有人认为药补不如食补,天天大鱼大肉,其实膏粱厚味反伤脾胃。健康来自健康文化,而健康文化又影响着人们的健康行为和生活方式。

(一)健康文化的确立

健康文化是指人类社会通过生存发展的历史和现实过程,积淀在个人和人群的所有意识、感觉、观念、心态、思想、语言、行为中的有利于人身心健康的习惯方式及其物化形态。

一个身心健康的人,既是有幸福感的人,同时又是有创造性的人,他们既是社会的稳定因素,又是社会的创新动力。目前在中国,各种患者群因劳动力丧失及其医治,一年要消耗14000亿人民币。这个数字里面还没有包括大多数尚未发现、尚未就诊的心理疾病给家庭和社会带来的种种危害。目前,健康意识的淡漠、健康观念的狭隘、健康状态的严峻与社会其他方面的发展极不协调。国内有专家认为,国民的健康危机、卫生问题,通过福利损失、人力资源损失、投资环境健康安全度的损失,已经并将更为严重地影响中国社会、经济各方面的发展速度和发展质量。在这个全人类都热烈追求财富的时代,人们应谨记"健康是人生最大的财富"的理念。

关于健康,人们在生活中总结出相应的理念:"生病靠医生,保健靠自己;医生难可靠,不病是最好;身病尚可治,心病最难熬;百事皆致病,心行习惯最重要,健心健行命才好。"这个理念与中国古老的健康文化和西方最现代的保健理念完全吻合,是对健康文化的提纲挈领。它既描述了保健与医疗的不同性质,又表达了保健的主动性、自主性和非医疗性,并指出了健康之要旨;它还揭示了社会生活的各个领域通过文化层面,长期而有效地作用于人的心理和行为方式,而人的心理和行为方式则有效作用于人的身心状态的普遍现象。因此,以文化

---

① 胡鞍钢,胡琳琳.中国宏观经济与卫生健康.改革,2003(2):5~13

的角度来影响人的心理、行为乃至身心状态，是可行、有效和长远的方法。在这里"文化"不再是商家或产品外表的包装术，而首先是人和社会内在的养成。如此，可谓"物归其性，适得其所"，也才能达到"成于中而形于外"。

（二）创导健康文化，建立健康行为

健康文化的确立告诉人们：健康，不再只是一个医药问题和中老年保健问题，而是全社会的意识、观念、思维方式和行为方式问题。现代社会对人的关怀，也不仅是对人的物质生存条件、身体健康程度和生存技能教育的关怀，更应是对人的健康状况、人生成长状态以及人格素质形成的关怀，是对社会人的生存质量与幸福感受程度的关怀。从这个意义上讲，创导健康文化，就是要放弃一切有害于身心健康的生活方式和工作方式，提倡一切有利于身心健康的生活方式和工作方式，养成一种健康行为。

健康行为指的是人们处于"身心健康，社会幸福的完善状态"下的行为表现，是人们所期盼而应该实践的行为。它指的是朝向健康或被健康结果所强化的、客观上有益于个体与群体健康的行为。它具有五个方面的特征：① 有利性：行为表现有益于自己、他人和全社会，如不抽烟、不酗酒。② 规律性：行为表现有恒常的规律，如定时、定量进餐。③ 和谐性：个体的行为表现有自己的鲜明个性，根据整体环境随时调整自身行为。④ 一致性：行为本身具外显性，但它与人的心理情绪是一致的，没有冲突或表里不一表现。⑤ 适应性：行为强度有理性控制，无明显冲动表现，且该强度是对健康有利的。

那么，什么样的生活方式，才能称得上是健康的呢？一般人们将健康行为分成六大类。一是日常基本健康行为：良好的生活习惯，充足的睡眠，合理的膳食和营养，坚持适当的锻炼和户外活动等；二是保健行为：正确、合理地利用卫生资源，进行定期体检、预防接种等合理应用医疗保健服务，以维护自身健康的行为；三是避免有害环境行为：主动地以积极或消极的方式，避开人们生活和工作的自然环境与心理社会环境中各种有害健康因素的行为；四是戒除不良嗜好：以主动的态度努力戒除日常生活中对健康有危害的个人偏好的行为；五是预警行为：通指预防事故发生和一旦发生事故后正确处理的行为；六是求医行为：觉察到自己有某种病患时寻求科学可靠的医疗。

第三节 应用你，发展中的护理文化

弗洛伦斯·南丁格尔曾说："要使千差万别的人都得到治疗或健康所需要的最佳身心状态，护理本身就是一项最精细的艺术，精细的艺术要靠高洁的护风和高尚的护德铸就。"如果从今天的视角来解读，就是要把护理从"术"的技术层面提升到"文化"层面。懂得了这一点，也就懂得了为什么要建设护理文化和倡导"以人为本"的护理理念。

一、提升竞争软实力的医院文化

市场经济条件下，已经出现了"软实力"与"硬实力"不配套的现实问题，这在一定程度上影响了医院经营，制约了医院整体协调发展。因此，必须充分认识医院文化建设的重要性和紧迫感，通过提升医院发展的软实力，促进医院又好又快发展。

（一）医院文化的含义

日本著名的经营专家松下幸之助曾经去考察一个企业,洽谈与他们的合作意向。当时松下幸之助在企业生产车间仔细地观察了一遍,并且与工厂的工人交流了很长时间,随后他就离开了。公司的同行对此很不理解,问松下为什么不去听汇报。松下笑着说:"一个企业最主要的是他的精神,这其实很简单,我从工厂的面貌和工人的言谈举止就了解和认识了他们的文化,这一切说明这个企业是一个很有活力和具有发展前景的企业,我觉得最吸引我的就是这些。"可见,企业文化的表现形式其实就是细节上的不断完美。对于企业如此,对于医院也如此。

文化是医院的灵魂,创造一种属于自己的文化类型,对于医院至关重要,因为医院文化表明了医院的追求与志向,是医院在激烈的市场竞争中求生存、求发展的精神支柱与力量源泉。在此,以文化软实力为标志的医院文化建设成为提升医院竞争力的最主要内容。

软实力的概念最早是由美国哈佛大学教授约瑟夫·奈在分析综合国力的构成要素时提出来的。他把综合国力分为硬实力(Hard Power)与软实力(Soft Power)两种形态。硬实力是指支配性实力,包括基本资源(如土地面积、人口、自然资源)、军事力量、经济力量和科技力量等;软实力则分为国家的凝聚力、文化被普遍认同的程度和参与国际机构的程度等。其实,软实力是一个国家意识形态和价值观念的认同力、社会制度和发展模式的吸引力、基本路线和发展战略的执行力、国民的凝聚力、民族的创造力、文化的感召力以及在国际事务中的影响力等。党的十七大报告中提出"文化软实力"概念,并将"提高文化软实力"提升到了国家战略的高度,这为文化建设指明了方向。就医院而言,软实力是医院的一种重要的管理资源,支撑着医院的经营和发展,要求医院必须按照一定的文化理念把相关资源要素整合起来,形成核心能力。

医院的软实力就是医院文化彰显出的实力和竞争力,即以先进的医院文化为主体,用文化提升医院竞争的软实力,以此全面提高核心竞争力,求得可持续的科学发展之道。那么,什么是医院文化呢? 广义的医院文化是指具有医院特点的物质文化、制度文化和精神文化的总和,狭义的医院文化是指医院特有的精神文化及文化设施、文化活动等文化实体。然而,不管广义的还是狭义的概念,都反映了医院文化是组织文化的一种具体形态,是与一定行为方式相适应的高层次的观念形态文化。在此,可以把医院文化定义为是在一定的社会文化基础上形成的具有医院自身特征的一种群体文化,是在一定的环境里,医院全体医务人员在工作和生活的长期过程中创造出来的物质成果和精神成果的集中表现。

（二）医院文化的表现

医院文化包含了医院精神文化、医院道德文化、医院管理文化、医院制度文化、医院科技文化、医院物态文化等方面内容。而这些内容又都附含着人的文化理念,这表现为:一是人本性。文化的内涵和类型符合人性的追求,从人性出发,又回归人性,这是医院发展的核心与灵魂。二是务实性。因为医学是一门科学,必须通过虚心学习和科学管理,才能体现出来。三是团队性。医院是一个有机整体,需要一种默契、相互合作、协调一致的拼搏精神,个人的潜力必须与医院的利益相一致才能创造出高效益。四是普世性。这表现为不仅适合医院自身的特点、业务工作的要求和事业发展的需要,而且还能够凝聚人心,激励士气,引导思维,创造和谐。

医院精神是医院文化的灵魂,培育医院精神是医院文化建设的核心内容。它可以通过共同的奋斗目标,激励职工奋发向上,引导职工树立正确的价值观,培养职工的团队意识,帮助职工自觉地将个人的追求与医院的大目标结合在一起,将个人利益融入医院的整体利益。

医院道德文化代表医院思想政治工作网络系统。通过各种渠道,宣传医院取得的成就和精神文明、行风建设等成果,扩大医院的知名度,塑造良好的医院形象,打造医院品牌。

医院管理文化实施人本管理,突出以患者为本,不断改善医疗服务质量和医疗环境、规范各项工作制度、提高诊疗技术水平、合理用药、合理检查、合理收费等,想患者所想,急患者所急。

医院制度文化是以职工共同遵守的规章制度为基础,保证医院高效运转的各项制度系统,其中包括医疗、护理、药剂、机关、后勤等各个环节的科学管理制度。

医院科技文化代表服务于临床的医药科学技术系统,其中包括医药科学技术的研究、开发、应用,医药科学技术知识的普及等。

医院物态文化代表医院"硬件"设施系统及电脑网络系统,其中包括各种优秀的医院设施、建筑、装潢设计及布局、绿化环境、体现先进文化内容的各种环境布置等。

（三）医院文化的作用

医院文化是医院的灵魂,是一种强大的内驱力,是医院可持续发展的动力源。医院的文化建设实质上就是重视人的行为科学,培育医务人员的价值观念、道德行为,使医务人员的意识汇集成为医院的精神文化。其作用具体表现为以下六个方面:

1. 凝聚作用　医院文化渗透在医院工作的各个方面,涉及全院职工的观念和行为。它像一条纽带,统一人的思想,凝聚人的力量。它注重"感情投资",给职工以家庭式的温暖,形成职工强烈的归属感,从而调动职工工作的积极性、创造性,保证医院的可持续发展。

2. 激励作用　医院文化对人的激励不是靠外在的推动,而是通过积极向上的思想观念和行为准则,形成强烈的使命感,从而激发职工的主人翁责任感,使其自觉关心医院发展,积极参与医院管理,促进医院的发展。尊重人、重视人是医院文化的核心。通过满足人的合理需要,抑制人的不合理要求,医院文化能帮助每一个人找到最适合自己的位置,发挥出最大的潜力,体现人生的价值。

3. 导向作用　医院文化对医院整体及每个成员的价值取向和行为取向起导向作用,使之符合医院的整体目标和长远利益。同传统管理理论中注重硬性管理和制度约束不同,医院文化强调通过文化塑造来引导职工行为,在文化的潜移默化作用下,全体成员接受共同的价值观念,形成整体合力。医院文化越成熟,越能造就出高素质的管理者和医务人员。医院文化是通过人的因素,促进生产力的发展。

4. 规范作用　医院文化建设规范着职工的行为,经过潜移默化形成一种群体道德规范和行为准则,克服陋习、树立新风,更好地为患者提供优质的医疗服务。

5. 约束作用　医院文化一经确立,对每个职工的思想和行为都必须具有约束力和规范作用。这种规范和约束来自于医院中弥漫着的医院文化氛围、群体行为准则和道德规范,它使医院成员产生心理共鸣,继而产生行为自我控制、自我约束。这便是医院精神、价值和风气对职工的"软约束"。这种约束所产生的效果是发自内心的,是一种强大的生产力。

6. 形象作用　医院文化的作用还表现为树立医院形象,提高医院的知名度,吸引患者就医。良好的医院形象是影响公众的一种"无形资产"和"潜在的业绩",有利于医院在解决社会热点、难点问题时扩大知名度,获得社会的信任,在市场竞争中独树一帜,从而提升医院的竞争力,并将为医院带来巨大的经济效益和产生深远的社会效益。

二、散发着时代气息的护理文化

20世纪80年代在世界范围内形成了企业文化理论,到90年代企业文化在中国得到普及。医院文化便在此阶段形成和付诸实施。护理文化作为医院文化的子文化,作为文化在健康领域的具体体现,反映了社会对护理文化的需求。

(一) 护理文化的含义

对于护理文化,学界有多种认识。有人认为,护理文化是以传统的中华文化为背景,以中国特色社会主义时代精神为主导,传统的祖国医学文化和现代医学文化及相关门类文化相互交流、相互渗透的多学科综合的一种特定行业文化,它是医院物质文明和精神文明建设的组成部分。作为一种普遍认同的文化,关于护理文化的定义不仅应适合于中国,而且也应该适合于其他国家,从这层意思上说,这个定义过于宽泛,且不具备普遍性。也有人认为,护理文化是医院文化的重要组成部分,是医院文化的子文化,具有与医院文化相同的特性。这个定义仅指出了护理文化与医院文化的关联,并没有具体指出护理文化所涵盖的独特内容。还有人认为,护理文化是职业美德、文化、艺术、职业的综合形象及服务理念的内涵,是以患者为中心,对人的生存意义和生存环境的珍视和关怀,是人本精神、整体护理的实践和应用,是医院文化的重要组成部分。这个定义虽然指出了护理文化的内涵,但作为定义则不够凝练。

目前得到国内多数护理研究者认可的护理文化定义是指护理组织在特定的护理环境下,逐渐形成的共同价值观、基本信念、行为准则、自身形象以及与之相对应的制度载体的总和。这个定义,既概括了护理文化的主体、内涵和作用,又反映和代表了护士思想、共同的价值标准,合乎时代要求的伦理道德和行为准则以及追求发展的文化素质。

作为一种精神生产力,护理文化以一种柔性形态出现,通过其创造的和谐环境,有效地实现了内协外争的作用,对内整合凝聚员工,对外实现竞争力的系统化,同时以患者为中心,更好地为患者服务。从整体上而言,护理文化包括护理人员的价值观、行为协调、人际关系、技能水平等;从个人而言,护理文化是护理人员的思想意识、道德行为、知识技能、作风意识等。所以,护理文化的实质是提高护理人员的整体素质,并以患者为中心,以服务的理念提供诚信服务。

(二) 护理文化的特征

与其他文化一样,护理文化是丰富多彩的人类文化的一部分,是人类所有行为的一部分。护理文化具有以下五个方面的特征:

1. 普世性　人类文化是世界各国人民的共同财富,体现于历史的继承中,并相互影响、相互渗透,而护理文化中所蕴涵的尊重生命、宽容关爱等人文精神使其与其他文化相比较更具有普世性。

2. 相对性　当护理人员面对不同文化背景的服务对象时,应重视护理个体的文化背景,在工作中应该理解、接受它,并用来指导跨文化护理。

3. 多样性　护理是国际性的,护理工作的对象可能是来自不同国家、不同民族的人们,他们的文化背景、教育程度、个人经历、宗教信仰、所用语言、生活习俗等方面存在特殊性,因而所表现的文化具有差异性及多样性。

【知识拓展】

跨文化护理

跨文化护理是美国护理学家 Leininger 女士在 20 世纪 60 年代首先提出来的。该理论在西方国家已广泛运用于护理实践。它是由照顾、文化、文化照顾、文化准则、文化照顾的不同性、文化照顾的相同性、文化照顾重建、文化照顾协调等核心概念构架而成。它主张在发展科学的人道主义主体的同时，应尊重具有不同文化背景的人们的护理要求。

4. 协调性　当一个人从熟悉而固定的文化环境到另一个陌生的文化环境时，常常会产生由于态度、信仰的差异而出现一定的危机与陌生感。当两种文化有机地结合在一起时，护士就可以更好地理解患者的文化背景、宗教信仰、生活习俗等，从而消除患者的陌生感。

5. 时代性　一定时期的护理文化，应该是这一时期护理职业或护理人员文化观念、服务理念、价值观念、护理水平和整体素质的集中体现，同时也是这一时期护理经验的科学总结和护理工作的行动指南。

（三）护理文化的内容

关于护理文化的内容，一般认为包括物质文化、制度文化和精神文化等三个层次。物质文化是护理文化的外壳，将抽象的护理理念以外在的形式表现出来，是护理工作的文化要素在社会外观的表露。具体包括医院的内在环境，护理人员的礼仪、仪表、技术操作、服务态度等自身形象，护理工作作风、精神面貌、人际关系、团队精神和品牌效应等。制度文化是护理文化的支撑，包括各项管理制度，书面和非书面形式的或部分约定俗成的标准及程序，是护理人员共同的行为规范。即通过护理质量的形成，把看不见的价值观念和思维方式变成看得见、摸得着、可操作的制度。护理制度的管理是一种硬性的管理手段，对护理人员的行为具有强制性的控制作用。精神文化是护理文化的核心，是护理文化建设的最高层次，是形成物质层和制度层的基础，它包括护理哲学、护理理念、护理精神和价值观。护理哲学具体表现为两个方面：一是独立精神，即体现护士的独立人格和主体意识，是医院护理自身的特点；二是创新精神，包括护理管理、护理体制、护理目标、护理哲理、护理经营理念等，以及用人机制、分配制度、服务水平、技术操作等多层次、多方面的创新精神。而以护理哲学为指导的护理理念则包含护理组织内共同信守的价值标准、道德观念、思维方式、行为准则、生活模式，推出"护理品牌"，为医院在竞争中拓展生存空间等。护理文化的这三个方面相互间密切关联，互相影响，相辅相成，共同构筑了护理文化这一独特的职业文化现象。

（四）护理文化建设

护理文化是以护理人员的价值共识为核心，以形成团队精神为追求，是一种调动护理人员的积极性、主动性与创造性为中心的新的护理管理模式。其根本要求就是求新、求变、追求卓越，使创新成为增强护理竞争力的保证。加强护理文化建设不仅可以提高护士对工作的认同感，增强护士的生活幸福感，促进护士业务技能和素质的提高，患者对护士职业形象满意度明显提高，而且可以在护理组织内推行人本原理，尊重人、关心人、激励人、培养人，以及注重目标、信念、文化、价值观等软性因素的管理。同时,还可以强化护生的角色意识,提高护生的职业素质,稳定职业思想,增加护生对医院环境的适应能力,保证良好的带教质量。

1. 充分认识加强护理文化建设的重要性和必要性　建设护理文化,要服从、服务于祖国文化与马克思主义基本理论。它不仅必须从中国的实际出发,发挥中华民族善良、互助、仁爱和奉献的优良传统,更要坚持以马克思主义的基本理论为指导,用唯物的、辩证的观点分析问题、解决问题,用马克思主义的立场、观点、方法来总结、归纳、设计、塑造具有本行业、本医院特点的护理文化。

建设护理文化,要服从、服务于社会主义市场经济体制。随着社会主义市场经济体制的建立和完善,特别是多种产权医院的出现和社区医疗服务的兴起,推动护理市场的竞争日趋激烈,这不仅为护理文化的建设提供了良好的条件,而且也为护理文化建设提出了更高的要求。随着护理行为从医院走向社区和家庭,护理工作的重点已逐步过渡到以人的健康为中心,预防保健、健康教育、康复指导也成为护士工作的主要内容。

建设护理文化,要服从、服务于护理的科学化管理。护理科学管理,是提高护理质量、服务水平,增加医院社会效益与经济效益的有效途径。它包括管理职能、方法、方式等内容,医院护理文化建设本身就是现代护理管理模式中的组成部分。

建设护理文化,要服从、服务于培养符合时代需求的护士。由于高新技术向护理学渗透,要求护理人员具有更加广泛的边缘学科的知识,适应和掌握高新技术的应用与操作。同时,现代护理模式需要护理人员要掌握护理社会学、心理学、伦理学和美学等人文科学知识,还要求护士必须掌握预防医学、公共关系、组织管理、科学研究的基本方法以及电脑信息技术和外语等。只有具有综合素质的护士,才能满足人们不同的护理需求,提高患者的满意度,才能为护理的管理制度创新、技术创新和文化创新提供保证,才能创建具有医院特色的"护理品牌"。

2. 不断提高护理文化建设的水平　首先,规范表层的物质文化,改善医院环境,塑造新型的护士形象。表层的物质文化是护士在为患者服务和内部人际交往中产生的活动文化,反映一个医院护理经营作风、精神风貌、人际关系方式等,是医院护理精神的动态反映。因此,良好的医院环境能使患者感到温馨与关怀,缩短患者与医务人员的距离,增强患者对护士的信任。医院环境建设不仅应包括环境、卫生和秩序等"硬环境",要求环境清洁、绿化幽雅、有醒目的路标和亲切的问候语等,而且还应包括医德规范、健康宣传等"软环境"建设。病区内为患者提供安全、舒适和清洁的环境,可以根据每科的专业特点,建立健康宣传栏,向患者赠送健康教育手册等,满足患者的生理心理需求,建立良好的护患关系。同时,还要塑造新型的护士形象。在此,应加强对护士的智力投资,加强护士综合素质的培养、知识的更新和技能的提高,建立多渠道、多层次、多形式的护士培训,强化护士继续教育。从规范护士的言行入手,从护士走、坐、立的姿态到与患者的交谈方式,从护士如何为患者服务到提供各项护理技术操作都要体现美而雅,以良好的职业形象满足人们不同的审美需求和心理需求。

其次,完善中层的制度文化,加强护理的组织管理形式,完善各项规章制度。中层制度文化是由医院护理的组织管理形式和各项规章制度组成的,是护理文化的支撑,而护理规章制度则是护理文化规范人和物的行为方式的部分。严格的规章制度、操作规程以及护理人员行为规范、职业道德规范、职业形象规范等,对护理工作和护理人员具有约束力,能保证护理工作有序进行,从而提高护理质量。所以,要明确各种考核办法,把价值观、精神信仰、思维方式、行为规范等统一列入可操作的护理质量管理标准范围。

最后,培育深层的精神文化,树立"以人为本"护理理念,提高护理人员的职业道德。随着护理模式的转变,整体护理的开展,护理工作要坚持以患者为中心,这决定了护理文化建设必须树立人本观念。通过建立与现代护理观相适应的护理服务标准,加强对护理人员人文素质教育,可以在护理人员中形成共同的价值观念和行为准则,引导和加强护理理念的培养,塑造以人为本的护理文化氛围。在护理过程中,护士要根据患者不同的文化程度和心理状态,对患者的生活方式、文化信仰、经济状况及目前的病情进行全面了解,制订出适合个体的护理计划。要尊重患者人格,保护患者权益,满足患者生理心理需求,给予患者更多的人文关怀,树立"以人为本"护理理念。同时,由于护理道德是护理人员应当遵守的职业道德,护理职业直接关系到人的健康和生命,因此,需要很高的职业道德来指导和约束护理人员的言行。加强护理道德建设对加强护理人员的社会责任感、树立良好的护理组织形象、形成健康的组织氛围都有着积极的作用。因此,必须注重提高护理人员的职业道德,通过各种宣传、教育、培训及各种文化活动来培养和提高护士的护理道德,促进护理质量的提高。

三、倡导护理文化的"以人为本"理念

沃尔玛家族的缔造者山姆·沃顿曾说过:"我们的老板只有一个,那就是我们的顾客,是他们付给我们每月的薪水。只有他们有权解雇上至董事长的每个人。道理很简单,换到别家商店买东西就是了。"这句话传递了"顾客至上"的服务理念,这对于护理实践而言,也不例外。"顾客至上"的服务理念贯彻在护理实践中,就必须树立"以人为本"思想,更新护理服务理念,转变护理服务模式,变被动为主动;就必须使护理人员充分认识到发展护理文化是"以人为本"思想的充分体现,是人性化护理服务的需要,是向高层次发展护理工作的需要。

(一)"以人为本"护理理念的含义

"以人为本"护理理念指的是从对人的生存意义、人的价值以及人的自由和发展的关注,进而表现为对患者的生命和健康、患者的权利和需求、患者的人格和尊严的关注,以及对整体护理内外环境所需的人性化氛围及护理个体的素养和品格的关注。

长期以来,人们一直将服务对象局限于患者,而对"患者"的认识又仅仅是"患病需求医的个体"。市场经济体制下的服务营销理论为医院引入了"顾客服务"的理念,不再将患者单纯看做是"有病的人",而是看做"顾客"。将服务对象由"患者"转视为"就医顾客",就使得医院与患者之间的关系,如同顾主与顾客的关系,这表明在医疗服务上发生了根本性的革命,确立了以人为中心的医疗理念,形成"医院管理以人为本——护理管理者以护士为本——护士以就医顾客为中心——就医顾客依赖医院"的"医院经营循环链"。对于护理服务而言,一场倡导护理文化的"以人为本"理念的革命悄然而至。

然而,回顾中国护理发展史,在相当长的时期内,护理学重于自然科学,轻于人文科学。在临床护理服务中,过去经常出现下述情况:护理操作不先敲门就推门而入;为女患者检查毫无遮挡;未经患者同意便带领护生进行床旁教学;不管患者睡眠如何,清晨或午休时统一唤醒测量体温;当患者问及病情及治疗方案时,一句"不清楚,问医生去"打发了之……凡此

种种说明倡导护理服务中"以人为本"理念迫在眉睫。

（二）"以人为本"护理理念的地位与作用

1. "以人为本"护理理念是护理工作的内核　护理的对象是有疾病痛苦,甚至生命危险的患者。他们对护士的要求除了专业知识与技能之外,更有一种心理上的期望。"以人为本"护理理念要求在任何场合、任何时间,护士都必须"尊重患者的价值、人格尊严和个人隐私",即患者的需求高于一切,患者的尊严永远第一位,患者的隐私丝毫不能损害。护理人员正是通过对患者的人文关怀,系统地解决患者不断出现的各种不利于健康恢复的问题。在护理实践中,"以人为本"护理理念集中体现在对患者的人文价值的关注,这就需要对临床技术本身及临床技术应用的后果所引发的伦理问题进行辨析和选择。临床技术的应用并不一定都是合理的。其中,迷信、崇拜技术的直接后果易使医护人员过多注重疾病和技术参数而忽视患者的存在,忽视与患者情感交流和对患者的人性关心,导致医患关系、护患关系的物化和失人性化;而某些诊疗技术的不合理应用甚至滥用,则直接损害患者的健康或权利。此外,医疗护理技术的应用还与生命的质量和价值、与患者的权利、有限卫生资源的公正分配等有密切联系。如何正确认识技术及可能出现的各种伦理问题,如何合理地运用现代技术是需要人们去正视的。

2. "以人为本"护理理念是整体护理发展的驱动力　整体护理是新的健康观和在此基础上形成的现代医学模式的最完整的实践和应用。它遵循"以人为本"理念,强调"以患者为中心、以患者的利益和需要为中心",把患者看成是具有生理、心理、社会、文化等各种需要的整体的人,是对患者系统、全方位的护理。整体护理在关注患者的疾病,注重对疾病康复的功能护理的同时,更关注患病的患者,关注患者所处的家庭和社会环境,注重患者心理需要的满足和人格、尊严的完整,而这都离不开"以人为本"理念的支撑。因为严格护理管理、完善护理程序、强化护士责任心等皆与"以人为本"理念有关。从整体护理的提出和卓有成效的实践看,其意义不仅在于护理模式的转变对护理工作自身所起的积极作用,重要的还在于通过整体护理工作带动和促进"以人为本"的整体医疗的开展,真正为患者提供全面、高质量的服务。可见,整体护理的"以人为本"理念是区别于以往任何护理模式的最鲜明和最重要的特征。"以人为本"始终是整体护理发展的内驱力。如果把以人为目的、以人为归依的整体护理比作一棵树苗的话,那么,"以人为本"理念则是使这棵树苗生长、壮大、结果的理想的土壤和养分。

3. "以人为本"护理理念是护理事业发展的必然　"以人为本"护理理念的提出与实施是医学护理的必然要求。医学模式由传统的生物医学模式向生物—心理—社会医学模式的转变,致使护理模式由"以疾病为中心"向"以人为中心"的转变。这两个转变使医疗服务的人性化越来越受到全社会的关注,医护人员不仅要看病,还要看"人"。也就是说,既要重视疾病,更要注重研究人及其需要,善于洞察人的心理,对患者进行及时的心理疏导和护理,实施社会心理、生理疾病等方面的综合治疗与护理。另外,就护理自身工作而言,"以人为本"护理理念的实施与运用还有助于医患关系的改善。当下许多医护人员对患者缺少"以人为本"理念是造成医患关系紧张的原因之一。要彻底改变这种状况,除了要改革医疗机制、提高医疗技术之外,最根本的还是要提高医务人员的人文素质,大力弘扬人文精神,倡导"以人为本"理念,使医护人员满怀着人文精神去从事医疗服务,减少医疗纠纷,改善医患关系。

（三）"以人为本"护理理念的内容

医院的竞争，最终是理念的竞争，是思路的竞争，更是文化的竞争。通过"以人为本"护理理念的倡导，不断注重服务意识和规范护理行为，全面提高护理质量，提高知名度，塑造护理品牌，可以为医院树立美好形象发挥作用。"以人为本"护理理念具体包含以下三个方面的内容：

1. 服务文化理念——护理文化的灵魂 护理服务是在预防、医疗、康复、保健过程中，护理人员以实物和非实物形式满足服务对象需要的一系列行为。每一个护理人员都是服务文化的创造者和传播者，护理服务活动主体的文化底蕴决定了护理服务文化的品位，护理服务对象多元化、个性化的文化需求，决定着护理服务本身的文化供应。护理服务文化理念主要表现为服务价值、服务意识、服务态度、服务艺术、服务方向和服务功能，而这些又是通过"以患者为中心"体现出来的。就护理服务文化理念而言，应着重建立两种服务思想：

一是建立"顾客至上"的护理服务文化。医院与就医顾客是生存互赖关系。任何一家医院的存在都离不开患者，医院的兴衰从某种意义上说也取决于患者。因此，护理人员应从"患者求医院"向"医院靠患者"的认识转变，真正树立起"以患者为中心"的理念，从而形成"头回客—回头客—常来客—永久客—传代客"良好的医患关系的发展链。也就是说：患者是亲人，以人为中心；患者是老板，服务当尽心；患者是朋友，真诚换真心；患者是自己，将心来比心；患者没有错，有理也虚心；患者无小事，处处要细心；来者都是客，相待不偏心。

二是建立"服务第一"的护理服务文化。美国著名的营销专家拉里·赖特说："拥有市场将比拥有工厂更为重要，而拥有市场的唯一办法是拥有占统治地位的品牌。"这其实是点出了服务的重要性。既然把服务对象看成"顾客"，就应该树立起"就医顾客需要什么服务，就提供什么服务"的思想观念，因为服务是医院存在的根本，是护理专业的本质。然而，目前中国许多医院依然沿袭计划经济时期形成的传统理念，只是单纯提供医疗服务，这也正是新形势下要摒弃的旧服务理念。要从"患者围着医院转"到"医院上下为患者服务"；由标准化服务向创精品服务、名牌服务上转变。服务文化的核心是使顾客满意，在服务类别丰富、市场饱和的状态下，如果不把服务对象满意放在第一位，医疗机构将难以生存。

2. 安全文化理念——护理文化的精髓 安全理念是人们对安全活动、安全行为、安全环境、安全事物、安全原则、安全现实条件的基本态度和观点的总和。据英国健康安全委员会的定义：一个单位的安全文化是个人和集体的价值观、态度、能力和行为方式的综合产物。因此，安全文化是凝聚人心的无形资产和精神力量，是医护人员精神和素质等方面的综合表现，是医院管理的基础和发展之基。安全文化把服从管理的"要我安全"转变成自主管理的"我要安全"，从而提升安全工作的境界。可见，安全文化理念是对安全本质认识的升华，是对传统安全理念的突破。没有安全，一切都从无谈起。护理安全文化理念的倡导是通过创造和谐的安全氛围，对护理人员的安全理念、意识、态度和行为等形成从无形到有形的影响，从而对人的不安全行为产生控制作用，以达到减少护理差错事故的目的。在此，应强调三点：

一是树立"质量零缺陷"观念。护理服务的对象是只有一次生命的"人"，安全护理是对人的生命维护，"以人为本"是安全护理的出发点和落脚点。"以人为本"体现在护理安全管理上，就是必须以保障人的生命和健康为原则。当在护理工作中有疑问时，必须查清、问清方可执行。南丁格尔曾经强调："护理是精细艺术之最精细者。"这是因为护士的服务对象是具有热血和生命的人类，必须力求将护理缺陷降低到最低程度。

二是紧抓护理安全隐患。安全研究中有一条"事故法则"：每一起严重事故的背后，必然有 29 次轻微事故和 300 起未遂先兆以及 1000 起事故隐患。因此，忽视护理安全隐患，最终将导致严重差错事故的发生。在紧抓护理安全隐患的同时，必须健全安全管理机制，做到防患于未然。安全文化理念的倡导，离不开制度的约束，只有严格规章制度，安全才有基本保证。

三是重视护理人员的心理和情绪。护理工作是一项高强度的工作，具有重复性、机械性的特点，这不仅付出体力，而且还使心理上处于持续紧张状态。所以，要注重护理人员的心理和情绪，营造和谐的氛围，促进正性情绪，降低负性情绪，以使其在工作中保持较高的积极性，集中注意力，防止差错的发生。

3. 隐私文化理念——护理文化的新视点　从隶属的关系看，隐私文化应从属于安全文化的范畴。然而，由于当下人们对隐私的关注，使得隐私文化理念从安全文化理念中逐渐分离出来，并与安全文化理念、服务文化理念相并列的一种独立形态，从而成为护理文化的新视点。隐私是指不被窥探、侵犯或者受他人关注的自由。在诊疗护理活动过程中，通过增强医护人员尊重患者隐私的意识，形成一种自觉的行动，使患者就医时不再尴尬，不再受到医源性伤害，不再感到人格的尊严正在滑落。随着社会文明的进步，隐私权作为公民的一种权利应当受到尊重和保护。在医疗护理服务中，不管服务的对象来自哪个阶层，有何背景，他们的隐私都应得到维护。同时，随着人们生活水平的提高，对隐私的认识和主张不断扩展，隐私的概念已从身体扩展到住所，从物质扩展到精神。有关患者个人信息、私人活动或私有领域的隐私内容，是患者在诊疗过程中向医生和护士公开，但却是不愿让他人知道的隐情。由于隐私权是一种体现人类文明与社会进步的人格权，所以尊重患者的隐私就是对患者人格的一种尊重。医护人员应当深刻认识到，保护患者的隐私既是职业道德的要求，同时，也是法律的要求和应尽的义务。在维护患者的隐私权时，医护人员应当从患者角度出发，提高自身人文素质的修养，真正认识到医学的发展应当建立在保护患者各种权利的基础之上。所以，护理服务文化中隐私文化的建设，有利于建立和谐的医患关系，满足患者的迫切需求。在维权过程中，医院需要形成一套有效的制度和规范，不断加强自身硬件设施的建设和完善；加深对维护患者隐私权的理解，不断加强自身"软件"建设。只有"软""硬"兼施，才能够逐步形成隐私文化，才能够更好地满足人们对保护隐私权的生理和心理需求，从而更好地维护患者的基本权益。

■■■ 思考与练习 ■■■■■■■■■■■■■■■■■■■■■■■■■■■

1. 作为一名护士应该从哪些方面提高自己的文化修养？

2. 在护理实践过程中，应该怎样帮助护理服务对象建立起健康的行为和生活方式？

3. 如何理解"以人为本"护理理念？

4. 在护理活动中如何加强安全教育、树立安全观念？

实践训练

项目1　在护理实践中,健康生活方式的教育与宣传

【目的】将健康生活方式的宣传贯穿于护理活动中,体现文化影响行为、行为影响健康。

【要求】利用网络和报刊资料,查找有关健康生活方式的教育宣传内容,也可到医院实地观察护理人员的工作流程。

【组织】两位学生分别扮演患者张大姐和护士小王,患者在情境中表现出影响健康的不良生活方式,护士要根据患者的行为,自编台词对患者进行健康教育。表演完毕,由其他同学指出护士的台词中有哪些不符合健康教育的内容。

项目2　"以人为本"护理理念的展现

【目的】在护理操作过程中,体现出护士"以人为本"的服务理念。

【要求】预先学习有关"以人为本"的论述和"以人为本"服务理念的内容,同时在医院了解"以人为本"服务理念的实施状况。

【组织】每5～6个学生为一组,事先编写脚本进行排练,然后在课堂上分别展现"以人为本"服务理念的开展情况,最后大家进行讨论,如何在今后的工作岗位上开展"以人为本"的服务。

【推荐书目】

1. [英]马林诺斯基. 文化论. 费孝通译. 北京：华夏出版社,2002
2. [美]马文·哈里斯. 文化人类学. 李培莱,高地译. 北京：东方出版社,1988
3. 王铭铭. 人类学是什么. 北京：北京大学出版社,2002
4. 孙秋云. 文化人类学教程. 北京：民族出版社,2004
5. 史瑞芬,周柳亚. 护士人文修养. 北京：高等教育出版社,2004

【网络资源】

1. 中国文化网：http://www.chinaculture.org/
2. 中国传统文化网：http://www.enweiculture.com/
3. 世界健康网：http://www.worldhealth.net.cn/
4. 健康报网：http://www.jkb.com.cn/
5. 企业文化网：http://www.7158.com.cn/
6. 中国健康医学网——护理文化：http://www.sosyao.com/
7. 安全文化网：http://www.anquan.com.cn/

（章越松）

第三讲　宗教使人虔诚：宗教与护理

教学目标

1. 说出宗教的定义。
2. 说出宗教的本质和基本特征。
3. 正确阐述宗教的社会功能。
4. 了解佛教、道教、伊斯兰教、基督教、天主教的基本教义与礼仪。
5. 在护理实践中运用宗教学知识开展整体护理促进患者康复。

本讲提要

本讲以宗教与科学的交融、护理与宗教的关联为切入点，阐述宗教是一种客观存在的社会现象，也是人文社会科学关注和研究的对象。学习和掌握宗教学的有关知识，对于提升护理人员的人文素养，开展整体护理，加强护理人员的国际交流，促进护理服务的国际化，都具有重要的意义。

问题与思考

问题 1：在科技高度发达的今天，为什么宗教还在影响着人类生活？

纵观历史，科学与宗教在冲突与并存中一路走来。在自然科学方面，宗教对宇宙起源、生命起源和人类起源等的解释，与科学的解释相悖；在人文科学方面，宗教信仰与科学所揭示和捍卫的真理也差异很大。但是，为什么在科技高度发达的今天，在全世界 60 多亿人口之中，还有 40 多亿人信仰宗教？为什么无论你是否信仰宗教，它却总会若隐若现地出现在你的生活里？这是因为它在一定意义上表达了人类对完美境界的追求，与人类的道德建构及心灵健康息息相关。加深对宗教知识的了解，吸取有益的营养，发现它与科学精神的交融之处，对促进人类文明的发展无疑有莫大的好处。

问题 2：护士真的需要学习宗教学知识吗？

一位 79 岁女性美籍华人，天主教徒，回大陆探亲时因情绪激动致脑出血，昏迷后经抢救一度清醒，她表示要安然地应主召唤升入天堂。后病情加重进入濒死期。医务人员欲全力抢救遭家属拒绝，认为抢救违背了老人意愿且增加了老人的痛苦，遂尊重本人的信念，顺其自然让她走向生命的终点。你认为这样做对吗？如果面临此种情景，你会选择怎样的处理方式？宗教知识对提供高质量的护理服务意义何在？

当面对这些问题时，你是否有困惑、有疑虑？相信通过宗教学知识的学习，你会懂得它既是提升自身人文修养的需要，也是促进护理服务国际化的需要。

第一节　揭开宗教的神秘面纱

宗教是人类历史上一种古老而又普遍的社会文化现象。宗教反映出人的精神世界和灵性追求，亦是人类社会结构和文化发展的有机构成。它既虚无缥缈，又处处皆是。要想认识宗教文化的异彩纷呈、多元共构，就让我们来尝试揭开宗教的神秘面纱。

一、什么是宗教

一提起宗教，人们就会想到生活中的种种宗教现象，如神佛显灵的传闻、妖怪作祟的迷信、祭天祀祖的礼仪、驱邪赶鬼的巫术、五体投地的信徒、念念有词的祝祷、晨钟暮鼓的佛庙、青烟缭绕的道观、巍峨壮丽的教堂，等等；然而，对于"什么是宗教"这样一个简单而复杂的问题，迄今为止还没有人能给出一个公认的答案。正如麦克斯·缪勒所说："成千上万的人信心之诚笃可以移山，但若问他们宗教究竟是什么，他们可能张口结舌，或只能说说外表的象征，但谈不出其内在的性质，或只能说说信心所产生的力量。"[①]因此，让我们先从"宗教"一词的来源和定义开始，对神秘的宗教作一粗浅的介绍。

"宗教"一词，源自印度佛教。佛教以佛陀所说为教，以佛弟子所说为宗，宗为教的分派，合称宗教，意指佛教的教理。"宗教"的另一来源是拉丁文"religare"，意为联结，泛指人与神的相互关系。关于宗教的定义，学者一般有如下几种观点：

第一种观点是从信仰层面来规定宗教的本质，把宗教理解为某种以神道为中心的信仰系统。宗教人类学家爱德华·泰勒给宗教下的定义就是人们"对于精灵实体的信仰"。

第二种观点以信仰主体的个人体验来规定宗教的本质。他们以信仰者个人的主观性感受和宗教体验为中心，认为宗教以崇拜活动、宗教仪式、宗教信条及教义为基础。所谓宗教，"就是各个人在他孤单的时候由于觉得他与任何一种他认为神圣的对象保持关系所发生的感情、行为和体验"。

第三种观点是根据宗教的社会功能来规定宗教的本质，把与宗教有相同社会功能的文化现象视为宗教，将宗教定义为"人们借以和生活中的终极问题进行斗争的信仰和行动的体系"。

第四种观点从宗教与文化的关系角度定义宗教。美国宗教哲学家保罗·蒂利希认为，

---

① 麦克斯·缪勒著，宗教学导论，陈观胜，李培茱，译. 上海：上海人民出版社，1989：11

人类文化的统一性就在于宗教。他强调，人类文化成果所体现的一切，就其内涵来说都是宗教的。他说："正如文化在实质上是宗教，宗教在表现形式上则为文化。"

唯物史观认为，宗教是人类历史发展到一定阶段普遍产生的一种社会现象，它和哲学、政治学、法学、文学、伦理学一样，是人们的头脑对外部世界的反映，是一种社会意识形态。不论什么宗教，都有两个基本内容：

第一，信仰与崇拜一种或数种根本不存在的超自然、超社会的神秘力量——神；并且认为这些神或唯一神是宇宙的主宰，它具有无穷无尽的力量，支配着自然界和人类的生活。

第二，相信灵魂不灭，认为在人们生活的现实世界之外，还存在一个幻想的世界，在这个世界里有不同于人间的天堂、地狱、极乐世界、火狱等。

总之，宗教这一意识形态的最大特点，就是以虚幻的形式反映宗教信徒对世界的认识。恩格斯曾明确提出："一切宗教都不过是支配着人们日常生活的外部力量在人们头脑中幻想的反映，在这种反映中，人间的力量采取了超人间的力量的形式。"因此，我们可以说，宗教是一种特殊的意识形态，其特殊性表现在它是人们对自然界和人类社会一种虚幻的、歪曲的、颠倒的认识。

二、宗教的社会功能

社会功能是指某一社会子系统或社会现象在维持社会秩序、保护社会系统正常运作方面所具有的影响力。宗教作为整个社会大系统中的子系统，既依附于整个社会，受社会大系统的控制和影响，也有其相对的独立性。社会整体对宗教的作用是制约性的，而宗教对社会整体也有很明显的作用或功能。

(一) 社会整合与控制功能

社会整合是指将社会存在和发展的各要素联系在一起，使它们一体化。宗教能够使社会上不同的个人、群体或社会势力、集团凝聚成一个统一的整体，从而有利于社会的发展。

宗教的整合功能建立在信徒的共同理想信念之上，通过宗教信仰来发挥它的巨大作用。宗教信仰使接受它的个人、群体、社会集团形成一个具有共同意识的宗教共同体，从而产生组织上的整合。在此基础上，宗教信仰又以其不同于世俗思想观念的特点，在宗教共同体内唤起一种强烈的认同意识，从而增强和促进内部的一致，使之凝固为一个共同体。

宗教的整合功能还通过宗教的其他要素发挥作用。在宗教组织中，不同等级、不同层次的神职人员，不仅起到传道布道的媒介作用，而且起到将信徒们组织起来、凝为一体的作用。宗教组织用特定的教规约束信徒的行为，使之成为相对稳定的社会实体，进而成为社会系统中强有力的子系统，不断浸润着世俗社会并产生影响。

"所谓社会控制就是社会对作为社会行为主体的行为的各个方面予以约束"。社会控制以社会秩序的稳定为目标，用宗教手段来实现社会控制，就是运用宗教信仰、感情、仪式、教义等约束人们的行为。宗教的社会控制功能具有特殊性，它可以使统治者的权力披上神圣的外衣，为人类建构的社会秩序涂上神圣的光彩，从而达到维系社会稳定的目的。

(二) 社会心理调节功能

社会是由无数成员组成的，大多数社会成员的心理稳定与平衡，是社会系统正常运行的必要条件之一。在任何一个现存或者历史的社会中，都存在自然与社会的双重压迫，它威胁着人们的安全感，使人们生活在对强大异己力量的畏惧之中。宗教的一个重要功能就是对芸芸众生进行心理调节，借助于超人间的力量，为社会成员提供心理上的慰藉。通过特定的宗教信念，把人们的心态从不平衡调节到相对平衡，使人们在心理和生理、精神和行为之间达到和谐的状态，这就是宗教的心理调节功能；而人类普遍存在的宗教精神与神圣感，是宗教得以产生心理调节功能的根源。

人的内在精神需要，使宗教的心理调节成为可能。当一个人在社会活动中各种需要不能满足时，就会觉得自己处于被剥夺的地位，产生一种被剥夺的不平衡心理，从而引发心灵上的痛苦。宗教能为人们安抚这种心灵痛苦提供良好的镇静剂和镇痛剂。

宗教的心理调节，会引起生理上的良好调节作用。现代心理学研究成果表明，一个经常受到精神折磨、心情苦闷的人，其生理免疫功能会下降，因而表现为患病率高、寿命短，死亡率当然也就高了；与此相反，一个心情愉悦、心胸开阔的人，其生理免疫功能会随之提高，身体健康状况也会为之改善。甚至是本来有病的人，也会由于虔诚地相信神明而消除病痛。

各种宗教都有一系列的礼仪，它们通过这些礼仪激发教徒的宗教情感，而宗教情感的产生过程就是心境达到平和、向善的过程。宗教的人性美体现在两方面：一方面是圣徒、传教士或高僧大德们所表现出来的奉献、仁慈、忍辱、自我牺牲、坚韧不拔等高尚品质，其中蕴涵了人们乐于接受的人性美；另一方面是在宗教组织、神职人员及广大信众、教友之间，体现了相互爱护、相互关照、相互支持而不计回报的亲密和谐关系，凸显了又一种形式的人性美。这些人性美以神性美为源泉，在神性美的光环之下张开它的怀抱，具有独特的坚定性和强大的感染力，有益于陶冶人们的高尚情操。宗教正是通过对信众美感的培养，使信众的精神面貌和精神品位得到提升，当信众从内心产生一种愉悦感之后，宗教的心理调节功能也就开始发挥作用了。

（三）社会化与交往功能

每个人的成长，都是一个社会化的过程。在社会化的过程中，个人与社会互动，形成个人的社会属性，促使个人与社会保持一致。个人在社会生活中，学习并掌握社会生活的知识技能，熟悉社会的风俗习惯、道德、法律，确立生活的目标和道德观念，取得被社会认可的地位，成为具有"社会资格"的人。

宗教的社会化功能通过多种途径来实现，其中宗教教育是促使个体社会化的基本途径之一。学习一本宗教的经典著作，可以学习到古代的社会和文化知识；宗教徒在遵循和习得宗教行为规范的过程中，也加速了自己的社会化进程。

宗教还有利于个人在社会上扮演特定的角色。道德历来是宗教信仰的基本内容，大多数宗教提倡宽容、隐忍、利他，要求教徒与他人和睦相处，处理好人际关系。宗教把自己所定的规范和行为准则说成是"神意"的表现，具有"神圣性"，由此对人们产生刻骨铭心的影响与强大的自律作用。因此，在宗教与所在社会的主体意识形态不矛盾的情况下，就可以充分发挥宗教的特长与优势，促进社会的整合，促进个人的社会化。

个人社会化的结果，是促使人们接受共同的信念和价值观。作为一种社会意识形态，宗教以其非实证的神秘方式来说明神与人、人与人、人与自然之间的关系，并以此解释人的本质、人的价值、人生意义和人的命运。作为一种社会组织机构，宗教把分散的、具有同样信念的信教者组织起来，并用教规约束教徒，使之成为一个相对稳定的社会实体。它使个人接受宗教价值观以及相关的教理，帮助个人理解"我是谁"、"我是什么"这些问题，从而使具有同一信仰的人们集结成一种宗教群体,达到群体认同。

宗教可以促进人们的社会交往,共同的宗教信仰促进了教徒之间的交往,共同的追求促使他们亲密相处,这种现象不但发生在一个国家内,也发生在众多国家之间。如处于沙特阿拉伯境内的麦加,是伊斯兰教的主要圣地,每年都有上百万穆斯林从世界各地来这里朝觐。作为一种民间交往媒介,宗教已成为增强各国人民之间的了解、促进社会改革开放的一支社会力量。

当然,宗教的社会功能具有两重性,其负功能在于容易使人产生宿命思想,逃避现实;形成保守主义价值观,因而有碍社会变革;也容易引起宗教冲突和民族冲突。因此,只有通过积极引导,才能充分发挥宗教的正功能,抑制它的负功能,引导宗教走上与社会主义社会相适应的发展道路。

三、贯彻党和国家的宗教政策,反对邪教与迷信

尊重宗教信仰自由是中国共产党的一贯主张,也是我国一项长期的基本国策,其目的在于把所有信教和不信教的群众联合起来,把他们的意志和力量集中到建设现代化社会主义强国这个目标上来。中共中央 1991 年 6 号文件指出:"今后一个时期,党和政府对宗教工作的基本任务是:认真贯彻党的宗教政策,维护公民宗教信仰自由的权利,加强对信教群众和宗教界人士的爱国主义和社会主义教育,调动他们的积极因素,支持他们开展有益的工作,巩固和发展同宗教界的爱国统一战线,依法对宗教事务进行管理,制止和打击利用宗教进行违法犯罪活动,坚决抵制境外宗教势力的渗透活动,为维护稳定、增进团结、统一祖国、振兴中华服务。"总之,我们要全面正确地贯彻执行党和国家的宗教政策,依法加强对宗教事务的管理,积极引导宗教,使之与社会主义社会相适应。

在尊重人民群众宗教信仰自由的同时,我们也必须旗帜鲜明地反对邪教。邪教组织是指"冒用宗教、气功或以其他名义建立、神化首要分子,利用制造、散布迷信邪说等手段蛊惑、蒙骗他人,发展、控制成员,危害社会的非法组织"。邪教的主要特点是:教主崇拜;精神控制;宣扬末世论;聚敛钱财等。近二三十年来,随着世界性宗教热的出现,邪教再度趋于活跃,其中最引人注目的有美国的大卫教(创立于 1934 年)和人民圣殿教(创立于 1984 年)、日本的奥姆真理教(创立于 1987 年)等。20 世纪 80 年代末期至 21 世纪初,我国法轮功的头目李洪志通过欺骗、暗示、造谣、恐怖等卑劣手段,大肆散布"末世论"、"消业论"、"开天目"、"放弃对生命的执着"、"求圆满"、"上天国"等谬论,使许多练习者上当受骗,走火入魔,有的竟用自杀的方式来结束自己宝贵的生命,甚至成为国外反华势力的工具,严重危害和影响了社会稳定。我们要认清法轮功反科学、反社会、反人类、反政府的本质,与它进行坚决的斗争。

【知识拓展】

邪教与宗教的区别

一是信仰对象不同,宗教信仰和崇拜的对象是超越人类和自然的神,是固定不变的;而邪教信仰的对象则是教主本人。二是对社会的态度不同,我国宗教倡导信徒融于社会,服务社会,造福人群,维护社会和谐,拥护中国共产党的领导,拥护社会主义制度;而邪教的本质是反社会的,他们蛊惑煽动仇视社会、危害社会,甚至鼓吹、煽动推翻当前政府的领导和社会制度。三是理论学说不同,宗教教义关注人们

的现实生活,给人们以安慰、劝勉和鼓励,将世界末日置于遥远的将来;而邪教教主无不刻意渲染灾劫的恐怖性和紧迫性,宣称大劫将至,扰乱人心,造成恐慌,骗人入教。四是活动方式不同,我国宗教有合法登记的团体组织和活动场所,信教公民的集体宗教活动在经登记的宗教活动场所按照教义教规进行;而邪教则活动诡秘,多为秘密结社,他们采取地下活动方式,串联、聚会活动多在比较隐蔽的地点进行。五是立教的目的不同,宗教存在的目的是追求超越和表达终极关怀,探索的是宇宙和人生的真谛,其超越时空的审视和对人之有限、相对的洞见旨在引导积极有为的人生;而邪教教主立教的动机源于对世上事物、自我安乐的非分之想,立教的目的是利用骗术和对信徒的控制来满足其个人的私欲、讹诈群众的钱财,并企图实现控制社会的野心。六是对科学的态度不同,宗教对业已经过证实的科学事实总是表示接纳和认同,承认科学的意义和价值,并尽力为自己的教义和教徒服务;而邪教要么打着科学的旗号反科学,要么明目张胆地攻击科学。七是存在的期限不同,宗教具有相当大的稳定性,其历史都很久远;而邪教则具有相对的不稳定性和瞬时性。

　　虽然宗教与迷信有一定的共性,但宗教并不等于迷信。从思想本质上说,宗教与迷信都相信、崇拜超自然、超人间的神秘力量;从理论上说,都是唯心主义。但两者依然存在严格的区别。首先,宗教是一种世界观,对世界和人类有一套完整的看法,也形成了一套相对独立的思想体系;而毫无科学元素的封建迷信,则是我国解放后约定俗成的一个专用名词,通常指相信星相、占卜、巫医、风水、命相鬼神的思想和行为。迷信是原始人类传衍下来的一种落后愚昧的盲目信仰,也成了少数人自觉不自觉的谋财手段。其次,宗教有一套比较完整的教义、经典、宗教制度、仪式和系统的宗教学说,有比较固定的宗教活动场所和较严格的教规,而封建迷信则不然。再次,从社会功能来说,历史上的宗教曾在一定条件下起过某种积极的作用,在新形势下可引导它和社会主义社会相适应,而迷信却只有消极作用。

第二节　走近中外主要宗教

　　宗教的历史十分漫长。它与人类文明的历史同步,经历了原始社会、奴隶社会、封建社会、资本主义社会和社会主义社会五种社会形态,成为所有历史时期一种不可或缺的文化现象和文化载体。宗教的分布极为广泛,世界上各个国家、地区都有宗教,其形式与特点千姿百态、各有千秋。

　　中国是一个多宗教的国家。中国宗教徒信奉的主要有佛教、道教、伊斯兰教、天主教和基督教等。

一、佛教

　　佛教与基督教、伊斯兰教并称为世界三大宗教。佛教起源于公元前 6 世纪的古印度,以后广泛传播于亚洲的众多国家与地区,对许多国家的社会、政治和文化产生过重大影响。目前全世界有佛教徒 3.6 亿,分布在 86 个国家和地区。

（一）基本教义

广义的佛教包括它的经典、仪式、习惯和教团的组织，狭义的佛教仅指佛陀的教言，亦即佛教徒所说的佛法，包括四圣谛、缘起法、四法印、八正道等。

四圣谛指的是世间的苦（称作苦谛）、苦的原因（称作集谛）、说苦的消灭（称作灭谛）、灭苦的方法（称作道谛）。"谛"是真理的意思，而四圣谛的基本依据是缘起法。佛教的所有教义，都从缘起法而来，因此缘起论是整个佛教教义的理论基石。所谓"缘"，是结果赖以出现的原因与条件，"起"是生起的意思。缘起就是指一切事物和现象的生起都是有原因的，有条件的，是由相待（相对）的互存关系和条件决定的；而且一因不能生果，任何果都必须至少有两个因才能产生，任何单独的因，如果没有适当的外缘，就不能产生果。世间万事万物都处在因果相续相联的关系之中。从纵的方面说，因果遍于过去、现在、未来三时，相续不断，无始无终；从横的方面说，因果间的联系是互相依存，互为条件的，错综复杂，无边无际。世界万物就这样处在无始无终、无边无际的因果网络之中。

四法印是佛教教义的另一重要内容。印是印玺，古代人持盖有国王印玺的文件，可以通行无阻。法印就是"佛教的标记"。"诸行无常、诸法无我、有漏皆苦、涅磐寂静"是佛教的最基本教义，可以用来印证各种说法是否正确，故称四法印。

四法印之一是"诸行无常"。这里的"诸"是指一切事物和一切现象，包括宇宙中的万事万物；"行"是迁流变动的意思，一切现象都是变化着的，所以叫做"行"；"无常"是指没有恒常的存在，"诸行无常"就是指宇宙间的一切事物和一切现象都存在此生彼生、此灭彼灭、相待相持的相互关系，没有恒常不变的存在；任何现象的性质都是无常的，会在刹那间生灭的。

四法印之二是"诸法无我"。它的意思是"世界上一切事物和一切现象并无本体论的所谓我的存在"。"无我"又可分为"人无我"和"法为我"，前者是指对于主体的人来说，不存在一个起主宰作用的灵魂；后者则是指对于客观世界来说，不存在一个主宰者。对佛教而言，就是"一切皆空"。

四法印之三是"有漏皆苦"。"漏"是烦恼的意思。佛教认为众生不明白一切法"缘生缘灭"、"无常无我"的道理，而在无常的法上贪爱追求，在无我的法上执著为"我"或为"我所有"，这就叫做惑。惑使人烦恼，而烦恼的种类极多：既有贪（贪欲）、愤（仇恨）、痴（不知无常无我之理）这"三毒"，也有慢（傲慢）、疑（犹疑）、恶见（不正确的见解）等，合在一起为六大烦恼。世间有无量的苦，但这苦不是孤立的、偶然地自己生起来的，也不是造物主给予的，而是有因缘的。困惑所造的烦恼为业，因业而有生死苦，这就是有漏皆苦。

四法印之四是"涅磐寂静"。涅磐（梵文 Nirvana）一词的原意是"熄灭"，意译为"圆寂"。它是佛教全部修习所要达到的最高理想，一般指熄灭生死轮回后的一种精神境界。佛教认为，人生有重重的烦恼和痛苦，涅磐即是对"生死"诸苦及其根源"烦恼"的最彻底断灭。

人生痛苦的根源在于烦恼，那么如何使人摆脱这个根源，达到理想的境界？佛教认为通向涅磐解脱的正确方法或途径有"八正道"，具体内容是：① 正见，对佛教真理四谛等的正确见解；② 正思，对四谛等佛教教义的正确思维；③ 正语，即纯净语言，说合乎佛法的言论，做到不妄语、不慢语、不恶语、不谤语、不统语、不暴语、远离一切戏语；④ 正业，从事清净之业，不杀生、不偷盗、不邪淫、不做一切恶事；⑤ 正命，过符合佛教规定的正当生活，远离一切不正当的职业；⑥ 正精进，勤修涅磐之道法；⑦ 正念，明记四谛等佛教真理；⑧ 正定，修习佛教禅定，让心专注于一境，观察四谛之理。佛教认为，按此修行可由凡入圣，从迷界的此岸达到悟界的彼岸。

（二）主要礼仪

佛教徒尊奉佛教创始人释迦牟尼为本师，自称为释迦牟尼的弟子。佛教徒有 4 类，就是出家男女二众，在家男女二众，合称为四众弟子。出家男女又有 4 类，即比丘、比丘尼、沙弥、沙弥尼四众。出家的男众为比丘，比丘是梵文的音译，意指乞食，即僧人托钵乞食。出家女众名为比丘尼。比丘又俗称为"僧人"，僧是梵语"僧伽"的略称，意思是"众"。

古代印度各教派提倡人到一定年龄以后，要出家修持。出家者称为"沙门"，意思是止息一切恶行。世俗还称比丘为"和尚"，"和尚"是"亲教师"的意译，即师傅的意思，在中国一般是对佛教师长的尊称，后成为僧人的通称。对那些佛教界的上层人物，包括有佛理素养又善于讲解经文的，人们尊称为"法师"。俗称在家的佛教徒为"居士"。

在原始佛教时期，僧众的日常行事，除了出外乞食，便是各自修行。修行的方法，一是闻佛说法，或互相讨论；二是修习禅定。佛教初传入中国时，弟子随师修行，没有统一而规范的日常行事。到了东晋时期，道安法师创立了僧尼规范，一是行香、定座、上经、上讲之法，即为讲经仪规；二是常日六时行道、饮食唱时之法，即为课诵临斋仪规；三是布萨、差使、悔过等法，即为忏悔仪规。宋明以来，僧尼规范逐渐统一为每日"五堂功课"、"两遍殿"，并且有钟、鼓、磬、木鱼等法器伴奏。

佛教徒为在短期内求得较佳的修行效果，常作规定限期之修行，通常以七日为期，称为打七。比如在七日中专修念佛法门，愿求往生西方极乐世界，称为"打佛七"；专修禅宗法门，直接参究心性的本原，称为"打禅七"。

佛诞节也称"浴佛节"，是纪念释迦牟尼佛的重大节日。佛诞节举行浴佛、行像、献花、演戏等活动。据说悉达多太子诞生之日，有九条龙口吐香水洗浴佛身，因此佛教于每年阴历四月初八举行法会，在大殿里用一大盆供奉太子像（释迦牟尼佛诞生像），全寺僧人和信徒用香汤为佛像沐浴，作为佛诞生的纪念。

佛教规定，每年阴历四月十五日至七月十五日这三个月，僧人都要在寺庙内安心修道，称为"安居"。阴历七月十五日安居期满，举行盂兰盆会，用百味饮食供养盂兰盆中以供养"三宝"（指佛宝、法宝、僧宝）。

二、道教

道教是唯一产生、发展于中国本土的宗教，以"道"为最高信仰，产生于东汉中叶。在长期的发展过程中，道教积累了大量的经典书籍，对中国封建时代的哲学、文学、艺术、医学、药物学、化学、天文、地理等方面产生过不同程度的影响，成为中国古代文化遗产的重要组成部分。道教把传说中的黄帝和春秋时的老子当作道教的创始人。

（一）基本教义

道教的宗旨可以概括为三句话：尊道敬神、修道成仙、求福消灾。道教的至上神，早期为太上老君，后来为三清尊神。道教信仰的最高目标是延年益寿，羽化登仙。延年益寿就是延长生命在现实世界中的存在时限，羽化登仙就是通过一定的修养方式来变化气质，使修行者达到"长生久视"、老而不死的目标。

1. "道"与"德"的信仰　道教的最高信仰为"道"，认为"道"是宇宙的本原与主宰者，它无所不包、无所不在、无时不存，是宇宙一切的开始与万事万物的演化者。有了"道"才生成宇宙，宇宙生成元气，元气演化而构成天地、阴阳、四时、五行，由此而化生万物。《常清净经》说："大道无形，生育天地；大道无情，运行日月；大道无名，长养万物。吾不知其名，强名曰道。"这就是说，道是在天地开辟以前就存在的超时空的宇宙本原。

道是没有生灭、永恒存在的绝对本体。道有体有用，作为道体，它是形而上的宇宙之本原，呈现"无"与"有"两种状态的统一。首先是"无"，即宇宙创生之前的虚空状态，称为"天地之始"，具有质朴性和绝对性。其次是"有"，即宇宙创生时含有一片生机的状态，称为"万物之母"，具有潜在性和无限性。作为道用，它是形而下的法则秩序，即宇宙万物普遍存在的客观规律，称为"常道"。道化生出时间和空间、物质与精神、运动与静止，存在于自然界、人类社会和人体之中，贯穿古今，囊括万有；既超越时空，又呈现在一切时空之中。

道可化身为有意志的人格神。《老子想尔注》将道称为一，曰"一者道也"，"一散形为气，聚形为太上老君"。南北朝以来，三清尊神演变成道教的最高神系，它们就是道的化身。道教徒从崇拜人格化的神入手去理解道、贴近道、追求道。道教徒认为一旦得道，获得三清所说的种种符箓及行持方术，即可度人济世。人得道而成仙，仙因道而济人，这就是道教的核心内容。

与"道"并提的是"德"。"德言得者，谓得于道果"，"道之在我之谓德"，道在人、物中都有体现，即所谓德。德既人人所有，也可以说道原人人俱足，问题只在于能否悟道。这种体道之德，就是重玄家所说的道性。道教认为，一切有形的万物，都包含有"道"的本性，符合"道"的规律，因而都能够得道。但是得道有多有少，悟道有浅有深；一旦通过修行达到形神俱妙、体道合真的境界，也就进入了神仙境界。

2. 道教的创世论　汉魏六朝的道教神学，继承和改造了道家的宇宙论。他们将《老子》所说的"道"改造为有人格意志的至上神，称作"大道"或"太上道君"，并且宣称老子就是大道的化身，进而将史书记述的老子生平故事以及某些历史传说揉合为一，编造出上起宇宙初始、下及秦汉以后，太上大道君开天辟地、化形降世、辅助帝王、传经授戒、教化生民的系列故事。这套神化老子之道的故事，是道教的"创世论"。它的用意在于说明天地万物的化生，人类社会的王朝更替，道教经书教义和方术的传衍变化，都可用一个纵贯古今、超越时空的神秘本源，即太上道君的演化和不断地降世来解释。

3. 道教"贵己重生"的人生观　道教的人生观，以重视个人生命（贵己重生）的价值观为本，探讨如何使个人精神快乐和生命永恒的问题。"贵己重生"思想认为人所追求的首先是个人的生命，一切客观事物的意义仅在于它是否有利于自身生命的存在，它将保全自己生命、不为名利物欲所害作为首要的行为准则。他们从爱惜生命的立场出发，坚信"我命在我不在天"，长生可为，方术有效，主张为追求长生而积极探索自然和生命的奥秘。

4. 重玄之道　重玄学说的主要特点是融合佛道二教思想，对道体有无、形神关系、性命修炼等问题进行探讨，旨在指导信徒修仙论道，安定身心，解脱生死烦恼，悟入重玄境界。重玄之道不仅指非有非无的道体和众生本具的清净道性，更是指导教徒悟道修心的方法。

5. 性命双修　道教与道教哲学的根本宗旨是"全性保真"，即保全个人生命和自然本性，追求生命的永恒和人性的解放。从尊重自然生命的价值观出发，结合神仙信仰和养生方法，形成了神仙道教和内丹道派的生命哲学和修炼方术；结合佛教般若学及道家的存神养性论，形成了道教的心性哲学及识心养性的修持方法。

【知识拓展】

道教医药学

道教为追求长生成仙,继承和汲取中国传统医学的成果,在内修外养过程中,积累的医药学知识和技术,称为道教医药学。其中与中国传统医学具有共同核心的为服食外丹、导引、调息、辟谷、房中和内丹修炼等养生术;另外还有一些带有巫医色彩的仙丹灵药和符咒等,三者浑然一体,构成了道教医学的特色。

服食外丹,指服食丹药和草木药。导引、房中之术为道教医学的重要内容。道教医学的内修摄养之术,大多效法自然。认为坚持内修,能返本还元,调整阴阳,疏通经络,行气活血,增强免疫,以至益智延年。

（二）主要礼仪

1. 斋、醮　斋、醮是道教祭祀形式的总称。斋,原意为禁戒、洁净,是祭祀前一种戒洁身心的行为,后发展为一套程式化、规模化的礼仪系统,成为道教的宗教形式或外部体征。醮以祭神为义,在星辰下陈设酒米等物祭神,是道教醮祭的基本形式。

2. 戒律与清规　所谓"戒",是约束道士言行以防非止恶的规诫。道教戒律是道士必须遵守的行为规范。全真道有三坛大戒,按修行的顺序依次为:初真戒、中极戒、天仙戒。初真戒是最基本的戒,主要内容有五:"一者不得杀生,二者不得荤酒,三者不得口是心非,四者不得偷生,五者不得邪淫。"全真道士在受过初真戒后,积功累行,方得再受中极戒,中极戒有300条。受完中极戒,积功累行,才能接受全真道最高的戒律即天仙戒。不同的道教宫观还有一些宫观内部的规约条文,称为清规。

3. 符箓法术　符文是一种画在纸上的象形会意的文字图形,道教声称它具有驱鬼治病功能。箓是记录有诸天官曹名所属佐吏的法牒,其中必有相关的符图咒语。道教视前者为具有上天调遣鬼神权力的兵符,是驱鬼辟邪、祈禳赐福的发令书;视后者为道士个人修身立业、迁升道职的文凭证书。

4. 道士称谓　教外人称道士,一般通称为"道长",不分男道士和女道士。若使用叙述性的称谓,则称男道士为"乾道",女道士为"坤道"。

5. 重要节日　道教的节日与道教的神真信仰和宗教生活密切相关,不同的节日要举办相应的斋醮法事。在道教内外盛行的主要节日如下:

（1）三会、三元:上元节,即民俗之元宵节,中元节为阴历七月十五日,即民俗的鬼节,下元节为十月十五日。

（2）戊日:是道教的重要忌日,道教称作"戊不朝真",其日关闭殿堂,不上香、不诵经,殿堂门上悬挂戊字牌。

（3）祖师诞辰:道教是多神教,既有各宗派共同崇拜的三清四御尊神,也有各宗派自己崇拜的祖师神。如正月十五日为天师张道陵诞辰,二月十一日为太上老君诞辰等。

三、伊斯兰教

伊斯兰教是当今世界上信徒最多的宗教之一,公元7世纪初兴起于阿拉伯半岛,距今已有近1400年的历史。"伊斯兰"系阿拉伯语译音,字面意思为"和平"、"顺从"等,作为一种宗教指顺从独一无二的主宰安拉。信仰伊斯兰教的人被称为"穆斯林",意为顺从者、和平者。

（一）基本教义

伊斯兰教的主要经典有《古兰经》和《圣训》。先知穆罕默德传教初期,强调崇拜唯一神安拉的基本信仰。此后他在麦地那接受的一段启示中明确提出:信安拉、信大使、信启示、信众先知和信末日(中国穆斯林称此为五大信仰纲领)。伊斯兰教的神学家,根据《古兰经》有关经文的精神和圣训明文,提出"信前定"为第六项信仰,故又有"六大信仰纲领"之说。

1. 唯一神论　伊斯兰教坚持严格的一神论,认为安拉是唯一应受人们崇拜的神。伊斯兰教认为:① 安拉是独一而固有的真实存在,不是抽象的概念;② 安拉是万能的,具有绝对的权威;③ 安拉是永恒的,先于万有而存在,万有毁灭之后仍存在;④ 安拉是绝对完美的,因而不能用形象描述他,不能为他造像、设像和画像;⑤ 安拉造化了人类并赐予其理性,并为人类创造出世间的一切,因而人们不仅要信仰安拉,顺从他的意旨,而且还要崇拜他。

2. 造化论　伊斯兰教认为,无论是宇宙的形成还是人类的产生,均不是偶然的巧合或自然的机缘,而是安拉意欲造化的必然结果。

3. 先知论　伊斯兰教认为,安拉为引导与劝诫世人摆脱苦难与邪恶,在不同的时代、不同的地区、不同的民族,派遣一些受其恩宠的人作为先知,在本民族中传达安拉的启示,并引导人们弃恶从善、遵循正道、信仰一神安拉。所有先知均是由安拉从人类中挑选出来、品格完美且节操高尚的优秀者,这些先知所宣传的宗教,是一脉相承的一神教。他们忠于自己的使命,绝不违背安拉的命令,是可以信赖的。先知虽为安拉所选之优秀者、劝戒者和报喜者,备受人们的尊敬和爱戴,但却没有资格受到人们的崇拜。

4. 启示论　伊斯兰教所说的启示,是指安拉以特殊而隐蔽的方式将宗教原则和治世济人的知识教给他所选择的先知。安拉在不同时期选派过许多先知,他们根据安拉的启示救人于苦难,导人于正道。启示的集录被称为"天启经典"或"天经",统称"经典"。"信仰经典"就是信仰天启的神圣性。启示论的核心就是信仰《古兰经》为安拉的语言。

5. 两世论　"两世论"即指人类生活的现实世界(今世)和现世终结后的彼岸世界(后世)。两世论以相信后世存在为前提,并认为今世与后世有必然联系,提倡"两世兼顾",以达到"两世吉庆"的目的。

伊斯兰教认为,人类生命并不以死亡为终结,死亡只是今世生活的了结;在今世生活结束后,还有一个与之完全不同的后世生活。今世生活是人类生活的必经之路,是通向后世生活的桥梁;而后世生活是人类生活的必然归宿,是今世生活追求的目标。因此要求人们在今世生活中勤奋耕耘,努力进取,积极创造物质和精神财富,建设安定、和平的生活。只有今世的物质生活具有一定保证时才能有条件追求后世的精神生活,所以今世生活又是后世生活的基础。

6. 前定论　"前定论"认为"安拉在万象未显之前预定了万事万物的有,并预定这些事物在一定时间、以一定形式、按一定数量而发生",并相信这是由安拉意志决定的必然,人类的意志无法改变。

（二）主要礼仪

1. 念功　穆斯林心存安拉和非穆斯林立誓皈依的一种方式。赞念安拉的诵词主要有:① 清真言。其内容为:"万物非主,惟有安拉;穆罕默德是主的使者"。清真言是伊斯兰教基本信仰的纲领性表达,通过诵念清真言可以对信仰进行公开表白。② 作证词,就是穆斯林常说的"证言"：我作证："万物非主,惟有安拉;我作证：穆罕默德是主的使者"。证言是一种自身作证,反复声明其信仰。③"念"也包括诵念《古兰经》。清真言和作证词不只是新入教者必须宣读的誓词,也是每个穆斯林必须经常诵读的誓词,以表示对自己信仰的重新肯定和信仰的加深。

2. 拜功 这是穆斯林身体力行的主要功修之一。履行拜功前必须进行沐浴,取得身心上的洁净。沐浴有"大净"和"小净"之分。"大净"即用清洁的水,按一定的顺序、方式冲洗全身;"小净"时洗净身体的局部,如手、脸、口、鼻、足等。宗教意义上的沐浴,不仅可清除身体上的污秽,而且可以荡涤心灵上的不洁。拜功的仪式主要由端立、诵念古兰经文、鞠躬、叩头、跪坐等动作构成。主要拜功有一日五次拜,每周一次聚礼拜(即主麻拜),一年两次会礼拜功(即古尔邦节和开斋节的拜功)。

3. 斋功 斋戒是在一定时间内戒止食色等,是穆斯林必尽的宗教义务。成年穆斯林在伊斯兰教历的莱麦丹月(斋月),必须戒白昼饮食、房事等一个月。斋戒时,不起妄念,不与人争,"举心准敬,默语惟恭"。但有困难者如病人、年迈者和出门旅行者、孕妇和哺乳者等,可以暂免封斋,或过时再补,或交纳一定的济贫施舍费用。

斋月逢大月为 30 日,逢小月为 29 日。斋月的起讫均以见新月而定。斋月结束之次日(即教历的 10 月 1 日)为开斋节。

4. 课功 也称"纳天课",是伊斯兰教对占有一定财力的穆斯林规定的一种功修。伊斯兰教认为,财富系安拉所赐,富裕者有义务从自己所拥有的财富中拿出一定的份额,用于救危济贫等慈善事业。

5. 朝功 朝功是穆斯林在规定的时间内,前往麦加进行的一系列宗教仪规的总称。公元 626 年,穆罕默德根据启示并参照古代阿拉伯的朝圣仪式,规定了朝觐制度。朝觐者经过亲身体会和深刻反省以达到返璞归真、纯洁心灵、涤除罪过、安度余生的目的。朝觐分正朝和副朝。凡身体健康、有足够财力的穆斯林在路途平安的情况下,一生中到圣地麦加朝觐一次是必尽的义务。不具备条件者则没有这个义务。

四、基督教

基督教(Christianity)是指信仰耶稣基督为救世主的所有教派,通常是罗马天主教、东正教和新教三大派别的统称。在我国,基督教是指新教。

(一) 基本教义

基督教教义的核心是神学信条。其信条在发展过程中由罗马帝国和中世纪教会的神学家们所逐步制定,基本有四条：

1. 信"三位一体"的上帝 基督教认为世界和宇宙存在一种超自然和超社会的神秘力量,即上帝。他是至高无上、全能全知、无所不在、创天地万物的唯一真神,是宇宙的最高主宰。上帝具有 3 个位格(Person),即圣父、圣子、圣灵。圣父在天,名为耶和华,他源于犹太教的教义,被认为具有至高无上、主宰一切的神秘力量。圣子为耶稣基督,受圣父的派遣降临尘世,以自己的流血牺牲拯救世人的苦难。圣灵是上帝与人的中介,启发人的智慧和信仰,使人弃恶从善。这 3 个位格并非独立的 3 个神,而是同一本体的,三者构成上帝的统一整体。

2. 信原祖原罪 基督教认为,人类起源于一个共同的祖先。据《旧约·创世记》记载,人类的原祖是亚当和夏娃,他们是上帝在创世的第 6 天按照自己的形象创造的。他们最初居住在伊甸乐园,过着无忧无虑的生活,后因夏娃受魔鬼的引诱,违反了上帝的命令,偷吃上帝禁食的命果(智慧之果)而懂得了羞耻与生儿育女,因此触怒了上帝,被逐出乐园,降到了尘世,繁衍子孙,成为人类的原祖。基督教成为罗马国教后,神学家奥古斯丁创建了原罪说,把当时奴隶社会的丑恶与劳动人民的苦难,说成是由于人类原祖亚当和夏娃犯了罪所受到的惩罚,这种罪具有继承性,因此人生来就有罪,只有信仰基督,参加教会,经过洗礼,才能赦免。

3. 信基督救赎　既然人世间充满罪恶,世人均有原罪和自身之罪,那么人类就不能自己解救自己。在此情况下,上帝大发慈悲,派遣其独生子耶稣降临世间,充当救世主,创立基督教,拯救人类。耶稣基督为了赎世人的罪,甘愿牺牲于十字架上,以自己的血洗净世人的罪。所以人们欲灵魂得救,就要信仰并祈救于耶稣基督。至今基督教堂均以十字架为标志,有的基督徒亦佩带十字架以作纪念。

4. 信灵魂不灭与世界末日　基督教还提出,人的肉体是短暂的,而灵魂则永远长存;现实世界有限,而死后的生活永存,世界末日迟早会到来。人死后的灵魂将根据生前的表现受到审判,善者升天堂,恶者下地狱。

近年来,基督教一些派别的神学思想有所发展,对上述信条作了一些新的解释和说明,但耶稣作为救世主、信仰基督救赎的理念则固定不变。

(二) 主要流派

1. 天主教　天主教即以教皇为首的罗马公教。它信徒多,影响力大,分布广。20 世纪末至 21 世纪初,全球的天主教徒共有 10.6 亿多人,约占基督教徒总人数的 50%。天主教除具有基督教各派的共同信仰外,还具有自身的特点。

天主教的经典是《圣经·新旧约全书》,共有 73 卷。它分为两部分:第一部分是《旧约》,系承继犹太教经典《犹太古经》而来,共有 46 卷(比新教的《旧约》多 7 卷);第二部分是《新约》,即与上帝新立的协约,共有 27 卷。天主教的神学教义主要有上帝论,包括三位一体论、基督二性论、创世论、救赎论等;末世论,包括最后审判说、天堂地狱论等;还有教会论、圣母论等等。

天主教组织结构的特点是以教阶制为基础,全世界统一在罗马教廷之下设立大教区、教区和本堂区的教会团体,分别由属于不同等级的专职神职人员如教宗、枢机、大主教、主教、神父、辅祭等领导和管理,与信徒一起组成普世性的罗马天主教会。

2. 东正教　公元 1054 年东西两派教会正式分裂,东派教会自称正教,即东正教。至2000 年,全世界共有信徒 2.15 亿人,约占基督教徒总人数的 10%。

东正教教义与天主教有共同的基础,它们均以《圣经》为教义的基本来源,也承认"圣传"是教义的来源之一。东正教认为《新旧约全书》是教义的第一源泉,它是神的启示,《旧约全书》为先知们所写,《新约全书》由信徒们执笔。教义的第二源泉是圣传,圣传是那些虔信上帝的人以其自身的榜样或语言所创造的世代相传的传统。通过圣传,东正教教导人们应如何信仰、如何生活、如何进行圣事和礼仪。

3. 基督教新教　基督教新教产生于公元 16 世纪 20 年代,迄今已有 470 余年历史。据 2000年统计,新教信徒总数有 8.2 亿人,约占基督教总数的 40%,分布于世界上 223 个国家和地区。

新教并非一个统一的整体,它是经过 16 世纪宗教改革运动后陆续产生并脱离罗马教廷的各新教宗派的总称。目前新教约有 91 个宗派,其中 16 世纪产生的 3 个主要宗派是路德宗、加尔文宗和圣公宗。

经典方面：新教的经典是《圣经》，不承认天主教的"圣传"，即历代口传而无圣经根据的说教，更不承认罗马教皇的决定为经典。基督新教所使用的《新旧约全书》与天主教基本相同，但其《旧约全书》的卷数有差别。天主教的《旧约全书》有 46 卷，新教只承认 39 卷。

教义方面：新教除信奉基督教的共同信条外，多数派别还强调以下教义：

（1）上帝的恩宠与主权：认为上帝以绝对权威行使其主权，人的得救与否不取决于个人的行善、虔诚和行圣事，一切生死祸福均为上帝的赐予。

（2）唯信得救：信徒与上帝取得联系、获得神恩不需要神职人员的中介，只要依靠个人对上帝的信仰，便可成为无罪的、高尚的、灵魂得救的人。

（3）圣经是信仰的准则：要求信徒阅读、理解圣经，在此基础上产生信仰，并要求教会的信条、礼仪与组织原则符合圣经的规定。

（4）教会是信徒的联合组织，信徒与教牧人员平等：哪里有圣经、信徒，哪里便有教会。其组织较民主，制度较灵活，教牧人员在宗教上无特权。

体制方面：新教各派均独立自主，以基督为教会的最高领袖，否认罗马教皇的权威。新教各派无统一的组织与领导，各自独立。废除了教阶制，教牧人员的产生，一般实行选举制与聘任制。

（三）主要礼仪

天主教和东正教的礼拜仪式主要有日常的弥撒典礼和 7 件圣事，即洗礼、圣体、坚振、神品、告解、婚配、终傅。① 圣洗。洗礼一般分为注水礼、洒水礼和浸礼。注水礼是施洗者将少许圣水倾注在领洗者的头上；洒水礼是施洗者将水洒在领洗者的头上；浸礼是施洗者扶助受浸者向后全身浸入水中 3 次。② 坚振。由受礼者在领受过圣洗者的头上按手并敷以圣油和划十字，据此可让"圣灵"降于其身，以坚定信仰。③ 告解。旨在赦免教徒在领洗之后对"上帝"所犯诸罪过，使他们重新获得上帝的恩宠。④ 圣体。即弥撒中的领圣体部分，认为领受圣体使与基督结合，蒙受神恩，意味着圣徒相通和教会的统一。⑤ 终傅。由神父或主教为患病或垂危的信徒抹油念经，为受礼者祝福，使其身体减少痛苦，灵魂得救。⑥ 神品。指领受神父神职时的一套庄严礼仪，由主教主礼，按手于领受者之头，涂圣油于其手。⑦ 婚配。男女双方结为婚配，神父按教会规定施以礼仪。

基督新教的圣礼仅保留了洗礼和圣餐。

节日：圣诞节是基督教庆祝基督诞生的节日，定为每年的 12 月 25 日。一般将每年的 12 月 24 日日落至次年的 1 月 6 日日落定为圣诞节节期。复活节是基督教的第二大节日，是为纪念基督复活而设立的。从 4 世纪起定每年春分月圆后的第一个星期日为复活节（3 月 21 日至 4 月 25 日之间）。主日即礼拜日，基督徒为庆祝耶稣复活，把他复活的那一天定为聚会的日子，以瓣饼为中心进行崇拜。

【知识拓展】

宗教改革运动

宗教改革运动是指 16、17 世纪在西欧国家中以宗教改革为旗帜的教会革新运动。中世纪的西欧，罗马天主教一统天下，而宗教改革运动目标直指以教皇为首的罗马天主教会（旧教），在某种程度上具有欧洲资产阶级反封建制度的本质。德国教士马丁·路德提出一套宗教改革思想。其基本内容是：① 高举《圣经》的绝对权威反对罗马教廷、教皇和教会的权威；② 反对天主教强调属灵等级（神职人员）高于属世等级（平信徒），强调平信徒与神职人员的平等地位；③ 提倡建立民族教会，用王权来抑制教权；④ 要求简化礼仪，将原来天主教的 7 件圣事改为 2 件；⑤ 反对神职人员独身制；⑥ 普遍强调"因信称义"和"预定论"神学。宗教改革的直接后果是基督新教从天主教中分离出来。

第三节　交融在生命中的宗教文化与医学护理

一个人的健康和生命，不但与自然环境、社会环境和人的入世生活密不可分，而且还与宗教信仰、意识世界和人的出世精神休戚相关。医学护理与宗教关爱在生命中交融，拯救肉体与呵护灵魂并存，从而使医学护理的终极目标走向更人性化的境界。

一、宗教文化与医学护理的契合点

医护的行为虽然与宗教的行为迥然各异，但生命问题却将两者紧密地联系在一起。

（一）关爱生命是宗教与医学护理的共同特征

古希腊悲剧中说："在大地上所有的生物中，没有哪一种比人更痛苦。"而人的痛苦在于思考。生命存在的价值、生命的消亡等重大文化问题，是人思考的核心，也是宗教与医学护理的共同话题。个体生命的存在形式只有一个一元化的肉身——生理意义上的机体，但却有一个二元化的生活——入世生活和出世生活。关爱生命就是既关怀一元化的肉身，也关怀二元化的生活，从这个意义上说，医学护理和宗教文化的交织也就不言而喻了。

爱是所有宗教最根本的法则，也是其最高的境界和追求；爱同样是医学的本质和大道。医学护理对生命的关爱通过对疾病侵害下的人的肉体病痛的救护彰显，而宗教文化对生命的关爱通过对受生活重压下人的灵魂的拯救体现；医学护理关注人的躯体和精神此生有限的健康，宗教文化关注人的灵魂无限的永恒。因此，医学护理和宗教从不同的角度赋予了生命真诚的爱。

（二）医学护理与宗教文化在本源上的关联

1. 基督教　西医文化和医院诞生于基督教的文化土壤之上。公元 4 世纪在欧洲罗马建立的第一所医院就是修道院格局的教会医院；1835 年在广州设立的博济教会医院是美国传教士伯驾（Parker）建立的中国第一所西医医院。中国近代科学与宗教的结合，是始于医学的。利玛窦创立的传教与行医并重的医学文化传统具有鲜明的基督教医学色彩。教会医院和教会医学院为中国培养了一大批德高望重的医学巨子，他们所接受的基督教文化影响和传习给中国近代医学，这对于汉语文化圈中西方医学体系构筑的价值不可低估。同时基督教徒神圣的启悟和道德的自觉，也构成了中国近代特殊的基督教化医生的伦理人格。

护理已经成为卫生保健工作的重要一环，而基督教是护理事业的创始者。出于对基督的爱，妇女加入了修道院，成为今日护士的先驱。到法国大革命前夕，这些女士已经接管法国近乎全部的医院和慈善机构,她们对医院经营的改善做出了重大的贡献。

现代护理的创始人南丁格尔(1820—1910)也是虔诚的基督教徒,耶稣基督的榜样激发了她投身护理的热情,触发了她发展护理的灵感。她的生命是丰富而独特的,她对人类痛苦的深切怜悯,对生命的巨大热爱,真正使得宗教与护理融为一体。

2. 佛教　佛教经典中有关医疗方面的记载很多,如《佛医经》《医喻经》《治禅病秘要经》等。佛教与医学的联系缘于佛教修炼的主要方法——禅定。禅定时心绪宁静专注,摒弃物欲杂念,依照佛理思虑冥想,直至彻悟空性。禅定与气功修炼在做法上有异曲同工之处,使修炼者在意图脱离尘世的"无常"之苦的同时,客观上起到了养身健体的功效,心理和生理的健康水平随之提高。

3. 伊斯兰教　根植于伊斯兰教的文化土壤,伊斯兰教医学是古代世界水平最高的医学体系之一。酒精的制备、消毒方法的运用、外科手术时使用麻醉剂等,都是穆斯林医生先于欧洲人很多年就开始应用于医疗实践中的。穆斯林的药物也著称于世,他们很早就制造出了很多药品。闻名于世的穆斯林医学家拉齐被认为在医学上有许多个世界第一,他的著述甚丰,受到西方医学界的推崇。

4. 道教　在道教发生发展的过程中,尽管其教义和修炼方法在不同的历史时期和不同的教派之间,有着这样或那样的差别,但治病消灾、健身长生、劝善修德是共同的内容。道教医学的理论基础是天人合一、天人相通、天人相应。道教医学是一种宗教医学,是宗教与科学互动的产物,它是道教徒围绕其宗教信仰、教义和目的,为解决生与死这类宗教的根本问题,在与传统医学相互交融过程中逐步发展起来的一种特殊医学体系,也是一门带有鲜明道教色彩的中华传统医学流派。中医有许多脍炙人口的典故,如"杏林春暖"、"悬壶济世"等,都与道教医家有关。

（三）宗教文化与医学护理在实践中的碰撞

在临床实践中,医生护士每天直面人的疾病和健康,无时无刻都会遇到解决生命问题过程中的种种难题。

根据世界卫生组织全人照顾的理念,一个人的身体、心理、社会、精神等皆影响疾病的发展与康复。患者的宗教信仰,决定了其在面对疾病及死亡时的就医选择和处理方式;护理人员自身的宗教信仰,对精神问题、生与死的态度,同样会对患者带来不可忽略的影响。

在美国,常见的宗教有天主教、基督教和犹太教3种。美国人中有90%左右以不同的方式信仰上帝,1/3的美国人每个星期天都去教堂,有为数众多的人在患病期间以宗教的哲理解释疾病并寻求上帝的精神援助。Westbery总结列举了9种需要精神援助的患者,将其作为护士、牧师工作及访问的重点,如孤单、寂寞、恐惧、忧郁、垂死和面临手术的患者等,针对他们所做的精神援助往往起到很好的作用。各大医院常驻有不同教派的牧师,他们随时接受患者的请求,做忏悔,接受洗礼、圣礼及各种宗教仪式,目的在于让患者崇拜上帝,树立或增强他们战胜疾病的信心。

在我国大陆,由于对宗教与护理的关系缺乏理论与实践方面的研究,所以护理理论中与此相关的内容甚少。从瞬息万变的社会发展与日趋完善的护理学来看,探索不同国籍、民族的宗教信仰和风俗特点并采取相应的措施,重视患者的精神需求并给予相应的帮助,达到身心整体护理的目的,应成为我国护理工作者今后深入研究的课题。

二、尊重宗教信仰，开展整体护理

宗教信仰与人的健康息息相关，可以说人的生命是医学护理和宗教关爱的交集。当两者琴瑟相和、完全交融时，奏响的将是拯救肉体和拯救精神的华美乐章。

护理工作的根本任务是促进和保持健康、预防疾病、协助康复、减轻痛苦。21世纪的护士不仅是护理工作的提供者、计划者、管理者、协调者，而且正在成为实施初级卫生保健的主要力量。尊重生命为全球的核心伦理价值之一，学习宗教学知识对我们与宗教信仰患者进行交流，做好心理护理，提供心理支持，促进护理工作，都具有重要意义。

（一）护士学习宗教学知识的必要性

1. 学习宗教知识是现代护理学发展对护理工作者的要求　现代护理学是为人类健康服务的，是自然科学与人文社会科学相结合的一门综合性应用学科，又是科学、艺术和人道主义的结合。宗教学揭示宗教的产生和发展规律，使人们认识宗教现象和本质，也是一门重要的人文社会科学学科。研究躯体疾病对人的心理、人的社会活动的影响以及心理、社会因素对健康的影响，是护理学的重要内容之一。如何更好地评估患者的心理与社会反应，给患者及其家属提供心理支持，满足他们的精神需求，也是护理工作者应深入研究的课题。

2. 学习宗教知识是全球经济一体化背景对护理工作者的要求　坚持改革开放是我国的基本国策，中国加入世界贸易组织（WTO）及全球经济的一体化，都促进了护理服务的国际化和护理人员的国际交流。据有关资料统计，全世界现有宗教教徒超过40亿人，占全球总人口的2/3左右。随着来华工作、留学、经商、旅游等外国人士的日益增多，接受医疗卫生服务的宗教徒也会相应增加。此外，我国有不少护士生毕业后出国服务，也将面临更多宗教徒的精神需求。

3. 学习宗教知识是当代中国宗教特点对护理工作者的要求　当代中国的宗教具有长期性、群众性、民族性、国际性、复杂性等特点。在我国，虽然信仰宗教的群众占总人口的比例不大，但绝对数字不小，信教的群众广泛分布在全国各地区、各民族、各行业，尤其在港澳台同胞和旅居海外的侨胞中，宗教更是受到广泛的信仰和尊重。

因此，学习宗教学知识，无论是对于提高护士的人文修养、开展整体护理，还是促进护理服务的国际化和护理人员国际交流，都具有非常重要的意义。

（二）了解宗教信仰服务对象的心理特征

对于具有不同宗教信仰的服务对象，护士必须了解他们患病时的心理反应特征，以便有针对性地开展整体护理。

首先，每一个宗教信仰者都有不同程度的信仰自尊心。从本质上来说，所谓信仰，就是一种信念，信仰者不是由于相信宗教才产生希望，而是因为有所希望才相信宗教。有宗教信仰的患者入院后，与许多人住在同一间病房，他们非常希望得到别人的理解和尊重，更不愿受到歧视与讽刺，尤其是性格内向的患者，更会因得不到别人的理解而倍感压抑。

其次，一般患者入院时往往会出现忧郁、烦躁、孤独、沮丧等心理反应，但对于具有宗教信仰的患者而言，信仰就是他们的希望和依靠。也有一些患者在疾病的痛苦过程中，因为心理上无法解脱而接受了宗教信仰，从此便以另一种心态来对待疾病与死亡。从信仰角度来对待自己所面临的不幸，调整自己的生死观与价值观，使心境趋于平和，这是具有积极意义的；而有一些严重疾病如肿瘤病患者，也因信仰而不再过多地感到恐惧，在降低心理压力的同时也减少了一些不良的心理反应。

再次，不同宗教信仰的患者有不同的健康观。并非所有的宗教信仰都对患者的治疗和康复有帮助，如某些宗教徒被教义所限不能输血，有些则因一味拒绝治疗而贻误病情，有的因为素食等忌口而导致营养摄入不足，影响疾病的康复等；有些宗教甚至规定教徒应该自然地接受上帝的赐予，将疾病视为上帝的一种恩典，不准住院，不准用药物治疗以促使疾病的痊愈。这些都是对疾病康复不利的因素。

最后，宗教信仰往往是一群人的活动，患者的家庭、朋友、教友多半可以为他提供精神援助，使患者产生心理上的安慰，不再觉得孤单，从而提高战胜疾病的信心，变得个性开朗，充满希望地与医护人员进行合作。

（三）加强对宗教信仰服务对象的整体护理

1. 理解和尊重患者的宗教信仰　护士要学习宗教学方面的知识，正确认识宗教，充分理解宗教信众的心理活动。有些患者把宗教信仰看得比较重要，有时甚至超过疾病本身，一旦护士话语或行为不当，就会对患者心理造成伤害。护士要以一颗善良、真诚、博爱的心对待他们，多与患者进行沟通和交流，耐心听取他们的倾诉，用自己的言行表示理解。在恰当时机可以用他们的信仰进行劝慰，引导患者坦然面对疾病和死亡。当患者的宗教信仰和医学发生冲突时，既要尊重他们的信仰，征求患者的意见，又要对患者讲清坚持他们的信仰可能会给病情带来风险，以取得他们的理解，必要时说服其签署知情同意书。

2. 合理安排宗教信仰患者的宗教活动　在不影响其他患者和病房秩序的情况下，尽量对宗教信仰患者的宗教活动给予支持和帮助。在国外及港澳台地区，医院设有牧师等神职人员及教堂等宗教活动场所，以满足患者的信仰需求。宗教在客观上可以产生对信徒的心理保健作用，宗教活动是此类患者的心理护理手段。它可以消除焦虑、恐惧、抑郁、紧张、孤单、寂寞、垂死等不良心理，使患者获得内心的安宁与解脱。如祈祷时心意虔诚，意作观想，可以解除孤独，增强生活的信心；忏悔可以减除一切精神负担，让患者变得轻松，有利于身心疾病的康复；唱诵时，万念俱弃，虔诚敬心，在单调的节奏与庄严肃穆的氛围中，可收到与现代心理疗法相同的效果。

3. 满足患者的生活需要　患者的宗教信仰和生活习惯各有不同，住院后环境改变了，往往在短时间内不能适应。要尊重不同信仰患者的生活习惯，针对患者饮食方面的特殊要求，及时与营养师联系，妥善安排。

4. 有针对性地开展心理护理　由于患者年龄、性别、性格、疾病以及环境的不同，患者产生的心理反应也不同，应根据患者独特的心理需求，采取相应的心理护理措施，帮助他们进行心理环境的调整，树立战胜疾病的信心。有些患者由于过分轻视疾病，常常不按医嘱用药和治疗，护士要用适当的言语在恰当的时候劝告他们，讲解治疗对疾病康复的重要性，帮助他们进入最佳的治疗状态。

5. 加强科普宣传与健康教育　要教育患者正确看待宗教在患病时所起的作用，对于那些一味迷信宗教、拒绝治疗的患者，采用科普宣传、现身说法等形式，提高其认知能力，教育引导他们破除迷信。开展健康教育，使患者正确认识所患疾病的病因、表现、治疗与预防，认识治疗和护理对疾病康复的重要性和必要性，从而增强战胜疾病的信心，理解并配合医护人员做好各种治疗和护理。

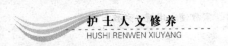

6. 做好临终关怀　不同宗教有不同形式的临终关怀,我们要尽力配合患者家属做好这项工作,为患者提供富有同情心、关怀心、爱护心的人道主义服务,帮助患者用宗教慰藉来解脱对死亡的恐惧、忧虑和痛苦,使有宗教信仰的患者在临终时得到精神上、感情上、信仰上的关怀,使他们感觉到活着时有意义有尊严,接受死亡时平静而坦然,从而充分体现护理的人性化。

思考与练习

1. 你能说出宗教与邪教、迷信有哪些区别吗?
2. 在临床实践中对宗教信仰患者如何实行整体护理?

实践训练

"宗教与护理"研讨会

【目的】全面、详细地了解宗教文化,并深入思考如何把握宗教与护理的关系。

【要求】学生利用网络及图书馆,查找宗教文化与临床护理的资料或案例,并写一份小综述。

【组织】综述汇报分组进行,一位学生汇报,其他同学可就汇报情况提问,最后小组将讨论汇报情况以书面总结的形式上交。

【推荐书目】

1. 赖永海. 宗教学概论(修订版). 南京:南京大学出版社,2004

2. 中国社会科学院世界宗教研究所等. 中国五大宗教知识读本. 北京:社会科学文献出版社,2007

3. 王晓朝. 宗教学基础十五讲. 北京:北京大学出版社,2003

4. 中国大百科全书编辑委员会. 中国大百科全书(宗教卷). 北京:中国大百科全书出版社,1968

5. 张志刚. 宗教研究指要. 北京:北京大学出版社,2005

6. 于可. 世界三大宗教及其流派. 长沙:湖南人民出版社,1988

7. 熊坤新. 宗教理论与宗教政策. 北京:中央民族大学出版社,2008

【网络资源】

1. 中国宗教网:http://www.chinareligion.cn/

2. 中国民族宗教网:http://ww.mzb.com.cn/

3. 中国基督教网站:http://chineseprotestchurch.org.cn/

(涂明华)

第二篇

护士的科学思维修养

第四讲　哲学使人深邃：哲学与护理

教　学　目　标

1. 说出哲学思维的含义。
2. 阐述哲学的辩证方法。
3. 分析哲学思维在护理工作中的意义。
4. 在护理实践中应用哲学辩证思维提高护理工作水平。

本讲提要

本讲从大众对哲学的误解，当代大学生对哲学思维的忽视，以及护理实践中哲学辩证方法的缺乏等问题入手，使学习者认识到哲学思维在日常生活和护理工作中的重要作用，纠正忽视哲学、轻视哲学的错误思想。通过学习和训练，使学习者掌握哲学辩证思维方法，在提高自身综合素质的同时，自觉运用哲学思维于临床护理工作中，提升护理质量。

问题与思考

问题1：哲学对护理工作真的无用么？

在市场经济条件下，实用价值似乎成为衡量一切的标准，哲学成为人们普遍质疑的对象。越来越多的人发问：哲学有什么用？绝大多数护理工作人员对哲学的功用性既不了解，也不感兴趣，甚至认为哲学就是脱离生活实际的空谈，和自己的工作风马牛不相及。那么，哲学对护理工作真的无用吗？如果有用，其作用表现何在？

问题2：医院为什么会出现"治病不治人"现象？

常常有人批评医院"治病不治人"。在救治患者的过程中，医生和护士往往只注重于病症的变化，而忽略了对患者的关怀和照顾。在护理实践中经常看到护士只是简单直接地执行医嘱，缺乏自主能力，不能根据不同患者随时变化的病情，作出及时恰当的反应。这种思维方式往往导致护理工作中的差错。哲学理论思维的欠缺是部分医护人员综合素质较低的症结所在。

生活中你是否发现了这些问题的存在？是否进行过相关的思考？你是否认为哲学思维有利于提高护理人员的综合素质，提高护理工作的效率和质量？

第一节　哲学思维，人类的智慧之花

如果说哲学是关于人类智慧的学问，那么哲学思维就是一颗闪耀在智慧银河中的璀璨星座，让智慧之花更加灿烂。

一、哲学与哲学思维

人们常说，思想是行动的先导，思想方法决定工作方法。护理人员不仅要重视学好哲学，更要有哲学思维，自觉地运用唯物辩证的思想方法考虑问题、谋划工作、指导实践，这才是护理人员学哲学的要义所在。

（一）什么是哲学

"哲学"这个词是从古希腊文翻译过来的（拉丁化希腊字母/拉丁语 philosophia），即由"philo"（喜爱）和"sophia"（智慧）合成。哲学就是追求智慧、爱智慧的意思。作为一门智慧之学，其使命就在于启发民智，提高人们的思维水平。哲学研究的是宇宙和人生最基本的问题，并思索人类心灵永恒的问题，从而赋予现实世界以理想与价值意义。为此，人们把哲学思维比喻为一朵盛开在地球上的智慧之花。在现实生活中，人们通过学习和实践，获得了尽可能多的"知识"和"经验"。随着学习的深入和阅历的增长，人活得愈长久，他的"知识"和"经验"就愈丰富，但是，这并不代表知识和经验都能转化为人的智慧。只有经过批判、检验的"知识"和"经验"，才能成为"智慧"的一部分，正如苏格拉底所言"未经审视的生命不值得活"。哲学的作用就在于提供一种批判、检验知识和经验的标准与方法，使其转化为内在的思想智慧，进而指导人去认识外在世界，形成世界观；审视内在生命，形成人生观、价值观。所以哲学本身并不提供一种现成的智慧，而是要我们形成一种热爱智慧追求智慧的思维方式。我们学习哲学不是要学习某些固定的知识概念，而是要培养和训练哲学思维，充分发挥思维的力量以达到改造世界的最终目的。

（二）什么是哲学思维

哲学思维是运用一般性、普遍性、抽象性的方式进行的一种思维。它是通过对现象进行反思，寻找现象背后的本质，并对世界上所有事物最一般的本质、规律或共性进行概括的思维模式。人们应用哲学思维，就是要在哲学思维的引导下，通过对事物的不断追问、反思和批判，最终达到求真、求善、求美的目的。因此，哲学思维具有求真性、反思批判性、辩证性和科学性。哲学思维与日常思维不同，日常思维是一种经验思维或者惯性思维。按照日常思维我们通常会对现象进行大量的积累形成某种经验，并在经验的指导下，习惯地观察事物、处理事物。这种经验往往是个人化的、片面化的，基于这种经验之上的世界观和方法论同样也是零散的、不系统的，缺乏普遍的指导意义。而哲学思维是在对自然、社会、思维等具体科学知识的概括总结基础上形成的，是人们对事物认识概括的最高抽象，具有普遍的指导意义。它不仅能够帮助人们建立对整个世界的总的看法，同时在人们从事日常生活、工作和科学研究等实践活动时，自觉或不自觉地将看待世界的观点转化为一种方法论，指导人们的生活。

哲学思维有很多种，本讲所言的哲学思维主要是指辩证思维。

二、哲学思维是指导人们认识活动和实践行为的方法论

方法论，就是关于人们认识世界、改造世界一般方法的理论。它体现在人们分析、处理实际问题时的一般方法或思维方式。哲学思维，作为对世界一般本质、规律的最高概括，其依据就根植于现实具体事物之中，所揭示的本质和规律蕴涵在所有事物之中，其反映的思维方式贯穿于人们日常生活、工作之中，并通过对具体事物的处理表现出来。哲学思维方法就是人们认识、改造客观世界时所运用的具有哲学特征的思维方法。哲学思维不在于给人多少具体的知识，也不在于给人解决了多少具体的问题，它的根本作用在于给人提供一种正确的理性思维（即透过现象追问本质的思维）模式，培养和锻炼人的思辨能力，从而使人们树立正确的人生观和价值观，掌握认识世界、改造世界的正确方法，从而推动人类社会实践活动的巨大发展。

（一）它是面向实践的求真的思维方法

人的正确认识来源于社会实践，人只有在不断深入、拓展、变化着的实践中努力探求，去伪存真，才能达到对客观规律的正确认识。同时，人对客观规律的正确认识也不能一次完成，社会实践发展变化，人的思想认识就必须不断地进步。只有面向实践，从实际出发才能在发展变化中把握真实情况，得到正确的认识。

（二）它是批判反思的思维方法

哲学思维不是简单、刻板地反映社会现象与社会关系，而是以一种反思性的态度对现实提出质疑，看出其不足与缺陷。黑格尔指出："哲学的认识方式只是一种反思——意指跟随在事实后面的反复思考。"哲学的反思包括对既定秩序、传统观念、流行见解等大胆的质疑，对现实状况的重新审视和批判。这种思维方式教导我们不轻信、不盲从，敢于对现存的一切知识提出批判和质疑，并在实践的基础上进行理性的反思。这是一种科学的思维方法，正是这种思维方法推动着科学知识的不断创新和进步。

（三）它是一种创新的思维方法

创新是指从新的视角、用新的方式、新的综合为人类展现新的世界，提示新的发展方向，达到一种新的认识。一方面哲学思维的批判性和反思性为思维的创新提供了可能，另一方面哲学思维的创新性来自于这种思维的超经验特征。在这种思维方式中，反对经验主义，反对把实践观庸俗化，反对把过去的、一时成功的经验作为绝对真理照搬套用，它以高度的抽象性、概括性、逻辑性去审视思维观念和现实行为的传统，寻求更合理、更理想的理解。

（四）它是辩证的思维方法

辩证性是哲学思维的最主要特征。辩证法是对现存事物的肯定理解，同时又包含对现存事物的否定理解，对任何事物都一分为二地看待，反对片面性和绝对性。辩证法是对思维

的内在超越,它既不是对事物简单的肯定,也不等同于对事物完全否定的怀疑主义思想。它主张在实践的基础上保存适合发展的好的部分,否定落后的对发展起破坏性作用的部分,是一种继承的批判。科学发展的实践已经证明,辩证思维是达到真理性认识的科学思维方式。

三、辩证思维是科学的方法论

唯物辩证法是关于自然界、人类社会以及人类思维领域发展最一般规律的科学,它在坚持唯物论观点的基础上,运用辩证的思维,研究世界的运行状况、形态和发展规律,进一步回答客观世界究竟"怎么样"的问题,为人们认识世界和改造世界提供了科学的指导方法。它是对哲学思维的最高概括和总结。

(一)联系的观点及方法论

唯物辩证法认为事物处于普遍联系的状态。任何事物内部的各个部分、要素是相互联系的;任何事物都与周围的其他事物相互联系着;整个世界是一个相互联系的统一整体。事物的联系具有客观性,即联系是事物本身所固有的,不以人的意志为转移的。人们既不能否定事物的联系,也不能把主观联系强加给事物。这就要求人们坚持联系的观点,用普遍联系的观点看问题。只有认识和把握事物的真实联系,尤其是正确把握事物的因果联系,才能提高人们实践活动的自觉性和预见性。

(二)发展的观点及方法论

唯物辩证法认为一切事物都处在永不停息的运动、变化和发展的过程中,整个世界就是一个无限变化和永恒发展着的物质世界。发展是新事物代替旧事物的过程,这就要求人们坚持用发展的方法论观察问题、分析问题和解决问题。只有如实地看待事物变化发展的过程,正确认识和把握其所处的阶段与位置,才能做到与时俱进,提高人们实践活动的创新性。

(三)矛盾的观点及方法论

唯物辩证法把事物之间以及事物内部诸要素之间包含的既对立又统一的关系叫做矛盾。所谓"对立",是指矛盾双方相互排斥、相互分离的属性、趋势,又叫"斗争性"。所谓"统一",是指矛盾双方相互吸引、相互联结的属性、趋势,又叫"同一性"。它有如下两种情形:一是矛盾双方在一定条件下相互依存,一方的存在以另一方的存在为前提,双方共处于一个统一体中;二是矛盾双方依据一定的条件相互转化。矛盾是事物本身所固有的,无时不有、无处不在,因而具有客观性、普遍性。同时,矛盾着的事物及其每一个侧面各有其特点,不同事物的矛盾具有不同的特点,同一事物的矛盾在不同发展阶段各有不同的特点,因而矛盾又具有特殊性。不同的矛盾、同一矛盾内部的不同要素,在事物发展中所占的地位和所起的作用也不同,具有主、次之分,并且在一定条件下可以相互转化,因而矛盾发展又具有不平衡性。这就要求人们坚持用矛盾分析的方法看问题,坚持一分为二的方法论,坚持重点论和"两点论"相结合。只有敢于承认矛盾,揭露矛盾,正确认识和把握矛盾的普遍性与特殊性、主要矛盾与次要矛盾,才能全面分析矛盾,抓住事物的重点,集中力量解决主要矛盾,做到统筹兼顾,提高人们实践活动的实效性。

(四)质变和量变的相互关系及方法论

唯物辩证法认为,一切事物的变化发展都是从量变开始的。当量变的积累突破一定度的界限,事物就会发生质变。量变是质变的前提和必要准备,没有量变就不会有质变,质变是量变的必然结果。这就要求人们坚持用量变引起质变的道理看问题，坚持适度原则，坚持渐进性与跃进性相结合的方法论。只有重视量的积累，正确地认识和把握事物的度，才能促使人们的实践活动实现不断的飞跃。

（五）事物发展的前进性和曲折性相统一的思想及方法论

唯物辩证法认为事物发展的总趋势是前进的，而发展的道路则是迂回曲折的。任何事物的发展都是前进性与曲折性的统一。前途是光明的，道路是曲折的，在前进中有曲折，在曲折中向前进，是一切新事物发展的途径。这就要求人们坚持用前进性与曲折性相统一的观点看问题，坚持前进性与曲折性相统一的方法论。只有正确认识和把握事物的前进性与曲折性，才能积蓄起战胜困难的勇气和决心，促使人们的实践活动在曲折的道路中不断地接近胜利。

第二节　哲学思维，为护理发展领航

作为不同的学科，哲学和护理学所研究的对象、问题和思维方式不同，其成果表现方式也不同。护理学的成果表现为具体的知识和技能，是对护理这一领域的规律的揭示；而哲学表现为一种智慧，即对自然的认识表现为自然智慧，对历史的认识表现为历史智慧，对人生的认识表现为人生智慧，但这并不意味着护理工作不需要哲学，恰恰相反，哲学是促进护理理论研究与实践发展的必要保障。

护理学的发展必将走向专业化。爱因斯坦曾经说过："由于知识的增长，有重大意义的专业化是不可避免的，可是专业化有一个天然的界限，如果人体的某一部分出了毛病，那么只有很好地了解整个复杂机体的人，才能医治好它。如果把哲学理解为在最普遍最广泛的形式中对知识的追求，那么哲学就可以被认为是全部科学研究之母。"可见哲学对弥补专业化知识的局限性具有重要的引导作用。

护理学的目的和任务在于满足人们在身心方面的护理需要和促进人类身心健康发展，它以人自身为研究对象，主要解决人与疾病之间的矛盾。虽然它没有必要从一般意义上去研究人与自然、人与社会以及人与自我的关系，以及从整体上把握人、自然、社会相互关系和发展的一般规律，但因护理工作本身具有实践属性，同其他实践者一样，护士不论考虑问题还是工作都需遵循客观规律，哲学正是从这一角度为护理工作提供服务的。

一、哲学思维引领护理理念、护理模式的发展

哲学思维在护理理念和护理模式的形成和发展过程中起到重要作用，哲学思维的转变往往引领和决定着护理理念和护理模式的发展演变过程。

（一）哲学思维的转变影响护理理念的演变

贝维斯（1982）在《护理课程设置》中将护理理念的演变划分为四个阶段：苦行僧主义、浪漫主义、实用主义及人本主义。这四个阶段的护理理念一直到今天都影响着护理理论和实践，并在护理历史演变的不同时代产生显著的影响。

1. 护理苦行僧主义　苦行僧主义为第一阶段，始于 19 世纪 50 年代到 20 世纪 20 年代，

由哲学的理想主义衍生而来,同时深受基督教奉献理念的影响。理想主义追求一种终极完美的状态,认为每个人都有更高更完美的理想境界,而现有的人生是有限的、不完美的,因此摆脱人生的缺陷,通过奉献自我来达到精神的升华,这是人的一生最重要也是最终的目标。

在理想主义哲学思维影响下,形成了护理苦行僧主义,"燃烧自己、照亮别人"成为护理人员的行为准则。她们坚信对患者的护理工作需要全心全意投入,因此牺牲自我、放弃自我是护理工作的必然要求。在这种思维的影响下,护理人员强调自律和自我否认,提倡不计较金钱报酬及物质享受,崇尚奉献和自我牺牲精神。一些从事护理工作的人员,远离了家庭和幸福,甚至奉行独身主义,追求在对患者无私的照顾中提升个人的生活意义。这个时期,护理工作被视为一种对患者是完全奉献的工作,这种奉献没有顾及护士作为个人的安全、需求及自我发展。社会人员、其他医务人员、甚至患者都认为护士不应该享受任何福利甚至报酬,只需要努力工作,从而造成了护士地位低下,长期处于被忽略的状态,护理工作也就成为了悲情的奉献,无真正的幸福可言。

2. 护理浪漫主义 浪漫主义为第二阶段,始于19世纪90年代,直至20世纪,由哲学的现实主义发展而来。现实主义者认为人必须立足于现实环境,并与其达成和谐一致,而这种和谐的实现,是建立在人对现实依赖的基础之上的。

相应的护理浪漫主义一再强调护理需要依赖权威,认为护理人员因女性特有的柔弱,只有在完全依赖于医生的情况下才能很好地完成护理工作,护理人员绝不应具有自主决断权、自我肯定权及独立的作为权。这一时期起,护理人员成为医生完全意义上的助手。浪漫主义虽然否定了护理工作的独立性,但肯定了护士作为医生助手的地位和作用,这在一定程度上解放了对护理人员人性的压抑。但因其过于强调护士要处于完全的从属地位,并没有从根本上重视护士自身的能动性,因此也存在不利于护理功能的全面发挥的缺陷。

3. 护理实用主义 实用主义为第三阶段,始于19世纪末到20世纪40年代,由哲学的实用主义发展而来。实用主义的根本纲领是:把确定信念作为出发点,把采取行动当作主要手段,把获得实际效果当作最高目的。实用主义所推崇的价值观是关心行动、策略或理论是否能实际应用并获得相应结果。通过对结果的评估来评价行动和策略的意义。

【知识拓展】

实用主义

实用主义(Pragmatism)是从希腊词派生出来的,19世纪末产生于美国的一个属于经验论哲学路线的派别。主要代表人物的哲学观点虽各有特点,诸如关注观念和命题的意义,推崇真理的效用性,强调思维的工具作用等等,但他们都把哲学局限于经验范围,并注重"行动"、"生活"、"效果",把知识当作适应环境的工具,把真理等同于"有用"。实用主义较为突出地反映了美国资产阶级急功近利的思维方式和生活方式,从而成为美国20世纪以来影响最大的哲学派别之一。

护理实用主义认为,护理工作本身就是一门实用性科学和技能,其主要任务是配合医生实现治愈病症的目的。在实用主义影响下,护理界作了一个实用性的决策,即将一部分护理人员组成团体,专门配合各科医生的需要,以提供"以疾病为中心"的护理,而不考虑患者及家属的整体需求,也不考虑护士本身的价值和作用。在第二次世界大战期间,护理界面临着护理人员短缺，大批伤员需要照护的问题，助理护士(需要在注册护士指导下执行工作)等职业也随之出现，护理工作成为救治患者身体疾病的简单工具。这种实用主义的护理理念持续了近半个世纪。

4. 护理人本主义　人本主义始于 14 世纪下半期，是发源于意大利并传播到欧洲其他国家的哲学和文学运动，它是构成现代西方文化的一个要素。人本主义承认人的价值和尊严，把人看做万物的尺度。20 世纪 50 年代，人本主义开始盛行，并极大地影响到卫生界。

人本主义思想的渗透使卫生界开始从人的动机和需求出发，从患者多方面的需求来界定护理范围，进一步将对患者的护理范围扩展到以疾病阶段来分类，从而出现 ICU 病房及康复中心等特殊单位。护理人本主义的理念强调以人为中心，从整体出发考虑人的护理需求。人成为护理最重要的因素，护理从围绕人的一切环境入手，以人为最终目的，充分以患者为中心展开对个体、家庭、社会的整体护理。护士由原来听令于医生、疾病或诊断，发展到根据患者的具体变化、具体需求，自主决定护理内容、范围、方式。在每天护理患者的过程中，护士不应只简单地执行医嘱，而应运用自己的智慧，进行独立思考，并作出自己的决策。

(二)哲学思维的发展决定医学护理模式的发展

哲学思维的发展体现了在不同发展阶段人们对整个世界的认识演变过程，它包括对外部世界的看法、对人自身的看法和对人与世界关系的看法，这些观点从根本上影响着医学护理模式的发展。医学护理模式事实上就是一种医学护理观，是指人们对人的生命活动、健康和疾病所持的根本看法和观点。每一阶段的医学护理模式，都与这一时期的哲学思维方式密切相关，并受其制约。

1. 原始自然观与神灵主义医学护理模式　原始自然观是在生产力和科学不发达的情况下形成的，出于对自然神秘力量的畏惧，以图腾崇拜或神话等原始宗教的形式出现，代表自然力的神灵在原始自然观占主导地位，人崇拜、敬畏神灵并受神灵的统治。相应的原始医学观念认为生命与健康是神灵所赐，疾病和灾祸是天谴神罚，人对此是无能为力的。因此，对健康的保护和疾病防治主要依赖祈祷和巫术，神灵主义医学护理模式就此形成。它主张护理工作应从神灵的仁爱之心出发，对小儿、老人、患者做一些最简单的生活护理，以维护其健康地生活。

2. 朴素唯物主义与经验医学护理模式　朴素唯物主义开始从物质的角度出发看待世界，在一定程度上克服了原始自然观迷信神灵的缺陷，在解释世界的时候还产生了辩证法的萌芽思想。朴素唯物主义观也促进了医学的发展，对疾病的认识转向了人体本身，强调人的健康问题与机体内部各种体液之间、机体与外部环境因素的动态平衡密切相关(如：中医辨证施治的理论体系和希波克拉底的"四体液"病理学说等)，因此，对健康的保护和疾病防治主要依赖于日常经验，经验医学护理模式就此形成。它主张医疗护理工作不应拘泥于疾病本身，而应从患者生活环境、生活方式入手，关注环境因素对机体的影响。但是这种模式还仅仅局限于经验式的、并未形成科学化的系统。

3. 机械唯物主义与机械生物医学护理模式　机械唯物主义承认世界的物质统一性，认为世界上除了物质实体之外不存在其他任何东西，且一切物体都受着力学规律的支配，具有机械运动的属性。一些机械唯物主义者甚至把世界视为一部巨大的机器，把人视为精妙的小机器，认为人的情感活动也是由纯粹的机械原因引起的。形而上学是机械唯物主义观的特征，它用孤立、静止、片面的观点看待问题。这种形而上学的机械生物论在护理工作中就体现为两大特征：其一，把人体看成自己发动自己的机器，疾病是机器某些部分故障失灵，把维护人健康的护理工作看成是对机器的维修；其二，把人看成是单纯的生物体，把疾病看成是生物机体部分的改变，是一个或一群细胞的改变，所有疾病本质上都只不过是身体局部的病变。因此，护理工作也应该是"对症护理"，机械生物医学护理模式就此形成。它主张医疗护理工作应着眼于机体的局部疾病，至于患者的心理、社会因素等对疾病护理的影响，则不应归属护理工作的范围。显然，这种模式带有强烈的机械性和生物性，缺乏对护理对象和护理工作的整体思考。

【知识拓展】

拉美特利——人是机器

拉美特利（Julien Offroy De La Mettrie，1709—1751），法国启蒙思想家、哲学家。他认为人的精神活动决定于人的机体组织，思想只不过是大脑中机械活动的结果，当体力上变得更虚弱时，精神功能也会衰退。1745 年，他以此为主题写成《心灵的自然史》一书。这部著作一出版，当即引起僧侣和当局的狂怒，被下令焚毁，拉美特利本人也只好流亡荷兰。1747 年，拉美特利在荷兰匿名发表他最著名的、影响最大的著作《人是机器》，提出：人的口腔是嚼咬机，肺是鼓风机，心脏是水泵，神经是游丝，整个人体就是一台极其巨大而精细的钟表，而治疗疾病就是修理钟表。

4. 辩证唯物主义与人性化整体护理模式　辩证唯物主义从实践出发，用联系的、发展的、全面的观点考察精神和物质世界以及两者的关系，从实践的角度把人定义为一切社会关系的总和，从人的物质身体、感性、理性和实践劳动能力等多个方面全面理解人的含义。在这种哲学观点的指导下，护理模式开始从局部护理模式向人性化整体护理模式转变。人们对健康和疾病问题的考察、研究不仅仅是针对病症、针对患者，而是从人的生物、心理、社会等多方面属性相互联系的整体中进行综合研究；医护人员不仅注意研究、把握疾病，更注意认识、理解患者；不仅关注患者，还要关注健康人，关注人们成长、衰老、死亡的全过程；不仅服务于医院，还要服务于社区，服务于所有有人的地方。"整体护理"的观念渗入到护理理论与实践的各个方面。显然，人性化整体护理模式具有人性化、系统化的特征，无疑是现代科学护理模式的最佳选择。

二、哲学思维指导临床护理实践

在现代护理理念中，哲学与护理已经形成了千丝万缕的联系。加强护士的哲学思维训练，对输送高素质的护理人员，更好地推动临床护理工作的发展具有十分重要的作用。

（一）临床护理工作对哲学思维的需求

随着哲学思维的发展，医学模式日益向科学化和人性化转变，整体护理在实践中广泛实施，哲学思维在临床护理中的指导作用也会日益凸显。

1. 现代护理人员必备的独立创新性思维素质需要哲学思维的指导　现代护理学在与其他相关学科的相互影响、相互渗透中，科技含量越来越高，至今已发展成为具有自己专业理论知识和技能的相对独立的应用学科。科学的发展在于创新，现代护理学的进一步发展，要求护理人员必须具备思维独立性和创新的基本素质,而哲学思维是创新性思维的基础和核心。

2. 现代护理工作的实施与开展要求哲学思维的指导　国外护理专家认为,现代护理的独立功能占 70% 左右,而依赖功能只有 30% 左右。护理工作独立性的提高,要求哲学思维的指导。例如,护理工作中的查房,是查病情、查效果、查问题等。查房的过程,就是思考的过程,其中离不开对事物现象因果联系的哲学逻辑分析。另外,护理工作对象及其疾病的差异性和时刻变动性,造成医嘱常具有一定的滞后性和局限性,这就要求护士不能盲目执行医嘱,而需先按医疗的一般思路去思考,再在病程的动态变化之中发现问题,运用求异思维方式去独立分析,然后提出自己的观点。这是辩证矛盾思维方式在护理思维中的具体体现。

3. 护患之间的沟通工作需要哲学思维的指导　现代护患沟通技巧中蕴涵着辩证哲学思维,与患者语言沟通中,经常有隐含判断的思考。掌握护理辩证思维有利于建立和谐的护患关系,最大限度地发挥护理的功效。

(二)哲学思维对临床护理实践的指导作用

哲学思维作为批判性思维能够指导我们去评价实践、理论与研究,作为创造性思维能够引领我们去创造新的观点为实践服务。在护理工作实践中,需要护理人员运用批判性思维去评价各项护理措施及治疗疾病的进展,评估疾病康复,哲学思维为这种评价提供了认识工具。由于临床护理工作程序化的性质,护士习惯于按照常规思维,把事物分类和排序,把复杂的事情标准化,显然这在护理实践中是非常必要的。但这种思维只能对某一特定情况进行静态的评价,不能评价事物动态的转变。而临床护理工作(如患者的病情、护理环境及医护双方的认知结构和水平)是不断变化发展的过程,评估这一过程则需要具有批判精神的辩证哲学思维给予指导。辩证哲学思维能够指导护士用变化发展的理念来观察问题,做到发现问题及时,解决问题科学,从而促进患者更快地恢复健康,切实提高护理工作的质量。

1. 哲学思维有利于整体护理模式得以贯彻实施　整体护理模式的实施,需要提高护理工作者思维的辩证性,使之能正确地理解和处理蕴涵在护理问题中的共性和个性、形式和内容等辩证关系。实施整体护理首先需要形成整体思维观念,哲学辩证思维能够塑造护理人员的整体观、全局观,提高其统筹能力。

2. 哲学思维有利于保障护理经验总结的正确性和深刻性　增强护士的哲学思维,能够引导他们用理性的思维透过复杂现象挖掘本质,并在对护理工作的反思中,概括、提炼出一般规律性的东西,做到触类旁通、举一反三,避免就事论事,从而提高护理经验总结的正确性和深刻性。

3. 哲学思维有利于加深护士对专业知识的理解　增强护士辩证哲学思维,提高他们分析、综合的能力,有利于他们把医学、护理学的专业知识,以及心理学、社会学、教育学、管理学、伦理学等人文学科的知识上升到哲学的高层次去理解、把握,并能更好地将这些一般理论知识恰到好处地应用到具体实际之中。

4. 哲学思维有利于提高护士对护理工作规律性的认识　培养护士哲学思维,提高反思问题的能力,有利于他们认识和把握护理工作的规律性。规律是指客观事物相互作用中所固有的稳定的规定性,即事物现象形态及其发展过程中固有的内在的本质联系。规律是客观的,不以人们的意志为转移。在临床护理工作中,护士的一个主要任务就是认识和掌握护理工作的规律性,并用它来指导临床护理的实践活动,如在医疗护理过程中必须掌握衡量利弊得失的规律性。利弊相互排斥又相互联系,诸如药物的疗效和毒性、放射线对肿瘤细胞和正常细胞的杀伤作用、感染发热对肌体的损害和对免疫系统的提高等关系。护士只有把握了护理过程中的规律性,才能在护理实践中做到得心应手,取得最佳效果。

三、哲学思维提升护理人员素养

哲学思维最基本的功用可以说是一种理性的终极关怀。任何哲学在最终都不可避免地要指向一个目标,那就是明确人生的最终意义,为人们指明安身立命之本,即所谓终极关怀。因此,哲学思维具有提升护理人员综合素质的功能,能够指导护理人员在追求优质工作的同时,实现其自我的完善和发展。

(一)哲学思维有利于提升护理人员的科学思维素养

在众多的临床护理实践中,我们发现哲学思维的欠缺是部分医护人员综合素质偏低的根本原因。尤其是在整体护理模式下,临床护理管理与护理工作中的很多问题、差错,都与思维方式有密切联系。整体护理的先进性与科学性,就在于它能够全面地估量影响健康与疾病的各种因素,把社会心理因素综合纳入到自己的范围,纠正功能制护理的片面性。这种护理模式体现了科学文化与人文文化的统一,它要求护理人员能够把握患者的社会心理,能够理解患者的社会文化生活,能从整体上对病症、患者、患者心理、社会、精神、文化和内外环境等多种因素进行把握,这就要求护理人员必须具备科学的思维方法,能够对事物进行全面的分析、整合、概括和总结。而哲学思维恰好能够提升护士的综合素质,满足护理工作的需求。

(二)哲学思维有利于坚定护理人员的职业信念

护理人员要优质地完成本职工作,必须具有良好的职业信念,即充分认识到:他们是提供健康服务的特殊群体,应具备高尚的职业道德、高度的责任感和奉献精神,要对护理事业充满热爱,要遵守职业操守,时刻以患者为中心,一切为了患者,为了患者一切,为了一切患者,真正体现出护士的天使情怀。而辩证的哲学思维则能够引导护理人员正确认识护理工作,科学分析这一职业的利与弊,明确护理工作的性质、义务、目标和意义所在,并进一步生成正确的职业信念,使之成为护理人员人生的航标和工作的灯塔,始终照耀着他们前行的道路。

(三)哲学思维有利于完善护理人员的自我人格

护理人员不仅要学会关怀患者,更应该学会关怀自己,不断完善自身的人格,保持自身的精神健康,在工作和生活中遇到压力和变故时,能够及时调整自己,保证任何时候都能以健康、乐观、向上的积极态度来对待护理工作。唯有这样,才能切实提升工作质量。构筑健康的人格,主要依靠两方面的努力:一是对生活实践及其信息的感悟、反思、凝结、筛选和建构;二是通过学习历史文化而进行的选择、重组和积淀。无论何种来源的意识材料,包括自身的思维或精神要素,都需要通过一定的思维方式把它们整合起来,而哲学思维能够为护理人员完善自我人格、实现自我发展提供科学的思维方式。

第三节　护理实践，让智慧之花绽放

在临床护理工作中发挥哲学思维的作用，让这朵智慧之花绽放，护理人员需要掌握以下思维方法和原则，从保健和疾病护理的过程中找出规律并加以思考和运用，完成护理工作从实践到认识，再从认识到实践的飞跃。

一、客观性思维方法的原则及应用

客观性思维方法是辩证唯物主义的首要思维方法，它指的是尊重事物的客观实在性，即承认其不以人的主观意志为转移。人的认识只不过是客观事物的反映，人们必须遵循事物的客观规律。客观性思维方法应用于临床护理，要求在护理工作中掌握客观情况，从临床的客观实际出发，务实求真，如实反映服务对象的本来面目，避免犯先入为主的主观性错误。

（一）客观性思维方法的基本原则

1. 一切从实际出发的原则　任何事物都有现象和本质的区别，在纷繁复杂的现象面前，把握本质才是抓住了实际。很多人误认为从实际出发就是大量把握现象，掌握第一手资料。但事实上，对情况的辨别、对资料的分析筛选过程更加重要，在此过程中达到去伪存真，才能逐步接近实际情况，真正做到一切从实际出发。

2. 全面性原则　现象是多种多样的，它表现的方式、角度都有所不同，但现象之间的联系是客观的。在分析处理问题时要做到全面、规范、严密，从各种可能的角度有目的地观察客观事实，合理判断和评估客观环境，克服个人认知的假设及偏差，综合考察事物，这是全面性原则的基本要求。

3. 动态性原则　任何事物都处于永不停息的运动变化中，从整体上看呈现出发展的特性，因此反映事物的真实客观性，需要我们不断变更思想，把握新情况、新变化。对于已经掌握的客观情况，它的真实性也可能随着时间的推移发生改变。所以把握事物的客观性就是如实地反映事物的变化发展过程，要求我们对事物的发展具有自觉的预见性。

（二）客观性思维方法的应用

在护理工作中掌握客观性分析原则，避免先入为主的主观性思维，这对提高护理工作质量至关重要。遵循客观性思维方法开展护理工作要做到以下几点：

1. 准确掌握客观资料是客观性思维的前提　准确掌握客观资料包括细心、耐心、准确地收集资料和全面、正确、规范地记录资料，它们可以为客观性思维提供思维基础。细心，是指资料收集得耐心、细致，不放过可能引发疾病恶化的任何微小前兆；准确，是指资料收集得精确而无误差；全面，是指资料收集完整而无遗漏。在某些护理记录中我们能看到这样的情况：患者心律不齐，只有脉搏，无心率/律记录；患者胆囊取石术后出现呼吸困难，无呼吸频率记录；患者体温 39.5℃，用消炎痛栓 1 粒肛塞后，无体温变化记录……这无形中为护理工作客观性思维设置了障碍。护理记录应完整具体，符合客观实际，书写应科学规范。例如，某医院一位胃溃疡择期手术患者，入院时生命体征均无异常。在护士的意识里，在择期手术前，他的血压等仍会正常，所以每天都在记录表格中凭主观想象填上数据。患者在术前的头一个晚上，出现了头晕、恶心、心悸、乏力，当晚以胃溃疡并出血行急诊手术，而反映在表格上的血压、心率等都是正常的。

2. 以客观资料为依据进行判断是客观性思维的核心　临床上由于患者和护士、主观和客观、现象与本质等多因素交织，往往造成判断的偏差，运用客观性思维，从实际出发，摒除主观因素的干扰，能有效地避免先入为主。一位经过系统治疗后病情好转的抑郁症患者，处于巩固治疗、准备出院阶段，他担心出院后会受到歧视，感到内心孤独、前途暗淡。护士则主观认为恢复期患者情绪有所好转，对其消极情绪未引起重视，缺乏客观评估，导致患者乘夜深人静在病室内自缢身亡。另有1例患者，门诊诊断为急性青光眼收入院，住院医生同意门诊诊断，治疗班护士点眼药水时发现患者瞳孔正常，指试眼压不高，20%甘露醇用后仍呕吐，护士重视客观资料，认为患者可能是患急性胃肠炎。通过医生进一步确诊后，即转内科治疗。

3. 由表及里是客观性思维的深化　事物的客观性，不仅包括事物的表面现象（表象），还包括隐藏在表象后的本质和潜在的要素（即因其的存在会导致另一种现象的发生）。只从事物的表象出发，而不立足于表象后的本质以及潜在的要素，就会导致主观与客观的相背离，使一些潜在的危险没有得到及时的防御，从而导致不良后果的发生。例如，一名腹主动脉夹层动脉瘤患者，护理问题分析中已提出"潜在并发症：动脉瘤破裂"的问题，但护理措施却缺少了对这一可能危险因素加以预防的内容。护士只告诉患者要绝对卧床，日常生活由护士协助，保持大便通畅，避免磕碰等。而没有告知：如果运动不当，就有可能诱发动脉瘤破裂的严重后果，没有向患者特别强调在没有得到医生允许和没有人协助的情况下，绝不可以下床活动；也没有说明：如果遇到生活困难，应该及时呼叫护士实施协助护理等。并且，护理人员在临床护理中也没有给这名患者特殊的关照，如勤查房、勤询问等，结果患者在自觉症状好转、医护人员及家属又不在场的情况下，自行下床解大便，遭遇病情突变，血压骤降，经抢救无效而死亡。

二、系统性思维方法的原则及应用

客观事物具有系统性，其原因在于联系是客观事物的本性，而普遍联系的事物，又以系统的方式存在，系统性是构成事物联系的本质特征。系统是指由一定数量相互联系的要素按照一定结构所组成的，具有特定功能的有机整体。它的基本特征包括：① 整体性，即由诸要素所组成的系统性质和功能，不是各个要素性质、功能的简单相加，优化的系统整体大于部分之和；② 结构功能性，是指系统各要素在空间上的排列顺序；③ 层次性，指事物系统纵向结构上的递进关系；④ 开放性，指任何事物系统的内在要素之间，以及系统与系统之间，都处在普遍联系之中，不断进行着物质、信息、能量的交换；⑤ 动态性，指事物系统通过要素及系统之间的相互联系、相互作用，时刻处于变化、发展的过程之中。临床护理工作中的系统性主要表现为：人体结构功能的系统性、疾病防治的系统性、护理工作的系统性等层次。

系统性思维方法是指按照客观事物本身的系统性，把对象放在系统的运行过程中加以考察，以达最佳效果的方法。人与自然、社会的系统关系，人体生理、心理的系统联系，疾病的预防治疗等系统工程都包含着系统性思维方法的应用。系统论是现代护理学的理论基础之一。

（一）系统性思维方法的基本原则

1. 整体性原则　整体性原则是指对事物系统的分析必须从整体出发，在系统整体观念指导下，分析各个局部的结构和功能，从而不会使自己的认识偏离方向，这是系统方法的出发点和归宿。

2. 层次递进性原则　它指遵循客观事物系统本身的层次性,思维逐步扩展、深化。层次递进性思维,有利于顺藤摸瓜、追根寻源,找到问题的症结;也可使人的思路具有逐步深入的逻辑层次性,保证护理工作的科学、有序进行。

3. 综合性原则　要求从事物系统内在要素及系统之间纵横双向的相互关联、协同作用等方面,进行动态、全面的综合分析,以期找到其中的因果联系。

4. 最优化原则　对包含众多要素且层次重叠交叉的复杂系统,应按照从低到高或从开始到结束依次经历的各个阶段的发展顺序,对事物系统做逐级优化处理,直至在最高一级或最后阶段上达到统一协调为止。

5. 和谐性原则　构成系统的诸要素之间的关系,是对立统一的,系统最大功能的发挥在于要素的统一性。这就要求系统内部、系统与系统外环境、一系统与他系统之间必须相互协调、和谐一致。

（二）系统性思维方法的应用

系统性思维方法无论是护士在进行患者护理和管理,还是护理管理者在进行护理工作管理时都十分有用。

1. 实现对患者的系统整体护理　患者本身是一个系统,包括各系统、器官、组织和细胞,同时他又是生理和心理的完整结合体;患者也是处在家庭、社会、环境等大系统中的子系统,各系统之间的相互关系都与患者的健康息息相关。系统整体护理就是把患者的局部问题,放到全身——包括生理、心理、家庭、社会等层面予以综合系统考虑,实现护理的整体性。一个外伤性关节炎患者,如果只片面强调关节局部的护理,而忽视了功能护理,则有可能导致外伤治愈,但功能丧失;一个并发压疮的患者,如果只注意局部护理,而忽视全身护理,其结果可能是无法达到理想的护理效果。

2. 实现日常工作的系统管理　临床工作中患者多、任务重,护士必须学会运用系统性思维方法,对自己的工作进行层次性、最优化的设计,才能达到迅速、准确、有序。护士要根据客观条件和客观需要设定优化重点目标、工作计划和方案。坚持对患者各项指标进行综合分析和考察,从而选取兼顾护理质量、病程、成本费用、满意度、工作量等相对全面的优化方案。例如,某医院的急诊科护士经常面对突发性群发性创伤患者,他们运用系统性思维,创造了一体化急救护理模式,包括调整急救创伤中心的布局与设施,完善应急预案,规范抢救程序,抢救人员定位、定责,注重抢救的时效性,优化人力资源,加强护士业务培训等。结果院前急救反应时间、检伤分类时间、按区分流时间明显缩短,急诊救治满意度、严重创伤患者救治成功率明显提高。

3. 实现护理工作的系统整体管理　作为护理管理者,系统性思维对全面提高医院的护理工作水平和质量有着至关重要的作用。护理工作的系统整体管理包括:第一,构建护理工作和谐的氛围,使护士能自觉完成各自分担的任务,努力取得最优效果并主动相互配合、协调行动等。第二,合理使用护士,量才而用,人尽其才,最大限度地发挥每位护理人员的作用。第三,管理者必须具备处理技术问题的技能,通晓护理专业涉及的知识、操作技术、方法、过程,能够应对紧急突发性事件;具备处理人事关系的技能,能正确协调和处理上下级和同级之间的关系;具备通观全局的技能,能把医院视为一个整体,正确把握、处理护理在医疗活动中的独特地位和与医疗、医检、行政、后勤等工作部门的联系等。

4. 实现医护之间的系统管理　第一，护理管理者要从系统性出发，应既抓护理，也抓医疗，控制护理差错，提高护理质量；第二，护理人员要正确认识医疗与护理之间的内在统一关系。一方面，医疗是护理的先导，没有对疾病的正确诊断和治疗，护理本身就失去了意义；另一方面，护理又是医疗的保证，恰当、优质的护理，可为医疗诊断提供信息资料，为良好治疗奠定最佳身心状态，具有治疗疾病的意义。例如，当发现心源性哮喘患者发作先兆时，护士立即帮助患者采取端正坐位或较高卧位，就可增加肺活量，改善缺氧状况，使哮喘得到缓解，从而达到一定的治疗作用。

三、矛盾性思维方法的原则及应用

对立统一规律是客观事物存在与发展的最根本规律。事物既对立又统一的关系（既区别又联系）就是矛盾。矛盾揭示的是客观事物所具有的本性，指事物内部或事物之间所固有的既互相对立又互相统一的关系。对立、统一是矛盾的两重属性。矛盾的对立指事物要素或事物与事物之间的相互区别、相互否定、相互反对、相互排斥、相互分离等性质。矛盾的统一指事物要素或事物与事物之间的相互联系、相互依赖、相互作用、相互吸引、相互包含、相互转化、相互平衡等性质。矛盾是事物存在的根据和发展变化的源泉。

矛盾思维方法，要求人们在客观事物矛盾的联系、发展中考察、分析、处理问题，从矛盾的对立、统一两方面入手，分析事物诸矛盾的性质、特点，以及各种矛盾和矛盾各个方面的关系，从中把握事物的本质并找到解决矛盾的正确途径。这是一种更高级的科学思维形式，是认识事物的根本方法。

（一）矛盾性思维方法的基本原则

1. "异中求同"与"同中求异"的分析原则　事物"同中有异"与"异中有同"是指客观世界的事物、现象之间作为对立统一的矛盾关系，既有区别（异）也有联系（同），既有个性（异）又有共性（同）。有些事物之间十分相似，差异很小。而有些事物之间则差异很大，其共性和联系不明显。事物的这种客观本性，要求人们分析事物应从异、同两方面把握，全面地看问题，既要善于异中求同，总结经验，又要善于具体问题具体分析。

2. 两重性分析原则　任何事物的矛盾都包含着两个方面，从而决定事物都具有两面性。事物的这种双重属性，要求人们要坚持两重性分析原则，避免单向思维。单向思维是人的一种思维惯性，在日常生活中，往往表现为人们看问题常常只看一面，忽略了另一面，这也是一种思维定势。两重性原则的实质是要克服片面思维，进行两面性思维，分析处理问题时，既要看到这一方面，又要注意看到与之相对的另一个方面。

3. 主从性分析原则　事物发展过程中，常常涉及许多因素、方面或矛盾，各个要素、方面、矛盾的地位及作用有主次之分。事物的发展从根本上是由其主要矛盾或矛盾的主要方面、要素所决定的，而次要矛盾或矛盾的次要方面对事物发展起一定的影响作用，双方的主次地位在一定条件下又会发生相互转化。人们分析处理问题时，往往会在错综复杂、如同乱麻的因素和事物面前不知所措，理不出头绪，不知从何下手；或者被中途出现的一些细枝末节和琐事（次要因素）分散精力，扰乱视线，以致中途停顿或走上岔路，从而放弃了原先研究、追求的主要问题或主要目标。主从性原则的实质是要求思考处理问题有主有从，要善于区分主次，既能抓住重点问题，又能兼顾次要问题，坚持"两点当中有重点"，从而全面提升工作的实效。

（三）矛盾性思维方法的应用

矛盾性思维方法有利于提高分析护理问题的准确性。由于任何症状都因疾病本质引起，因此对护理问题的分析和判断，离不开对疾病本质联系的思考。遵循矛盾性思维方法开展护理工作要做到以下几点：

1. 实现"异中求同"和"同中求异"并行　由于临床实践中的疾病类型、发病地区、季节、阶段的不同，以及患者年龄、性别、心理状态、性格、职业、信仰、敏感性、易感性等个体差异，使得同种疾病的症状表现不同，即为"同病异症"；而不同疾病又可出现相似或相同的症状，即为"异病同症"，从而造成相应的护理问题及其相关因素必然是"同中有异"或"异中有同"。为此，护士在临床护理中要注意各种矛盾形态的出现，并加以区别对待。第一，正确认知和把握"同症异病"。临床症状相同或相似，但疾病本质或人的心理、社会问题不同，使护理问题一样，但涉及疾病本质及心理、社会的相关因素不同。例如，水肿这一症状，在肝硬化失代偿期、肾功能不全以及孕妇妊娠末期等多种情况下都可以出现。患者出现情绪抑郁、焦虑等表现，护理问题相同，但涉及患者身心、社会等相关因素不同。第二，正确认知和把握"异症同病"。因患者机体生理状况的特点，同一种疾病在临床上可表现为不同的症状甚至假象，从而使护理问题不同，但涉及疾病本质的相关因素可能相同。例如，冠心病心绞痛患者一般表现为胸骨后的压榨性疼痛，但也有人出现咽喉痛、胃痛、肩背疼痛等等。第三，正确认知和把握"同病异症"。躯体疾病相同，但由于患者心理、社会因素的不同，使得护理问题及相关因素都不同。例如，有两位同患乳腺癌（疾病本质相同）的患者，一位是 45 岁、具有大学文凭的时装设计师，另一位是 62 岁的家庭主妇（相关社会因素不同），两人对手术切除一侧乳腺和术后化疗中出现脱发的心态（心理问题）截然不同，前者因失去一侧乳房和脱发而沮丧、绝望，对术后锻炼的态度消极，后者对此则并不在意，只关心术后是否影响做家务，对术后锻炼的态度较为积极。第四，正确认知和把握"同中有异"。临床护理中，外表相似、实质不同的事物很多，如有些不同的药品形状、大小、颜色、外包装等相同或相似，有些药品的剂量近似，有些药品名称相近，有些患者的姓名相同、相近等。注意"同中求异"的思维排查，对其细微差别进行严格核对，可最大限度地避免护理操作差错、事故的发生。

2. 实现"同病异护"与"异病同护"并行　"同病异护"与"异病同护"是指由于疾病表现"同中有异"、"异中有同"，故临床护理应贯彻个性和共性相统一的辨证施护原则，体现普遍性和特殊性相结合的原则。第一，正确认识和把握"同中有异"与"同病异护"。"同中有异"、"同病异护"是指由于同种疾病患者的疾病类型、病程、机体敏感性、体质状况、性别、年龄、休养环境、性格、职业、地位、经历、经济状况、民族、信仰、人生价值观等不同特点造成的疾病临床表现、心理问题及对待疾病态度的不同，相应的护理措施除具有针对同病的共性外，还必须有因人而异的个性。例如，同是癌症化疗后的脱发，不同性别、年龄、职业患者的反应就有所不同；应侧重于对年轻女患者化疗后的身心护理。又如语言施护，对听力缺陷者，应加强面部表情、口形、手势表达；对视力不佳者，尽量避免非语言性信息；对生性多疑者，解释不宜过多等；对老年人，要多说吉利话，避免直言不讳；对痛苦难耐的患者，语言要少而深沉，带有很大的同情感；对长期卧床、悲观消沉的患者，语言要充满信心、带有鼓励性等。第二，正确认识和把握"异中有同"与"异病同护"。"异中有同"、"异病同护"是指患有各种疾病的患者，疾病本质虽不相同，但因致病因素侵袭造成的机体损害，使抵抗力下降；因躯体病痛产生程度不同的紧张、焦虑、悲观、孤独等消极情绪，以及自我调节控制能力相对减弱，是其中的"异中之同"。因此,实施临床护理中要求护士要注意到异病护理中的共性所在。

3. 实现护理过程中的主从分明 护理工作中的主从性是指临床护理在注重整体护理的同时,根据群体和个体生理、病理不同状态或阶段身心需求的主从性,抓住根本问题。具体如下:第一,在面对群体护理对象时(如病区、急诊室),工作量大,问题复杂,要求护士准确区分主次,抓住主要矛盾,合理安排工作程序,以确保危重患者得到及时救治和护理。一次,一辆大客车发生事故,伤员送到医院后,有些人大声呼喊,有些人呻吟,有些人不吭声。护士立刻对患者进行观察评估,发现大声呼喊的人主要是外伤和骨折;呻吟的人表现出呼吸困难,可能有血气胸;不吭声的人已经昏迷,可能有颅脑外伤。护士随即确定了救治顺序,危重伤员优先,挽救了他们的生命。第二,正确认识和把握个体疾病护理需求的实际情况,分析疾病的主与次,抓住重点,并注意主次地位的转化。首先,由于患者病情有轻重缓急程度的不同,应注意首优、中优、次优问题的主次选择和确定的相对性。例如,当患者有心跳呼吸骤停、严重体液不足、自伤危险等护理问题时,上述问题应列为首优问题;在患者没有紧急护理问题的情况下,则应按需要层次论考虑,将生理需要作为首优问题;而在无原则冲突的情况下,可将护理对象认为的最重要问题,视为首优问题。同时还要注意疾病发展各阶段多种社会护理问题的主从性。例如,某急性心肌梗死患者入院经抢救病情稳定,分析其引发疾病的社会因素包括工作紧张、劳累;饮食不节制,生活无规律并嗜烟、嗜酒;缺乏相关的卫生保健知识,对冠心病的形成过程及危害不甚了解等等。为此,除必要的用药外,需根据患者病情和治疗进展情况,重点解决的问题应该是让患者卧床,保证机体充足的睡眠休息,精神放松,以消除患者的紧张和劳累;其次是对患者的饮食进行调节、控制;再次是对患者进行卫生保健知识的宣教,指导患者有计划、有规律地锻炼等。第三,分清主次因素,正确制订护理目标。如果制订的护理目标过于宽泛或者过于狭窄,就容易混淆、甚至颠倒主次因素,导致舍本求末或者缺乏全面性行为的发生。例如,一名开胸手术患者,对其制订的护理目标是手术后观察生命体征。手术当日,患者生命体征平稳,但次日凌晨,其血压突然测不到,经紧急抢救后脱险。经检查发现,术后 12 小时,患者胸腔引流管引出 800mL 血性液体。而护士仅观察了患者的一般、表面、次要体征,忽略了对其与开胸术直接相关联的主要体征——引流量和性质的观察,故未及时发现大量血性引流液体显示的血容量下降的主要问题,结果导致患者血压严重下降这一后果。

四、辩证否定思维方法的原则及应用

辩证否定是客观事物的普遍性质。宇宙间所有事物内部都包含着肯定和否定两种要素。肯定要素是事物中维持自身性质稳定不变的方面(如生命有机体中包含的遗传、同化、生存因素等)。否定要素是促使事物自身灭亡的方面(如生命有机体中的变异、异化、死亡因素等)。如果肯定要素居于主导地位,事物就维持原有的性质或状态;如果否定因素居于主导地位,事物就否定自身,发生质变。辩证的否定不是对事物的全盘否定,而是新事物对旧事物既克服又保留,既继承又发展。克服、抛弃旧事物中消极、过时的因素,保留积极、合理的因素,同时创造、增加富有生命力的新要素。可见,事物的肯定因素中包含着否定的因素,即肯定中有否定,否定中有肯定。辩证的否定就是包含肯定因素的否定。

事物通过辩证的否定,不断得到优化和完善,进而实现自我发展。因此,事物自身的辩证否定是维持事物联系和实现发展的必要环节。事物实现辩证的否定过程必须经历三个阶段,即事物在内部肯定与否定矛盾的推动下,从自我肯定状态到达否定状态,再到达否定之否定(新的肯定)的状态,新事物就此产生,旧事物灭亡,从而完成了事物发展的一个周期。这就赋予了事物发展具有曲折回复性和螺旋上升性的特征。曲折回复性是指在事物发展的过程中,第三阶段即否定之否定(新的肯定)阶段,经过两次扬弃,吸收了前两阶段的优点,重复第一阶段的某些特征。由于每一发展周期中,否定之否定阶段,既是前一发展周期的终点,又是下一周期的起点,事物的发展一个周期接着一个周期,呈现出事物新陈代谢螺旋上升的无限发展过程。

辩证否定思维方法是指对待任何事物都要采取"扬弃"的态度,要批判地加以借鉴,即"取其精华,去其糟粕"。批判就是要做到敢于质疑、敢于反思,通过质疑和反思,发现并抛弃其不合理的、消极的要素;借鉴就是要善于观察、善于总结,通过观察和总结,发现并保留其合理的要素,在继承的基础上,进一步实现创新。同时,它还要求人们在生活和工作中要始终坚信前途是光明的,但道路是曲折的,反对盲目乐观和消极悲观的两种错误行为。

(一)辩证否定思维方法的基本原则

1. "扬弃"性分析原则　辩证否定是新事物对旧事物的"扬弃",要求人们在分析事物时,无论是从现实还是从前瞻的角度,都应注意在肯定中看到否定,在否定中把握肯定,避免要么肯定一切,要么否定一切的形而上学行为。

2. 信念笃定原则　新事物对旧事物的辩证否定,是宇宙间万事万物都必须遵循的一个客观规律,换言之,新事物必然会战胜旧事物,旧事物必然会走向灭亡。事物由低级向高级的发展,是任何力量都不能阻挡的必然趋势。这就要求人们在任何时候,都要对事物发展的前途充满信心,坚信前途一定是光明的,同时以饱满的热情去追求新事物,迎接新事物的到来。

3. 准备抗挫原则　新事物战胜旧事物,实现对旧事物的辩证否定,不是一帆风顺的,而是充满了曲折性,有时还会出现暂时的或局部的倒退。这就要求人们在对任何事物发展前途充满信心的同时,还要对事物发展中遭遇的各种困难有充分的思想认识,做好抵抗挫折的心理准备,否则就有可能因遭遇困难而产生退缩的行为,从而影响到事物的发展。

4. 迂回前进的原则　辩证否定实现的过程,具有螺旋上升性的特征,是迂回曲折性和前进性的统一。这就要求人们在认识世界、改造世界时,注重方式方法和策略。方式方法应灵活多样,避免单一性和"直线性",或以退为进,或侧面突破。

(二)辩证否定思维方法的应用

辩证否定是一切事物存在和发展的普遍规律。人类护理理念和护理实践的变革、发展就是通过不断的辩证否定才得以实现的。遵循辩证否定思维方法开展护理工作要做到:

1. 勤于思索,敢于质疑　护理人员应不拘泥于以往经验和别人的工作程序,克服先入为主的思维定势,努力从现实情况出发,对在临床护理中遇到的各种问题,勇于提出质疑。如患者手术后,很多医院常规将引流管口连接引流袋(引流瓶)后,用系带或挂钩将引流袋(引流瓶)固定于一侧床沿下,并将引流连接管用别针固定于床单上。一位护士质疑这种常规做法的合理性,并进行了研究,她发现只把引流袋(引流瓶)用系带或挂钩固定,并未同时把引流连接管固定于床单上,对意识清醒患者非常适用,能减轻患者由于担心管子脱出产生牵拉痛而使整体活动度、舒适度下降;当然对昏迷患者同样适用,可防止因无意识的活动度过大导致引流管牵拉脱出。这一质疑研究,改革了临床上固定引流管的方法。此外,质疑还能否定他人的不当行为,以避免或减少护理差错事故的发生。如日本某医院一位护士发现患者用于人工呼吸机加湿的蒸馏水已用完,错将酒精当蒸馏水使用,并将酒精瓶放于患者床下,各班护士每隔2小时用注射器从此瓶中抽吸数十毫升液体加入加湿器,直到患者出现发热等感染症状且病情急剧恶化时才引起注意。然而时间已过去53个小时,错误操作经过数名护士之手,加入的酒精总量约600~700mL,最终导致患者经抢救无效死亡。此护理事故的发生,除护士责任心不强外,护士遵从固定程序、囿于经验、缺乏批判和质疑思维,未能对他人的工作进行辩证的否定,及时排除其中可能存在的错误是主要原因。

2. 不畏困难,善于突破 护理工作的开拓创新,既需要护理工作者持之以恒地努力,更需要护理工作者灵活思变地探索。例如,某护士发现为小儿留置胃管时按教科书的常规方法测量留置胃管的长度,只能到达贲门部,不能达到胃肠减压的目的,而按"前额正中发际—脐"测量留置胃管的长度,术后胃肠减压效果好,通过反复实践,提出了新的小儿留置胃管长度测量法。又如,肺心病患者住院时需长时间吸氧,吸氧时,氧气湿化瓶内排氧管排出气体产生气泡,当气泡破裂时会发出声响,特别在夜晚,影响患者本人以及同病房其他患者休息。某医院护士根据无声枪消音器的原理设计出"消音管":用一次性塑料试管,在试管的下四分之一部分,用七号针依次刺穿成孔,小孔间间隔1~1.5mm,把刺好的试管套在湿化瓶内的排氧管上,这样产生的气泡即变成细小的气泡,发出的声响很微弱,试管每天浸泡消毒。这项小小的发明创造,解决了长期以来影响患者休息的一个问题。护士在临床护理工作中,细心观察,勤于思考,敢于突破,可以不断发现问题,解决问题,提高护理工作质量。

总之,辩证思维作为一种思考方式,贯穿于护理工作的所有活动中,更是成为处理复杂临床问题的能力,提升与人有效合作的能力,以及独立获取信息等能力的关键。只有将辩证思维能力融入到护理实践中,才能从根本上促进护士整体素质的提高,促进护理领域的发展。

思考与练习

1. 请说出什么是护理辩证思维方法。
2. 试举例说明护理辩证思维方法在实践中的应用。
3. 试分析下列情况违背了辩证思维的哪种原则?怎样才能克服这种错误?

在护士交接班中,常听到:"某某患者没事,挺好的……"等说法,但此判断的客观依据是什么?患者是康复了,还是病情稳定?是比较舒适,还是独自忍受痛苦而没有主诉?是在经过细致观察、获取精确病情资料基础上的客观判断,还是仅凭印象?……不得而知。

实践训练

项目1 护理系统性思维方法的训练

【目的】使学生学会自觉运用系统性思维方法,运用整体性原则分析临床护理案例。

【要求】学生分成小组,每两小组构成一对,分别扮演患者和护士。患者组设想并表现出患者入院时的心理、思想等状况。护士组采取相应措施发现、调节、解决患者的心理问题,避免病情加重。表演结束后,各小组互相评判哪一组反映患者情况最准确,护理措施采取得最有效,并进一步讨论分析最佳护理方法。

【情境】某肿瘤医院收住一位身材魁梧的男性患者，入院前 3 天确诊为癌症。患者入院后情绪不稳定，一周内病情急剧恶化。

患者：＿＿＿＿＿＿＿＿＿＿＿＿＿＿＿＿＿＿＿＿＿＿

护士：＿＿＿＿＿＿＿＿＿＿＿＿＿＿＿＿＿＿＿＿＿＿

患者：＿＿＿＿＿＿＿＿＿＿＿＿＿＿＿＿＿＿＿＿＿＿

护士：＿＿＿＿＿＿＿＿＿＿＿＿＿＿＿＿＿＿＿＿＿＿

患者：＿＿＿＿＿＿＿＿＿＿＿＿＿＿＿＿＿＿＿＿＿＿

护士：＿＿＿＿＿＿＿＿＿＿＿＿＿＿＿＿＿＿＿＿＿＿

患者：＿＿＿＿＿＿＿＿＿＿＿＿＿＿＿＿＿＿＿＿＿＿

护士：＿＿＿＿＿＿＿＿＿＿＿＿＿＿＿＿＿＿＿＿＿＿

……

项目 2　运用辩证思维独立设置护理计划的训练

【目的】使学生能够综合运用辩证思维方式，从问题入手开拓思路，自觉对护理个案进行初步设计，达到护理最佳效果。

【要求】分组讨论，讨论后集中全组意见，制订护理计划。

【情境】今有一女教师，36 岁，因怀孕 8 个月来做产前检查，第一胎，体检无并发症和异常情况，丈夫为工程师，关系和睦，两人小家庭。根据此病例在进行护理时，除需要医学知识外，还需要有关的人文科学理论，并在此基础上提出问题，制订计划并实施。

① 需要层次理论：护士应评估该孕妇此时期在生理和心理社会方面的需要有哪些？是否都已得到满足？应该如何进行帮助？

② 应激理论：评估该孕妇过去对付应激的能力，用应激和适应理论所提供的应对方法帮助孕妇做好迎接分娩的心理准备。

③ 发展理论：评估每个家庭（包括妻子和丈夫）的发展水平和任务。

④ 家庭理论：有关家庭理论中的家庭结构以及家庭内部功能情况都是护士应注意的问题。

⑤ 角色理论：对该孕妇来说，如何从一个妻子和教师的角色中，再增加一个母亲角色。

【推荐书目】

1. 陈健尔. 护理人文学. 杭州：浙江大学出版社，2008

2. 霍孝蓉. 实用护理人文学. 南京：东南大学出版社，2006

【网络资源】

1. 哲学网：http://www.zhexue.com.cn/

2. 哲学在线：http://philosophyol.com/

（刘　辉）

第五讲　逻辑使人严谨：逻辑思维与护理

教　学　目　标

1. 说出逻辑的内涵。
2. 区别辩证逻辑和形式逻辑。
3. 简述学习逻辑的作用。
4. 熟悉逻辑的基本形式及基本规律。
5. 在护理工作中有效运用各种逻辑思维方法。

本讲提要

　　思维是人类所独有的一种精神活动。任何人要进行正常的思维活动都必须运用一定的思维形式和遵守思维的逻辑规律，以便做到概念明确，判断恰当，推理合乎逻辑，论证具有说服力。在社会生活中，由于缺少必要的语言思维常识，不合逻辑的言论时有耳闻。本讲主要是通过逻辑知识的学习，使学习者能够用逻辑基本理论来指导和规范自己的思维活动，提高逻辑思维能力，从而有助于正确地认识事物和准确地表达思想。

问题与思考

问题 1：为什么要对学生普及逻辑知识？

　　我国小学、中学到大学的教育中，系统的思维知识的教育与训练，一直未能很好地进入教学与教材体系。韩国、日本、德国等国家对逻辑学比较重视，已普及到青少年教育中，并以卡通形式教育、影响着学龄前儿童（德国的"逻辑狗"，日本的"名侦探柯南"等）。英国把逻辑学列为五门基础学科之一。而教育家认为学生成才主要由两种因素决定：一是"勤奋"，二是"善思"。"善思"这种素质不是一个学生能从实践中快速摸索出来的，因为善于正确思考本身是一门科学，其精密、严谨是我们从实践中不易概括的，而逻辑学是培养"善思"的比较切实可行的一门思维科学。

问题 2：不良护理思维为何存在？

　　长期以来，在临床护理工作中，人们习惯把护理工作看成是医疗的辅助部分，是对医生工作的补充,是医疗活动中的一个片断。这种不良的护理观念使护士在护理工作中容易产生思维惰性,形成依赖性的思维方式,这是直接影响护理质量的重要因素之一。所以找出并克服护理思维中的弊端,对于提高护理质量能起到立竿见影的效果。

通过对以上问题的思考,是否使你意识到学习逻辑知识的重要性?学习逻辑学不仅有助于提高自身的思维能力、改善日常的人际沟通状况,更有助于提高护理服务的质量。

第一节　无处不在的"逻各斯"

逻辑学是研究思维的科学,但逻辑学不同于其他以思维为研究对象的学科,如哲学是从思维与存在的关系上研究思维,阐明思维在人类认识和改造世界中的作用;心理学是把人的思维当作心理活动的自然过程来研究,主要揭示思维的发生、发展及其在人的不同生理发展阶段上的不同特点和规律;还有生理学、语言学、信息论等也都研究思维,但它们研究思维的具体范围和侧重点都是不同的。逻辑学是从各类思维的逻辑形式方面来研究思维,具体来说,它的研究对象包括思维的逻辑形式、逻辑规律和逻辑思维方法等方面。

一、"逻辑"一词的多重含义

从词源上看,"逻辑"是个外来词,它可以被追溯到古希腊的"逻各斯"(即 Logos),原意是指思想、言辞、理性和规律性等。欧洲中世纪的逻辑学家有时用"logica"、有时用"dialecti-ca"来表示逻辑。直到近代,西方才通用"logic"表示"逻辑"这一门学科。在中国,严复是第一个把"logic"一词翻译为"逻辑"的人,但他没有提倡和推广这个词。直到 20 世纪 40 年代,"逻辑"这个词才在汉语中通用。

在当今的日常生活和工作中,我们经常使用"逻辑"这个词。在现代汉语中"逻辑"是个多义词,它可以表示客观事物发展的规律,如"中国革命的逻辑";又可表示思维的规律和规则,如"推理要符合逻辑";又可表示特殊的理论、观点或看问题的方法,如"侵略者奉行的是强盗逻辑";还可表示逻辑学的知识,如"要提高护士的综合素质,学一点逻辑是很有必要的"。逻辑学在中国古代和近代,曾被称为"形名之学"、"名理学"、"名学"、"辩学"、"论理学"等。

那么,究竟什么是逻辑?逻辑就是研究关于人类思维的形式和规律的科学。早在 2000 多年前古希腊的亚里士多德时代就产生了逻辑学,自 19 世纪以来,逐渐发展成为一个庞大而又多层次的学科体系,其中包括两个大的门类:辩证逻辑和形式逻辑。

辩证逻辑是研究人类辩证思维的形式和规律的科学,它在本质上与马克思主义哲学相一致,而形式逻辑是研究思维的逻辑形式及其基本规律和简单逻辑方法的科学。形式逻辑与辩证逻辑的主要区别在于:

第一,形式逻辑是静态逻辑,是则是、否则否,非此即彼、界限分明,不容混淆。辩证逻辑是动态逻辑,是与否、此与彼是相对与绝对的关系,除了"非此即彼",在一定条件下又承认

"亦此亦彼"。因此,辩证逻辑是冲破了形式逻辑狭隘界限的高级阶段的思维科学。

第二,形式逻辑主要从思维的形式、结构上研究思维,撇开思想内容,重在研究思维方式。辩证逻辑结合思想内容来研究思维,从内容和形式的统一中并从思维发展的实际过程里,观察、研究思维的内在联系,以符合客观事物间的本质联系。

第三,形式逻辑只研究某一具体事物的因果关系。辩证逻辑则研究事物的一切方面和一切联系。

综上所述,辩证逻辑高于形式逻辑,但并不否定、也不排斥形式逻辑科学的重要性,正如高等数学并不排斥初等数学一样。事实上,科学研究如果违背形式逻辑的规则,就会使辩证思维失去其应有的确定性、明确性和一贯性而陷入"逻辑矛盾",造成逻辑混乱,以致不能认识和把握真理。所以,这两种逻辑既有区别又有联系,不能互相代替,但却可以相互补充。不管哪个领域或哪个专业的科学工作者,一旦进入科学研究领域,对获取的事实材料进行逻辑加工时,这两种逻辑都是同时运用的,这便是我们在此讨论这两种逻辑之间关系的原因。

在研究逻辑思维的科学中,除了形式逻辑、辩证逻辑,还有数理逻辑。数理逻辑是用数学方法去研究思维形式的结构及其规律的科学,亦称符号逻辑,它与计算机的程序设计和人工智能的开发关系日益密切,成为重要的思维工具。

二、逻辑思维的基本规律

为了正确地运用语言和思维,为了使理性的交流能够顺利进行,人们应该遵循某些一般的原则或规定,这些原则、规定就是逻辑的基本规律,或称思维的基本规律。逻辑的基本规律主要有三条:同一律、矛盾律和排中律。

(一)同一律

同一律就是说:思想内容要保持与自身同一。同一律要求人们在同一思维过程中,概念必须保持同一,不能任意变换;判断必须保持同一,不能随便转移。

所谓概念必须保持同一,是说在同一思维过程中,必须保持概念内容不变。违反这一要求的逻辑错误叫"混淆概念"或"偷换概念"。下面用一例子来说明,古希腊的一个诡辩者对他的朋友说:"你没有失掉的东西,就是你拥有的东西,是不是这样?"对方回答:"是这样。"诡辩者说:"你没有失掉头上的角吧,那么你的头上就有角了。"这是一个典型的偷换概念的例子,"没有失掉的东西"在前面指曾经有的东西,而在后面指的是从来没有过的东西,显然是违反了概念同一。

所谓判断必须保持同一,就是说,在运用判断进行推理的时候,或者在论证某一问题时,人们所使用的判断,必须保持它自身的同一,不能用另外的判断代替它。违反这一要求所犯的逻辑错误叫"偷换论题"或"转移论题"。例如:达尔文说人类是由猿猴进化来的,但主教说:"有哪个人见过哪一只猴子变成人了?"这个主教的论题只能证明:没有人是直接从猴子变来的,这与论题是有区别的,因此偷换了论题。

同一律的应用在医疗实践中显得特别重要。对疾病的认识是非常复杂的,疾病表现多种多样,病情在不断变化,要把握住疾病质的规定性,必须要有诊断疾病的同一标准和同一的诊断依据,否则必将在医疗过程中造成混乱,难以达到治疗的目的。

我们必须注意的是:同一律所说的"保持同一"不是绝对的,而是相对的、有条件的,是指在同一时间,同一关系(或同一方面)反映同一对象的思维过程。任何事物都具有多方面的属性,从不同方面反映同一对象,思想也会有所不同。例如,"人"既具有社会属性,又具有自然属性。因而,社会科学从社会属性方面研究人,人种学等从自然属性方面研究人,两者所形成的"人"的概念就有所不同。因此,在不同条件下,人们所使用的概念或判断可以不同一,这并不违反同一律的逻辑要求。

（二）矛盾律

矛盾律的基本内容是:在同一思维过程中,两个互相否定的思想不能同时是真的。因此,矛盾律也叫不矛盾律。

矛盾律要求在同一思维过程中,一个判断不能既断定某个对象具有某种性质,又断定它不具有这种性质,或断定它具有另一种相反的性质。在两个相互矛盾或相互反对的判断中,不能同时是真的,必须承认其中有一个是假的。

违反这一逻辑要求,思维中就会出现逻辑矛盾,犯"自相矛盾"的逻辑错误。人们平时所说的"自己打自己的嘴巴"、"出尔反尔"、"前言不搭后语"等,都是思维中出现了逻辑矛盾的生动说法。例如,"本诊所专治各种治不好的皮肤病"、"一年一度的端午节是千载难逢的传统节日"等。

（三）排中律

排中律的基本内容是:在同一思维过程中,两个互相矛盾的思想不能都是假的,必有一个是真的。

排中律要求在同一思维过程中,对两个互相矛盾的思想,必须作出明确的抉择,肯定其中一个为真,不得非此非彼,骑墙居中。例如,在"小王是护士"与"小王不是护士"这两个互相矛盾的判断中,必有一个是真的,不可能都是假的。如果前者为假,后者就一定为真,反之亦然。违反排中律的逻辑要求,就会犯"模棱两可"的逻辑错误。人们平时所说的"是非不分"、"含糊其辞"等等,都是"模棱两可"的同义词。

在护理实践中,排中律在对待突发事件中尤为重要。在非此即彼的情况下,必须作出明确的判断,不能有任何含混,以免延误抢救。

正确运用排中律应注意复杂问句。复杂问句是在提问中暗含着对方没有承认或根本不能接受的假设,不论作出肯定的回答还是否定的回答,其结果都将是承认了这个假设。碰到这样的提问就不能简单地作出肯定或者否定的答复,一旦作出这样的答复,其结果都将意味着承认其中所隐含的预设事实,因而都将是不正确的。例如,有人问:"你找到工作了吗?"这一问话暗含着这样一个预设:你在找工作,而事实上,你可能根本没有找工作,或者你曾经找过,但最近没找。对于这样的问题,无论回答"找到了"或"没有找到",都是承认了那个隐含预设的存在,这显然是错误的。特别需要指出的是,有些人常常利用复杂问语故设圈套,如果不注意识破,对这种问语无论采取肯定或否定的答复都会上当受骗。在这种情况下,不作出直接的选择,而是根据事实作出具体说明,不违反排中律。

以上介绍的三种逻辑基本规律都是客观存在的,它不以人们的意志为转移,人们不能随意创造或随意取消它。逻辑思维的形式化是人类思维进步的标志,它使思维过程更严谨、更精确、更有效、更快捷。

三、逻辑思维对提高护士素养的作用

思维,虽然人人都具有,但因每个人运用的方式方法不同,所取得的效果则绝然不同。

逻辑思维能力是人脑反映事物的高级形式,具有无限的广阔性、深刻性、独创性和灵活性。它是一般能力的核心因素。一个人一旦失去逻辑思维能力,观察、记忆、创新、注意将无从发挥作用,也就不可能积极地认识世界和改造世界。逻辑知识的学习不仅可以提高护士的思维能力,而且对护士树立正确的世界观、人生观和价值观都具有十分重要的意义。具体讲,学习逻辑学有如下实际意义:

（一）有助于培养护士严谨求实的思维品质

逻辑自亚里士多德时代至今已形成高度抽象、严密精确的公理体系。在这个体系中,要求基本概念、基本命题是自明的,每一个新结论要从基本概念、基本命题出发,严格按照逻辑规则一步一步地推出,而且每一结论的正确与否从逻辑上断定是毫不含糊的。在逻辑中,偷换概念、转移论题、模棱两可都是违反逻辑规律的,属于不正确的思维。在其他一些科学中,常常会有"公说公有理,婆说婆有理"的现象,甚至在自然科学中也会出现伪科学等,但是,在逻辑学中的结论必须是对错分明的,特别是现代逻辑所使用的符号语言的绝对精确性,消除了模棱两可、似是而非的现象。逻辑思维必须忠实于逻辑规律,来不得半点虚假。

护理工作是一项严谨而艰苦的工作,它需要分辨医学信息的真伪,需要探求合理的护理程序,需要改进和提倡有效的护理方法。逻辑是一种规范性的科学,接受逻辑教育,掌握逻辑知识,自觉遵守和运用逻辑规则,可培养护士耐心细致、客观公正、坚持真理的品质,能使护士的思想更加严密、更加正确地反映客观实际,有益于杜绝偏见、摒弃恶习。

（二）有助于提高护士准确表述思想的语言能力

人们在社会生活中每天都在进行思想交流,不断地向他人表述自己的思想和接受他人的观点。在表述思想的过程中,必须正确地运用概念、判断、推理等逻辑思维形式,必须遵守共同的逻辑思维规则和规律,只有这样,我们的观点才能被别人理解和接受,别人的思想才能被我们理解,思想交流才能顺利进行。对此,毛泽东曾号召人们,要学点逻辑并强调写文章要具有准确性、鲜明性和生动性,准确性属于概念、命题(判断)和推理的逻辑问题。

有的人说,我不学逻辑,照样会运用概念,会判断,会推理,也会论证。是的,概念、判断、推理、论证是思维形式和思维过程,是一个正常人的基本能力,但那是自发的,带有一定的盲目性,只知其然,不知其所以然。这就跟学语法一样,没有学语法,小孩跟着大人学说话,长大后说的话大多数是合语法的;但他们不知道为什么会适合语法,出现语病也不知语病在何处,带有较大的盲目性。

在临床实践中,由于部分护士缺少必要的语言思维常识,不合逻辑的言论时有发生。逻辑学是一门工具性科学,它能够为人们获取知识、表述和论证思想提供必要的逻辑工具。语言是交流思想的工具,而思想是逻辑思维的产物,只有掌握了逻辑思维方法,才能准确表达思想,才能提高人们说话、写作和辩论等的能力和水平。

（三）有助于提高护士获取新知识的能力

逻辑学与任何知识的创造和应用都关系密切,逻辑思维是一切思维的基础,无论是文学艺术家的创作所运用的形象思维,还是科学家们的创造发明与发现所应用的灵感思维都必须以间接的方式用概念、判断和推理来理解一切所感知的事物;任何非逻辑思维的结果,最终都是以逻辑的形式表述,并且融于科学理论体系之中。列宁说:"任何科学都是应用逻辑。"可以说,没有逻辑思维,就没有科学理论。所以,掌握逻辑学知识,可以帮助我们自觉地把握各门学科中的概念、判断和推理，把握该学科的逻辑体系及内在联系，从而有效地把握各门具体科学知识。

对护理工作者来说，逻辑知识可以提供有效的认识工具。如在进行临床医疗资料的核对、护理的"三查七对"、预防中的疫情调查等工作时，逻辑知识都有助于其形成各种概念和判断，应用这些概念、判断经过分析综合再进行比较，最后可以得到一个较完整、全面的新认识。

（四）有助于提升护士的综合素质，提高实际工作能力

在全面推进素质教育过程中，很重要的一个方面是注重能力的培养。在一个人的诸多能力中，思维能力是核心，它决定和影响其他能力的发挥和发展。学习逻辑学，可以锻炼人的思维能力，进而提高人的综合素质。近年，有学者在大学生中做过调查，结果表明：刚入学的大学生逻辑思维能力测试优异者，三年后的各科成绩均优良，而且三好生、专业奖学金获得者多出自这一部分人；而测试成绩不理想者，三年后多为后进生，有的甚至多科成绩不合格而退学。这一事实表明，逻辑思维素质是综合素质的基础。对此，有人作了一个形象的比喻：倘若素质教育是建造"万丈高楼"，那么逻辑则是建楼的"基石"。

【知识库】

逻辑学是七大基础学科之一

联合国教科文组织把逻辑作为当代七大基础学科（逻辑学、数学、天文学和天体物理学、地球科学和空间科学、物理学、化学、生命科学）之一，把发展学生的逻辑思维能力列在16项重要教育目标中的第二位，这表明，逻辑学是当代高级人才知识结构中必不可少的基础知识，是当代学校教育中有着举足轻重意义的一门课程。

学习逻辑学，对于提高人的实际工作能力和办事效率也有重要的作用。首先，人们干任何事情，总要靠大脑这个"司令部"来指挥。只有人们思路清晰，思维敏捷，才能提高办事效率。其次，人们办任何事情都要有周密的计划。因为人们办的事往往不是单一的，常常是多件事情交织在一起，构成一个系统工程，这就需要讲究办事的逻辑程序，要先后有序，合理安排，才能事半功倍，提高办事效率。再次，人们办任何事情都要有好的方式、方法。作为思维工具的逻辑学，为人们的实际工作提供重要的方法。在实际工作中，善于运用逻辑方法的人往往能使问题得到又好又快的解决，有时甚至可以收到意想不到的效果。学习逻辑学知识，对于护理人员今后的业务理论的学习、后续理论水平的提高和解决问题能力的培养等都能提供一种有序的知识结构和良好的思维能力。

第二节　思维漫步的基本环节

在人类认识客观世界的本质和规律的过程中，理性思维有三种基本的方式：一是形成科学的概念；二是作出科学的判断；三是进行科学的推理。在这三种思维方式中，科学概念是理性思维的基本单位，也是科学思维的最基本形式。只有形成科学概念后，人们才能在此基础上进行科学判断和推理。因此，科学概念是理性思维的重要元素。科学判断是理性思

维的必要环节,科学推理是理性思维的逻辑延伸。

一、概念:逻辑思维的起点

我们在说话、写文章、思考问题、学习科学知识的时候都离不开概念,从语言表达形式上看,概念表达为语词,例如"动物"、"书"、"患者"等。我国古代战国时期后期墨家所著的《墨经》上曾说:"声出口,俱有名。"意指声音从口中发出,都有名,即概念。19世纪德国哲学家黑格尔也说:"人只要一开口说话,在他的话中就包含着概念。"概念是思维形式最基本的组成单位。

(一) 概念的概述

1. **什么是概念** 概念是反映思维对象的特有属性或本质属性的思维形式。

概念是思维的起点。作为思维的一种逻辑形式,概念同判断、推理有密切联系。人们必须先具有某事物的概念,然后才能作出关于某事物的判断和推理。概念是思维的"细胞",没有概念,人们就不可能形成判断,更无法进行推理。也就是说,离开概念,人就不能进行任何思维活动。

概念是科学思维的总结。人们通过判断、推理获得的新知识,都要形成新的较深刻的概念来加以总结和巩固。每一门科学都有它使用的基本概念。例如,护理学中的"人"、"环境"、"健康"、"护理"等都是一些基本概念,这些基本概念以及由它所构成的范畴体系,是人类在一定历史阶段对客观事物认识的成果。

2. **概念的内涵和外延** 任何一个真实反映现实的概念都有内涵和外延两个方面。内涵和外延是概念的两个基本的逻辑特征。

概念的内涵就是指反映在概念中的思维对象的特有属性和本质属性,就是人们通常所说的概念的含义。例如,"人"这个概念的内涵是能抽象思维并能制造和使用生产工具的动物,它反映了这个概念的本质属性。

概念的外延是概念所反映的对象的总和,也就是概念所指的对象的范围,或者是概念的适用对象。如"人"这个概念的外延就是古今中外的一切人,它包括孔子、秦始皇、李白、莎士比亚、拿破仑、爱因斯坦、南丁格尔等等。可见,内涵反映的是事物质的方面,它说明概念反映的事物是什么;外延反映的是事物量的方面,说明概念反映的事物有哪些。

概念的内涵与外延是相互制约的反变关系。确定了某一概念的内涵,也就相应地确定了它的外延,一个概念的内涵越大,外延就越小;确定了某一概念的外延,也就相应地确定了它的内涵,一个概念的外延越大,内涵就越小。

(二) 概念间的关系

客观世界中的事物和现象都是普遍联系和相互依存的,反映事物的概念在彼此间也存在着一定的关系。形式逻辑研究概念间的关系,只是研究概念外延之间的关系,以便准确地使用概念。概念外延之间的关系主要有以下几种:

1. **同一关系** 同一关系是指两个概念的外延完全重合。如"中国"和"世界上人口最多的国家"两个概念外延完全一致,它们是同一关系,而它们的内涵却不完全相同,"中国"这一概念反映的是社会主义制度、东方文化传统的大国的本质属性,从而把它所反映的对象与非社会主义的、非东方文化传统的、较小的国家区别开来。"世界上人口最多的国家"这一概念反映的对象是人口数量最多的特有属性，从而把它所反映的对象从人口数量上与世界上其他国家区别开来。

具有同一关系的概念可以在谈话或写作的上下文中交替使用，这能使语言表达更生动，概念运用得更准确。具有同一关系的概念不能并列使用，如"马克思和《资本论》的作者确实很伟大"。

2. 属种关系　属种关系是指一个概念的外延完全包含另一概念的外延，其中外延大的概念是属概念，外延小的概念是种概念。如"法律"与"宪法"是属种关系。具有属种关系的概念，不能在同一位置上并列使用。如"卫生厅领导深入基层，调查了解医院、病区的改革情况"。概念之间的属种关系，是一种非常重要的逻辑关系，概念的定义、划分、列举、分类、限制和概括等逻辑知识，都是以这种逻辑关系为基础的。

3. 交叉关系　交叉关系是指一个概念的部分外延与另一概念的部分外延相同。如"护士"与"共产党员"，它们之间有一部分外延是相同的，也有部分外延是不相同的。具有交叉关系的概念也不能并列使用，如"我们医院新来了一些研究生和护士"等。

4. 矛盾关系　矛盾关系是指两个概念的外延没有重合的部分，并且两个概念的外延之和等于它们邻近的属概念的全部外延。如"正义战争"和"非正义战争"、"文明"和"不文明"。

5. 反对关系　反对关系是指两个概念没有相同的外延，且两者外延之和小于邻近属概念的全部外延。如"生产关系"和"家庭关系"，"生产关系"是人们在生产过程中发生的社会关系，"家庭关系"是人们在家庭生活中发生的社会关系，两个概念的外延是互相排斥的，但它们具有共同的属概念"社会关系"。而社会关系中，除了生产关系、家庭关系之外，还有民族关系、阶级关系、朋友关系等等。

（三）明确概念的逻辑方法

如果要理解所应用的一个护理学科领域的概念，就必须对此概念先有明确的认识。概念明确就是指概念的内涵与外延都要明白、准确。概念明确是进行正确思维和语言表达的必要条件。明确概念的方法主要有定义、划分、限制和概括。

1. 定义　定义是揭示概念内涵的逻辑方法。给一个概念下定义，就是用简短、明确的语句揭示概念所反映的对象的本质属性或特有属性。例如，"护理礼仪是护士在职业活动中所遵循的行为标准"。

定义由被定义项、定义项和定义联项三部分组成。被定义项就是被揭示内涵的概念，如"护理礼仪"；定义项就是用来揭示被定义项内涵的概念，如"护士在职业活动中所遵循的行为标准"；定义联项就是将被定义项和定义项联结起来的概念，定义联项的语言表达形式往往是灵活多样的，如"是"、"就是"、"即"等。

给概念下定义最普遍的方法是"属加种差定义法"。属加种差定义通常用公式"被定义项（种概念）＝种差＋属概念"表示。

要给概念下一个正确的定义，必须遵守以下规则：

第一，定义项外延与被定义项外延必须全同。违反这条规则，就会导致"定义过宽"或"定义过窄"的逻辑错误。定义过宽就是定义项的外延大于被定义项的外延；反之，就是定义过窄。

第二，定义项中不得直接或间接地包含被定义项。如果定义项中包含了被定义项，那么就不能达到明确概念内涵的目的。违反这条规则，就会犯"同语反复"或"循环定义"的逻辑错误。例如"痛苦就是痛苦的感觉"、"诊断就是对患者所患疾病进行诊断"。

第三，定义一般要用肯定形式。运用否定形式来下定义，只能说明被定义项没有某种内涵，而不能揭示出被定义项有什么样的内涵。因此，在定义过程中除非必要（在给负概念下定义时），不得运用否定形式。违反这条规则，就要犯"定义否定"的逻辑错误。

第四，定义必须清楚、确切。定义是用来揭示概念内涵的，因此，在表达时不能运用含混不清的概念，也不能用比喻来代替定义。如果违反了这条规则，就会犯"定义含混"或"以比喻做定义"的逻辑错误。如"教师是人类灵魂的工程师"，就不能当定义来运用。

2. 划分 划分是把属概念所包含的种概念揭示出来，进而明确属概念外延的逻辑方法。明确概念的外延，就是要说明概念反映的是哪些对象，适用于多大的范围。

划分由三个要素构成，即划分的母项、划分的子项和划分的根据。被划分的属概念叫做划分的母项，从母项中划分出来的种概念叫做划分的子项，作为划分标准的属性叫做划分的根据。

概念的划分与对象的分解有着明显的区别。概念的划分是把一个属概念分为若干个种概念，划分出来的每个种概念都具有属概念的内涵，即子项都具有母项的内涵。而对象的分解是把一个整体对象分成若干组成部分，每个组成部分不必具有整体对象的属性。例如，把一个人分成头部、颈部、躯干和四肢，把一棵树分成树根、树干、树枝和树叶等等，这些都是分解。要作出正确的划分，必须遵守以下规则：

第一，每次划分的根据必须同一。违反这条规则，就要犯"划分根据不同一"的逻辑错误。

第二，划分的子项外延之和必须与母项外延相等。违反这条规则，就会犯"划分不全"或"多出子项"的逻辑错误。"划分不全"就是子项的外延之和小于母项的外延，"多出子项"就是子项的外延之和大于母项的外延。例如，"直系亲属分为父母、子女和配偶"，如果将"直系亲属"划分为"父母"、"儿子"、"配偶"，缺少了"女儿"，这就犯了"划分不全"的逻辑错误。

第三，划分后的子项必须互相排斥。违反这条规则，就要犯"子项相容"的逻辑错误。例如，"直拨电话分为国内直拨电话、国际直拨电话和自费直拨电话"，这就犯了"子项相容"的逻辑错误。

上述三条规则是相互联系的。在判定一个划分是否正确时要用划分规则逐一对照衡量。

3. 限制与概括 在具有属种关系的两个概念之间，如果一个概念的外延愈大，它的内涵就愈小；如果一个概念的外延愈小，它的内涵就愈大。

限制就是通过扩大概念的内涵来减少概念的外延，即由属概念过渡到种概念的逻辑方法。例如，从"护士"到"外科护士"，从"教育"到"高等教育"等。

对概念的限制要准确适度，否则就犯"限制不当"的逻辑错误。例如，"为了避免这个地区不再发生甲肝的流行，我们加强了一系列防疫措施"。在这里，对"甲肝流行"的限制是不恰当的、矛盾的，不再使甲肝流行是人们所希望的，也是说话者的本意，但是"避免不流行某疫病"，实际上就是"流行某疫病"，这就令人费解了。可见对概念的限制一定要恰当准确，限制适度。

概括是通过减少概念的内涵来扩大概念的外延，即由种概念过渡到属概念的逻辑方法。例如，从"司法干部"过渡为"干部"，从"无国籍的人"过渡为"人"等。

在概括过程中，概括也要恰当、适度，否则就会犯"概括不当"的逻辑错误。例如，"不行贿受贿"，如果概括为"国家工作人员的基本行为准则"还比较恰当，但如果把它概括成"模范共产党员的高风亮节"就显然不恰当了，这就是"概括不当"的逻辑错误。

总之，概念的限制与概括都是以属种概念内涵与外延之间的反变关系为基础的，但它们推移的方向相反。限制表现为由属概念到种概念的推移，它可以加深人们对事物认识的深度；概括表现为由种概念到属概念的推移，它可以扩展人们对事物认识的广度。

二、判断：逻辑思维的主干

判断与概念一样，也是思维形式之一，但不同的是，概念只反映和表示对象，而不能说明对象。要说明对象还必须运用概念进行判断。判断是概念的结合，又是推理的基本组成要素，没有判断就不可能揭示和说明概念，也不可能进行推理。判断在人们思维过程和普通逻辑的知识体系中起着承上启下的作用。

（一）判断的本质及其特征

判断是对思维对象有所肯定或有所否定的思维形式。指明对象具有某种属性、某种关系就是肯定，反之就是否定。例如，"中国人民是勤劳勇敢的"、"人的正确思想不是从天上掉下来的"，前者肯定"中国人民"具有勤劳勇敢的属性，后者否定"人的正确思想"具有"从天上掉下来"的属性。

一般来说，判断有两个基本特征：第一，判断必须有所断定，即或者肯定，或者否定。如果对思维对象无所断定，即无所肯定或否定的语句，就不是判断。如在"医改的道路究竟应该怎样走？"这个语句中，既无所肯定，也无所否定，因而它不是判断。

第二，判断总是有真有假。判断是对思维对象有所断定的思维形式，可见，判断是人们的一种思维认识活动，是主体对对象的一种反映和断定，这种反映和断定本身就存在着是否与实际相符合的问题。如果经实践检验，符合实际情况的判断就为真判断，不符合实际情况的判断则为假判断。如"中国是发展中国家"、"中国是经济发达国家"，前者正确地反映了中国的客观现实，它是真判断；后者所断定的与中国客观现实不相符合，它是假判断。任何一个判断都有真假之分。

（二）判断的分类

判断形式是多样的，可以按照不同的标准，把判断分成不同的种类。

首先，可以按照判断中是否包含有模态词（可能、必然）把判断划分为模态判断和非模态判断。模态判断可依据其包含的模态词分为可能判断和必然判断两类。如"老人活到100岁是可能的"是可能判断，"共产主义必然胜利"是必然判断。其次，在非模态判断中，又根据判断自身是否包含有其他判断，把判断分为简单判断和复合判断。简单判断就是自身中不包含其他判断的判断，依据简单判断所断定的是事物的性质还是关系，将其分为性质判断和关系判断。复合判断就是自身包含有其他判断的判断，一个复合判断由两个以上的简单判断组成。复合判断又根据所含逻辑联结项的不同可分为联言判断、选言判断、假言判断、负判断。

在医疗实践中，不清楚医学判断的分类，不了解各种医学判断的概念、组成和性质，必然会在诊断过程中出现各种逻辑错误，影响诊断的正确性。

（三）简单判断

1. 性质判断

（1）什么是性质判断 性质判断也称直言判断，是断定对象具有或不具有某种性质的判断。例如："有的教师是医生"，断定了有的"教师"具有"医生"的性质。

性质判断由四个部分组成，它们是主项、谓项、联项和量项。判断的主项是反映判断中被断定对象的概念，通常用字母"s"表示。判断的谓项就是反映在判断中的被断定对象具有或不具有某种性质的概念，通常用字母"p"表示。判断的联项是表明主项和谓项之间联系的概念。联项有两种类型：肯定的联项和否定的联项，肯定的联项通常用"是"表达，否定的联项通常用"不是"表达。联项决定性质判断的质（肯定判断和否定判断）。判断的量项是反映主项的数量和范围的概念。量项也有两类：一类是全称量项，它是对判断主项的全部外延加以断定的量项，用"一切"、"所有"、"任何"等表达。另一类为特称量项，它是没有对判断主项全部外延进行断定的量项，特称量项用"有的"、"有些"等表达。此外，当判断主项的外延只有一个单个对象即单独概念时，这个判断就是单称判断，单称判断虽然也是对主项全部外延的断定，但它不出现量项，因为在单独概念前加上全称量项没有任何意义。量项决定了性质判断的量（全称判断、特称判断和单称判断）。在语言形式上，全称量项有时可以省略，而特称量项则不能省略。

性质判断的逻辑形式可用公式表示为：

所有的（或有的、某个）s 是（或不是）p

由此我们可以看出，性质判断的种类主要包括全称肯定判断、全称否定判断、特称肯定判断、特称否定判断、单称肯定判断、单称否定判断。由于单称肯定判断和单称否定判断在性质上与全称肯定判断和全称否定判断相似，所以我们主要考察前四种情况。

（2）性质判断词项的周延性　性质判断的词项有两个：主项和谓项。词项的周延性是指在性质判断中，主项、谓项外延被断定的情况，如果在一个判断中，对其主项（或谓项）的全部外延都作出了断定，那么这个判断的主项（或谓项）就是周延的；反之就是不周延的。周延性问题只存在于判断之中，是判断中主、谓项外延的被断定情况。单独一个概念只有外延，而不存在周延不周延的问题。只有当概念被当作一个判断的主项（或谓项）时，它才有周延性问题。

通过分析，我们可以看出：全称判断的主项周延，特称判断的主项不周延；肯定判断的谓项不周延，否定判断的谓项周延。也可以把性质判断周延情况概括成两句话：全称判断的主项和否定判断的谓项周延；特称判断的主项和肯定判断的谓项不周延，见下表：

判断类型	主　项	谓　项
全称肯定判断（A）	周　延	不周延
全称否定判断（E）	周　延	周　延
特称肯定判断（I）	不周延	不周延
特称否定判断（O）	不周延	周　延

上述词项的周延性，是就性质判断的一般逻辑结构式而言的，是判断者对这种逻辑结构式主项和谓项关系的一种认识（主观断定），而不能根据某个具体判断中主项和谓项事实上的关系如何来确定词项的周延情况。例如："人是动物"、"人是能制造生产工具的动物"两个判断，它们共同的思维结构式是"所有 s 是 p"，对这两个判断主谓项周延情况的断定，实际上是按它们的逻辑结构式进行的。因此，两个判断都是全称肯定判断，全称肯定判断的主项周

延,谓项不周延。我们不能根据对具体知识的分析：既然"人是能制造生产工具的动物,而且能制造生产工具的动物是人",就得出例句的后一判断中"能制造生产工具的动物"这个谓项是周延的结论。作为一种逻辑结构式,它是千千万万同类型具体思维内容共性的概括,肯定判断的谓项不周延就是这种共性的表现。

（3）正确运用性质判断应注意的问题　第一,肯定否定要分清,特别要注意正确运用多重否定。除非对事物的认识上有错误,人们一般不至于把应该用肯定判断表达的思想用否定判断表达,或应该用否定判断表达的思想用肯定判断表达。但是,有时人们为了突出断定的语气,不恰当地使用双重否定或多重否定,或不恰当地使用带有否定意义的概念,会造成判断失误。如"难道能够否认我们的工作没有取得很大的成绩吗?"这句话误用三重否定,造成含义颠倒。第二,判断的量要准确。全称、特称使用恰当;特称量项的量词尽可能精确。如"所有到北京的人,无不到长城一游",这句话就误用了全称判断,不符合实际。在临床诊断中,常见的错误就是将"特称判断"当作"全称判断"。第三,要做出正确的联项限定,准确地反映对象与性质间的联系程度。在日常使用性质判断时,一般并不是简单地说"是"或"不是"。为了判断准确,往往还加上某些限定。断定程度强的用"完全"、"总"、"一直"等加以限定;断定程度弱的用"基本上"、"大体上"、"起码"等加以限定;或对事物情况加时间、地点、条件、范围的限定。

2. 关系判断　关系判断是断定对象之间关系的判断。如"喜马拉雅山高于泰山"、"小王认识张医生"等。

关系判断与性质判断一样,也是简单判断,但它和性质判断是有区别的,其区别在于：第一,反映的事物属性不同,性质判断反映的是事物的性质,关系判断反映事物的关系;第二,反映的事物数量多少不同,性质判断只有一个主项,关系判断至少有两个或两个以上主项;第三,构成的要素不同,性质判断有主项、谓项、联项、量项四个要素,关系判断只有主项、关系项、量项三个要素。两者最重要的区别在于：性质判断谓项反映的性质,为主项反映的对象分别具有,而关系判断反映的关系只能由主项共同具有。例如,"小王和小张都是护士。"这是一个性质判断,又可以分成两个性质判断："小王是护士"、"小张是护士"。"小王和小张是朋友。"这是一个关系判断,因为"朋友"是表达两个或两个以上对象之间关系的概念。

（四）复合判断

复合判断是在自身中包含其他判断的判断,它通常由两个或两个以上的简单判断通过逻辑联结项组合而成的。复合判断包括肢判断和联结项两部分。在复合判断中,联结项的作用很重要,它决定复合判断的性质,是区别各种类型复合判断的根据。根据复合判断联结项的不同,复合判断可分为联言判断、选言判断、假言判断、负判断等。

1. 联言判断　联言判断是判定思维对象若干情况同时存在的复合判断。它反映的是不同对象或同一对象的不同方面的共存性。例如："我国是一个人口大国,又是一个发展中国家",断定"我国是一个人口大国"与"我国是一个发展中国家"两种情况并存。

在汉语中,表示联言判断的联结项词语多种多样,除了"并且"之外,还有"既……又……","不但……而且……","也……,也……","一边……,一边……"等等。汉语中的并列复句、转折复句、递进复句、顺承复句等都可以表示联言判断。

一个联言判断是真的,当且仅当联言肢都是真的。也就是说,联言肢只要有一个是假的,联言判断就是假的。

2. 选言判断　选言判断是断定思维对象若干情况中至少有一种存在的复合判断。选言判断分为相容选言判断和不相容选言判断。相容选言判断的选言肢至少有一真，也可以都真。例如："这个学生干部工作成绩不理想，或者是因为他主观努力不够，或者是因为他工作方法不对。"对这个干部工作成绩不理想原因的分析，"主观努力不够"、"工作方法不对"这两种可能情况中至少有一种情况存在。

在现代汉语中，表达相容选言判断的关联词除了"或者"以外，还有"是……还是……"、"也许……也许……"、"不是……就是……"等等。

不相容选言判断是断定几种事物情况中有并且只有一种选言肢存在的选言判断，也就是说，不相容选言判断就是包含不具有并存关系的选言肢的选言判断。由于不相容选言判断断定的事物情况不能并存，因此，只有当一个不相容选言判断有而且只有一个选言肢是真的时，它才是真的；选言肢全假或全真时，它是假的。例如："这个患者的疾病，要么治愈了，要么没有治愈。"

在现代汉语中，表达不相容选言判断联结项的关联词除了"要么……要么……"以外，也可用"或者……或者……"、"不是……就是……"等等。

3. 假言判断　假言判断是断定一种事物情况的存在是另一种事物情况存在条件的判断，或者说是有条件地断定某种事物情况存在的判断，因而也称为条件判断。

事物情况之间存在的条件联系是多种多样的，根据条件联系的不同进行分类，假言判断也相应有三种：充分条件假言判断、必要条件假言判断和充分必要条件假言判断。

充分条件假言判断是对事物情况之间充分条件关系的反映，即造成结果的原因不只一个，例如："如果在选拔人才时只看重学历，优秀的人才就不能被选拔出来。"断定了"选拔人才时只看重学历"是"优秀的人才就不能被选拔出来"的充分条件。充分条件假言判断的联结词在日常语言中也可表述为"只要……就……"、"一旦……就……"等等。

必要条件假言判断是对事物情况之间必要条件关系的反映，即指原因造成的结果不只一个。例如："只有维护我国稳定的大局，我们的各项事业才能更好地发展。"断定了"维护我国稳定的大局"是"我们的各项事业更好地发展"的必要条件，即不"维护我国稳定的大局"就必然不能使"我们的各项事业更好地发展"。

充分必要条件假言判断是对事物情况之间充分必要条件关系的反映。例如"当且仅当从客观实际概括出来的而又在客观实际中得以检验的理论，才是科学的理论"，断定了"从客观实际概括出来的而又在客观实际中得以检验的理论"是"科学的理论"的充分必要条件。

4. 负判断　负判断是由否定一个判断而构成的判断，又称判断的否定。它是一种特殊的复合判断。例如："并不是所有的学生都遵守学校纪律。"

负判断与性质判断的否定判断是不同的，负判断是对一个判断加以否定的断定，是对整个判断的否定，因而是复合判断的特殊形式。性质判断的否定判断是否定某一对象具有某种属性，是一种简单判断。

三、推理：逻辑思维的延伸

推理与概念、判断一样，都是人类思维的主要形式。在社会实践中，人们对客观事物的认识，除了需要形成概念和运用概念作出判断外，还需要根据已知的判断推出新的判断，以加深认识深度和扩大认识范围。概念和判断是推理的要素，推理在结构上是比概念和判断更为复杂的思维形式。要实现由已知到未知的推演，由此及彼地认识客观事物，就要借助于推理这种思维形式。

（一）什么是推理

推理是由一个或几个已知判断推出一个新的判断的思维形式。它是一个由此及彼的逻辑思维过程。推理充分体现了人类思维的能动性和创造性，通过推理，人们不仅可以在行动之前，根据已有的一般性知识，对自己行动的后果作出某种推断，而且还可以从个别事物现象中推知普遍的道理。人们在日常生活、工作中，无时无刻不在运用推理。所谓"料事如神"、"触类旁通"、"举一反三"、"闻一知十"等等，都是善于运用推理的表现。

逻辑推理是人们在长期的社会实践中，对客观事物的联系的反映。为人们提供新知识的各种逻辑推理都是社会实践经验的概括和总结，它来自实践，又服务于实践，并接受实践的检验。

推理的逻辑结构是：已知的判断叫前提，这是整个推理的出发点。推出来的判断叫结论。表示前提和结论之间推演关系的语词叫推理的联结词。例如：

① 截瘫患者容易发生压疮；

② 张大爷是截瘫患者；

③ 所以，张大爷容易发生压疮。

在这个例子中，判断①、②是前提，判断③是结论，"所以"是推理的联结词。对于一个推理来说，前提和结论之间必须具有一种推断关系，即从前提出发能够合乎逻辑地过渡到结论。不具有这种推断关系的判断的堆积不是推理，也就是说，并非由两个或两个以上的判断所组成的一组判断都是推理。是否具有推演关系是判定一个复句或句群是否表达推理的主要依据。正如概念对应于语词、判断对应于语句一样，推理这种思维形式也要借助于语言来表达，其对应的语言形式就是复句或句群。表达推理的联结词，在现代汉语中，除了"所以"外，还经常用到"因为……所以……"，"由于……因此……"，"既然……就……"，"鉴于……可见……"，等等。

由于语言的灵活多样性，在日常的交谈和写作中，这些联结词在推理中有时被省略掉。不仅如此，前提和结论的顺序也不是固定不变的，甚至有时还可能省略前提或结论，对于这些情况，需要根据具体的语言环境作出分析。例如："因为我们是为人民服务的，所以，我们如果有缺点，就不怕别人批评指出。"这个句群是一个推理，只是省略了一部分前提，其完整的推理过程是：

凡是为人民服务的有缺点就不怕别人批评指出；

我们是为人民服务的；

所以，我们有缺点就不怕别人批评指出。

再如"我们的事业是正义的，而正义的事业是任何人也阻挡不了的。"这个句群虽然没有表示推断关系的联结词，但这是一个省略了结论的推理，即："我们的事业是任何人也阻挡不了的"。

（二）推理的逻辑性

要正确地运用推理，必须使推理具有逻辑性（即推理有效）。所谓推理的逻辑性，就是指推理的前提和结论之间的联结方式，即推理的逻辑形式符合推理的规则。因为只有符合推理的规则，才能由前提必然地推出结论；相反，如果推理形式不符合推理的规则，则这个推理就不具有逻辑性。一个推理是否合乎逻辑,并不仅仅取决于前提或结论的真假,而主要取决于前提或结论之间是否存在逻辑上的联结关系。一个推理合乎逻辑,其联结方式必须合乎普通逻辑的基本规律和推理的规则。

每一个具体的推理都包括内容和形式两个方面,推理的内容与形式是既有联系又有区别的。对包含具体内容的推理作逻辑抽象,就会得到一定的推理形式。普通逻辑在研究推理时,并不研究推理的内容。前提的真实性问题,不属于逻辑学所研究的范围,其真实性只有靠有关的具体科学、靠实践来回答。逻辑学只研究推理的逻辑性问题,它所探索的是前提与结论之间联结方式的规律性。因此,尽管有的具体推理的前提和结论都是真实的,但由于它的推理形式违反了有关规则,仍然是一个错误推理。例如:

有的患者不是老年人,

所以,有的老年人不是患者。

这就是一个错误的推理,虽然它的前提和结论都是真实的,但它的推理形式却是错误的。

需要注意的是,任何正确的推理都必须同时具备两个条件,一是前提真实,二是推理形式有效,两者缺一不可。

（三）推理的种类

按照不同的标准,我们可以将推理分为不同的种类。

首先,按照思维进程方向的不同,即根据思维进程中由一般到特殊、从特殊到一般、从特殊到特殊的区别,推理可以分为演绎推理、归纳推理和类比推理。演绎推理是由一般性前提推出个别性结论的推理,即其前提通常断定的是一般性的原理,而其结论则往往断定的是特殊的或个别的情况。归纳推理是由个别性的前提推出一般性结论的推理,即其前提断定的是特殊的或个别的情况,而其结论所断定的则是一般性的原理。类比推理是从个别或特殊性前提推出个别或特殊性结论的推理。

演绎推理又称必然性推理,它要求前提必须蕴涵着结论,即如果前提真,又遵守推理的规则,那么结论一定真。因此,对于一个正确的演绎推理来说,是不会出现前提真而结论假的情况的。归纳推理和类比推理又称或然性推理。对于这种推理来说,前提真并不能保证结论必然真,或者说,其结论的真只具有或然性。

其次,演绎推理又根据前提或结论中是否包含复合判断而分为简单判断推理和复合判断推理。归纳推理根据前提所断定的是一类事物的全部对象还是部分对象,而分为完全归纳推理和不完全归纳推理。

再次,简单判断推理又依据前提的种类分为直言判断(即性质判断)推理和关系判断推理。其中,直言判断推理又分为直接推理和三段论推理。复合判断推理根据所涉及的复合判断的种类不同,划分为联言推理、选言推理、假言推理、两难推理等等。

第三节　逻辑思维,让护理工作更缜密

逻辑思维能力的形成,既是自发的,又是自觉的;既是在科学实践过程中养成的,也是在研究和学习逻辑思维过程的特点、规律中提高的。锻炼逻辑思维能力的一个途径,就是要学会对实际的思维材料进行基本的逻辑分析。在思维活动中经常用到的基本逻辑思维方法有哪些？它们的作用及其局限性又是怎样的？如何在护理工作中运用逻辑思维方法？这便是本节所要介绍的主要内容。

一、演绎思维

演绎思维是人们认识客观事物的一种重要的逻辑方法，它对科学理论的论证具有重要作用。在医学史上许多重要的发现都得益于成功地运用演绎法。如哈维在显微镜发明前60年的1628年，冲破千余年来盖伦的以肝脏为中心的血液潮汐运动论的传统观念的束缚，在大量动物解剖和肉眼观察的事实材料基础上，运用演绎思维大胆提出以心脏为中心的血液循环运动论。

（一）什么是演绎思维

演绎思维就是由一般性知识过渡到特殊性知识的思维，也是人们经常说的"根据一般原则解决具体问题"的思维活动过程。科学发展史上，有些学者认为，演绎所得到的结论都不超出大前提的范围，因而不可能给人们提供任何新知识。这种观点忽视了演绎方法的创造性的作用，片面地把演绎只看成是单纯的证明工具。

（二）演绎思维的特点

演绎思维具有若干显著特点，它从普遍原理推论到特殊事例，整个推导受前提严格制约，从前提到结论具有必然性联系，能够为理论提供完全支持，并且能够不断深化认识。

1. 从普遍到特殊　演绎思维中所依据的理论性知识，无论是关于概括经验事实共性的经验定律，还是反映事物间普遍性规律的理论原理，都概括了一类事物的普遍性特征，它涵盖了该类所有个体的共同性，因而适用于所有个体事物。正因为演绎思维所依据的一般性原理或原则具有普遍性特征，从而对人们的行为活动具有指导性作用。例如，人们根据法律规定，从事合法性活动，做法律允许范围内应做和可做之事。

2. 推断的必然性　演绎推理又称必然性推理，它要求前提必须蕴涵着结论，即如果前提真，又遵守推理的规则，那么结论一定真。因此，对于一个正确的演绎推理来说，是不会出现前提真而结论假的情况的。当然，前提与结论之间的必然性联系，是就其逻辑形式而言的，不是指结论内容的真实性。逻辑形式的正确性，只能保证结论的导出具有必然性，但不能保证结论自身的真实性。结论的真实性，既依赖于逻辑形式的正确，又依赖前提的真实。

（三）演绎思维的基本类型及其运用

从一般推导特殊的演绎思维，有多种具体的方法和形式，如直接推理法、三段论法、选言推理法、假言推理法等，本教材根据演绎推理的特征介绍常见的几种基本的演绎思维方法。

1. 三段论法　三段论是由性质判断组成的间接推理，是一种最常见的演绎推理。

（1）三段论及其结构　三段论是由两个性质判断作前提，由一个性质判断作为结论而构成的演绎推理，其中含有而且只有3个不同的项。例如：

凡金属都是导电的，

铜是金属，

所以，铜是导电的。

这就是一个三段论，它只有3个不同的项，即"金属"、"导电的"和"铜"。结论中的主项是小项,如上例中的"铜"。结论中的谓项称为"大项",如上例中的"导电的"。两个前提所共有而结论中不出现的项称为"中项",如上例中的"金属"。在三段论的两个前提中,包含大项的前提叫大前提,包含小项的前提叫小前提。

(2)三段论的规则 三段论规则是三段论公理的具体化。一个正确的三段论必须遵守三段论的规则。

规则 1:在一个三段论中,有而且只能有 3 个不同的项。违反此规则的常见错误是:两个前提中的共同项(中项)是同一语词但表达了不同的概念。例如:

群众是真正的英雄,

我是群众,

所以,我是真正的英雄。

这个三段论是无效的,因为前提中两次出现的"群众"所表达的是含义不同的概念。大前提中的"群众"是指群众的整体;小前提中的"群众"是指群众这一类中的分子。所以犯了"四词项"或"四概念"的逻辑错误。

规则 2:中项在前提中至少周延一次。

规则 3:前提中不周延的项,在结论中不得周延。

规则 4:从两个否定的前提推不出结论。

规则 5:两个前提中如果有一个是否定的,那么结论也是否定的;如果结论是否定的,则前提中必有一个是否定的。

规则 6:两个特称前提不能得出必然结论。

规则 7:前提中有一个是特称的,结论也是特称的。

以上是三段论的一般规则,是三段论进行有效推理必须遵守的,也是检验三段论正误的标准。如果违反了这些规则,哪怕只违反其中的一条,也不能正确地进行三段论推理。

2. 选言推理法 选言推理是前提中有一个选言判断,并且根据选言判断的逻辑性质进行的推理。选言判断分为相容选言判断和不相容选言判断两种,相应地,选言推理也分为相容选言推理和不相容选言推理两种。

一个正确的相容选言判断,各个选言肢之间是相容的,即它们之间至少有一真,可以同真。根据这种逻辑性质,相容选言推理的规则可以概括为:否定一部分选言肢,可以肯定其余的选言肢(即否定肯定式)。例如:

犯错误或是立场原因或是认识原因;

某甲犯错误不是立场原因;

所以,某甲犯错误是认识原因。

一个正确的不相容选言判断,各个选言肢是相互排斥的,不能同真,也不能同假,其中只有一个是真的。根据这种逻辑性质,不相容选言推理的规则可以概括为:第一,肯定一个选言肢,就要否定其余的选言肢(肯定否定式);第二,否定一个选言肢,就要肯定其余的选言肢(否定肯定式)。

运用选言推理法应注意,前提应穷尽有关事物的所有可能情况,以确保至少有一情况存在。否则,推出的结论不一定是成立的。例如,如果根据"甲与乙下了一盘棋,甲没赢"推出"甲一定输了"的结论,就不成立,因为下棋的结局除了"输"、"赢"外,还有"和局"的可能。

3. 假言推理法 假言推理法是根据假言判断所断定的前后件的逻辑关系而进行的推

理。假言推理的前提中至少有一个假言判断。这里的假言判断是断定一事物情况（称为前件）是另一事物情况（称为后件）的条件的判断。而前件与后件的条件关系有充分条件、必要条件和充分必要条件三种。假言推理就是依据不同的前后件的逻辑关系（即条件关系）来进行的。例如：

（1）如果小张患肺炎，则他会发热；现查实小张患了肺炎，所以小张发热了（即若p，则q；p，所以，q。其推理规则是肯定前件就要肯定后件，否定前件不能否定后件）。

（2）如果小张患肺炎，则他会发热；小张没发热，所以小张没有患肺炎（即若p，则q；非q，所以，非p。其推理规则是否定后件就要否定前件，肯定后件不能肯定前件）。

（3）只有某人年满18岁，他才有选举权；某人没满18岁，所以他没有选举权（即只有p，才q；非p，所以，非q。其推理规则是否定前件就要否定后件）。

（4）只有某人年满18岁，他才有选举权；某人有选举权，所以他已满18岁（即只有p，才q；q，所以p。其推理规则是肯定后件就要肯定前件）。

（5）一个数的平方数是偶数，当且仅当这个数本身是偶数；2是偶数，所以2的平方也是偶数（即当且仅当p，才q；p，所以q。其推理规则是肯定前件就要肯定后件；否定前件就要否定后件；肯定后件就要肯定前件；否定后件就要否定前件）。

以上都是假言推理的方法，其中，（1）与（2）为充分条件假言推理，（3）与（4）为必要条件假言推理，（5）为充分必要条件假言推理。

运用假言推理法，要注意前后件的条件关系应合乎实际，否则就不能确保结论的必然性。例如，如果将"若发烧，则有病"当作"只有发烧，才有病"，就会推导出"不发烧，则没病"的错误结论。

假言推理法还有假言连锁推理和两难推理等。

假言连锁推理是指根据两个或两个以上的假言判断的前提，推出另一个假言判断作为结论的推理。其特征是：前提中前一个假言判断的后件就是后一个假言判断的前件；结论中，将前提中第一个假言判断的前件与最后一个假言判断的后件构成条件关系的判断。例如："如果大量捕杀青蛙，那么害虫就会大量繁殖；如果害虫大量繁殖，那么农作物就歉收；如果农作物歉收，那么农业的发展就会受影响；所以，如果大量捕杀青蛙，那么农业的发展就会受影响。"

两难推理则指以两个假言判断和一个两肢式的选言判断作为前提的推理。例如，有人在驳斥"上帝是万能的"观点时指出："如果上帝能创造一块他自己举不起来的石头，那么上帝不是万能的；如果上帝不能创造一块他自己举不起来的石头，那么上帝也不是万能的；上帝或者能够创造一块他自己举不起的石头，或者不能创造这样一块石头；总之，上帝不是万能的。"由于这种推理提出了两种可能情况及其蕴涵的后果，应用于辩论中常常使得对方无论选择哪种可能，都会陷于进退维谷的困境，故称为两难推理。

演绎思维在临床思维活动中的适用性很强，具有重大作用。特别是对那些有明确诊断标准，或者经临床实践总结出来的一般诊断要点的疾病。但是，演绎思维也具有明显的局限性，因为它只有在大前提、小前提正确的基础上，而且必须按照正确的逻辑规则和规律进行推理，结论才是可靠的。在临床上，演绎推理的大前提，是在观察了绝大多数患同类疾病的患者后，通过归纳法形成的，因此，具有较大程度的可靠性。但由于疾病的复杂性和多样性，人们的认识又受到主、客观多因素的限制，不可能对所有患同类疾病的患者都进行观察，在进行归纳时不可能穷尽所有病例。所以,演绎思维所根据的标准(大前提),几乎都是通过不完全归纳法形成的,这就无法保证大前提的绝对正确,从而使推出的结论也不一定可靠。也就是说,对某种疾病所确定的诊断标准,从整体而言具有较大的诊断意义,绝大多数患者是可以据此标准作出诊断的。但就个例而言诊断标准就不一定可靠。因此,正确运用演绎法的关键,在于诊断标准的正确性,这个标准必须是从尽可能多的病例中归纳出来的带有较强的科学性、普遍性、典型性的特性,否则,就容易出现差错。另外,在运用演绎思维时,还要准确判断或验证小前提与大前提的关系,根据关系来拟定决策方案。

在进行护理诊断时,护士要对资料进行分析、归类,找出一组资料的关系和组合模式,运用演绎思维得出诊断结论。例如,护士观察到患者面部表情痛苦,在床上躁动不安,根据护士的知识和以往的经验提示,这些症状意味着患者有疼痛。但这只是推理,还不能据此作出护理诊断,考虑到个例特殊性,需要进一步询问患者来证实观察,直到有足够的资料来确定这种推理是正确的,才能得出有依据的、有效的护理诊断。

演绎思维也有助于护士将医学、护理学、心理学、社会学、教育学、管理学、伦理学等学科的一般理论知识恰到好处地应用到个别具体临床实际之中,达到有机结合,提高应用效果。

二、归纳思维

英国哲学家伯特兰·罗素曾讲过一个很有意思的哲理小故事,说是在某火鸡饲养场里,有一只火鸡发现,第一天,主人一打铃后就给它喂食。然而,作为一个卓越的"归纳主义者",它并不马上得出结论,它继续收集有关主人打铃与给它喂食之间联系的大量观察事实;并且,它是在多种情况下进行这些观察的:雨天和晴天,热天和冷天,星期三和星期四……它每天都在自己的记录表中加进新的观察陈述,最后,它通过归纳推理得出了下述论断:主人打铃后就会给它喂食。可是,事情并不像它所想象的那样简单和乐观。圣诞节前夕,当主人打铃后它以最快的速度跑出来觅食时,主人却把它抓起来并把它宰杀、烹调,然后送上了餐桌。火鸡问题隐含了归纳思维的合理性问题。

(一) 什么是归纳思维

归纳思维是从个别性认识概括出一般性认识的思维方法。这种思维方法的特点是具有扩展性,但其结论不具有必然性。

1. 归纳思维的扩展性　在归纳思维中,从个别性知识得出一般性结论,除了极为有限的完全归纳概括外,一般的归纳思维过程都拓展了认识范围,也就是说,结论所断定的范围超出了前提所涉及的范围,即由部分扩展到了全体。

正是由于归纳思维突破了前提所断定的范围,人们的思维才能够突破当前情景的局限而扩大认识领域,并获得新的认识。例如,当人们得知青霉素能够治疗某些人的炎症的时候,进而认识到青霉素也可以治疗其他一些人的炎症。

2. 归纳思维的或然性　归纳思维从个别、部分推论到全体,扩大了认识范围,但是这种推论的结论只是或然的,不具有必然性。归纳思维即使其理由正确可靠,思维过程合乎逻辑规则,前提亦真,但也不能必然地得出真的结论。也就是说,归纳思维容易发生"以偏概全"的错误。当然,我们不可因噎废食,只要我们尽量扩大考察的对象数量及考察范围,注意分析被考察的属性是否为部分对象所特有,我们所概括的结论的可靠性就提高。

（二）归纳思维方法的种类及其运用

根据前提所考察的范围的不同,归纳思维方法可以分为完全归纳法和不完全归纳法两大类。不完全归纳法又分为简单枚举归纳法和科学归纳法两种。在科学归纳法中,还包括探求事物因果联系的5种逻辑方法。此外,现代归纳法还研究概率统计归纳法与确证概率归纳法等。

【背景资料】

求因果法的提出

培根在其《新工具》一书中提出的归纳法包括求同法、求异法和共变法等具体方法。此后,英国哲学家和逻辑学家穆勒在1843年出版的《演绎和归纳的逻辑体系》一书中全面而系统地研究了"实验探究方法",即求同法、求异法、求同求异并用法、共变法和剩余法,通称"穆勒五法"。

1. 完全归纳法　完全归纳法是根据某类事物全部对象的考察而概括出一般性结论的方法。例如,地球是围绕太阳运行的;金星是围绕太阳运行的;木星是围绕太阳运行的;水星、火星、土星、天王星、海王星都是围绕太阳运行的;所以,太阳系的八大行星都是围绕太阳运行的。这就是完全归纳推理。

完全归纳法是在前提中考察了某类事物的每一对象,从而得出一个关于该类事物的全部对象的普遍性结论。结论所断定的范围并未超出前提所断定的范围,因此,完全归纳法的前提与结论之间的联系是必然的。也就是说,只要人们在运用完全归纳法的过程中,前提中反映了某类事物的全部对象,并且对每一对象的断定是真实的,那么其结论必然是真实可靠的。在普查工作中、严格的产品检验中等,人们常常运用完全归纳法。

但世界上很多事物的对象是无法完全列举穷尽的,像天上的星、地上的人,我们不可能都进行一一考察,这样,完全归纳法就显示出局限性。这时,人们就需要运用不完全归纳法。

2. 不完全归纳法　不完全归纳法是根据对某类事物部分对象的考察而概括出该类事物全部对象的一般性结论的方法。例如,中国的乌鸦是黑的,美国的乌鸦是黑的,巴西的乌鸦是黑的,法国的乌鸦是黑的,所以,天下乌鸦一般黑。

从上例我们可以看出,不完全归纳法的特点是结论比前提所断定的范围大。其结论不只是前提已有认识的简单概括,而是对前提以外的其他同类事物也作出了判断,因此,前提和结论之间的联系不是必然的。也就是说,即使前提中的每一断定都是真实的,也不能保证结论是真实的,只能说在一定程度上是真实的。

不完全归纳法一般分为两种:简单枚举法和科学归纳法。

（1）简单枚举法　简单枚举法是指在一类事物中,根据已观察到的部分对象都具有或不具有某种属性,并且没有遇到任何反例,从而推出该类所有对象都具有或不具有某种属性的结论。在日常生活中,人们常常举例说明问题、选点进行社会调查、抽查鉴定产品质量、取样开展环境监测、确定学术研究样本等,其中举例、选点、取样、确定样本,都是对研究对象进行考察后得出一般性结论,都运用了简单枚举法。简单枚举法是一种最简单的归纳法,它的推理规则简便易行,通过这种推理可以获得大量的一般性的知识。如"太阳东升西落"、"学如逆水行舟,不进则退"、"失败是成功之母"等,这些最简单、最大量的生活常识和工作经验都是通过简单枚举归纳法获得的。

简单枚举法的前提与结论之间的逻辑联系具有或然性,所得出的结论不是很可靠,因为人们在特定时期考察某类部分对象时没有遇到相反事例,这并不等于反面事例不存在,更不等于今后不可能遇到反面事例。一旦发现相反情况,结论就会被推翻。如"所有动物的血都是红色的"、"所有的鱼都只用鳃呼吸"等结论就先后被推翻。

为提高简单枚举法的结论可靠性,我们必须注意以下几点逻辑要求:

第一,被考察对象的数量应尽可能多。被考察的对象数量越多,漏掉相反情况的可能性就越小,推理的根据就越充分,结论就越可靠。第二,被考察对象的范围应尽可能广。为了防止漏掉可能存在的相反情况,被考察对象的分布范围还要广、要合理。要注意考察不同时间、地点、条件下同类对象的存在状态。第三,随时注意观察有无相反事例。简单枚举法只要在前提中发现一个相反事例,结论就会被推翻,所以在观察时要随时注意相反事例的存在。只有观察得越深入越仔细,结论的可靠性才越大。

(2)科学归纳法 科学归纳法是根据分析一类事物中的部分对象与某属性之间必然的因果联系,从而对该类事物的所有对象作出一般性结论的思维过程。例如,在现代社会中,传染病、寄生虫病、营养缺乏病已经不再是威胁人类的主要疾病,取而代之的是心血管病、脑血管病、恶性肿瘤。随着医学模式的转变,人们越来越重视社会心理因素与疾病关系的研究。根据科学家调查,发现人的不良生活方式会损害身体健康,不良生活习惯是肥胖病、心脑血管病和肿瘤的主要病因;人的精神压力增大会导致一些人的精神失常;社会秩序的混乱会出现更多的车祸、凶杀和其他灾害;环境的污染和生态的破坏都会给人类带来极其不利的后果。人的生活方式、精神压力、环境与生态等都是社会心理因素。因此,社会心理因素也是导致疾病发生的重要因素。这里先是列举了人们的生活方式、精神压力、社会秩序的混乱、环境污染与生态破坏等个别现象与疾病的关系,又有前提与结论间必然联系的科学分析,因而结论是合理的。

科学归纳法作为一种科学的思维方法,其思想核心就是在科学分析研究的基础上,探求前提与结论之间必然的因果联系。必然的因果联系是科学归纳法可靠性的根本保证。而怎样科学地分析研究以探求这种因果联系,则又常常依赖于一些科学的归纳方法。这些方法被称为"求因果五法",即求同法、求异法、求同求异并用法、共变法和剩余法。

第一,求同法。求同法也称契合法,是指如果在被研究对象的若干事例中,仅有一个共同的情况,那么这个共同的情况就是被研究对象的原因(或结果)。例如:有一天,皮尔·居里的一位同事将装有镭试剂的小玻璃管放在内衣口袋里数小时。几天后,他发觉挨着内衣口袋的皮肤发红,其形状和装镭样品的玻璃管一样,又过了几天,皮肤开始破裂,成为溃疡。皮尔·居里也在自己身上做了一系列的实验,用镭射线对准手上的皮肤数小时,几天后出现同样的后果:发红、发炎。

求同法的特点是"异中求同"。求同法是根据部分场合中所显示的关系来推论两现象之间的因果关系,而且是以相关场合中的一个共同情况为基础的,因此,其前提和结论之间的联系不具有必然性。

应用求同法时,为了提高其结论可靠性的程度,既要增加被考察的场合,还要注意分析先行情况中有无其他共同情况,以便真正确定共同情况的唯一性;此外,还要注意分析先行情况与被研究现象之间的相关性,以便确定两者之间是否存在因果关系。

在临床护理实践中，考虑到症状是由疾病引起的，因此，对护理问题的分析判断离不开与疾病本质联系的思考。求同法保证护理与医疗目标的一致性。只有从满足患者生理、心理、社会需求的角度出发，同时从疾病根源、本质入手制订的护理计划措施，才能有效地消除各种疾病反应，促进疾病尽快痊愈。

第二，求异法。求异法也叫差异法，是指在被考察现象出现的场合，某种情况跟着出现；在被考察对象不出现的场合，某种情况就不出现。其他情况都相同，这个唯一的差异情况就是被考察现象的原因。如对非典型性肺炎传播途径的研究，在较为封闭的环境如装有空调的车辆、房屋中，因不通风而接触了空气中扩散的"非典"患者的唾沫，就容易感染非典型性肺炎疾病。在开放的环境中，因通风良好而没有接触到空气中扩散的"非典"患者唾沫，就不易感染非典型性肺炎疾病。可见，空气中扩散的患者唾沫，是非典型性肺炎病毒传播的途径，也就是通常所说的"飞沫传播"问题。

求异法的特点是"同中求异"，求异法是仅根据被研究现象出现和不出现的两种场合的情形来推论两现象之间的因果联系的，尚未考察其他场合，并以当前情景中唯有一个情况不同为基础，因此，其前提与结论之间不具有必然性联系。求异法在天然条件下极为罕见，一般要在人工控制条件下才能进行，因而它是科学实验中广泛应用的方法。

应用求异法时，为了提高其结论的可靠性程度，既要尽可能增加考察场合，又要注意分析两个场合有无其他差异现象，以便真正确定"唯有一个情况不同，其他情况都相同"。在运用差异法时，严格要求两场合中其他情况完全相同，如果在其他现象情况中还隐藏着一个差异情况，那么这一情况可能恰好就是被研究现象的真正原因。

求异法可避免护理差错事故的发生。护理工作对象及其疾病的差异性和时刻变动性，造成医嘱常具有一定的滞后性和局限性。因此，护士不能盲目执行医嘱，而需先按医疗的一般思路去思考，再在病程的动态变化之中发现问题，运用求异思维方式去独立分析，然后提出自己的观点。

第三，求同求异并用法。求同求异并用法是指：如果只有某一情况在被研究现象出现的若干场合中出现，而在被研究现象不出现的若干场合中不出现，那么这一情况就是被研究现象的原因。如2005年6月底，四川省资阳、内江等地的农村发现不明原因且来势汹汹的疾病，国家卫生部、农业部专家组及时前往调查原因，发现病例仅限于农村，且呈点状分布，所有患者都和病死猪有过直接接触。而城里人和未与病死猪直接接触的人口，都未见相同病例。进一步研究证实，患者患病原因是直接接触病死猪而感染了猪链球菌。

求同求异并用法不是求同法和求异法的相继应用。求同求异并用法必须有一组正事例场合和一组负事例场合进行比较。它既从一组正面场合确认存在某一共同情况，又从一组负面场合确认没有这一情况，因而从正反两个方面提高了结论的可靠程度。

求同求异并用法虽然考察了正、负事例组，但所考察的场合仍然是有限的，因此其前提和结论之间不具有必然性联系。为了提高其结论可靠性的程度，我们要尽可能增加正、负事例组，因为考察的场合越多，就越能排除偶然的巧合现象；另外，还要尽可能选择与正事例组较为相似的负事例组，以便进行较为对应的比较。例如，医学上对两组相似的病例进行不同治疗方案的研究；心理测试中对两组相同的人群设置不同的测试方案等。如果两组事例差异太大，风马牛不相及，比较就显得毫无意义。

第四，共变法。共变法是指如果某一现象发生一定的变化，另一现象也发生相应的变化,其他情况不变,则前一现象可能是后一现象的原因。

在日常生活和工作实践中,共变法被人们广泛地使用着。许多仪表如体温表、气压表、水表以及电表等都是根据共变法的道理制成的。例如,物理学中的物体遇热膨胀规律,就是应用共变法得来的。我们对一个物体加热,在其他条件不变的情况下,当物体的温度不断升高时,物体的体积就不断膨胀。因此得出结论:物体受热与物体膨胀有因果联系。

应用共变法时,我们必须注意下列问题:首先,只有在其他因素保持不变时,才能说明两种共变现象有因果联系;其次,两种现象的共变是有一定限度的。例如:多吃有营养的食物,如富含蛋白质和脂肪的食物,在一定的限度内可以增进健康。但是,如果超过了这个限度,则不但不会增进健康,反而会引起疾病。

第五,剩余法。剩余法是指:如果已知某一复杂现象是另一复杂现象的原因,同时又知前一现象中的某一部分是后一现象中某一部分的原因,那么,前一现象的其余部分与后一现象的其余部分有因果联系。应用剩余法最典型的例子是天文学中海王星的发现。科学家根据万有引力定律,计算出当时已知的各个天体对天王星的影响,从而算出天王星的运行轨道。天王星实际运行的轨道与算出的轨道有些偏离。由此,科学家推断,天王星运行的轨道的偏离是由某个尚未被发现的天体的引力造成的。科学家算出了这个尚未被发现的天体的位置,后来果然在这个位置上发现了海王星。剩余法的主要特点是从余果中找余因。

和简单枚举法相比,科学归纳法有重要的作用,在医疗和护理实践中需经常运用科学归纳法。这种思维方法不但使人们的认识从个别上升到一般,而且使人们的认识由现象深入到事物的本质,从而发现事物之间的因果必然联系,掌握事物发展变化的规律。在护理诊断中,首先要搜集各种护理资料,然后在护理理论的指导下,对所获得的资料进行分析、整理并运用科学归纳法进行推理,从而作出护理诊断。在运用科学归纳法进行推理诊断时,必须注意以下几点:第一,必须充分利用搜集的所有资料进行分析推理,不但要注意有利于作出结论的"正面"资料,更要注意研究不支持结论的"反面"资料;第二,防止将根据少数病例总结出来的经验,归纳成普遍适用的规律,加以套用;第三,要以护理理论分析为基础,认真找出临床表现与疾病本质之间的必然联系,并据此作出诊断;第四,要看到由此得出的结论只是初步诊断,还带有或然性,而不能将其绝对化。

演绎与归纳是两个不同方向的思维过程,我们不能偏执一端,或排斥一端,而是应该用辩证的观点来认识两者的关系,灵活地运用两种方法。

三、类比思维

据说鲁班发明锯子,是因被茅草割伤手指而得到的启发。柔软的茅草为什么会如此锋利可以划破皮肤呢?鲁班仔细观察后发现,茅草虽然单薄而柔软,但它的边缘却有密密的齿牙,就是这些齿牙使它变得锋利。由此,鲁班想到如果在薄薄的金属片上也打出类似的齿牙,那么金属片也会变得锋利,结果证实鲁班的想法是正确的。鲁班发明锯子这种工具的思维过程就是一个类比思维的过程。

(一)什么是类比思维

类比思维是根据两个(或两类)对象在某些属性上相同或相似,从而推出它们在其他属性上也相同或相似的推理。

类比思维的一般模式可表示为:

A 对象具有属性 a,b,c,d

B 对象具有属性 a,b,c

所以，B 对象也具有属性 d

类比思维在思想上是一种相似性原理的运用。在客观现实中，事物的各个属性并不是孤立存在的，而是相互联系、相互制约的。如对于一个人来说，在生理上，血糖水平稍高，肚子就感到饱；血糖水平稍低，肚子就感到饿。既然事物属性间的这种相互联系与制约普遍存在着，那么人们就可以利用事物属性的相似或相近，从一事物具有或不具有某些属性而推知另一事物具有或不具有这些属性。

类比思维是把某个（或某类）对象所具有的属性推广到与之相似的另一个（或另一类）对象上去，从而结论的范围超出了前提的范围。所以，类比思维的结论是或然的，既可能正确，也可能错误。类比思维的或然性，还因为客观事物之间既有相似的一面，也有差异的一面；在事物的众多属性中既有本质的一面，也有偶然的一面。一般来说，如果把事物的特有属性或偶有属性类推到其他事物，那就会犯"机械类比"的错误。

（二）类比思维的种类

根据不同的标准，可以把类比思维分成不同的类型，以类比对象是否相同或相似为标准，类比思维可以分为正类比、反类比和合类比三种类型。

1. 正类比　正类比，即肯定类比，是指根据两种事物都具有的某些属性，且其中一种事物还具有某种属性，从而推知另一事物也具有这种属性的类比形式。例如，法国细菌学家卡默德和介兰从防治天花病的"牛痘"疫苗受到启发，致力于研究防治结核病的疫苗。但他们遇到了一个难题，把结核病菌接种到动物身上后再接种到人身上，人体不仅没产生预想的免疫作用，还感染了结核病菌。有一次，两位科学家在玉米地散步，同农场主闲聊时了解到玉米刚引进时，生命力很强，株高穗大，但几十代传下来，植株变矮，穗变小，品质退化了。退化？两位科学家急忙回到实验室，进行结核菌的退化实验。他们一代又一代地培养结核菌，使结核菌的毒性越来越小，终于成为一种无害的结核菌人工疫苗。后来人们为纪念他们，把这种疫苗叫做"卡介苗"。卡默德和介兰所运用的就是正类比。

2. 反类比　反类比又叫否定类比，是指根据两种事物都不具有某种属性，且其中一种事物还不具有某种属性，从而推知另一事物也不具有这种属性的类比形式。如能飞的蝙蝠和能滑翔的寒号鸟，都无喙，无羽毛，不是卵生动物，已知蝙蝠不是鸟，从而推知寒号鸟也不是鸟。

3. 合类比　合类比也叫中性类比，是指正类比与反类比的综合运用。例如，有一个人在很短的时间里富起来了。人们看到他的富有不是靠工资收入，不是由于亲友馈赠，也不是因为彩票中奖，更不是因为发明创造获大奖，联想到过去有此类情形的人都是靠采用不正当手段致富的，于是，人们就会认为这个人也是靠不正当手段富起来的，而不是合法致富。

（三）类比思维的作用

虽然类比思维的结论是或然的，但它在人们的认识中具有重要的作用。

1. 类比思维是探索真理的重要思维形式　类比思维就是一种规范化的知识迁移形式，它根源于事物普遍联系的思想，体现了由此及彼、由已知到未知、由旧知到新知的认识规律。类比思维拓宽了人们知识迁移的途径，提高了知识迁移的规范性、可靠性和科学性，有利于人们广泛地举一反三、触类旁通地求取新知、解决问题。正如哲学家康德所说:"每当理智缺乏可靠论证的思路时,类比这个方法往往指引我们前进。"科学史上很多著名的发现是借助于类比思维而获得的。例如在合成树脂(塑料)中加入发泡剂,使合成树脂中布满无数微小的孔洞,这样的泡沫塑料用料省、重量轻,又有良好的隔热和隔音性能。日本人铃木应用类比,联想到在水泥中加入一种发泡剂,使水泥也变得既轻又具有隔热和隔音的性能,结果发明了一种气泡混凝土。

2. 类比思维可以帮助人们提出科学假说 类比思维是形成科学假说的重要思维形式。在医学史上,许多重要的科学假说都是用类比的思维方法建立起来的。如19世纪中叶,奥地利医生奥恩布鲁格在给一位患者看病时,没检查出什么严重的疾病,但患者很快就死了,经解剖尸体查看,发现胸腔积满脓水。他想,以后再碰到此类患者该怎样诊断? 忽然想起他父亲在经营酒店时,常用手指关节敲木质酒桶,听到"噗噗"的叩击声,就能估量出木桶里还有多少酒。他受此启发写出了《用叩诊人体胸部发现胸腔疾病的新方法》,从而发明了"叩诊法"。

类比法是临床工作中应用较为普遍的一种逻辑方法。医务人员将患者的症状、体征和辅助检查资料综合成为一个现实模型,将这一现实模型与医务人员自己熟悉的理论模型或经验模型进行对照、比较,从而得出初步诊断。例如,医生在长期的临床实践中诊断处理过许多"胃溃疡病穿孔"的病例,总结出该病的典型表现是:既往有胃溃疡病史,突发性上腹部剧痛,继之出现急性腹膜炎的症状和体征,肝浊界缩小,X线透视膈下有游离气体等。当就诊患者的临床表现与上述表现相同或相似时,就可以通过类比,作出"胃溃疡穿孔"的诊断。

临床护理实践中运用类比思维法,有助于有效地对同一疾病、同一症状患者作出护理诊断。由于临床实践中的疾病类型、发病地区、季节、阶段的不同,以及患者年龄、性别、心理状态、性格、职业、信仰、敏感性、易感性等个体差异,使得同种疾病的症状表现不同,即"同病异症";而不同疾病又可出现相似或相同的症状表现,即"异病同症"情况,从而造成相应的护理问题及其相关因素不尽相同。因此,在运用类比法进行护理诊断过程中,就需要进行多方面、多角度的比较,制订适合不同患者的护理诊断。

类比法的可靠程度取决于两个或两类事物的相同属性与推出的那个属性之间的相关程度。因此,在使用类比思维方法时,要注意前提中确认的相同属性越多,两种事物在自然领域中的类属、地位越接近,类比推理结论的可靠性就越大。在前提中确认的相同属性越是本质的,相同属性与类推属性之间越是紧密相关的,结论的可靠性也越大。

护理程序是一种系统的工作方法,护士用以收集资料并进行分析分类,制订计划措施以满足需要。它是一种解决问题的程序,需要运用决策、临床判断和评判性思维技巧。运用护理程序是复杂的思维活动,学习逻辑思维方法有助于我们提高工作效率和护理质量。对护士个体来说,逻辑思维能力也是发展和成功的利器。

逻辑课不同于一般理论课,它作为一门思维辅助工具课,要通过大量练习、不断使用,形成熟练技能和技巧,从而达到应用目的。否则,就失去了工具性意义。因此,逻辑教学应克服过于侧重理论知识的学习,忽视逻辑应用训练的弊端,要通过大量练习、不断地运用来培养学习者正确思维的意识,使学习者自觉意识到遵守逻辑规律的要求是正确进行思维的必要条件。

思考与练习

1. 以下几段话是否违反了逻辑规律？如果是,它犯了哪一种逻辑错误？为什么？

(1) 有些关于教学方法的文章指出,为了提高学生听课的兴趣和学习的积极性,教师讲课应当力求生动。我不同意这种看法。讲课又不是表演相声,为什么要去逗人发笑。

(2) 贪图享受不能一概反对。比如星期天买点可口的东西来吃吃,看看戏、看看电影,这种生活上的享受是应该允许的。

(3) 老父亲的老花眼久久地凝视着比自己高半个头的小伙子,从头看到脚,又从脚看到头。

(4) 针灸疗法,从疗效上看,有成功的,也有失败的。目前还只处于积累经验的试验阶段,既不应轻易地否定,也不要完全肯定。

2. 已知甲、乙两护士的年龄相同,性别相同,文化水平相同,工作年限也差不多,从甲能胜任某一特殊护理工作,从而推出乙也能胜任这一工作。此种推理属于什么推理？推理有效吗？

实践训练

项目1　逻辑错误分析会

【目的】能基本掌握逻辑基础知识,正确运用逻辑思维方法,提升逻辑思维能力。

【要求】收集或设计一些医疗实践中存在逻辑问题的材料。

【组织】学生分成小组,每两组为一对,互换小组综合后的材料,先组内分析,然后进行组间交流。

项目2　阅读下述案情,回答逻辑问题

【案情摘要】

一位美国妇女剖宫产生下第一个婴儿5个月后,因再次怀孕来医院检查。第一次负责为她治疗的那位医生发现她的心脏有杂音,但其他情况正常。他告诉孕妇可以安全地生孩子。但第二次分娩时,妇女和孩子死于难产。这位妇女的丈夫作证说,第一次生孩子时,该医生认为这位妇女体形太小,无法正常分娩而实施了剖宫产,而这次该医生却不顾丈夫的恳求让孕妇自产,导致孕妇在痛苦挣扎48小时后突然死亡。这位丈夫以医生失职为由提起诉讼,要求经济赔偿。

为了证明造成这一不幸后果并非医生判断失误,而纯属医生失职、疏忽大意,原告律师首先从护理不当的角度向医生展开攻势。

律师：她再次怀孕来检查时,你认为她生孩子是安全的？

医生：我是这么认为的。

律师：是否应该在正确护理的情况下分娩？如果她受到正确的护理,那么她可以安全地生孩子？

医生：是的。

律师：她受到你的护理,对不对?

医生：是的。

【逻辑问题】

(1) 律师通过盘问推出了什么结论?

(2) 律师运用什么样的推理得出这一结论?

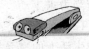

【推荐书目】

1. 陈波.逻辑学是什么.北京：北京大学出版社,2007

2. 刘江.逻辑学：推理和论证.广州：华南理工大学出版社,2004

3. 王振方.临床思维学.北京：人民卫生出版社,2002

4. 谭大容.演讲、论辩与逻辑.北京：北京大学出版社,2007

【网络资源】

1. 逻辑中国：http://www.lojic-china.info/

2. 百度－逻辑学吧：http://post.baido.com/

3. 逻辑学/逻辑思维：http://www.skywa.cn/

(周柳亚、曹梅娟)

第六讲　创新使人成功：创新思维与护理

教学目标

1. 说出创新思维的内涵及其特征。
2. 概述思维方式创新的必要性。
3. 分析在创新过程中需要突破的各种定势。
4. 阐述创新者应具备的基本素质。
5. 简述创新思维的主要方法。
6. 在护理实践中运用创新思维促进护理工作的开展。

本讲提要

本讲以党的十七大报告提出的"提高自主创新能力，建设创新型国家"任务、人类面临的人口和健康的新挑战对护理创新提出的要求为出发点，系统阐述创新思维的内涵、特征以及思维方式创新的必要性，探讨创新需要突破的各种定势，让学习者明确创新者所应该具备的基本素质，了解创新思维的主要形式及其基本特征，掌握护理创新中科学思维培养的重要性，使学习者自觉应用创新思维推进护理工作的开展。

问题与思考

问题 1：你能成为具有创新思维和创新能力的人才吗？

人类社会发展进步的历史就是不断创新的历史。当今世界范围内的综合国力竞争，归根到底是人才特别是创新性人才的竞争。党的十七大报告中把提高自主创新能力、建设创新型国家作为国家发展战略的核心和提高综合国力的关键。在经济全球化深入发展、科技进步日新月异、国际竞争日趋激烈的今天，中国面临难得的机遇与挑战，能否赶超发达国家，使自主创新能力广泛应用到现代化建设的各个领域，取决于能否培养出具有创新思维和创新能力的人才。

问题 2：护理学科发展需要创新吗？

从南丁格尔带领 38 名护士走向克里米亚战场，到创办护士学校，开创护理专业，形成护理理论,发展护理技术、建立制度体系,创新使护理专业逐步发展成为一门专门的学科。

根据人口与社会学家预测,到 21 世纪中叶,人类将面临新的感染性疾病、心理障碍和精神性疾病、代谢性疾病、老年退行性疾病的挑战。人类不仅要自觉控制人口增长,提高人口质量,保证食品、生命和生态安全,而且要在推进公共卫生、保健制度改革和保健医疗技术的创新方面取得更大进展。这是护理学科发展的机遇,也是对护理创新的挑战。社会环境、医学模式、疾病谱以及健康需求的改变,迫切需要我们完善原有理论,发展新的理论,加快护理技术创新。教育是培养创新人才、提升创新能力的必由之路。

这些问题是否引起你的反思?你是否意识到创新不仅是提高综合国力的需要,也是提高自身素质和护理质量的需要?

第一节　创新思维,人类社会进步的发动机

人类社会发展进步的历史,从某种意义上讲,就是人类认识自然和社会的思维方式不断发生革命性变化的历史。人类思维方式的变迁,勾画出一幅幅绚丽多彩的历史画卷,展示了人类思维无穷的创造力。在新技术革命浪潮的浇灌下,随着控制论、信息论、系统论、混沌论等科学的发展,人们对创新思维、创新规律及其方法越来越关注,创新思维的培养已经成为人才素质结构的核心要素。

一、创新思维的含义

当今社会,知识创新、技术创新、制度创新、管理创新对经济、社会的发展所起到的引领作用,成为推动经济、社会持续发展的基石。让我们从创新的内涵开始,去揭开创新思维的神秘面纱。

(一) 创造与创新

1. 关于创造的概念界定　《辞海》中对"创"的解释为创始,首创。《汉书·叙传下》:"礼仪是创。"唐代史学大师颜师古的注释为:"创,始造之也。"创造即为"首创前所未有的事物。"早在古希腊时期,亚里士多德就把创造定义为"产生前所未有的事物",这一定义不仅包括精神领域,也包括了创造思维的物质实现。著名心理学家 Guilford(1971)将个体创造力解析为六个主要成分:① 敏感性,即容易接受新事物,发现新问题。② 流畅性,即思维敏捷,反应迅速,对特定的问题情境能顺利产生多种联想或提出多种答案。③ 灵活性,即具有较强的应变能力和适应性,具有灵活改变定向的能力。④ 独创性,即产生新的非凡思想的能力,表现为产生新奇、首创的观念和成就。⑤ 再定义性,即善于发现特定事物的多种使用方法。⑥ 洞察性,即能够通过事物表象,认清其内在本质。总体来说,创造包含了创造者本身的个性特征,创造活动的特性,创造活动的过程和结果等。创造活动能体现出人类最高的本性,

是推动和变革社会的最积极力量。

【知识拓展】

关于创造的层次

美国创造心理学家 I·泰勒提出"创造五层次"观点：一是表露式创造，意指即兴而发，但却具有某种创意的行为表现，如作诗、演小品等；二是技术性创造，意指运用一定科技原理和思维技巧以解决某些实际问题而进行的创造，如将沙发和床进行新的结合，变成沙发床；三是发明式创造，意指在已有的事物基础上，产生出与以往曾有过的事物全然不同的新事物的创造，如电灯、计算机的发明；四是革新式创造，意指在否定旧事物或旧观念前提下发现新事物或提出新观念的"革旧出新"式创造，如"克隆羊"多莉的出世是对哺乳动物只能有性生殖的旧观念的否定，而产生出了无性繁殖的哺乳动物；五是实现式创造，意指那种与原有事物无直接联系，看似"从无到有"地突然产生新观念的创造，如各学科的诺贝尔奖的重大科学发现，均属这一层次的创造。

2. **创新的内涵** 从某种程度而言，"人类文明历史就是一部创新的历史"，人类在不断的创新中受益，也由此从不同学科视野定义和理解创新，以致目前没有普遍接受的创新定义。一般来说，创新是指超越旧事物、旧理论、旧方式，形成新事物、新理论、新方式。美国学者埃弗莱特·罗杰斯特别强调创新是主体的认可和接受，他认为"创新就是一种被个人或单位当作新东西而采纳的观念、实践或目标……如果一种观念对于个人来说是新颖的，这种观念就是一种创新。"

3. **创造与创新的关系** 创新不等同于创造，两者既有区别又有联系。创造的含义为"首创"和"前所未有"，创新的含义为"革故鼎新"（前所未有）和"有中生新"（并非前所未有）。一般来讲，创造是建立在独创之上，创新是建立在已经创造出来的东西之上，创新是一种批判与传承基础上的衍生、扩展，是在从前的创造活动之上结出的新的成果，是对实践经验的新概括，对客观真理的新认识，对新事物、新问题的新思考。这种创新过程，就是发现新问题、研究新问题、解决新问题的过程。

【背景资料】

创新的发展路径

1936 年美国通用电气公司首先开设了"创造工程"课程，使公司职工的创新能力普遍提高了 3 倍。

1941 年现代创造学的奠基人奥斯本出版了《思考的方法》一书，同时发表了具有显著成效的创新方法——智力激励法。

1948 年美国麻省理工学院开设"创造性开发"课程，创造学正式列入大学教育内容。

1948 年美国兰德公司等开发了"系统分析"等创新研究方法。

1955 年美国犹太大学首次举行创造学研究学术会议,又称"犹太会议"。

1958 年日本创立第一个创造学研究组织,1979 年创立日本创造学会。

1987 年英国经济学家克里斯·弗里曼首次提出"国家创新体系"的概念,1997 年经济合作与发展组织(OECD)正式提出"国家创新体系"的定义。

2003 年 10 月,党的十六届三中全会通过的中共中央《关于完善社会主义市场经济体制若干问题的决定》明确提出加快国家创新体系建设。

(二)创新思维与创新能力

思维是客观事物通过人的眼、鼻、耳、舌、身等感官神经接收刺激,再将这些刺激传到人的大脑神经系统,从而引起大脑细胞运动的过程;它是在感觉、知觉、概念的基础上进行分析、综合、判断推理的认识活动过程。因此,创新思维就是主体运用新的认识方式、新的思维视角、新的实践手段,去开拓新的认知领域、取得新的认识成果的思维活动。

创新思维是人们创造性地解决问题与发明创造过程中特有的思维活动,是一切具有崭新内容的思维形式的总和,是能够产生前所未有的思维成果的特定范畴。创新思维常表现为不受传统观念束缚,不局限于别人见解和既定模式,能迅速发现事物与事物之间、现象与本质之间的联系;乐于追根寻源和检验论证,敢于大胆幻想,善于联想;富于想象和长于类比,充满好奇;兴趣广泛并且目标集中,常把探索的目光投向未来。其内涵主要包含以下要点:

1. 以完成创造性活动为结果　这里的创造性活动包括:给出新的概念,作出新的判断,提出新的假设、新的方法、新的理论,产生新的技术、新的产品等。

2. 应把整个创造过程作为背景,而不应只重视产生的结果　创造过程应从总体上进行系统综摄。创造过程包括定题、发散、收敛、验证四个"环",四环连成一链,前环引导后环,后环对前环有肯定、修改或否定等作用,表明了创造过程的总的走向。创新思维应以整个过程为背景,才不至于以偏概全。

3. 创新思维是高级的综合性思维活动　作为高质量的思维活动,一方面表现在它解决问题的难度,是新问题的解决,或是用新方法解决老问题;另一方面表现为创新思维是全身心的投入,具有独创性、批判性、跨越性和开放性等方面的特征。

4. 创新思维的本质在于突破　所谓突破,是指在实践基础上对前人有价值的思想观点的系统化,对新情况、新问题的思考和总结,对认识对象、实践对象的本质和规律作出新的揭示。正如党的十六大报告中所说:"我们要突破前人,后人也必然会突破我们。这是社会前进的必然规律。"

创新能力是人的能力中最重要、最宝贵、层次最高的一种能力。一个人创新能力的有无、强弱,取决于他在该领域所掌握的基本知识、基本技能及特殊才能,取决于他的认知风格、工作方式和运用创造方法的能力,同时取决于他对工作的基本态度,对从事该学习或工作理由的认知,包括内在动机和外部环境约束的强弱。由此可见,创新能力包含着多方面的因素,但其核心因素是创新思维能力。正如爱因斯坦所说:"人是靠大脑解决一切问题的。"人头脑中的创新思维活动是人的创新实践活动的"骨髓"、"基石",没有思维的创新,就没有实践的创新。确如美国科学家富兰克林所言:"一个人停止了创新的思想,便是停止了生命。"

二、创新思维的特征

一个富有创新能力的人，在他身上必然具备一系列创新素质与人格特征。这种创新素质和人格特征与天赋条件有关，但主要是后天的学习、实践在起决定性作用。可以说创新思维和能力是在先天条件与后天学习、实践活动交互作用的过程中形成的。一般而言，创新思维应该具有以下特征：

（一）独创性

与常规思维相比，创新思维的最大特点在于它的独创性。有了独创才会有创新，它要求在看问题时，不是人云亦云，而是能进行独立的思考，其见解、思路、方法、思想都是有新意的、有特色的，表现为与众不同、别具一格、独辟蹊径、独具匠心、高人一筹。例如，19世纪末，电磁学的新成就与经典物理学的传统理论间产生了日益尖锐的矛盾，用牛顿的基本概念和定律已无法解释光速不变现象。面对这个矛盾，著名物理学家麦克斯韦等人试图用传统的"以太"理论解释光波的传播，而爱因斯坦却独辟蹊径，突破电动力学原理，创立了"狭义相对论"的理论体系，成为创新思维的典范。

（二）批判性

认识问题时，敢于挑毛病、寻疵点，敢于对传统的东西进行否定与怀疑，思维能够在"质疑—分析—批判—否定—重新确立"中，使原有之物得到修正、调整、补充和完善。例如，马克思把"怀疑一切"作为座右铭，对于人类思想所建树的一切，他都批判地进行重新审视，并在批判的基础上有了光芒四射的两大发现：剩余价值学说和唯物史观，实现了社会主义从空想到科学的转变。

（三）广阔性

思考问题时，不仅能运筹帷幄、高瞻远瞩、高屋建瓴，而且能纵横延伸、妙思泉涌、创意无限。思维可以向四面八方辐射出去，当思维空间不断扩展，思维振幅不断加大时，新的思路不经意间就会出现。例如，我国古代的大教育家孔子曾经问过自己的学生子贡："你和颜回相比，哪一个更强些呢？"子贡回答说："我不能同颜回相比，我只能闻一知二，而颜回能闻一知十。"可见思维的广阔性对我们认识和思考事物的重要性。

（四）跨越性

创新思维要做到不受陈规约束，具有跳跃性和快速转换性。在震荡和碰撞中，思维不是循序渐进，而是超越常规和常识，跨越时间和空间，呈现出无限递进式的状态。只有这种极度超越和飞速跨越的思维，才会使新思维涌流不息、连绵不断，才能适应多种情况的变化。

（五）开放性

思考问题时能将自己置放在一个系统中，美国的T·波罗博士认为应具有"构造地图式的思维"或者叫做"绘制型思维"，也就是说，必须把眼界放开，对现有问题从不同侧面去思考。例如，爱迪生把电运用于通讯传递发明了电话、电报；把电运用于视听娱乐发明了幻灯、留声机、电影；把电运用于写作书报发明了打字机、印刷机；把电运用于动力方面发明了蓄电池、发电机；把电运用于照明发明了电灯、钨丝；把电运用于医学发明了荧光镜……由此可见,做到兼顾上下左右的关系,系统内外的关系;注重空间环境的开放,视野触角的开放,发展过程的开放,思维就会进入一个创新的境界。

(六)预见性

创新思维的预见性表现为科学的预见能力,它指出了事物发展的前途和道路,给予人们思想和行为上的指导,减少科学研究上的曲折和盲目性。英国天文学家哈雷准确无误地预言了"哈雷彗星",俄国化学家门捷列夫成功预言了未知新元素,我国著名地质学家李四光卓越地预言新华夏构造体系蕴藏着大量石油……创新思维的杰出预见成为推动社会发展和科技进步的指路明灯。

三、时代呼唤思维方式的创新

进入新世纪,面对时代竞争,制胜的法宝是什么?不是金钱,不是权力,而是思维方式的创新。一个民族要兴旺发达,要屹立于世界民族之林,不能没有创新的理论思维。这是人类文明发展史给我们的一个重要启示。

(一)知识经济时代,呼唤思维方式的创新

世界经济合作组织对知识经济的定义为:"建立在知识和信息的生产、分配和使用基础之上的经济。"

【知识库】

知识经济的提出

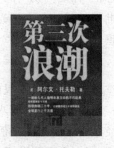

20世纪60年代,一个以知识为主体的经济时代开始出现,70年代美国社会学家托夫勒在《第三次浪潮》中把正在发生的变化称之为"后工业经济"和"超工业社会";80年代美国未来学家奈斯比特在《大趋势——改变我们生活的十个新方向》中定义为"信息经济";1990年联合国研究机构首次提出"知识经济";1996年世界经济合作组织明确定义为"以知识为基础的经济"。

知识经济时代与人的思维创新有着密切的关系,主要表现在:

1. 社会对脑力劳动的需求越来越多　在知识经济时代,价值的增长主要不是来自体力劳动,而是来自脑力劳动。美国经济学家彼得·德鲁斯认为,知识生产力已成为生产力、竞争力和经济成就的关键因素。

2. 人力资源在社会经济体系中的地位已经上升到第一位　社会的发展和进步主要取决于人力资源,尤其是人脑对信息和知识的运用。

3. 知识与智慧的价值已经成为社会产品价值构成中的主要成分　价值的实体主要由脑力劳动及其成果创造,只有包含智慧和知识的商品才会得到畅销。

4. 真正有价值的知识来自人的思维中的知识　国外的知识经济学者将知识划分为四大类:第一,知道是什么(know-what),这一类是关于事实方面的知识;第二,知道为什么(know-why),这一类是自然原理和法则;第三,知道怎么做(know-how),这一类包括思维方式、哲学方法和逻辑能力;第四,知道谁有知识(know-who),这一类是指谁知道和指导如何做某些事情。其中后两类知识是最重要和最有价值的知识。

由此可见，在知识经济时代，当我国面临着既要发展工业化又要进行信息化的双重艰巨任务之时，加强思维创新显得尤为重要。

（二）科学技术和生产力的发展，呼唤思维方式的创新

当代科学技术的发展一方面使社会生产日益精细，门类和分支越来越多，呈现出专业化、专门化的趋势，另一方面又要求技术之间的协同和综合，呈现出整体化、系统化的趋势。在现代科学技术基础上创造出的耗散结构论、混沌论、协同论等全新的思维方法，方兴未艾的边缘学科、交叉学科等一系列的新兴学科，为人们提供了新的认识武器和思维工具，也为人们认识能力的提高和思维的进步提供了强大的动力。

从生产力的三要素分析，思维占的比重正在日益增大。首先，人的思维能力和思维品质，特别是创新思维能力，已经成为劳动力构成的核心要素；其次，模拟人脑思维的电脑，已经成为高科技产品生产领域中不可或缺的劳动工具，成为现代生产极其重要的劳动资料；最后，被处理的思维信息，较之土地、原材料等劳动对象，更是成为了人类的财富之源。因此，高水平的、隐含经验类的思维能力，已经成为先进生产力的重要构成要素，思维科学理所当然地成为第一生产力中至关重要的组成部分。

（三）经济全球化的趋势，呼唤思维方式的创新

当今世界，在走向多样化、个体化的同时，又呈现出互相连接、同向发展的整体化格局。21世纪，经济全球化的进程使各国的利益密不可分，当今的世界需要共存亡的思维方式；需要摆脱对抗，消解两极对立的思维方式；需要走向对话、沟通与合作，寻求相互理解，达到共同利益汇合点的思维方式。特别是中国加入世贸组织（WTO）以后，在中国和世界之间，政治、经济和文化之间，人与人之间创造一个新天地，在这样的时代背景下，协同与融合，双赢和共赢，就是新的思维方式的主流。中国当前正在进行的现代化建设事业，不仅要有"自己的特色"，同时也要注意全球化趋势，在这种态势下，人们的思维方式必须更加注意个体化和整体化的有机统一，多样化和一体化的有机统一。

（四）培养高素质的人才，呼唤思维方式的创新

高超的思维能力和思维水平是高素质人才的表现。

思维能力是思维主体具备的完成思维活动所必需的、并直接影响思维活动效率的能力。思维能力体现于思维活动过程的各个方面、各个环节。比如，深入的思维能力能由表及里地看到事物的本质、规律和发展趋势；广阔的思维能力能由此及彼地发散和联想，做到综合性地研究问题，善于在比较中作出选择；创新的思维能力能运用新的思维视角和新的思维方法把握客体，打破常规，制订出新的实践方案。

思维水平是思维能力的体现，也是人才要素的体现。思维水平的核心是思维的创新。创新对于一个国家的腾飞，起着极为重要的作用。胡锦涛在"神舟七号"载人航天圆满成功庆祝大会上的讲话中指出："世界范围的综合国力竞争，归根到底是人才特别是创新型人才的竞争。社会主义现代化事业的不断发展和创新，归根到底有赖于各方面创新型人才的创造性思维和创造性活动。"在创新型人才成为实现经济社会发展目标第一资源的大背景下，创新思维的培养尤其重要。

第二节 超越自我,锐意创新

《道德经》第三十三章中说:"知人者智,自知者明。胜人者有力,自胜者强。"意思是说能认识自己的人才算高明,战胜自己的弱点、缺点的人才算坚强。只有正确认识自己,战胜自己的人,才能在人生的道路上不断超越自我,不断开拓创新。

一、创新者应具备的基本素质

一般来说,具有创新思维和能力的人才,其基本素质应包括以下五个方面:

(一)广博精深的知识和高超的技能

《孟子·离娄下》:"博学而详说之,将以反说约也。"意思是说博学可以使人们的思考趋于深刻和细密,可以从复杂的现象中总结出规律和要领。创新是以坚实的知识功底为后盾的,博学可以开阔人们的视野,从而免于孤陋寡闻之患。

具备广博精深的知识是成为创新型人才的基础和前提。一是需要广博的知识面。创新往往是包括边缘学科在内的几种学科知识融会贯通的结果。因此,创新者应密切注视科学技术和社会经济文化的最新成就和发展趋势,并了解、掌握国外的有关动态和信息。物理学家杨振宁、李政道多次指出:知识面狭窄是我国青年的一大缺陷。万丈高楼起于基石,树木根深方能叶茂。要真正培养富有创新精神的人才,一定要让学生具有宽基础、宽专业的知识。二是需要精深的专业知识。专业知识是创新者取得突破性创见的根基。所以,拥有精深的专业知识对创新者至关重要。要努力弄懂其专业理论的由来和立论的依据及其运用的范围和条件,并从各个角度推敲它,消除各种疑问,娴熟地运用它,进而成为创新的利器。三是需要较强的知识更新能力。当前,科技发展日新月异,知识更新的周期越来越短,创新者随时都要更新旧观念,学习新知识,掌握新信息,创造新知识、新学科。做到以上三点,才能视野开阔、基础深厚、信息灵敏,为创新打下坚实的基础,为创新开创更加深广的自由空间。

除了掌握广博精深的知识以外,创新者还需要把知识转化为实践操作技能。在创新的过程中,往往要进行大量的试验、实验,这就需要创新者具有较强的实践操作能力。我们不仅需要科技成果的创造者,而且还需要能够实现其转化的运作者、创新者,否则,再好的科技成果也只能束之高阁。我国"两弹一星"的上天,仅就制作来讲,就需要多方面、多环节的技术人员和专业技能。没有这方面的制作者、创新者,其"上天"也只能是一句空话。从这个意义上讲,"能工巧匠"的高超技术及实际制作、操作能力无疑是异常重要的。

(二)无私奉献和团结协作的精神

著名教育家陶铸说:"如烟往事俱忘却,心底无私天地宽。"创新者应具备为民族、为国家乃至全人类无私奉献的精神,为社会进步和民族复兴甘当人梯和团结协作的团队精神,只有这样,才能在创新中实现自己的人生价值。

崇高的理想信念、高尚的道德品质、无私奉献的精神是创新者必备的精神素质,更是创新的不竭动力。爱因斯坦曾说:"一个人对社会的价值,首先取决于他的情感、思想和行动对增进人类利益有多大作用。"无论是哲学社会科学的创新,还是自然科学的创新,都是认识世界进而改造世界的能动力量,都是推动产业革命、经济发展和人类社会进步的强大动力。我国要实行跨越式发展,实现现代化,对人类做出更大的贡献,离不开知识和科技的创新。所以,当代大学生站在历史和时代的节点上,要以天下为己任,从而激发出创新的使命感和紧迫感,以无私奉献、甘为人梯的精神,为民族、国家和社会做出贡献,这也是创新者自身最大的人生价值。我国"神舟"系列载人航天飞船取得的伟大成就,令中华儿女为之欣慰和自豪,令世界为之瞩目和赞叹,这正是各个领域、各个环节成千上万的科技人员在航空航天事业的发展和创新中默默无私奉献的结晶。一味地为个人利益着想、没有历史的使命感和崇高的事业心,是创新者的大忌。

在创新的过程中,发扬团队精神,发挥系统"1+1＞2"的整体性功能,是新科技革命的必然要求。创新者从事"各自为战"的独立钻研方式越来越不适应当代高科技迅猛发展的要求,有的课题或项目需要几个单位、几个部门、甚至一国或数国的联合协作。在这种情况下,创新者的团结协作、互相配合、无私地奉献个人的研究成果(属于国家机密的研究成果除外)的集体主义精神非常重要。人类基因组图谱的问世,就是多国科学家在"大团队"精神支撑下取得的迄今为止无与伦比的业绩。心胸狭隘、一味追逐个人的名利、斤斤计较个人得失是创新的大敌。

(三) 高度的自信心和敢于创新的品质

"自信人生二百年,会当水击三千里。"毛泽东同志的豪迈大气与乐观自信是其领导中国革命成功不可缺少的因素,而毛泽东同志敢为天下先的创新品质则奠定了中国革命胜利的丰功伟业。一个成功的创新型人才必然是一个自信和敢于创新的人。

相信自己,是人们求生存、图发展的一种基本精神和心理状态,一个创新者尤为需要这种状态,没有自信心就会妄自菲薄、自暴自弃,就会丧失创新的动力。因此,创新者必须树立起"天生我材必有用"的信念,并由此激发出强烈的创新灵感和创造行为,克服面临的各种困难,创造性地开展工作。法国科学家路易·巴斯德在少年时代学业成绩平平,以至于对自己失去信心,自认为将来能成为一名美术教师也就谢天谢地了。当他听了一个化学家的学术报告之后,激发起他的自信心,立志于科学研究,不仅在化学方面,而且在生物学和医学方面都取得了巨大的成就,被授予骑士勋章。他发明的"细菌病原说"和消毒方法在酿酒、食品和医疗上至今仍被广泛应用。由于他的发明创造,人类的死亡率不断下降,平均寿命不断提高,使我们的寿命在100年内延长了30年之多。

对现有事物敢于怀疑、敢于超越、敢于发展,是创新者应具有的基本胆识。人的认识是无止境的,包括人体在内的整个宇宙未被认识和发现的东西还有很多,人类需要发明创造的事物还更多。所以,一切惟书、惟上、惟名人、惟权势,一切墨守成规均是创新者的大敌。创新者的精髓就是要敢于怀疑和超越,敢于假设和幻想,敢为人先,勇做"第一个吃螃蟹的人"。没有这样的胆略和气魄,创新就无从谈起。布鲁诺因坚持哥白尼的日心学说,反对宗教神学,而过着颠沛流离的生活,最后因不向罗马宗教裁判所屈服而被处以火刑,为科学的真理而献身。"火并不能把我征服,未来的世纪会了解我,知道我的价值的。"布鲁诺的献身充分体现出一个创新者为真理而奋斗的精神。

(四) 坚韧不拔的意志和艰苦卓绝的勤奋精神

历史上传诵的东汉孙敬头悬梁、东周苏秦锥刺骨、西汉匡衡凿壁偷光、西晋孙康映雪、东晋车胤囊萤的故事,都反映出坚韧不拔的意志和艰辛求索的精神,它们既是中华民族的传统美德,也是创新者必须具备的基本要素。

马克思指出:"在科学上没有平坦大道,只有不畏艰险一步一步沿着陡峭山路攀登的人,才有希望到达光辉的顶点。"创新,是一种创见,是创造价值;创新,不是现存,而是一种新事物的产生或者是从大量现象中提取的不被人知的法则、规律。因此,它是一种非常艰辛的劳动,必须要有坚韧不拔、锲而不舍的精神和顽强拼搏的毅力。狄更斯说:"顽强的毅力可以征服世界上任何一座高峰。"因此,创新者要有巨大的心理承受能力,其词典中最重要的词是"决心"、"工作"和"成功"。没有马克思在伦敦图书馆的25年的艰苦钻研,马克思主义的哲学、政治经济学、科学社会主义就不会诞生;没有陈景润演算的两麻袋草稿纸,他就不会向世界数学难题"歌德巴赫猜想"迈进一大步;没有瓦克斯曼1万多种菌类试验的坚持,就不会发现治疗结核病的新药"链霉素"。这种例子在古今中外科技史上俯拾皆是。好逸恶劳、浅尝辄止是创新者的大敌。

(五)生命不息、创新不止的品格

"天行健,君子以自强不息。"《周易》中的这句名言意味着不满足于现状,不断改革进取,与时俱进,生命不息、创新不止的品格。

作为创新者,不仅要活到老,学到老,而且还要创新到老,生命不息,创新不止。创新的过程是一个连续的过程,创新者往往一旦取得初始性的创新之后,其成果常常是接二连三出现,甚至是一发而不可收。所以,创新者若将创新作为毕生的事业,并孜孜以求,他们的创新成果特别是重大成果,对生产力的发展、社会文明进步的推动都是呈几何级数的,其能量是爆炸性的。在这个意义上来讲,他们在促进人类历史前进中所起的积极作用将无法估量,不仅其人生价值达到最大值,而且其人其事将彪炳千秋,永远令人铭记。因此,创新者应充分利用自身所具有的创新天赋和素质,不懈进取,追求卓越,将创新活动寓于整个生命的全过程,为社会做出最大的贡献。英国化学家汉弗莱·戴维说:"我唯一的目的只是为人类谋幸福,我不想发财。倘使能够替人类做些有益的事情,那便是我唯一的报酬了。"这正是创新者应具有的品格。但在史料和现实生活中常常有令人缺憾的事情。举世闻名的英国科学家牛顿,前半生不仅在物理学,而且在数学、天文学方面都有重大建树,而在他的后半生却走上升官发财之路,从而创新之源枯竭,到老死也无所作为,这是所有创新者应引以为戒的。

二、摆脱束缚,突破定势

心理学认为,定势是心理活动的一种准备状态,是过去的感知影响当前的感知。有很多看起来很难解决的问题,其实它们往往并不是真正难在不容易想出办法来,而是难在不容易突破定势上。因此,要创新就是要不断超越自我,突破各种定势。

(一)突破思维定势

思维定势是指人们在解决问题的过程中,常常使用熟悉的一种方法解决同一类问题,这种习惯性倾向就是思维定势。德国心理学家缪勒提出,在人的意识中出现过的观念,有一种在意识中再重复出现的趋势。他曾经通过大量的实验来证明心理定势的存在。比如,让一个人连续10次到15次手里拿两个重量完全相等的球,然后再让他拿两个重量有差别的球,他也会感知为完全相等。思维现象也属于心理现象,是心理现象的高级形式。思维定势也可以解释为"是过去的思维影响现在的思维"。

思维定势对人们思考问题既有有利作用，又有不利作用。思维定势可能会给解决问题带来好处，但也会成为创造性解决问题的障碍。

一般来说，思维定势有利于常规思考，即思考者在思考同类或相似问题的时候，能省去许多摸索、试探的步骤，这样既可以缩短思考的时间，减少精力的耗费，又可以提高思考的质量和成功率，还能起到一种使思考者在思考过程中感到驾轻就熟、轻松愉快的作用。思维定势的这种作用，特别明显地表现在各个领域里的专家能很快就找到解决本专业问题的有效方法，其重要原因之一，就在于头脑中已形成了关于本专业问题的大量思维定势。思维定势有助于举一反三、触类旁通，高效率地理解和解答在学习、工作和日常生活中碰到的问题。

但在另一方面，思维定势却不利于创新思考。无论是思考如何解决碰到的新问题，还是对已熟悉的问题寻求新的解决方案，一般都需要在多途径探索、尝试的基础上，先提出多种新的设想，最后再筛选出最佳方案。而思维定势对这样的创新思考则常常会起一种妨碍和束缚的作用。在一个问题上形成了思维定势，时间越长，重复的次数越多，对人的创新思考的束缚就会越强，要摆脱和突破它的束缚也就越加困难。

突破思维定势，要培养从不同的角度去思考问题和解决问题的习惯。思路不能仅仅局限于一点，要立体地、全方位地分析问题和解决问题，培养发散的求异思维。质疑是发现问题的前提。李四光先生说过：不怀疑不能见真理，所以希望大家都取怀疑的态度，不要为已成的学说所压倒。培养勤于思考，敢于质疑和否定，多问几个为什么的问题意识，有利于创新思维的形成。

（二）突破经验定势

经验思维是人们运用经验进行的思维活动，是人们运用以往生活的亲身感受、实践的直接知识乃至传统的习惯观念等进行的思维活动，它的功能主要在于认识和把握具体的事物及其外部联系和现象。总的来说，通过实践活动，特别是通过长时间的实践活动所取得和积累的经验，是有一定启发指导意义的，它有助于人们在后来的实践活动中更好地认识事物、处理问题。但也要认识到，经验只是人在实践活动中取得的感性认识的初步概括和总结，并未充分反映出事物发展的本质和规律。由于受着许多条件的限制，经验都不可避免地具有只适合于某些场合和时间的局限，可能会成为我们创新思维的障碍物和绊脚石。

因此，经验定势是指人们在知觉上受到问题情境中经验功能的局限，而不能发现其可能或潜在的功能，以至于不能解决新的问题。在现实生活中，由于总是陷在经验的范围内打转，迟迟提不出超越的新设想，这样的事是很多的。最熟悉的地方往往就是最危险的地方，最熟悉的事情往往就是最容易出错的事情。如果每天做的是不同的事，我们也许不容易出错，但每天都重复做同样的事，往往就容易被以往的思维牵着走，放松应有的警觉，最终付出代价。

从这个意义上说，突破经验定势就要提高想象力。创新能力的一个先决条件是不要将固定的思维模式和在以往实践中获得的经验强加给眼前的事实，而是要学会如何另辟蹊径。伟大的西班牙画家毕加索去世时已 91 岁高龄，但人们把他称为"世界上最年轻的画家"，这是为什么呢？因为他的思维从不为定势所限，他 90 岁时拿起画板和画笔，仍然对世界上的事物好像还是第一次看到，仍然像年轻人一样不安于现状，仍在不断地寻找新的创作思路和表现手法。他一生创作了成千上万种风格不同的画，不仅表现了我们眼睛所能看到的，而且表现了我们思想所能感悟的。爱因斯坦也是创新思维的典范,他认为想象力比知识更为重要。在他的一个著名的有关思维的实验中,他问到:"如果我能以光速运行,世界将会怎样?"这个独特的视角使爱因斯坦超越了现有知识认为的"时间和空间是绝对的,当光穿越时空的时候会不断发生变化"的观点,创立了狭义相对论。这一小小的思想上的转换,使光超越了人们的原有概念,而被重新定义成了一个绝对的、时空的延续体。爱因斯坦具有创造性的想象给了我们全新的启示。

（三）突破权威定势

创新并不神秘,阻碍我们进行创新的不是天赋才能的不足,而是错误的思想方法,其中之一就是迷信权威,在权威的结论面前不敢越雷池一步,不敢为自己的思想做主,不敢与权威的观点相左。莱特兄弟发明飞机的过程中,很多人都认为他们只是在异想天开,白费工夫,就在试飞成功前的一个月,还有两名世界知名的物理学家通过大量的理论分析和论证,得出结论,认为飞机是不可能飞起来的。而一个月后人类终于可以像鸟儿一样飞上蓝天,自在地遨游。对于人类的进步,也许很多时候最大的困难并不是来自于人类所面对的问题本身,而是来自于我们自己对自己的束缚。

应该看到,由于客观世界的无限复杂奥妙,人的认识往往会滞后于客观事物的发展变化,凡是权威的论断都是相对的,一切要随时间、地点、条件为转移是一条颠扑不破的真理。如果不通过自己的独立思考,盲目地崇拜权威,那就会在头脑中形成不利于创新的思维定势。所以,一味地迷信权威肯定是一种枷锁,人的思维到了墨守成规的地步,必定是无所作为的。在人类历史上,哥白尼怀疑托勒密的"地心说"创立了"日心说";伽利略怀疑亚里士多德的物体下落速度与重量成正比的论断,发现了自由落体定律;爱因斯坦对牛顿的经典力学提出大胆的质疑,创立了相对论;罗巴切夫斯基对欧氏几何第五公式的可证性提出疑问,创建出非欧几何;哈维敢于怀疑古罗马名医盖伦的灵气学说,创立血液循环学说。只有敢于向权威进行挑战,才有创新的出现。

突破权威定势,要培养敢于提出问题的能力。陶行知说:"人力胜天工,只在每事问。"李政道说:"求学问,非提问,只求答,非学问。"世界上没有一个至高无上的、不可质疑的、唯一的、确切的定论,应紧扣现象,充分调动想象力和创造力,敢于思考和探讨,提出各种解释,敢想敢说、敢于提问、敢于创造。

（四）突破书本定势

孟子说:"尽信书不如无书。"这就启示我们思考一个重要的问题:书本知识与创新能力之间究竟是一种什么关系?是不是一个人的书本知识丰富,创新能力就一定强?

知识与创新能力之间实际上是一对矛盾。一方面,知识是创新能力的基础,知识越多,对创新能力的提高越有利,这是主要方面。另一方面,知识增多创新能力不一定就会相应提高,两者并不是必然同步发展,更不具有量的正比关系,因为创新是在继承的基础上有所突破,有所开拓,如果只是局限在已有知识的范围之内推演知识,那是难以创新的。尤其应该注意的是,由于客观世界的发展变化和人类认识能力的不断提高,已有的某些知识会显得陈旧过时,会暴露出这样那样的缺陷和错误,会干扰和模糊人们探索新事物、新规律的眼界与视线。因而在一定条件下,知识还有可能成为创新的一种不利因素、一种障碍。荣获 1979 年诺贝尔物理学奖的美国物理学家温伯格,曾说过以下这样一段很值得青少年认真思考的话："不要安于书本上给你的答案，要去尝试下一步，尝试发现有什么与书本上不同的东西。这种素质可能比智力更重要，它往往成为最好的学生与次好的学生的分水岭。"古今中外各个领域里的出类拔萃的杰出人物，一般都既有丰富的知识，又勇于创新，善于创新。

要突破书本定势，既要接受书本知识的理论指导，又要防止它因可能包含缺陷、错误，或落后于客观现实的发现而妨碍创新思考。20 世纪 50 年代初，美籍华裔生物学家徐道觉的助手在配制冲洗培养组织的平衡盐溶液时，不小心错配成了低渗溶液。当他将低渗溶液倒进胚胎组织，在显微镜下无意中发现，染色体溢出后，铺展情况良好，染色体的数目清晰可见。这本来已使徐道觉找到了观察人类染色体数目的正确途径，可是他盲目相信美国著名遗传学家潘特提出的：既然大猩猩、黑猩猩的染色体都是 48 个，可以推断，人类的染色体也是 48 个，结果错失了一次荣誉本该属于他的重大发现。后来另一位美籍华裔生物学家蒋有兴，也采用低渗处理技术，才终于发现了人类的染色体是 46 个。因此，在创新问题的思考过程中，应对有关的书本知识，特别是对所思考问题起关键性作用的书本知识严格检验，最终须以实践作为检验的唯一标准。如果我们对所接触的书本知识、生活及至整个社会，能够有意识地多角度、多层次、多侧面地发散思维，能够运用观点大胆质疑、合理想象，能够怀疑传统地认为"是"的事物，并发现其中的"非"，敢于提出新的见解，并能对未知的事物进行探索，那么，这就是创新的生命力之所在。

第三节　创新思维方法，成功的金钥匙

掌握了创新思维的方法，就等于掌握了创新活动的钥匙。创新思维方法种类繁多，我们主要介绍以下五种常用的思维方法。

一、逆向思维法

300 多年前，人们发现生病时体温一般要升高，但那时并没有办法准确地测出体温的上升幅度。于是，医生就请当时享有盛名的科学家伽利略来解决这个问题。伽利略设计了多种方案，可都失败了。有一次，他在给学生上实验课，边操作边讲解，他问学生："当水温升高的时候，水为什么会在容器内上升呢？"学生答："由于水热胀冷缩的缘故。"学生们的回答启发了伽利略，他想，既然温度升高了水会膨胀，那么反过来，从水的体积变化，不也能反映出温度的变化吗？于是伽利略就制成了世界上第一支温度计。伽利略采用的思维方法就是逆向思维。

（一）逆向思维的基本含义

逆向思维也叫反向思维、倒转思维、反面突破思维，是指运用反常规性的、反方向性的或者反程序性的思考方式去解决问题的思维过程。

心理学研究表明，一般人的思维常常存在着思维定势，而逆向思维正是冲破了这种思维定势，给人一个更广阔的视野，使人看到别样的天空。所以逆向思维是一种克服思维定势的有形或无形框框的行之有效的方法。列宁说："没有任何一种现象不能在一定条件下转化为

自己的对立面。"①这里说的"一定条件",是具体的现实的条件,是人创造出来的条件。逆向思维得以可能,就在于人类能够创造条件去达到一定的结果。正如一则广告展示的:成千上万条鱼都在向右游去,整个画面被鱼充斥着,你的脑子有点儿迷糊……这时有一条特别的鱼突然吸引了你的"眼球",因为它脱颖而出,不是因为它的体积大,也不是因为它的颜色艳丽,而是它在往左边游。画面上此时出现了一行字:"换个方向,你就是唯一。"逆向思维有利于摆脱思维定势,克服思维的惰性和呆板性,促使大脑思维活跃,形成创造性思维。

(二)逆向思维的基本特征

1. 反方向性 当看到问题时,思维不是沿着原有的方向进行,而是向着相反的方向进行,从而使问题得到更好的解决,这是一种反向求解的方法。我国著名的速算专家史丰收,念小学二年级时,有一次他在课堂上突然想到:数学演算为什么一定要从右到左,从低位数开始呢? 阅读和书写都是从左到右,计算能不能也从左到右,从高位数开始呢? 沿着这一思路,通过不懈努力,他终于创造了驰名中外的史丰收速算法。

2. 超常规性 逆向思维打破了原有的规则和程序,打破了思维定势,从表面看来似乎有悖于常规,但从深层角度看,却能达到常规性思考所达不到的目的。爱迪生从"声音引起振动"颠倒思考"振动还原为声音",于是产生了发明留声机的设想;赫柏布斯把吹尘器的原理反过来,设计新的除尘装置,结果发明了吸尘器。这种从一成不变的地方进行逆向思维,创造性的火花往往会出人意料地闪现。

3. 开拓性 在一定的条件下,短处可以变成长处,坏事也可以变成好事。正反可以换位,运用逆向思维往往可以引出新的问题,开拓出新的领域。日本东方铁道公司在修筑一条新的穿越东京北面山区的隧道时,水满为患,公司不是把水抽掉,而是作为矿泉水投放市场,这种矿泉水的源头在塔山的雪峰,非常的洁净,水缓慢地在山峰不寻常的地质中流过,汇集了对人体有利的钙、镁、钾元素,很快矿泉水得到了畅销。

4. 新颖性 由于逆向思维所思考问题的范围往往超出了人们日常思考的范围,所使用的方法别具一格,看问题的角度和解决问题的方法都十分奇特,所以具有新颖性。美国旧金山金门大桥建成以后,经常堵得一塌糊涂。管理部门花了数千万美元征集解决方案,结果,中奖的方案是:把大桥中间的隔离栏变成活动的,上午左移一条车道,下午右移一条车道,堵塞的问题竟迎刃而解了。可见,用疏解决堵的逆向思维,成为解决城市交通管理瓶颈问题的创新方法。

二、联想思维法

1816 年,法国医生莱纳克在医院附近看到两个男孩在跷跷板旁边玩耍,他们不是玩跷跷板,而是在做一种游戏,一个男孩用耳朵紧凑跷跷板,另一个用一枚大头针在跷跷板上一划一划地划着,这样就可以把信息传达到对方。莱纳克由此联想到:人体有些内脏运动的声音是否也可以用一根小棒,一头紧凑病人的皮肤,一头紧靠自己的耳朵,这样也可把信息传入耳里。他试验了一下,果然听到了声音,并把它记录了下来。后来经过反复的研究,取得了成效,在 1818 年,莱纳克发表了《间接听诊或论肺部和心脏疾病的诊断》的著作,听诊器由此而诞生,莱纳克所运用的思维方法就是联想思维。

---

① 列宁全集.第 22 卷.北京:人民出版社,1958:302

（一）联想思维的基本含义

什么是联想？从甲想到乙，由此想到彼，从一事物联系到他事物，从现时联系到将来，从此地联系到彼地，思想的生发扩散，推而广之，称之为联想。联想思维就是通过由此及彼、触类旁通、举一反三的思维活动，推出新事物、新特征的思维方法。

联想思维由两种力合成：① 记忆力。"想"是一种记忆力。记忆力存在于表象和意象之中，表象能够把事物在头脑中的印象储存起来，意象能够对表象进行加工处理，把事物的本质反映出来。② 想象力。"联"代表想象力。通过把记忆中的元素"联"在一起，即形成"联想"。联想是在对客观事物反映的基础上，把客观事物与客观事物联系起来，或者把头脑中已有的概念和客观事物联系起来去进行想象。这样就可以由已知达到未知，实现各种创造。所以，在创造思维过程中善于联想，就能创造。

现代科学证明，人的大脑中约有 140 亿～150 亿个神经细胞，1000 亿个神经元，几乎是一个宇宙元素的全息缩影。每个神经元和 3 万个其他的神经元相联系，从而形成无数个触点和无数巨大的神经回路。可见，人脑联系事物相干性的潜力是很大的。当人脑打开记忆大门时，会挖掘出深藏于人脑深处的各种信息，这些信息看似风马牛不相及，但一旦将它们联系起来，就将产生无穷无尽的创意。

（二）联想思维的基本特征

1. 广阔性　它是一种不受时空限制的自由度很大的思维方式。联想的内容可以集中在一个范围内，也可以超越古今、横贯宇宙、海阔天空、自由驰骋，联想存在着无限的时间和空间。

2. 发散性　联想的过程不是线性的、逻辑的，而是发散性的。作为联想基础之一的意象，是流动的、变异的，则联想可以是多端的、发散的。

3. 多维性　联想的形象可以是现实生活中存在的，也可以是观念化或概念化的形态；联想可以由外界刺激引起，也可以由自身产生。联想不是一维的，而是多维的。

4. 跨越性　联想可以跨越思维的"相关度"，跨越时间和空间，使远距离的事物、毫不相关的事物完成"近区联想"，联想有着极大的自由度和跨越度。

（三）联想思维的基本类型

1. 相似联想　由事物间的相似点形成的联想，也称为类似联想，一般由性质上和形式上相似的事物形成。我国著名思维学家张光鉴先生认为："大至宇宙星系，小至每个原子运动形式都存在着大量的相似之处。"人们从火柴想到打火机，从洗衣想到洗衣机，就是一种相似联想。再如，人们由于蒸汽推动壶盖运动产生的相似联想而发明了蒸汽机，把蒸汽机装在车上出现了火车，装在船上出现了轮船，装在动力厂发出强大的电力，使生产力为之飞跃发展。

2. 接近联想　由于事物空间和时间特性的接近而形成的联想。如由酒想到煮酒的原料、粮食；由洗衣服想到发明洗衣机，再想到自动控制洗衣机，然后想到甩干机、烘干机；由看到菊花想到陶渊明的诗等等。

3. 因果联想　事物之间有着大量的因果关系，由原因想到结果的是一种因果联想；从结果想到原因的也是一种因果联想。如美国人是擅于做大的，德国人是擅于做精的，英国人是擅于做酷的，法国人是擅于做时尚的，犹太人是擅于做创造的……因此我们也看到了美国的企业是做得最大的,德国的轿车是卖得最贵的,英国国内的先锋行业特别显眼,法国的时尚用品已成为时髦的代名词,而犹太人获得的诺贝尔奖是最多的。

4. 对比联想　具有相反特征的事物或相互对立的事物间形成的联想是对比联想,也可称为逆向联想或相反联想。唐朝大诗人杜甫曾写下"朱门酒肉臭,路有冻尸骨"的名句,刘禹锡诗中"沉舟侧畔千帆过,病树前头万木春"的反衬手法,都是文学作品中的对比联想。再如,法国大雕塑家罗丹的"思想者"并不和谐对称却深沉迷人,大作家梅里美笔下的卡门并不完美无缺却美丽动人,大文豪雨果塑造的卡西莫多长相丑陋却那么善良感人,以至于人们感受到他们是具有无限魅力的完美艺术形象,显示了对比联想的重要作用。

5. 直线联想　直线联想是由给定的一个事物为起点联想出另一个事物,再以第二个事物为对象进行联想,联想出第三个事物,如此直至无穷。这样的系列联想是单一线条的,但却能不断发现新事物。例如,天空—蓝色—大海—船—人—眼睛—看—电视—故事—文学—诗—李白—唐朝—唐三彩—陶瓷……

6. 关系联想　关系联想是客观事物与事物具有某种关系联系的反映。例如,由医生想到医院,由经理想到商店或公司,由教师想到学校等等,都属于关系联想。

7. 辐射联想　由一个事物联想出与该事物有联系的众多其他事物。例如,由月亮可以联想到太阳、星星、有圆有缺、银白色、玉兔吴刚的传说、"嫦娥"登月计划、"举杯望明月"的诗句、歌曲《月亮代表我的心》……

8. 飞跃联想　即自由联想。它是一种跨越阶段、跨越时空、跨越事物性质的联想。飞跃联想是思维上下左右、四面八方、无边无际地自由联想,辐射跨度越大,联想的内容就越丰富,创造性就越强。

三、超前思维法

1999年6月到2000年5月,从产品质量问题到用人不公的指控,使可口可乐公司在短短一年内遭遇了8次危机。2001年,美国"9·11"恐怖事件及其余波,至今仍让不少美国企业如履薄冰,危机管理成了一杯苦咖啡,苦,却提神,苦,又不可或缺。从2003年"非典"(SARS)给国人带来的恐慌到2004年禽流感的有效控制,都使我们深刻地认识到,树立危机意识,未雨绸缪地应对可能出现的各种问题,是超前思维法的应有之意。

(一)超前思维的基本含义

在充满竞争的当代社会里,只有"超前",才能把握时机,才能获得发展,才能使自己立于不败之地。超前思维就是立足现实,超越现实,根据客观事物的发展规律,通过把握其发展趋势而在客观事物尚未出现时产生的一种前瞻性意识。

任何事物的发展都是一个过程。事物的发展存在着多种发展的趋势,只要符合了事物发展的规律,总有一种可能性要转化为现实的,这就是我们说的事物发展的总趋势。而超前思维就是由可能转化为现实过程中,把握了发展总趋势的一种认识。同时,自由是对必然的认识和把握。毛泽东同志说:"自由是对必然的认识和对客观世界的改造。只有在认识必然的基础上,人们才有自由的活动。"①这就是说,人类虽然具有主观能动性,但也离不开对客观规律的把握,只有这样才能真正达到自由,真正做到超前思维。

---

① 毛泽东著作选读(下).北京:人民出版社,1986:833

超前思维具有三方面的要义：① 对事物未来发展趋势的把握。趋势是事物发展的总方向，具有实现的可能性，超前思维把握了事物的可能性，也就把握了事物的未来趋势。超前思维是对未来事物的一种总体把握，它包括对未来事物发展过程、发展结果和发展效应的认识。② 主体对客体的能动把握。超前思维的主体是具有主观能动性的人，是主体对客体的一种能动关系，是在实践的基础上对未来可能状况的提前反映，所以，反映的过程必然包含着创造，能动的过程必定就是创造。③ 认识过程的深度把握。超前思维是支配从已知走向未知活动的思维，是创造从现实走向未来的思维，在这一过程中，一方面要借助于空间知觉、时间知觉、运动知觉来预见事物发展的未来，另一方面又要借助必然推论来揭示事物的本质和必然性。

（二）超前思维的基本特征

1. 前瞻性　前瞻性是建立在对客观事物规律敏锐的认识基础之上的，是根据对事物内在本质和发展规律的揭示预见到的事物未来的发展状况，是对未来事物的预先的把握，并可以为未来实践提供指导。

美国有一家规模不大的缝纫机厂，在"二战"中生意萧条。工厂厂长杰克看到战时百业俱凋，只有军火热门，马上想到战争将给人们带来新的创伤，于是将缝纫机厂改行转产残疾人用的小轮椅。随着战事的推移，许多在战争中受伤致残的士兵和平民，纷纷购买小轮椅。杰克工厂的订货者盈门，新产品畅销国内外。杰克的儿子在盈利之余，又在进行超前思考，认为"人们对战争已经厌恶透了，希望战后能过上安定美好的生活。而美好的生活要靠健康的身体"，于是生产小轮椅的机械流水线又被改造为生产健身器。结果，在战后十多年健身器开始走俏，不久便成为热门货。

2. 选择性　超前思维是主体超前作用于对象的活动。那么超前的对象不可能是唯一的，而是多样的，这就规定了主体的选择也具有多样性。有的时候是"多中选一"，从多种对象中选择并确定一个优化的对象。有的时候是"一中选多"，即围绕一个目标而选择多种方案。当然，这两种选择都是对超前对象的选择。

1975 年微软公司创立之初，电脑业已是强手如林。IBM、苹果公司等从来没把微软放在眼里。当时这几家公司都把生产力集中到硬件上。而比尔·盖茨的合作伙伴艾伦则认为：计算机的能力是免费的，计算机行业中真正的摇钱树在软件中，最后他们决定致力于软件生产。有选择的超前思维使得微软从不值几文的小公司变成了市场价值 5000 亿美元的超级公司，盖茨也一跃成为全世界最富有的人。

3. 有序性　超前思维的有序性有两层意思：一是指思维的超前是有序的超前，它不是无缘无故地超前，也不是无规则地超前。二是指这种超前思维是有序的思维。思维超前是不能脱离思维规律的，合乎思维规律的超前，才是"有序"超前思维。

电脑存储器一直是英特尔公司的核心产品。20 世纪 80 年代后，英特尔公司敏锐地觉察到半导体处理芯片将成为电子、计算机和通讯产业革命的基石。1985 年，总裁葛洛夫忍痛放弃了自己开辟的存储器市场，转而全力发展微处理器业务。1985 年英特尔开始供应 386 芯片，1989 年 4 月又推出 486 系列。此后推陈出新的速度越来越快，奔腾 I、奔腾 II、奔腾 III、奔腾 IV……使竞争对手"跟之不及"，从而牢牢掌握了市场主动权，雄居芯片霸主地位。因此，超前思维必须做到有序性，才能真正达到预期的效果。

4. 变革性　一切事物都处在变化发展之中，人的思维也只有不断发展变化才能与之相适应。所以超前思维本质上是一种变革性的思维,而只有当思维的变革走在事物变革之前,才能引导事物的发展变化。因此,变革性是超前思维的一个鲜明特征。

当通用食品公司、宝洁公司和雀巢公司以合作联手的方式控制着全美咖啡市场之时,有一家新兴的明星咖啡连锁公司通过市场调查后认为:今后的顾客,在购买咖啡时会优先考虑咖啡的质量,并愿意多花一倍的钱购买精品咖啡。当三个巨头依然沉浸在往日的辉煌之中时,明星咖啡连锁公司已找到了新的市场切入点,赢得了顾客,并在以后的经营中大发其财。由此可见,超前思维的根本之点在于变革,在于跟上时代的潮流。

5. 动态性　超前思维是以已知为出发点,并追求未知的目标;以现实为基础,并在现实的认识上,把握未来的一种思维;是以对未来的把握为目的,但它在把握对象特征之后仍然处在动态之中,即要继续在动态之中把握对象。

1977 年 6 月,新加坡政府正式动工修建樟宜机场和第一候机楼。当时,新加坡每年接待的乘客还只有 210 万人次,但设计的吞吐能力是 1000 万人次。1985 年,樟宜机场的乘客达到 432 万人次,但是新加坡当局已动手扩建机场和兴建第二候机大楼,使樟宜机场的设计吞吐能力达到了每年 3000 万人次。1991 年到离机场的乘客达到 1630 万人次,1992 年新加坡航空当局决定新建第三候机大楼,使整个樟宜机场的接待能力达到每年 5000 万人次。新加坡机场建设中的超前思维考虑到了客流的变量和生产要素的变量,预见到了该国在亚太地区地位的上升,预见到了地价、物价、材料费、人工费用一定会上涨的趋势,结果以相对低的成本为乘客提供了国际一流的服务。

四、发散思维法

有这样一个问题:"树上原有 10 只鸟,被猎人用枪打下一只后,还剩几只鸟?"许多人都会不假思索地回答:"一只也没有了,因为其余的都被吓跑了。"但是答案也可能还剩一只鸟,因为它是这只鸟的妈妈;可能还剩两只鸟,因为那两只鸟怀孕了;可能还剩三只鸟,因为那三只饿得飞不动了;可能还剩四只鸟,因为那四只都是聋子;可能还剩九只鸟,因为猎人用的是无声枪;可能引来无数鸟,因为他们要向猎人抗议;可能……无数的"可能"潜藏的就是发散思维。

(一) 发散思维的基本含义

发散思维又称辐射思维、立体思维、求异思维、多路思维,就是从一个思考对象出发,沿着各种不同的方向去思考,重组眼前和记忆系统中的信息,大胆向四面八方辐射,扩散出两个或更多可能解决问题的方案。发散思维的基本要义是:

1. 大胆设想　思维不限于原有知识的局限,不受传统观念的束缚,勇于突破一般思维的常规惯例,大胆提出新的设想,开拓新的领域。例如,有人看到护士为患者输血时有时找不到静脉,出现在患者皮下拨来挑去的状况,就产生了把针头留在静脉里的大胆设想,研究设计出了用高分子塑料制成的"封闭型静脉注射软针",它可以插在人体血管内保持数周,每次输液只要将输液管接上即可,患者并无痛苦感。

2. 标新立异　发散性思维能够从已知导向未知,从所给的信息中产生新信息,并使所思考的问题达到新的境界,从而使事物发生迁移作用。美国心理学家吉尔福特认为,发散思维是创新思维中最基本、最普遍的方式方法,是人类创新思维的原动力,在人的创造性活动中起着至关重要的作用。

3. 见解颇多 发散性思维过程中会表现出思维敏捷、办法巧妙，考虑问题全面，能提出多种可供选择的方案与办法。要使思维辐射到对象的各个方面，最大限度地保证思维的广度，并沿着各种不同的方向进行全面思考，努力为同一问题寻找一系列答案。这叫做"登山千条路，同揽一高月"。例如，有个公司提出了上千种关于橡胶用途的设想，如床毯、浴缸、衣夹、鸟笼、扶手、墓碑等等。

4. 有隐约的总体目标，而没有固定的指向 思维可以根据直接和间接经验，作任意方向的发射；这种思维"射线"没有层面限制，具有极大的驰骋空间，是一种全方位的立体性的思维。

（二）发散思维的基本特征

1. 多方向性 发散思维让我们考虑问题像自行车车轮一样，以车轴为中心沿半径向外辐射，进行"扇形开发"，答案就出现了向多个途径的延伸。国外有家香料制品厂，从香料这一点出发，延伸出多条放射线，研制出满足不同年龄消费者的不同方面需要的几十种产品，如改善老人皮肤干燥的寿星檀香油脂；消除婴儿尿骚味的消骚添香液；便于携带、一次性使用的女士胭脂香片；放在鞋内防臭添香的常香鞋垫等等。

2. 多角度性 发散思维的多角度性，使得人们观察问题的角度从习惯中解放出来，思考问题更灵活，更切合实际，更体现出创造性。在今天的改革开放年代，给创业者的天地是广阔的，人们不仅可以办各种实业性公司、经贸性公司、咨询性公司，还可以创办出五花八门的公司。例如，有人办"猎头公司"，专门帮有关单位从别的单位中挖人才；有人办"讨债公司"，专门为一些企业讨回债务；有人办"代客聊天公司"，专门为孤寡老人提供服务；有人办"生日公司"，专门为一些人策划和组织生日庆典等等。

3. 广泛性 市场经济给各地的经济发展提供了广阔的空间，人们完全可以根据所处的地理环境、拥有的自然资源，以及实践经验去发展各类经济。发散思维广泛性的特点在市场经济条件下得到了充分的体现。如无锡提出了"道口经济"的概念。目前，横穿锡山境内的有沪宁、锡澄高速公路、新长铁路、312国道，仅高速公路就有6个大型出口。无锡锡山提出依托"道口"四通八达的便利，吸引一批国际知名企业来此安营扎寨。

4. 变通性 发散思维还注重思维过程的变通性，即在发散中从一个类别转移到另一个类别上去。发散的变通性反映了创造主体转移思维方向的能力，变通性越强，创造性就越大。海尔集团洗衣机系列产品的开发，就体现了发散思维的这一基本特征，手搓式洗衣机、小小神童洗衣机、迷彩洗衣机、环保洗衣机……不断发散出去，为顾客量身定做，这就是海尔洗衣机产品能保持市场竞争力的秘诀。

5. 新颖性 由于发散思维不受已知的或现成的方式、方法、规则或范畴的约束，在扩散中求得多种不同的解决办法，可以衍生出多种不同的结果，所以具有新颖性。加入WTO后，中国金融业新颖的特色服务使人们感到贴近和亲切。如在个人住房贷款转按揭业务上，有变更贷款人、变更抵押物、变更还款期等六种转按揭手续，有效解决了买房被套牢的后顾之忧；在汽车消费领域，成立了提供贷前调查、客户信用档案、违约和逾期追偿等一揽子服务，摸索出了汽车消费信贷的新模式。

五、灵感思维法

2000多年前，古希腊亥尼洛国王请人制造了一顶漂亮的王冠，他怀疑工匠偷用银子换了一部分金子,就命令阿基米德查明它是不是纯金制成,但决不允许损坏王冠。接受任务后,阿基米德整天冥思苦想,仍不得要领。一天,他去浴室洗澡,当跨入浴盆时,看见一部分水从盆边溢出,忽然一个念头闪现在脑里:一定重量银的体积比同重量的黄金要大,如果王冠中掺了白银,那么它溢出的水肯定比同重量的黄金多! 一个灵感的萌发,产生了阿基米德定律。

(一)灵感思维的基本含义

"灵感"(inspiration)一词最早来自古希腊柏拉图的《论辩篇》中:诗的创造并非来自智慧,"而是凭某种天赋和一种不可理喻的灵感力量"。中国最早出现"灵感"一词的是曹植的诗《洛神赋》:"于是洛灵感焉,徙倚彷徨。"在中国古代文化中,诸如"灵光、灵犀、灵性、顿悟"等,都有类似于灵感的意思。我国学者夏衍说:灵感是"一瞬间迸发出来的火花"。钱学森认为,灵感是"突然沟通,显现于意识"。

灵感思维是在文学、艺术、科学、技术等活动中,由于艰苦学习,长期实践,不断积累经验和知识,而突然出现的富有创造性的思路。

人的意识可以分为显意识和潜意识两种。精神分析学家弗洛伊德曾比喻为:显意识犹如冰山浮出水平线的一角,而潜意识就是埋藏在水平线下那不知多厚多深的部分。两者都是以客体为认识来源的,都是外部世界的反映。显意识是人脑对外部世界的自觉的、明确的、有意识的反映,潜意识是人脑对外部世界的不自觉的、随意的、模糊的反映。当一个人长期思考某个复杂的问题不能得到解决时,显意识就不再去想它了,而潜意识却可以继续从信息库里提取相关的信息不断地尝试、不断地进行检索和重组,当其有了一定成果后,在外界某种媒介物的刺激下,它会通向显意识并表现出来,这就是灵感的产生。可见,灵感是人们创造性活动中的一种复杂的心理现象。

灵感思维具有三个基本要点:① 灵感思维是某种外部刺激带来的联想。当我们无法解决问题时,心理结构就成为认识发展的"障碍物",如果这时出现一种相关的"提示物",激发了潜意识的功能,就会豁然开朗。② 灵感思维是人脑对客观事物认识的突变和飞跃。灵感是认识过程的"顿悟"现象,是正常认识过程的中断,从本质上说,是想象结果被直觉肯定时突然呈现出的一种理智和情感异常活跃的状态,所以,灵感思维是想象和直觉的高度统一。③ 灵感思维是多种思维方式的综合。在灵感产生的过程中,抽象思维、形象思维、动作思维,人的情感、意志、情绪等心理因素,都在发挥重要的作用。所以,钱学森说:"灵感是综合性的。人脑的综合功能是非常重要的。"

(二)灵感思维的基本特征

1. 突发性 灵感是在我们不注意的时候,没有去想它的时候突然出现的,完全是由意想不到的偶然事件诱发,它有一种突如其来之感,似乎是"踏破铁鞋无觅处,得来全不费工夫",又好像"忽如一夜春风来,千树万树梨花开"。

2. 跳跃性 灵感是在思维摆脱了常规的逻辑思维模式束缚后在跳跃性的认识中产生的,整个思维过程不可能是连贯性的,其结果也是一种自发、自然的过程。

3. 闪现性 闪现是产生过程极其短暂,是一刹那、一瞬间的事情,以至思维者只意识到思维的结果,却意识不到其中的过程和经过哪些中间环节。灵感的呈现,往往是模糊的,而且容易转瞬即逝,因此要紧紧把握闪现的灵感。

4. 彻悟性　灵感是思维园地中破土而出的新苗，是脑海中闪出的火花，是前阶段思维活动中所没有得到的东西。它以自己的新颖独到使思维者鲜明地意识到自己的思想前进到了一个新的阶段、新的意境、新的高度，有一种彻悟的感觉。

（三）灵感思维的基本类型

1. 启发性灵感　大多数是从与所思考的问题有某种共同特征的事物中找到解决问题的途径。启发性灵感一般是通过类比思维进行的，如德国医学家贝林 1891 年首次用白喉抗毒素治疗一名儿童患者取得成功，就是与日本医学家北里柴三郎在一次聊天时谈到中国古代医书上"以毒攻毒"的医理中获得的启发。经过数百次试验，他提出了"抗毒素免疫"的新概念，成为免疫学尤其是血清治疗法的创始人。

2. 诱发性灵感　这是从一种与灵感无直接相似之处的情境中诱发的灵感。比如，酒与诗本无直接联系，但在喝酒状态下却可以写出好诗。我们可以利用自身的生理、爱好、习惯等方面的特点，或采取某种方式、某种场合，去启示头脑中的灵感产生。

3. 触发性灵感　这是对问题进行较长时间思考和探索后，在随时留意和不断警觉中，接触到一些相关事物时引发的灵感。1985 年，当朱棣文在贝尔实验室工作时，有一次，他突然想到喝醉酒的人走路时左右摇晃，而且越来越往低处走，不可能往车顶上跳，这是惯性使然。那么在不同激光束作用下的原子，依照惯性，应当也是往能阶低的地方走，关键就在如何利用激光束的作用，设计出一个接近绝对零度的陷阱，来降低经过此陷阱的原子的能阶，进而达到捕捉原子的目的。这一灵感启发了他，朱棣文和同事们经过多次实验，终于成功地达到理想的实验状态，朱棣文也因此获得 1997 年度诺贝尔奖。

第四节　创新思维，让护理学科永恒发展

党的十七大报告提出：要"注重培养一线的创新人才，使全社会创新智慧竞相迸发、各方面创新人才大量涌现。"曾几何时，创新、科研似乎只是专家学者们的专利，今天，创新向全社会张开了臂膀，天使也可以有护理创新的梦想和实践。创新思维，将促进护理学科随着人类前进的步伐永恒发展。

一、护理创新中的思维问题

护理专业要取得发展，一方面取决于护理实践工作，另一方面则取决于护理领域中的创新思维。在我国，前者已逐渐形成了一定的规模，而后者却由于种种原因未能充分表现出来，这在很大程度上影响了我国护理专业的发展。究竟是什么在阻碍着护理创新？

（一）影响护士创新思维发展的因素

1. 教育因素　我国的传统教育，培养目标单一，只注重共性而忽视个性化教育，表现为对所有的学生提出统一要求、统一评价的标准，对有创新思想的学生鼓励和扶持不够。这种单一的目标培养模式，妨碍了学生创新思维的发展。传统的护理教育采取的是一种接受式的教学模式，以老师讲解知识为主，在教学内容上，注重知识的系统性、逻辑性，忽视学生对知识的综合应用；在考试上，重知识概念、轻知识应用，理论考试要符合标准答案，操作考试

要遵守操作程序,这种教育方式严重限制了学生创新思维的发展。

2. 环境因素　大量实践证明:在民主、自由的支持性的环境与气氛中,创新思维易得到健全的发展。而在一些医疗机构中,领导者或医疗人员往往有这样的观念:"护士干好临床护理就行了,在科研创新上成不了大气候。"有的甚至对护士提出的科研项目不屑一顾、不予支持,在资金的投入上存在厚医薄护现象,这在一定程度上影响了护理创新的积极性。

3. 专业特点因素　护士的思维方式与护理工作特点是分不开的。护士从事的是"人命关天"的职业,有无数的医学知识要记忆背熟,有众多的原理要理解接受。这样,护士很容易变成知识仓库,工作时需要什么知识就取出什么知识,无须继续去创新。加上护理工作长期从属于医疗,在功能制护理模式中,护士将病情观察中获得的第一手资料不加分析,直接反馈给医生,也无需决策,只需遵医嘱行事,久而久之便失去了思维的主动性。另外,护理专业有着数量众多且相对较为成熟的各种操作常规、规章制度,都需要护士熟记并严格遵守,这些当然是必要的,但如果把过多精力放在既定的规章制度上,先人没做的,不能去做,先人没想的,不敢去想,这势必会导致护士在思维上形成定势,在行为上推崇循规蹈矩、墨守成规,这必将严重压抑护士的创造力和想象力,使思想僵化、刻板。

4. 知识结构因素　创新思维要以一定材料即主体原有的知识结构为基础。人类对于新事物的认识总是在原有认识的基础上按照由简单到复杂、由片面到全面、由现象到本质的规律逐步发展的。与此相应,思维也是由非创造性的上升到创造性的。没有已有知识的积累和优化,就不会有对事物本质认识的质的飞跃。从思维过程来看,知识结构良好,不仅有助于信息的存贮,而且有利于信息的提取。知识结构良好还可以为补充必要信息指明方向,为假设提供理论和经验依据。由于护理教育过去长期在较低水平中徘徊,因此,护理人员多数缺乏合理的知识结构。

5. 心理因素　由于长期以来护理专业的教育层次较低,使得护理人员自信心不足,心理上产生压抑感和自卑感,在形象和气质上显得胆小、拘泥、老实,缺乏敢于"吃螃蟹"的信心和勇气。另外,由于创新思维往往是与众不同的,因而会产生无形的心理压力。受传统的"枪打出头鸟"思想的影响,个别护士有创见时害怕受到嘲笑或打击,会产生一种从众心理。在这种从众心理的引导下,一些护士形成思维惰性,不愿意自己动脑筋想问题。一味"从众",创新思维就难以形成。

6. 动力因素　高创造性的个体应该是有理想、有抱负、有决心、敢于前进、并能有效地进行自我激励的人。专业思想不够巩固在护理人员中的比例相对较大,在护理岗位上很难大有作为,成才意识差。因此,思想上没有明确的目标,缺乏创新的动力。

(二)护理创新中的思维培养

1. 变依赖型思维为独立型思维　依赖型思维是一种被动式思维,其特点是缺乏自主意识,而创新思维的基本特征之一是独立性。目前,还有一些护士认为护理是从属于医疗的。观念上的滞后表现为护士的从属性、依赖性的长期存在,在校学习时依赖教师,工作后听命于医生,机械地照医嘱行事,既缺少创新思维的要求和压力,也缺少相应的训练,因此创新心理逐渐淡化,养成了依赖思维的习惯。要发展护理学科,提高护理队伍的素质,必须重视独立性思维能力的培养,在不违反医疗原则的情况下,护士要善于结合患者的具体情况进行独立思考和创造性思考,结合护理临床实际,深入分析与解决问题。

2. 变封闭型思维为开放型思维　计划经济体制造成了人们封闭的思维方式,护士也不例外，只注意完成本职工作，很少走出院门，更不用说是国门，没有注意到外面的世界很精彩，外面的创新已飞快。时代的发展迫切需要思维方式由封闭型转向开放型，从更加广阔的空间中吸收先进的东西，弥补自己的不足，缩短与发达国家护理水平的差距。

3. 变经验型思维为超前型思维 经验属于感性认识。经验型思维是以经验为出发点，运用自己以往在生活和工作中的亲身感受或自己接受的传统习惯观念等而进行的思维运动。现代科学技术发展日新月异，无形中把过去、现在和未来更紧密地联结在一起。美国学者约翰·奈斯比特认为，在农业社会，人们的思维方式是面向过去；到了工业社会，人们的思维方式是面向现在；到了瞬息万变的信息社会，人们的思维方式则必须面向未来。当今护理的发展日新月异，护理工作错综复杂，面对千变万化的客观情况，要求想问题办事情多使用超前思维，只有把目光放在未来，才能有效地进行护理创新。

4. 变静态型思维为动态型思维 静态型思维是从固定的、传统的观点出发，按照固定的程序去思考问题的思维方式。或认为"以前就是这么做的"，或认为"书上就这么说的"。习惯于用这种方式思维的护士，不仅会失去科学技术的创造性，甚至会在日常护理工作中囿于常规，遇到特殊病情不会特殊处理而导致护理失误。因此，需对护士进行以变应变，以高效动态思维取代低效静态思维的培养。

5. 变确定型思维为辩证型思维 确定型思维是指在思维过程或在思维结果上，总是简单化地在非此即彼、绝不相容的两极对立中思维，并认为思维结果只有一个。确定性思维缺乏生动性和丰富性，这种思维形式不突破，会严重制约护士的创新思维的形成和创新能力的发挥。在解决各种问题的创新思维中，为了发现代表事物本质规律的信息，不能只见要素不见整体，而应该把握不同规定的联系性，具体认识事物的多样性统一。只有这样，才能有的放矢，事半功倍。

二、创新思维在护理工作中的运用

在知识化、网络化、国际化快速发展的今天，护理学科无论是形式还是内容，都发生了深刻的变化，持续了上百年的"以疾病为中心"的传统护理正在被"以人的健康为中心"的现代护理所取代。护理创新在一些具有战略发展眼光的先进国家中，取得了丰硕成果。我国的护理工作要赶上西方发达国家水平，更好地服务于经济社会建设，运用创新思维刻不容缓。

（一）护理理论创新

护理理论创新是标前人未发现之新，立前人未提出之说，包括提出新的理念、新的学说、新的概念等。如面对人类疾病谱的改变，慢性病发病率呈不断上升的趋势，美国护理学家奥瑞姆提出了自护的护理模式，该理论认为：慢性病患者有生理方面的症状、情感压力、人际关系的改变、无助及抑郁等问题，患者的自我管理是满足这些问题的唯一方法，护理重点集中在确定自护目标、实施计划及指导自我管理技能时护患的合作上。奥瑞姆的理论提高了护士在恢复、维持和促进健康中的地位，丰富了护士的职业内涵。面对医学科学飞速发展、大量研究成果迅速涌现的情况，中外护理学者又提出了循证护理的新概念，英国的 McInnes 等系统提出了治疗腿部压疮的 RCN 循环护理指南，美国的 Rasmussen 应用循证护理实践模式成功探索了胸疼的最佳管理方法。

（二）护理模式创新

从功能制护理到整体护理模式,各级医院正在逐步建立以患者为中心的护理工作模式。20世纪80年代一些发达国家开始建立方便患者、方便临床的医院一体化服务模式。90年代,中国香港护理人员在实行一体化的服务模式转变中,创造性地建立了无缝护理工作模式,即以护理计划为依据,为出院患者提供不间断护理,形成骑跨于医院与社区、家庭之间的连续性的护理服务新模式。在无缝护理中,护士运用出院计划为患者提供高质量的以家庭为中心的护理,保证患者出院后得到持续和必要的照顾,形成连续的整体化护理。应当说,这是对整体护理的创新和延伸。

（三）护理技术创新

护理技术创新包括操作技巧、护理方法、消毒方法和护理观察的改进等。如外科手术前备皮剃毛,是多年来的护理常规之一,但这种方法经显微电子扫描后发现:任何剃毛都会造成不同程度的皮肤损伤及细菌移生,护理人员经实验研究后,运用发散性思维提出使用脱毛乳脂软膏备皮或仅用剪刀剪除影响手术操作的阴毛、腋毛,两法的感染率均低于原备皮方法。

（四）护理器材创新

护理器材创新包括对各种护理设施器具的研制或改良,这首先来源于对患者的责任心和爱心。如临床上借助胃管给予鼻饲饮食时,由于胃管的刺激使患者常感不适,神志不清、老年痴呆等疾病的患者常自行拔出胃管,使传统采用的以胶布或棉绳固定胃管的方法失败,某部队医院护士运用形象性思维设计了胃管固定带,解决了此难题。

（五）护理管理创新

随着中国加入WTO和医药卫生事业体制改革的逐步深入,医院生存和发展的外部环境和内部机制都发生了很大的变化。医院间的竞争已从单纯争夺病源变成了综合实力和经营理念的较量,医院只有通过管理创新来提高竞争能力,才能适应医疗市场变化快、技术更新迅速的形势。管理创新包括质量管理、质控方法、布局与流程、规章制度、人力资源管理等。如有的护理管理者运用超前思维探索了如何顺利通过ISO9000国际认证,建立有效的质量管理体系,与国际先进水平接轨;有的研究了护理人员全员聘用竞争上岗,加强了护理队伍的科学管理,提高了护理人员的积极性。

自计算机进入护理领域以来,一些护理管理软件在护理人员的研究中纷纷出台,如"全面质量管理护理系统"、"微机辅助实施护理训练系统"、"护士在职基础理论培训系统"、"护理人力资源管理系统"等,有效地提高了护理管理的效能。

（六）护理职能创新

中国开展初级卫生保健网虽较早,但护士参与的却不多。目前在城市中,仅有极少数的护士担任地段保健和预防疾病的工作。在过去的护理教育中,也未设初级保健或社区护理这一课程。在21世纪,将要有相当数量的护士走出医院,进入社会,开展社区护理以及家庭护理、开设护理经营机构及各种健康咨询或保健门诊。护理对象从患者扩展到健康人群,护理的内容将把临床护理、康复护理、医疗保健、心理护理、健康指导融为一体。

（七）护理服务创新

护理服务创新包括各种利民措施、健康宣教、医疗纠纷防范、沟通技巧等。在护理工作中将"以病人为中心"的口号转化为实际行动,如开设急救绿色通道,实施快捷有效的全程服务;为不同病种的患者成立"温馨之家",会员可免费享受医护人员协助预约就诊、预约检查、指导门诊就医、联系住院及出院患者追踪和康复教育;建立患者满意度调查和投诉管理制度,聘请社会监督员、开设投诉电话、接受群众对服务质量的监督等措施,大大提高了患者的满意率。

（八）护理教育创新

创新型护理人才的培养要依靠护理教育创新。发展中的中国护理教育正在摆脱传统教育的束缚,进入一个快速发展阶段。一批护理院校探索了能适合国情的高等护理人才培养模式;全面优化了护理专业的课程体系和教学内容;编写了一大批体现 21 世纪护理学科发展和人才培养需求的新型教材;改革了教学方法和手段,产生了许多行之有效的教学方法,如主体性发展教学法、以问题为中心教学法、和谐教学导学式模式、建构式互动教学法、兴趣促学法、尝试教学模式、学创结合教学法等;还自行研制出许多 CAI 课件和训练仿真系统。护理教育创新成果必将在中国护理事业的发展跃迁中发挥作用。

创新是时代的呼唤,是护理发展的必然。在新世纪里,护理事业的发展正面临着前所未有的历史机遇和挑战。我们应该重视护理创新的重要性,不失时机地寻找创新机会,在护理理论和实践的创新中有所作为,为保障广大人民群众的身心健康做出自己应有的贡献。

思考与练习

1. 建议同学们阅读两本书:一本是美国学者珍妮·沃斯所著的《学习的革命》,一本是中国学者肖川、王文宝主编的《打破神话——解读学习的革命》,然后进行讨论。

2. 有的学者将学历和专业技能称作是社会上谋生的第一、第二本护照,而这只证明了你有从事某一职业的资格。专家认为,一个人的创新能力与适应能力才是通往数字化生存时代的"第三本护照"。你将怎样获得"第三本护照"呢?

3. 中国有句俗语:只能予人以规矩,不能予人以巧慧。你的看法如何?你认为创新能力是可以培养的吗?

4. 面对时代的发展要求和严峻的就业形势,你认为自己是否具备创新型人才的特质,怎样注意培养自己这方面的人格特质?

实践训练

1. 有六个普通的杯子在桌子上摆成一排。头三个里面有水,后三个是空的。要求只移动或变换一个杯子,使杯子的排列顺序由"水、水、水、空、空、空"变成"水、空、水、空、水、空",你该怎么办?

2. 运用联想思维方法,从"灯泡"的特性联想"病床的设计"。

3. 中国的汉字很奇妙,运用发散思维方法,思考"申"字中藏了多少个字?

【推荐书目】

1. 周慧敏. 与时俱进的创新思维方式. 上海：上海人民出版社, 2004

2. 傅世侠, 罗玲玲. 科学创造方法论. 北京：中国经济出版社, 2000

3. 罗哈德. 创新的思考：打破常规的束缚. 长春：吉林大学出版社, 2004

4. 邢春茹, 王晓茵. 创新思维：如何获得成功的思维智慧. 郑州：河南大学出版社, 2005

【网络资源】

1. 中国创新网：http://www.chinahightech.com/

2. 中国青年创新网：http://www.cyce.org/

3. 中国技术创新网：http://www.ctiin.com.cn/

4. 中国政府创新网：http://www.chinainnovations.org/

（关鸿军、孙春艳）

第三篇

护士的人际关系修养

第七讲　社会使人完美：社会学与护理

教 学 目 标

1. 说出人类生活的共同体——社会的基本内涵及构成要素。
2. 简述护理学发展的社会动因及社会化趋势。
3. 阐述人的社会化的概念、意义及影响社会化的因素。
4. 阐述实现角色扮演应具备的条件，以及影响患者角色适应和护士职业社会化的因素。
5. 说出群体的概念、类型，以及高绩效工作团队的特性及基本原则。

本讲提要

本讲从阐述社会的一般概念、结构要素、人的社会化过程及影响因素等相关知识入手，通过各种形象生动的引证和举例，让学习者在明确人的社会角色含义基础上，理解患者的社会角色和护士的职业角色，进而领会社会是护理学发展的根本动因，以及护理学具有促进人类健康和社会进步的社会功能。在了解社会群体和团队合作概念和意义的基础上，明确建设高绩效护理工作团队的重要性和基本原则。

问题与思考

问题：护士这一职业群体受到社会的尊重和重视了吗？

"大千世界，芸芸众生"，在社会这个人生大舞台上，活动着各种各样的人和不同的社会群体，有的受人尊重，有的受人轻视。

曾有这样一个故事：一位年轻的母亲突然昏倒在家，她3岁大的小女儿成功地拨通了求救电话，准确地描述了母亲的状况和家庭住址，并且在救援人员到来之前将一块湿毛巾搭在她母亲的额头上。事后，这位幸运的母亲骄傲地说："宝贝真是太棒了，她或许长大以后能当上一名护士呢！"这个故事更多的是在赞扬这个聪明机智的小女孩，但是放在我们今天这个专题讨论的语境下，不难读出另外一层意义。是的，就是母亲最后的这句话：她或许能当上一名护士呢！护士是受人尊重、令人向往的职业。

这个故事发生在代表着现代文明程度较高的美国。在美国，护士这一职业有着崇高的地位,并受到社会的广泛尊重。美国盖洛普民意调查显示,美国的白衣天使受到最广泛的尊敬。每5个美国人中有4个认为护士的职业道德高或者非常高,并在连续8年的调查中,护士均高居榜首。这是一个令无数护士为之激动和骄傲的调查结果——不可否认,美国护士受过良好职业训练,她们规范的护理操作技术和她们施之于人的爱心足以获得这份尊重。然而,同样的护士群体,在现阶段的中国能获此殊荣吗?

以上问题是否使你意识到认识护理与社会之间的关系、护士对社会负有的责任、中国护士应如何在社会这个人生的大舞台上扮演好自己的角色等问题的重要性?

第一节 社会,我们的人生大舞台

每个人都生活在一定的社会中,每个人的行动都受到一定社会的影响和制约,同时这些行动又给社会一定的影响,这是一个无须争辩的事实。然而究竟什么是社会,并不是每个人都清楚的。社会,是值得深入研究的社会学的基本范畴。

一、解读社会的含义

许多年来,哲人们一直在力图描绘社会。有些人把社会描绘成一个活的有机体,并且把社会的不同部分,如家庭、阶级、政府,比作人的心脏、手和头部。另一些人把社会想象成为一座建筑物,统治阶级处于建筑物的上层,被统计的下层阶级则处于建筑物的基础。还有一些人把社会看成是一个由互相联结的、由个人关系交织而成的网。究竟什么是社会? 人和社会是一种怎样的关系呢?

(一) 社会的本质

在汉语里,“社”字原指祭神的地方,《白虎通·社稷》说:“封土立社,示有土也。”“会”为聚集之意。后来两字联用意指人们为祭神而集合在一起。古籍中也用“社”指志同道合者集会之所,如“文社”、“诗社”,或指中国古代地区单位,如“二十五家为社”。在西文中,英语society和法语 societe 均源于拉丁语 socius 一词,意为伙伴。日本学者在明治年间最先将英文“society”一词译为汉字“社会”。近代中国学者在翻译日本社会学著作时袭用了此词。因此,从词源上看“社会”一词在汉语和西方语言中的基本含义是近似的。

【知识拓展】

"社会"一词最早用法

在汉语里,“社会”一词最早出现于唐代的古籍中。《旧唐书·玄宗上》中就有记载:“礼部奏请千秋节休假三日,及村间社会。”此处“社会”一词意为村民集会。

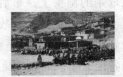

社会中的每一个体、群体，都不是孤立存在的，他们由于生活的、生产的、血缘的、文化的、政治的、军事的等等原因，相互结合在一起，形成了复杂的社会系统。可以说，凡有人类存在的地方，就有"社会"的印记。社会是人类生活的共同体。马克思主义认为，社会在本质上是生产关系的总和，它是以共同的物质生产活动为基础而相互联系的人们的有机总体。众所周知，任何个人维持生存的第一个前提就是获取物质生活资料，而个人单凭自身的力量难以在自然界中获取必需的生活资料，只有和他人发生相互作用，共同进行生产劳动，个人才能获得必需的生活资料而得以生存。可见，没有人们之间的交往，便没有社会。而人与人之间的交往首先是在生产、分配、交换和消费过程中发生的经济交往。经济交往建立生产关系。人们在生产过程中的交往是任何另一种交往的基础。因为在经济交往的基础上发生政治交往和思想沟通，从而建立起与生产关系相适应的政治关系和意识形态。所有这些关系的总和就构成为社会。正如马克思所说：生产关系总和起来就构成所谓的社会关系，构成所谓的社会，并且构成一个处于一定历史发展阶段上的社会，具有独特特征的社会。据此，我们认为社会是指享有共同文化并以物质生产活动为基础而相互联系和运动发展的人类生活共同体。

（二）社会的主要特征

1. 社会的基本单位是人　人是社会系统最基本的要素，没有人也就没有社会可言。人是社会生活的开拓者，人是社会活动的发起者，人是社会关系的承担者，人是社会过程的推动者。社会是人的"共同体"，说明社会虽是由个人构成，但单个的人并不等于社会，社会是一个人们的集合概念而不是个体性概念。

2. 社会以人与人之间的交往为纽带　人与人之间的多方面联系，形成了整个社会系统。社会就是人们在各种交往活动中建立起来的各种社会关系网络和共同体。社会是一个活动的共同体、关系的共同体。

3. 社会是有文化、有组织的系统　人类社会与动物结群不同，社会创造出了自然界中没有的文化与文化体系。文化形成后，又成为社会最主要的构成要素。

4. 社会系统具有心理的、精神的联系　人类具有高级神经活动，这是任何其他动物所无法比拟的。在高级神经活动的基础上，人类社会创造出了一系列的语言、文字、符号及多种非本能的通讯方法，反过来这些通讯方法又大大加强了人们之间精神上的互动与联系。

5. 社会系统是一个具有主动性、创造性和改造能力的活的有机体　社会的主体——人，能够主动地发现社会自身，以及社会与自然之间的不平衡，并主动地进行调整使之实现平衡。

总之，社会对于人来说，它是大写的"人"，人是小写的"社会"，是大宇宙与小宇宙的关系，人不在社会之外，社会也不在人之外，离开了社会来谈人和离开了人来谈社会，都是同样抽象的。社会是人类满足其需要的特定场所，没有社会的存在，没有人们之间的复杂合作与交往，需要就难以转化为现实。

（三）社会的基本结构

人们习惯于把日常生活中的许多方面看成是理所当然的事情。然而，当我们对所谓的日常惯例进行认真思考时，就会轻易地发现，有一种因素在很大程度上影响着人类的行为，它使得社会中的个人、群体和组织都有自己的行为模式，相互之间的关系都遵循着一定的规律。比如婚姻,事实上,在大多数社会中,绝大多数人在考虑婚姻的时候,爱情往往只是其中的一个因素,更多考虑的却是两个人是否"相配"。"门当户对"就是对"相配"的进一步界定,是说男女双方家庭的社会地位基本相似,处于相同或相似的社会阶层,其中似乎有一只看不见的手在指引着我们,从而使婚姻这种个人问题不只是个人的事情。这就说明除了组成社会的人以外,社会还有其自身的存在,我们把这种存在因素称为社会结构。社会结构就是指社会要素或社会各组成部分之间的具体而稳定的相互联系模式。

1. 地位   地位指的是在社会中某一确定的社会位置。我们每个人都在社会中占据着由社会规定的一个或者更多的位置,如女人、教师、母亲、老人等。这样的位置就称为地位,它包括职业、职务、排行、受尊敬的程度等等。一个人的地位决定着他在社会上"适合于"呆在什么位置上,以及他应该如何与他人相处。例如,医院护理部主任的地位决定了处在这一地位的人与院长、护士长、护士和其他医院护理部主任之间的关系。

2. 角色   角色是对社会中具有某一特定身份的人的行为期待。社会上的每种地位都有一套被期待的行为模式、义务和权利。因此,地位和角色是同一个问题的两个方面。人在一生中扮演的角色取决于他们在某一特定时间占据着的地位。占据社会地位的每一个人都有社会为之事先准备好的"剧本",每个人被期待着按照自己的脚本演出。如当你作为一名学生与你的班主任谈心时,你们两个人的举止,就会和你们并坐在演唱会看台上的举止大不一样。

3. 群体   由于人是协作性的社会动物,所以,人的多数社会行为都是在各种各样的群体内部以及群体之间发生的。群体就是一群地位和角色相互关联的人的集合。群体内的成员相互作用和影响,共享着特定的目标和期望。群体是社会结构中一个极其重要的组成部分。任何社会独有的特征都主要取决于它包含群体的性质和活动。

4. 制度   社会制度规定了社会成员关系的形态。约束人们行为的各种规范就是制度。在社会学中,制度更多被用来指称系统化的、具有价值偏向的、用来约束地位和角色以及群体行为的规则。

社会结构同生活中的其他事物一样,也具有正负两个方面的影响。它一方面促使有效率的人类活动成为可能,从而保持了群体和社会的稳定性和延续性;同时也能限制个人的自由,如果这些限制过于严厉,就会产生某种要求改变社会结构的压力,种种企图改变社会结构的尝试可以小到规则上的细枝末节的修改,大到可能发动一场激烈的社会革命。

二、社会学从独特的视角研究社会

自从有了人类社会,人们就产生了这样或那样的社会思想。但作为一门独立学科的社会学却只有约一个半世纪的历史。社会学的产生和发展,是社会需要的产物。社会学的出现实际上是人类自己第一次系统、科学、宽容、平静地面对自己。人们认识了自然界,认识了社会生活的侧面,认识了人类的目的和意义,但是对自身的规律并不了解,只是相信命运和偶然,而社会学使人类擦亮了审视自己的眼睛,是人类认识自身的一场革命。学习研究社会学,宏观上对国家和社会,微观上对个人生活都是至关重要的。

(一)什么是社会学

社会学家米尔斯说:"社会学的想象力,令人看到个人层次的问题,与看似毫不相干、超越个人的因素之间的联系。"

其意思是说，许多个人的遭遇，只有在更广阔的社会领域这一级水平上才能获得理解及解决。如一个人失业，可能是由于自己缺乏技术或缺少就业意愿。然而若有相当多的人失业，就是社会问题了，就超出了个人缺点的范围，也许是经济未创造出足够的就业机会，也许是教育未培养出适应社会需求的训练有素的劳动者，也许还有一些其他非个人的社会力量在起作用。在社会学家看来，事物除了由它的本性或内部结构所决定的内在本质以外，由于它还处于自己仅仅是一个组成部分的更大的系统之中，所以它有一种更为复杂的性质，即在系统中的性质。按照系统论的观点，事物的整体功能大于它的各个部分功能的总和，而整体的本质属性并不是各个部分属性的简单相加。因此只有认识事物在系统中所处的地位、作用，才能正确把握这一事物。

由此我们可以把社会学定义为：它是从变动着的社会系统的整体出发，通过人们的社会关系和社会行为来研究社会的结构、功能、发生、发展规律的一门综合性的社会科学。社会学研究的对象既包括了经济、政治、文化，又包括了其他社会科学的全部领域。然而它的角度和出发点又与进行专门研究的各门社会科学不同，它是从综合的观点，从不同的社会子系统之间互相影响的关系入手的。因此，社会学与其他社会科学的不同之点，并不在于它们的研究对象全然不同，而在于对同一对象的不同研究角度，就像自然科学中的不同学科一样，比如解剖学、医学、心理学，都以人体为研究对象，但角度不同，得出的结论也就不同。社会科学也是如此，同样的社会现象，在社会学家和经济学家看来，说明的问题是非常不同的，社会学更有整体感和综合性，尽管也会专注某一特殊社会现象的研究，但它总是力图从这一现象与其他社会现象以及整个社会的联系上去把握它，这就是社会学独特的研究视角。

（二）社会学的观点

对于我们所生活的社会和这个社会中人们的社会行为，人们不可能有着相同的看法，在不同的人眼里它们是不一样。文学家、哲学家、神学家、法学家、史学家等等，他们对社会中的现象，对人们的社会行为，都有着自己的观点，他们所看到的结果及其对它的解释也互不相同。而社会学则为我们观察社会和社会行为提供了另一种特殊的观点，全新的视角。社会学的观点主要有以下两方面：

第一，超出个人的范围去观察社会。人们并不是以个体的方式，而是以群体的方式存在于社会中。尽管社会由千千万万的个人所组成，但是许多看起来像是属于个人特征的东西，实际上却是产生于群体结构之中，产生于人与人之间的相互关系之中。如表现在某个农村青年身上的重人情、重传统、重风俗等特点，并非是他作为个体的固有特征，而是他所生活的农村社区这一特定群体的产物。正是根据这种观点，社会学家们总是将组成社会的各种群体进行区分。他们研究不同群体各自的结构和特点，研究人们在这些群体中的行为方式，并不断寻找决定这些行为方式的群体价值观和群体规范。

第二，直接观察人们的社会行为和相互作用。社会学家不是"越过"社会中的个人去观察纯粹的社会，而是直接地观察人们是怎样行动的，特别是人们在群体内的相互作用是怎样发生和进行的。社会学认为，人们的行为主要是在其所属的群体中，特别是在这些群体内发生的社会相互作用中形成的。正因为如此，社会学主要集中于研究群体，而不是研究个人。尽管有时对某些个人的研究也有一定用处，但社会学家的主要兴趣却在于社会相互作用，即人们彼此采取行动、作出反应和相互影响的方式。

总而言之，群体是社会学家观察社会的主要参考框架，而人们在群体中的相互作用则是社会学家关注的焦点。社会学家正是用这样的观点去观察人和社会之间的联系的。一方面是观察整个社会以及作为这个整体一部分的个人,另一方面则是看社会是怎样通过个人而反映出来的。

需要注意的是,社会学在使用"社会"一词时,有广义与狭义之分,广义的社会概念泛指区别于自然界的人类社会,也就是说把区别于自然界的人类所组成的世界叫做社会。狭义的社会概念一般把社会区别为不同层次,比如有时可以把家庭、学校、城市、国家等分别看做一定意义上的社会,有时还可以把一定历史阶段上的特定的社会形态称为社会。

三、护理学发展的社会动因和社会功能

构成社会的基本单位是人,在人的一生中,最值得珍惜的东西是什么?不同的人有不同的答案,有的人说是快乐,有的人说是金钱,有的人说是家庭。您的答案是什么呢?曾经有人用"10000000000"来比喻人的一生,其中"1"代表健康的生命,"0"代表生命中的事业、金钱、地位、权力、快乐、家庭、爱情、房子……纷繁冗杂的"0"充斥着人们的生活,"1"常常被忽略,但"1"一旦失去,所有的浮华喧嚣都将归于沉寂。由此可见,人的健康水平直接影响到个体社会角色功能的正常履行。这个比喻形象地提示了健康生命的重要性,从而也说明了以促进健康为目的的护理学产生和发展的必然性。社会对护理学的发展起着直接的影响作用,护理学的发展又是人类健康、社会进步的重要保障。

(一)护理学发展的社会动因

1. 人类的健康需求是护理学产生和发展的根本动因　自从有了人类就有了对健康的需求。随着生产力的发展和社会的进步,人们已经脱离了生物机体维持生命的基本需求,而上升到了满足生理、心理、社会各方面更高的健康需求。人类健康需求的不断提高,不仅促进了护理内容的充实与更新,护理范围的不断扩大,而且也促进了护理队伍的成熟与壮大。

2. 社会发展生产、保护劳动力的客观需要是护理学发展的重要社会因素　人类社会存在和发展的基础是物质资料的生产,要使物质生产高度发达,必须具有身心健康的广大社会劳动者。护理在促进社会生产、保护社会劳动力的过程中起了一定程度的保证作用。反过来,社会生产的发展也为护理学的发展提供经济支持和技术装备。

(二)护理学发展的社会功能

护理学从简单的医学辅助学科发展成为一门独立的学科,是由于人类的生产、生活和健康保健事业对护理工作越来越高的需求所决定的。护理人员的工作范围不仅仅局限于临床,而是扩展为整个社会人群,进入社会各个领域。

1. 促进人类健康　巴甫洛夫说过:"有了人类就有了医疗活动。"我们也同样可以说,有了人类就有了护理活动。护理从人类诞生之初就责无旁贷地承担着保护人们健康的重任。古代虽没有护理学这门独立的学科,但是大量的护理活动确实存在并广泛运用。原始人类在群体生活和劳动过程中,就有了简单的治疗护理方法,那时人类已经学会用烧热的石块做热疗,用石块捶拍、刺压病痛部位来解除病痛等,这些都是最早的医疗活动,其中也包含着护理的萌芽。如祖国医学中强调的"三分治,七分养"的思想就是对护理工作的肯定。我国医药卫生护理事业的基本任务是保护人民健康、防治重大疾病、控制人口增长、提高人口健康素质,解决经济、社会发展和人民生活中迫切需要解决的卫生保健问题,以保证经济和社会

的顺利发展。为实现这一目标,护士不仅要在医院为病人提供护理服务,还需要将护理服务扩展到社区和社会,为健康人群提供保健。

2. 体现社会制度的优劣　护理水平的提高,不仅需要先进科技提供相应的装备和技术,而且需要社会政治、经济和文化条件的配合,需要与发展相适应的制度环境。如护理队伍素质的提高就需要相应的教育、医疗管理及文化观念系统等制度的相应配合与协调,否则将无从谈起。在这配合与协调的过程中,如果制度环境与护理发展要求相适应,制度将促进护理的发展;如果制度环境与护理的发展不相适应,制度将会成为护理发展的障碍,此时,只有进一步改革制度环境使之适合于护理的发展。由此看来,护理水平的高低本身就包含了社会制度优劣与否的因素。

第二节　社会化,人生的必经之路

据文献记载,从 18 世纪以来,被人们发现的为野兽或其他动物抚养的"兽孩"大约有 30多个。比如,1937 年在印度某地的森林里发现了两个在猴群中长大的女孩。她们能像猴子那样爬树摘果、奔跑跳跃,颇为伶俐。又如 1964 年在苏联发现一个熊孩,像熊一样咆哮,棕熊一样笨拙地走路,棕熊一样喜欢敲打树木。还有在苏格兰一个农民的鸡舍里发现的一个 5岁的鸡孩,他是一个寡妇的私生子,一生下来就被关在鸡舍里和鸡生活在一起。当人们发现他的时候,他双臂向后翘起作鸡翅状,嘴里发出咯咯的声音在地上啄食。

这些孩子都是人类的后代,但是和猴生活在一起就像猴,和熊生活在一起就像熊,和鸡生活在一起就像鸡……这种现象说明了什么呢?社会学家们已经解答了这些问题,他们所作出的解释构成了社会学的重要内容,这就是人的社会化理论。

一、什么是社会化

人是社会的动物。从呱呱落地的那一时刻开始,人就要接受各种不同社会因素的影响,就要在人类社会的环境中接受熏陶和教养,学习并适应在人类社会中生存下去的各种技能。这种逐渐学习、逐渐适应的过程,就是人的社会化过程。

（一）社会化的概念

在社会学研究领域,对社会化这一概念的理解经历了一个由狭义到广义的发展过程。一般来说,20 世纪 50 年代以前的社会化研究主要以少年儿童为对象,属于狭义社会化的研究。此后,人们对社会化问题的思考范围扩大了,其特点是不仅研究童年期的问题,还包括了一些角色学习在内的社会化;同时又出现了从不同角度对社会化进行联合研究的趋势,社会化被认为是内化、角色学习和获得价值标准的统一过程。这种观点逐渐得到了人们的公认,广义社会化的概念由此形成。我们可以认为社会化的基本含义是指人接受社会文化的过程。具体地说,社会化就是指作为个体的生物人成长为社会人,并逐步适应社会生活的过程,经由这一过程,社会文化得以积累和延续,社会结构得以维持和发展,人的个性得以形成和完善。

（二）社会化的意义

人与社会总是处在复杂的相互联系之中,从根本上说,这是一种双向适应与改造的关系。社会化在形成和维持人与社会这种相互关系中起着重要作用,具体表现在两个方面。

1. 从个人角度分析　首先,社会化是个人得以适应社会、参与社会生活、在社会环境中独立生存的必要前提。每个人在出生之时,都只是自然人、生物人,而不是社会人,他没有社会观念和社会技能,只有一些最基本的生理本能。个人仅凭生而具有的自然属性和生物本能无法在社会中生存,因为社会环境不同于自然环境,它是一个人造的世界,是人类物质文明和精神文明的结晶,是人类文化的表现形式。人们的思想、感情、性格、行为等特征,并不是先天赋予的,而是一定文化环境培养出来的。因此,对每个人来说,都必须首先通过社会化的途径接受社会文化,学习社会生活的技能,掌握社会生活的方式,才能适应社会,才能在特定的社会环境中生存。再者,人类社会是一个不断发展变化的系统,总是处于变迁之中,特别是当今社会,变迁的速度之快更是惊人。这时,个人就必须有意识地重新适应社会生活,继续社会化,更新观念、转换意识,不断学习新知识,接受新事物,才能跟上时代发展的步伐,适应变化和发展了的社会。

2. 从社会角度分析　社会化是人类社会运行及人类文化不断延续和发展的前提条件。

首先,从社会运行角度看,没有经过社会化的人也就没有社会,没有那些具备与社会发展水平相适应的知识、能力和素质的人,社会就不能维持其正常的运行。

其次,从文化角度看,人的社会化是文化延续和传递的过程,个人社会化的实质是社会文化的内化。社会成员在文化上的一致性是确保社会稳定和正常秩序的一个重要因素,而这种一致性主要是通过社会化来实现的。

由此可见,没有社会化,人类就不能维持和发展,社会就不能进步,历史就不能延续。

二、社会化的途径

人的社会化是摆在每个人面前的重要课题。只有经历了成功的社会化,才能够在社会中生活。而社会化也不应该成为束缚人们个性成长、社会进步的因素,相反,它是引导社会不断向前的生命有机过程。

人的社会化受内外因素的制约,这些因素规定了社会化的程度与方向。其中内在因素主要指遗传因素和主体能动因素,外在因素是全部社会环境因素的总和,包括家庭、学校、同辈群体、工作单位、大众传媒等。

（一）内在因素

1. 遗传因素　遗传因素是指由上代传给下代的生物体的构造和生理机能等因素。从生物学意义上讲,正是由于有一种由上代为下代提供的有利于人类从事社会活动的特殊遗传素质,才为人的社会化奠定了生物学基础,遗传因素是人社会化的潜在基础和自然前提。

2. 主体能动因素　主体能动因素对社会化的影响,表现为人的主观意识和实践活动对社会化的反作用。虽然人的主体能动性是在遗传因素与社会环境的交互作用下产生的,但它一旦形成,就会成为一个独立的、对人的社会化影响极大的因素。

首先,主体能动性影响人对社会化内容与环境的认识。一个具有主体能动性的人,能够通过自己的评价标准来认识影响自身社会化的因素,以指导自己的言行与之相适应。显然,正确的认识能使个体提高社会适应程度;否则将导致角色失调。其次,主体能动性对人的社会化具有导向作用,它指导着个体对社会化的内容和环境进行选择。积极的选择无疑将为个体成长为一名合格的社会成员提供更为有利的条件;而消极的选择则有可能导致消极的社会化。消极社会化是社会期望角色的对立物,如犯罪行为等。

显然,主体能动性使人的社会化不再是一个消极被动地接受社会教化的过程,而是一个积极选择和创造的过程。它为人的社会化提供了广阔的自身内部环境。

（二）外在因素

1. 家庭　自有人类历史以来,最重要的社会化群体一直就是家庭,因为几乎对每个人来说,家庭都是个体出生后接受社会化的第一个社会环境。家庭的教育和影响对个人早期社会化,甚至一生的社会化都具有重要意义。

2. 邻里　邻里是人类社会生活中的重要组成部分。相近的居住环境,互相之间的熟悉和照应,是儿童早期活动的重要场所。邻里中各个年龄层、社会阶层的人是人们认识社会的一个万花筒。

3. 学校　学校是专门为社会化目的而设立的正规化学习机构,是儿童和青少年社会化的最重要的社会环境因素。学校以独特的组织方式帮助个人社会化,为一个人进入成人世界及职业生涯做准备。

4. 同辈群体　同辈群体也称同龄人群体,是指一个由地位、年龄、兴趣、爱好、价值观等大体相同的人所自发结成的社会群体。同辈群体是一个独特的、极其重要的社会化因素。同辈群体是青少年以及成年人进行社会交往的重要形式。由于其成员间所具有的同构型,以及交往上的自由性,使得同辈群体成员容易相互吸引、相互模仿,这些是其他社会化机构不具有的特点,并对其成员具有较强的影响力。

5. 工作单位　工作单位一般指个人在社会结构中从事某一职业所归属的社会组织。在人生经历中,职业生涯的开始意味着一个人经过早期社会化之后进入生命历程的一个新阶段。工作单位对人的社会化体现出更为明显的社会性、现实性和规范性特征,它比家庭、邻里、学校、同辈群体更加严格,要求人们付出更大的责任心,有更清晰的角色意识。因此工作单位是人生的重要舞台。

6. 大众传播媒介　大众传媒是以报刊、图书、电影、广播、电视、网络等为工具,面向大众的信息沟通方式。大众传播媒介通过新闻报道、舆论宣传、知识教育、生活娱乐等方式,为广大社会成员理解和接受社会所倡导的价值观念、奋斗目标、社会规范和行为方式等,提供了一个广泛的社会环境。在现代社会中,大众传媒在人们社会化方面的影响显得日益重要。这种影响表现出形式的多样性、内容的丰富性和受众的广泛性,对人们的价值观念具有较强的导向作用。

三、社会化的内容和过程

社会化的内容极为广泛,而且不同地域的民族、国家在不同的历史阶段,社会化的内容也是不尽相同的。但作为人类的社会化,其基本的内容和过程又存在着共同点。

（一）人的社会化的内容

社会化的内容非常广泛,这里我们从三种角度来概括社会化的基本内容。

1. 形成和发展个性,培养自我观念　现实生活中,同一社会化模式培养的社会成员并不完全一样,每个人都有自己独特的风格,人与人之间存在着差异性。因为在一个人的社会化过程中,虽然会有某种身不由己的力量制约个体的活动,但面对社会,个人并非是消极被动的,在一定范围内拥有选择的余地。因而,我们在现实生活中看到的是,同在一个家庭中长大的兄弟姐妹,会存在很大的个性差异,甚至完全相反。

个性的核心内容及形成、发展的标志是自我。培养完善的自我观念,就是要人们把对自己的认识与社会规范协调一致,就是要使人们在经历了社会化过程之后,从外在行为到内心世界尽可能地合乎社会的需要。培养和塑造个人什么样的自我观念对个人和社会来说是极为重要的。

2. 内化行为规范,传递社会文化　社会要正常运行,人与人的交往要顺利进行,都要有一定的行为规范。社会规范是社会文化的核心内容,它是社会成员必须履行的社会行为准则,是社会赖以维持正常秩序的工具。社会规范社会化就是通过社会各种形式的教育,甚至使用强制性手段等,使人们逐渐形成一种信念、习惯,用以约束自己的社会行为,调整个人、群体、社会三者之间的关系。

社会规范社会化的主要内容有:日常生活规范社会化、政治规范社会化、法律规范社会化、道德规范社会化等。正是社会化的过程把各种规范灌输给儿童,使一个不谙世事的孩童成为一个遵纪守法、彬彬有礼的公民。也正是社会化的过程使社会文化得以继承、传递和延续。

3. 掌握生活技能,培养社会角色　社会化过程就是角色学习的过程,人的社会化过程无论多么复杂,最后都要体现在个人对社会角色的扮演上。角色学习又必须以生活技能的学习为基础。生活技能包括生活自理技能和谋生技能。生活自理技能社会化是人的社会化的最基本内容。在儿童时期,个体缺乏必要的自理能力,因此社会化内容首先是教会他们自理生活,如吃饭、穿衣、睡觉和说话等,使其逐渐形成有关社会和事物的简单概念。

谋生技能即职业技能。职业技能社会化这一任务在传统的农业社会是通过家长或师傅的言传身教、世代相传的传统方式来实现的。而在现代社会中随着科学技术的迅猛发展,社会分工越来越细,社会对其成员生产技能的要求越来越高,这样传统的家庭教育便远远不够了,有组织、有计划的多方面的社会教育成为人的谋生技能社会化的主要途径。人们通过各种类型的教育和培训,掌握职业技能,才可能在社会生活中正常地生存下去,并按照社会的需要发展自己。

社会化的最终结果,就是要培养出符合社会要求的社会成员,使其在社会生活中承担起特定的责任、权利和义务。

(二)人的社会化过程

人的社会化过程,既是个人不断地适应社会的过程,也是社会不断地教化影响个人的过程,是个体需要与社会环境相互作用的过程。社会化贯穿于整个人生过程。人的社会化过程大致可分为以下几个阶段:

1. 早期社会化　早期社会化也称基本社会化、未成年人社会化,指人的社会化的初级阶段。婴儿期至青少年时期的社会化,是人一生社会化的基础。中国古代的"孟母三迁",美国现代的黑人孩子与白人孩子同校教育的实验,说明古今中外都非常重视这一阶段的社会化,以及社会环境对个体生命前期社会化的影响与基础作用。

个体在早期社会化中,主要是学习和掌握作为社会一员所应具备的交际语言、知识技能和社会行为规范等,将社会文化和价值标准内化,学会将要承担和扮演的各类角色,能对自己和社会负责,开始以社会一员的资格参与社会生活。早期社会化主要通过家庭、邻里、幼儿园及学校来进行。

2. 继续社会化　继续社会化是指继早期社会化之后成年人的社会化。继续社会化之所以成为人的社会化所必需的过程，一是因为早期社会化内容较为简单，且个体的生活经历较少，而一进入成年期，生活和社会关系等都复杂化了，社会赋予个体许多新的角色、责任和义务。如中年人一般要经历就业、结婚、生儿育女等，需要扮演职业人员、丈夫或妻子、父亲或母亲等多重角色，承担多方面的社会责任，是社会的中坚力量。他们必须通过学习、实践，才能熟悉、胜任自己的角色。二是社会的急剧变迁，包括科学技术的发展、社会制度的变革、生产条件的改变、居住环境的变迁等等，使早期社会化的许多知识、技能、观念变得陈旧、过时，不适应社会发展的要求。因此，继续社会化无论对个体或社会方面来说，都是非常必要的。

继续社会化可以帮助成年人包括老年人适应社会的发展变化，并对减少变革时期的社会震荡、维护社会正常秩序具有重要意义。继续社会化主要通过成人教育、职业培训、业余学习、专业进修等途径完成。

3. 再社会化　再社会化是指个体从原有的生活方式向另一种新的生活方式的转变过程。它要求人们放弃原来的社会规范和生活方式，接受一套对于他本人来说完全是新的社会文化和生活方式，从而与新的环境中的社会成员结成新关系，进入新的社会生活。

再社会化和继续社会化绝大多数是人的基本社会化进行过程中和完成后实施的，所以，有时候容易产生混淆。这里需要说明的是，继续社会化和再社会化的最大区别在于：继续社会化是在原来的基本方式基础上进一步发展提高；而再社会化，则是一种迅速的改变，是在扬弃原有的社会化结果的条件下开始的新社会化。比如，一个人由于犯罪而要重新做人等，就是再社会化。

再社会化有两种情况：一种是指由于生活环境的突然改变或变迁，人们自觉地转变个人的生活方式和行为规范的过程，这是主动的再社会化。从社会文化变迁的角度看，人们需要不断进行再社会化。

如果我们把医院比作一个小型的社会，当患者进入医院以后，也有一个再社会化的问题，如要熟悉医院的环境，了解医院的规章制度、医生与护士的责任、患者应当承担的义务、患者家属的责任等。这是一个学习与适应扮演患者角色的过程。西方国家中有专业的医护社会工作者进行辅导，而在我国，这种医院社会化的任务要由护士来承担。

另一种是指社会化失败或反社会化中断以后而进行的社会化过程。它主要针对的是那些在社会化过程中的失败者，具有越轨、犯罪的人或人格病态者。它是一种强制性的教化过程，通过一些特别的机构（如监狱、劳动教养所等）来实施。

第三节　社会角色，表达社会功能的名片

中国民间曾经有过这样一副对联："舞台小天地，天地大舞台。"英国戏剧家莎士比亚在他的剧本《请君入瓮》中说："世界是个大舞台，所有的男人和女人都是演员，他们都有上场的时候，也都有下场的时候，一个人在一生中扮演许多角色。"

不约而同，两者说的是一个意思：社会就像舞台，人生就像演戏，社会成员的活动就像

舞台上角色的表演。在社会上,没有一个人是不承担任何社会角色的,但人们又不能随心所欲地扮演任何角色。

一、社会角色的含义

"角色"原是戏剧中的名词,指演员扮演的剧中的人物。美国社会学家乔治·米德首先将这个词运用到社会心理学中,认为社会也是一个大舞台,社会中的人就是他所扮演的各种角色的总和。"社会角色"一词是美国人类学家林顿于1936年在他所著的《人的研究》中首次提出的。

(一)社会角色的概念

一般认为,社会角色是由一定的社会地位所决定的、符合一定的社会期望的行为模式。它是人的多种社会属性或社会关系的反映,是构成社会群体或社会组织的基础。具体地说,社会角色有以下几方面的内容。

1. 角色是社会地位的外在表现   所谓地位,指的是在社会中某一确定的社会位置,具体地说就是个体在社会结构、社会关系和人际关系系统中所占据的位置。这个位置是非人格的,它由社会结构所设定,是先于具体个人而存在的。你不来占据这个位置,就会有别人来占据。人的社会关系是多方面的,如血缘关系、地缘关系、业缘关系等,因而人的社会地位也是多方面的。我们就是通过一个人所扮演的角色而认识到这个人的社会地位的。社会中的人千千万万,每天都有许多完全陌生的人呈现在我们面前。对于这么多的素昧平生之人,要想靠一一介绍来认识是不可能的。然而,我们却知道怎样得体地与他们相处,为什么呢?就是因为我们可以通过他们的角色扮演,如衣着打扮、行为举止、言谈话语等,来判断或辨认其社会地位。例如,当我们看到一位身穿警服、在街道上指挥车辆的人时,我们就知道他是交通民警;当我们在医院等场所看到身穿白大褂、头戴白帽子的人时,就知道他是医护人员。当然,有些社会地位比较简单,甚至一眼就可以看出来,比如男人、女人、老人、儿童等,而有些社会地位,其角色的表现就要复杂得多,如知识分子与干部、科长与科员等,他们在角色表现上的差别就要细微一些。但是,无论怎样细微、复杂,社会地位总要通过角色表现出来,角色是地位外在的、动态的表现形式,而地位则是角色的内在依据。

2. 角色是人们权利、义务的规范和行为模式   任何一种社会角色总是与一系列行为模式相联系的。首先是一系列的权利,即这种角色有权要求别人进行某种活动;其次是一系列的义务,即别人有权要求这种角色进行某些活动、表现出某种行为。例如,作为一个护士的角色,她有权利要求患者服从她的安排,比如护士要安排轻病人住到普通病房,患者就得服从;她交待患者早餐禁食,患者就不能吃早饭。而另一方面,别人也有权要求她表现出护士角色应有的行为,如送药、注射、换药等都要认真负责,要关心、爱护患者等。长期的社会生活使各种角色形成了一整套各具特色的行为模式,这就要求承担特定角色的人有特定的待人处世的方法,否则,人们就认为他或她没有很好地完成这一角色。地位赋予占据角色的个体以一定的权利和义务,从而规范个人的行动以及他与占据着社会系统中其他地位的人们之间的互动。

3. 角色是社会对处在特定地位人们的行为期待   由于社会角色总是与一定的行为模式相联系的,如教师要为人师表、医务人员要救死扶伤、公务员要办事公正不谋私利等等,这样,当人们知道某人处在某种地位上时,便预先就期望他具备一套与此地位相一致的行为模式。社会角色的这一内容具有重要意义,它使我们仅仅通过对一些抽象角色的想象,就能对社会上纷繁复杂的人群有大致的了解。而一个基本的经验事实是,人们在社会中通常并不仅仅占有一个地位。一个人常常既是女儿又是母亲;既是医院的护士又是合唱队的队员。围绕着一个人所拥有的多个地位又存在着从内容到性质各不相同的期望,于是,角色丛的概念便顺理成章地产生了。角色丛就是指同一个人所扮演的各种角色的整体。事实上,只要理解了地位和角色,角色丛的概念也就不言而喻。

4. 角色是社会群体或社会组织的基础 社会学认为,社会群体或社会组织是人与人之间形成的特定的社会关系,而这种社会关系的网络就是由社会角色编织而成的。例如,由夫、妻、父、母、子、女等角色组成的群体,我们称之为家庭;而由学生、教师、教学管理人员、后勤管理人员等角色互相联系所构成的社会组织,我们称之为学校。同样道理,医生、护士、化验员、卫生员、患者等角色构成了医院这一社会组织。总之,角色是社会群体与社会组织的基础单位,如果失去了这些角色,社会群体与社会组织就不复存在。

(二) 社会角色的分类

社会地位千差万别,社会角色也就千变万化,从乞丐到皇帝,从女佣到皇后都是社会角色。从不同的角度,根据不同的标准,可以对社会角色进行各种各样的划分。

1. 理想角色、领悟角色和实践角色 根据角色的存在形态的不同可分为理想角色、领悟角色和实践角色。

理想角色也称期望角色,是指社会或团体对某一特定社会角色所设定的理想的规范或公认的行为模式,或者说是一种"应该如何"的社会观点。如作为医务人员,应该具有救死扶伤的人道主义精神,应该有高明的医疗护理技术,并时时注意不断提高自己的业务水平,等等。理想角色可以是明文规定的,许多规章制度都体现了理想角色的本质及对其要求;也可以是不成文的、约定俗成的,表现在社会公德、社会习俗和社会传统等对人的各种要求和期待之中。理想角色属于社会观念的形态。

领悟角色是指个体对所扮演的社会角色的行为模式的理解。理想角色是领悟角色的基础,但是,由于个人所处的环境、认识水平、价值观念、思想方法等的不同,各人对同一角色的规范、行为模式的理解是不完全相同的。如有的人认为,作为父亲应始终在子女面前保持尊严和高高在上的姿态,而有的人则主张"十年父子成兄弟"。领悟角色属个体观念形态。

实践角色是指个体根据自己对角色的理解而在执行规范过程中所表现出来的实际行为。领悟角色是实践角色的前提和基础。但是,由于每个人的自身条件和环境条件不尽相同,因而,即使对角色有相同的理解,落实到行为时也未必相同。实践角色属客观现实形态。

2. 先赋角色和自致角色 根据获得角色的方式不同可分为先赋角色和自致角色。

先赋角色是指建立在血缘、遗传等先天的或生理的因素基础上的社会角色,也称归属角色。如种族身份、家庭出身、国籍、性别等都属于先赋角色。在世袭制社会中,如皇帝、贵族、平民、奴隶等也属于先赋角色。自工业化社会以来,一些原来属于先赋角色的发生了变化,如职业角色、阶级角色等都不再主要是由先天决定的,而主要是由人们后天获得的。科学技术的发展也使人们的一些生理、血统因素的改变成为可能,如一个先天就有残疾的人可以通过后天的治疗而成为一个正常的健康人,不再扮演残疾人的角色。

自致角色是指个人通过自己的努力和活动而获得的角色,也称成就角色。自致角色体现了个人的自主选择性。一个人之所以成了英雄人物、革命家,往往由于他们很早就胸怀大志,并为此做了长期努力的结果。当然,自致角色的获得也与人们的一些主客观条件有关。正如一个想在戏中演主角的演员必须具备演主角的能力和社会条件一样,一个想在社会上扮演著名画家、音乐家角色的人则必须具备绘画天赋和音乐天赋以及必要的社会环境。由此看来,自致与先赋的区分是相对的。在现代社会中,个体的自主选择性变得越来越大,一个人一生中扮演的多数角色都是自致角色。

3. 正式角色和非正式角色　根据社会角色规范化的程度可分为正式角色和非正式角色。

正式角色是指角色规范化比较严格且有明确规定的角色,也称规定性角色。这种角色的权利与义务,应当做什么、不应当做什么,都有明确规定,不能随便自行其是。如警察、法官、医生、护士、学生、党员、团员等均属于此类角色,其行为要受到较大的限制。

非正式角色则是指那些没有严密的角色规范的角色,也称开放性角色。这类角色的承担者可以根据自己对其社会地位和社会期望的理解而较自由地履行其角色行为。如父母、夫妻、朋友、同学、顾客等大量日常生活中的角色都是开放性的。人们在扮演这类角色时,有很大的选择余地。如妻子这一角色,在我国的典型模式是"贤妻良母",即主要应做好协助丈夫照料家庭的工作,但绝不是成文的规定。一个妻子完全可以有自己的选择,可以不把主要精力耗费在做家务和为丈夫、子女的前程服务上,她可以根据自己的意愿去追求个人的独立和个人的前程,这样的做法虽然可能会引起丈夫的不满,但从社会角度来看,这却完全合法和无可非议的。因为,妻子是一个开放性角色。

4. 支配角色和受支配角色　根据角色和角色间的权利地位关系的不同可分为支配角色和受支配角色。

支配角色和受支配角色是德国社会学家达伦多夫关于冲突理论中的两个基本概念。他认为,只要人们在一起组成一个群体或社会,并在其中发生互动,则必然有一部分人拥有支配力,而另一部分人则被支配。具有支配他人的权利的就是支配角色,而受他人支配的即是受支配角色。达伦多夫认为,在现实社会中,这两种角色具有以下两个方面的特征:一是在每一个受权利关系支配的群体内,作为支配角色的人和作为受支配角色的人必将形成针锋相对的正式阵营。一般而言,作为支配角色的人总是极力维护现状以维护其既得的权利,而作为受支配的人必设法改善受人约束、受人限制的现状以获得自己的权利。二是这两种角色必然要建立符合自己利益的群体,各有各的方针、计划和目标。总之,这两种角色始终处于动态变化发展的关系之中。

(三)社会角色的特征

1. 客观性　任何一种社会角色的产生,不是人为地制造出来的,而是一种社会文化历史积淀的结果,是社会生产和生活发展的结果。一定的社会需要,要由一定的社会角色的活动来满足。脱离社会需要而由人们头脑中想象出来的社会角色,在现实社会中是不存在的。

2. 对应性　任何一种社会角色都是对应于另一种社会角色而存在的,没有相对应的角色作为前提,这种社会角色也就不复存在。没有父亲,便没有儿子;没有教师,便没有学生。反之也一样。社会角色是社会关系网络中的一个联结点。这个联结点必然要和另一个或另几个联结点相联结。研究和分析一种社会角色,必须研究和分析这种角色同其他角色在交往中形成的社会关系。

3. 独特性　不管是已经被历史淘汰的角色还是现存的角色,社会上都没有与其相同的另一种角色。由于文化习惯不同,语言表达形式不一致,有时对同一种角色,会有多种不同的说法,例如母亲。但无论叫法怎么不同,作为一种社会角色,她在社会中所处的位置是一样的,她对子女的责任和义务也有基本相同的地方。我们不能企望在一个社会中有义务、权利、行为规范相同的两种不同社会角色;同样,我们也不能企望在同一个社会中对同一种社会角色会有两种不同的社会期望和行为规范。

4. 扮演性　像演员在舞台上扮演舞台角色一样,人们在担任一种社会角色时,也具有"化妆演出"的特性。演员必须按照剧本的规定和导演的指示,表演"他我";社会成员在担当某种角色时也必须按照社会对该角色的要求来说话和行动,也就是说,他的言语举止带有一种"扮演"的性质。

二、如何扮演好"一身数任"

在社会人生这个"大舞台"上,每个人都要在不同的"场景"中"扮演"各种不同的"角色"。在家庭里,一个女性的一生通常要扮演女儿、妻子、母亲等角色;在社会上,她又会以学生、职业妇女等形象出现。但无论哪一种角色,都有其特定的内涵,都以其角色特征制约着个体的行为模式。这就需要我们对自己所担当的角色有明确的认知,然后才能成功地去扮演。

(一)角色认知

通过个人与他人的互动,认识彼此在社会关系中的位置,认识自己所扮演的社会角色,就是角色认知。角色认知是角色扮演的前提和基础,角色认知越清晰、越全面,角色扮演也就越能符合社会期望。角色认知过程,也可以说是角色学习的过程。

(二)角色扮演

1. 什么是角色扮演　人生不是儿戏,社会生活不是演戏。但是,社会学家既然把角色概念引进到社会学中来,就会逻辑地提出"角色扮演"的概念。演员在戏剧舞台上扮演他所承担的角色,社会成员在社会舞台上扮演他所担当的角色。社会角色扮演,讲的是社会成员如何正确地认识"我是谁? 我承担了一个什么角色? 我应当怎样行动? 怎样履行自己所承担的角色所规定的权利、义务并遵循角色的行为规范?"等问题。个人在社会中占据一定的社会位置,在这个位置上,个人以一种或多种社会角色与他人发生互动。角色扮演是指人们在互动中通过对他人言行的判断和理解,从而作出对自我行为的调节,确定自我在互动中的行为。社会互动过程,就是角色扮演过程。

角色扮演的成功与否,依赖于两个方面,即对他人角色和自我角色的理解。在互动中,人们总是先要了解对方——他人角色,即在互动中识别、理解、"揣度"他人在角色行为中隐含的意义,想象互动对方是如何理解同自己的交往与互动的。护士在与患者交往时,首先要了解患者的心理状态,了解他们对护士的要求与期望,这样才能更好地理解自我角色,恰当地扮演好自己所担当的护士角色,以获得满意的角色扮演效果。

2. 实现角色扮演的条件　实现角色扮演需要具备一定的条件,包括主观条件和客观条件两个方面。

角色扮演的主观条件是指角色扮演者进行角色扮演应具备的基本能力,主要包括下列几个方面:

(1)角色认知能力:角色认知能力包含两个方面:一是对角色期望的认知。角色期望是他人对自我角色提出的希望,个人必须对这种希望有正确的认知。二是对角色观念的认知。角色观念的认知能力越强,就越有条件扮演好自我角色。角色认知能力是角色扮演取得成功的前提条件。

(2)角色扮演能力:个人扮演角色的能力有大有小,具体体现在:一是角色扮演数量的多少;二是角色扮演所花费的时间与精力的多少。在社会生活中,每一个人都扮演着多种角色。一个人所扮演的角色数量的多少,虽然不容易准确测定,但是可以通过观察一个人所处的社会位置以及在这些位置上的角色分类状况大体估量出来。一个人能扮演的角色数量越多,个人社会化程度就越高。我们常说,某人会办事,某人不会办事。所谓会办事,不会办事,就是讲的某人在社会互动中角色扮演能力的大小,角色扮演数量的多少。角色扮演需要花费时间和精力。角色扮演能力的大小,同角色扮演所花费的时间和精力成反比。

(3)角色行为能力:角色行为是指个体在扮演角色过程中的行为。不同的人扮演同一种角色,角色行为往往并不一致。同样是驾驶员,一个喜欢开快车,一个坚持遵循"一看二慢三通过"的原则,他们的角色行为就不一样。在角色期望不变的情况下,这种"不一致"或者是由于个人对角色的领悟不一样,或者是由于个人角色行为能力不一样。角色行为能力取决于个体的角色扮演技能。角色扮演技能是指角色承担者为履行角色义务所需要的智能、能力、技术、经验的总和。

(4)角色扮演心理:角色扮演者在扮演一种角色时,心理状态发生一定的变化,由一般心理状态转化为角色扮演心理状态,形成角色扮演心理。角色扮演心理具有集中和排他的特性。在角色扮演过程中,个体心理集中到如何扮演好角色上来。

角色扮演的客观条件主要包括适合角色扮演的舞台、保证角色扮演的后台准备以及道具、服饰等。

(三)角色失调

角色扮演是角色行为的主观表现。个体在扮演社会角色时,并不总是那么遂心顺意、一帆风顺的,而是经常会遇到种种矛盾与挫折,甚至遭到失败,这就是角色失调。常见的角色失调有以下几种:

1. 角色冲突　角色冲突是指在社会角色的扮演中,在角色之间或角色内部发生了矛盾、对立和抵触,妨碍了角色扮演的顺利进行。角色冲突有两种不同的类型。

一种是角色间的冲突,即不同角色承担者之间的冲突。它常常是由于角色利益上的对立、角色期望的差别以及人们没有按角色规范行事等原因引起的。如医生与护士之间、护士与护士之间、护士与病人之间、护士与病人家属之间可能产生的冲突。

另一种是角色内的冲突,即由于多种社会地位和多种社会角色集于一身,因而在他自身内部产生冲突。角色内的冲突又可表现为三种不同的具体情况:一是一个人承担了多种社会角色,而每一角色都对他提出了特殊要求,使他难以胜任,这时便发生了角色内冲突。二是一个人所承担的几种社会角色,其角色要求互不兼容,这时也会产生角色内冲突。三是就是在单一角色内部,有时也会发生冲突。

角色冲突妨碍与破坏人们的正常生活秩序,因此应尽力避免。防止角色冲突不存在统一的措施,而只能根据不同情况采取相应的对策。

2. 角色不清　角色不清是指社会大众或角色的扮演者对于某一角色的行为标准不清楚,不知道这一角色应该做什么、不应该做什么和怎样去做。社会的急剧变迁,常常是造成社会角色不清的最主要原因。

3. 角色中断 角色中断是指在一个人前后相继所承担的两种角色之间发生了矛盾现象。

角色中断的发生是由于人们在承担前一种角色时并没有为后一阶段所要承担的角色做好准备，或前一种角色所具有的一整套行为规范与后来的新角色所要求的行为直接冲突。

4. 角色失败 角色失败是指角色扮演过程中发生的一种极为严重的失调现象。从角色失败的结果上看，通常可分为两种情况，一种是角色的承担者不得不半途退出角色；另一种是，虽然还处在某种角色的位置上，但其表现已被证明是失败的。

三、患者，需要帮助的人

人体在各种因素、条件的作用下，都可能发生疾病。人人都会生病，这是任何医学都承认的基本事实。当一个人被宣布患病之后，他就获得了患者角色，其原有的社会角色就部分或全部地被患者角色所代替。患者角色是特别需要他人关心、照顾的角色。

【知识拓展】

患者角色的提出

患者也是一种社会角色，这点是由美国著名社会学家帕森斯（T. Parsons，1902—1979）于1951年在其所著的《社会制度》一书中提出来的。帕森斯认为"患者角色"的概念包括四个要点，也就是说，从四个方面规定着患者的角色：患者可以从其常态时的社会角色中解脱出来；患者对于其陷入疾病状态是没有责任的；患者应该力图使自己痊愈；患者应该寻求在技术上可靠的帮助，通常应该找医生诊治，并且应该和医生合作。

（一）患者角色的概念

患者这一术语通常是指患有疾病或处于病痛之中的人。但随着医学模式由生物医学模式向生物—社会—心理医学模式的转变，患者角色的概念也在发生变化，它不仅包括事实上的病患者，还应包括健康人，所以在国外有将患者改称为"顾客"的。

（二）影响患者角色适应的因素

一个人由正常的健康状态向患者角色转变，会产生一个适应与否的问题。有的人适应较快，有的人适应较慢；有的人适应良好，有的人适应不良等。一个患者对角色的适应常由患者对疾病的反应所决定，而患者对疾病的反应通常与下列因素有关：

1. 年龄 年龄是影响角色适应的重要因素，年轻人对患者角色相对淡漠，而老年人由于体力减弱容易发生角色强化，尤其是退休后的老人，他们希望通过扮演患者角色来引起别人的关注。

2. 性别 因为女性身心特点，女性患者相对容易发生强化、消退、冲突等角色适应不良反应。如两年前发生在北京地铁站的一产后抑郁症患者卧轨身亡的消息，曾使许多人大为震惊："生孩子后会患精神病？""有那么严重吗?!"一位妇产科医生估计，产后至少有1/4的产妇会有抑郁情绪，但到底多少人符合临床上抑郁症的诊断，目前还缺乏准确的数字。临床发现，不少患者之所以出现症状或症状持续严重，往往是缺乏家庭、社会、尤其是丈夫的关心和帮助。

3. 性格 个性是一个人特有的、稳定的心理特征。有的人对疾病反应很平静,有的人则强烈,如强烈地否认、拒绝等。

4. 病情 疾病的性质、严重程度、进展和预后等将影响患者的角色适应。如对艾滋病,大多数人都有恐惧、厌恶和退避的心理,所以艾滋病患者往往都拒绝承认自己有病。又如一个人在被诊断为患癌症以后,心情难免沉重,于是在角色适应上出现许多心理和行为的改变,出现角色行为的冲突。

5. 经济状况 经济状况差的患者往往容易产生角色消退、角色缺失。

6. 家庭、社会支持系统 家庭支持系统强的患者相对能适应患者的角色;政府及社会在身心障碍者的就医、就学、就业、就养等需求问题上的态度和保障措施,也影响患者角色的适应。如有的患者高度怀疑自己染有肝炎,却担心明确诊断后受众人嫌弃,长期回避就医;有的患者甚至为了宽慰家人,而对自己的疾病避重就轻,最终给疾病诊治和健康恢复带来不利影响。

另外,影响患者角色适应的因素还包括患者的文化程度、医务人员的态度等。

作为患者要从心理的角度接受这个角色,要了解有关自己疾病的一些知识。住院患者要和病房中的工作人员、病友常常交流,结成一个新的集体,要知道有关住院制度的信息、诊断和治疗安排的信息、如何配合治疗的信息、疾病预后的信息等,这样才有助于转入患者角色,尽快得到康复。作为医护人员应帮助患者适时地完成患者角色的转化,以利于其治疗、康复和回归社会。

四、护士,健康帮助专业的主力军

(一)职业角色与护士职业角色

职业是社会成员为社会做贡献并由此取得报酬和奖励的主要途径,因此,加强职业角色意识、明确职业角色规范、扮演好职业角色对于社会物质文明和精神文明建设具有十分重要的作用。职业角色是社会成员在职业岗位上所扮演的角色。一个人的职业岗位可能只有一个,也可能有两三个或者更多,但在一个职业岗位上,他却具有因这个岗位产生出来的一组职业角色丛。这是因为他必然要在这个岗位上与有工作关系的众多其他社会成员发生交往,因而必然要在不同时间、不同场合、不同行为方式中扮演不同的社会角色。

护士的社会职能与服务对象确定了护士角色的重要性。作为护士角色的承担者,应努力掌握所承担的责任与权力,以及该角色必要的态度与感情,认真履行护士角色,实现社会对护士角色的完美期望。

(二)社会对护士角色的期望

角色期望是社会对处于一定社会地位的角色的权利和义务所作的规范,是角色行为赖以产生的依据。护士作为一种社会角色,具有其特殊的行为。人们也对其社会角色给予特殊的期望。

1. 患者对护士角色的期望 曾有人询问患者:当你住院时,对你来说最重要的是什么?患者说,让他们感到温暖,受到尊重,护理人员态度和善,肯花时间与他们交流,认真倾听他们的诉说,并能迅速得到正确的护理。可见,护士只有具备良好的职业道德、真挚的职业情感、娴熟的业务技能、准确的交往言行、认真的工作作风和文雅的仪表举止，才能为患者提供优质服务，赢得患者的满意。

也有人曾做过调查：你理想的护理应该包括什么？

针对调查者设置的 10 个方面的护理内容，患者认为(按重要次序排列)：提供安全舒适的住院环境占 39.20％；及时、准确进行各种治疗占 35.18％；观察病情细致入微占 13.07％；有效地建立良好的医患联系与沟通占 5.03％；讲解疾病治疗的相关知识占 3.52％；经常给予精神与情感上的支持、鼓励占 1.51％；生活照顾面面俱到占 1.01％；及时解决生活上的困难占 0.5％；指导疾病康复训练占 0.5％。可见，患者对医院环境的关注与得到安全有效的护理胜过生活照顾。

从上述实例已经大致可以看出患者对护理及护理人员的期望。概括地说，患者所期望的护士角色的特征是：① 有爱心、耐心和高度的责任心。② 尊重患者的人格尊严，不损伤患者的自尊心。③ 从患者的利益出发，时时为患者着想。④ 有熟练的护理操作技术。⑤ 当患者需要时，能及时给予关心和支持。⑥ 能密切地观察病情，并能将患者的问题有效地传达给医生。⑦ 以真诚、开朗的态度对待患者及其家属。⑧ 仪态端庄，举止文雅，经常面带笑容。

2. 医生对护士的期望　医生和护士虽然分工不同，但两者的目标是一致的，从患者在门诊就诊到住院治疗直至康复出院，每一项工作都须护士和医生密切配合，平等协作。作为合作者的医生对护士的期望是：① 热爱护理专业，爱护患者。② 具有良好的医学、护理学、人文科学等方面的知识。③ 具有娴熟的护理技术操作能力。④ 能正确、迅速地执行医嘱。⑤ 有敏锐发现患者病情变化的能力。⑥ 在某些方面能提出治疗建议。⑦ 具有高度的责任心。⑧ 了解医生的习惯与性格，与医生建立起良好的合作关系。

（三）影响护士职业角色社会化的因素

护士职业，对个体具有乐于助人、甘愿奉献等特殊的社会化要求，这相对于我国大多数就业年龄在 20 岁左右的从护者而言，标准是很高的，它要求从护个体尽快地摆脱稚气，学会体恤他人、安抚病痛，能为患者提供精神支持等。对于从护者来说，经过强化的职业教育，大多能基本达到护士职业角色的要求，只是程度上的不同。影响个体成功扮演护士职业角色的主要因素有：

1. 社会文化　一般地说，一个人若能谋得一份为当代社会文化所推崇的职业，就业后他便会产生一种积极实现职业角色的内在动力，努力地去适应、去完善自己的职业角色行为；反之，个体对自己所从事的职业若不能产生心理上的认同，他在职业角色扮演的过程中则可能比较消极，甚至出现对职业角色的不适应行为。同样，护士的职业角色扮演，也不可避免地受到社会文化的深刻影响。社会文化对护士职业角色的影响主要表现为护士职业角色的社会期望值与职业角色的个体目标、行为模式之间的距离。一般说来，该距离小，比较有利于护士职业角色的发展和完善；反之，该距离过大，则有碍于护士职业角色的扮演。

2. 职业教育　职业教育就其职能而言，是一种培养专门人才的特色教育，其重要地位随着时代发展、社会分工而确立。但评价某种职业教育的成功与否，不仅要看它能否培养出一大批从事本职业的专门人才，更要看它培养出的专门人才，是否都甘愿专心于自己所从事的职业，乐于为自己所从事的职业的发展无私奉献。若无后面这条标准，职业教育便毫无意义可言。简言之，职业教育的灵魂，是职业价值观的教育，而职业价值观的教育，则是职业角色扮演的核心。

护理教育对护士个体的职业角色认知和扮演过程的影响是十分关键的。当今,在一些国家的护生开学或毕业典礼上,即有职业教育的生动体现,场面十分感人。在教育者精心策划、设计的集会上,每一个即将成为或即将毕业的护士学生,都必须充满敬意地用双手托着盘中那根正在燃烧着的蜡烛。点点烛光、滴滴烛泪,似乎都在意味深长地给她们以启迪:护士的职业就是要"像蜡烛一样,燃烧自己,照亮别人"。这种寓意深远的职业教育设计,旨在让护士个体对自身的职业发展目标,在一生中留下难以磨灭的印象,并以此在其职业角色扮演历程的新起点上,形成一个良好的开端。

3. 人生价值观 价值观代表一个人对周围事物的是非、善恶和重要性的评价。人们对各种事物的评价,如对自由、幸福、自尊、诚实、服从、平等、功名利禄、政治态度、社会风气、教育程度等,在心目中有轻重主次之分。这种主次的排列,构成了个人的"价值体系"。价值观和价值体系是决定人们期望、态度和行为的心理基础。在同一客观条件下,具有不同价值观的人会产生不同的行为。护士个体的人生价值观,是其职业角色化发展的前提。护士个体的人生基本价值取向,若能使其基本认同护士职业的社会价值,或有助于其确立恰当的职业价值观,那么她在护士职业角色扮演的过程中,就会相应产生积极的职业态度,并藉以指导自己的行为方式,努力去适应护士职业角色的需要。反之,护士个体若以为护士职业的社会价值无法满足她对"人的生存和生活意义"的追求,就容易产生消极的职业态度,以至在职业角色扮演过程中发生不适宜的行为反应,最终难以实现自身的职业角色。

4. 角色行为的自我调控 护士个体对自己的职业角色行为能否成功地实现自我调控,也会对其日后的职业角色扮演过程具有反馈性影响。角色行为的自我调控,首先是建立在个体对角色行为的自我认知、自我评价等基础之上的,且个体对角色行为的自我认知,又常常以其周围的客观他评为参照系。比如,护士个体可以从同事对自己工作的褒贬、患者对自己的欢迎程度等方面,了解自己的角色行为适宜与否,再经过自己的思考来确定下一步该如何做。

护士角色的培养十分重要,随着护士角色层次以及护士独立性的提高,护士角色的形象和社会地位的不断变化,要求护士必须不断提高各方面素质,以适应角色要求,符合角色期望,更好地为大众服务。

第四节　护理团队,让1+1>2的高效组合

人类自产生之日起就合群而居,以群体的形式生活着。人是社会的人,人离不开群体,个人只有通过社会群体才能被纳入社会这个大体系中。事实上,人从出生到死亡总是社会群体的一分子。群体不仅满足个人的物质和精神的需要,而且塑造人的个性和行为。正是在这些意义上,中国社会学的先驱曾把"社会学"译作"群学",可见,社会群体这一概念在社会学研究中的重要地位。

一、人类的群集性

社会学研究表明,人类最突出的特点之一就是:人是群体的生物。正因为这样,在人们的日常生活中,如果看到一个人经常独来独往,不加入群体的活动,我们就会用"离群索居"、

"行为怪异"等来指称和形容他,并明确认为那是社会不赞同的行为。人是集群性的动物,离开了群体,人也就失去了生存的意义。

(一) 什么是群体

社会群体是指两个或更多的个人,为了实现共同的目标,通过交往与沟通而形成的相互作用、相互依赖的集合体。

虽然群体的第一个要素是人的聚集,但仅仅是人群的聚集并非就是群体。群体展示的是人们相互联系的独特模式。一个群体的构成还必须具备以下条件:成员间有生活、学习和工作上的交往;有信息、思想、感情上的交流;有共同的目标与利益;群体内有相互协作与配合的组织保证;有群体意识。

群体不同于社会的"类群",譬如北京人、老年人、女人,这些人之所以被归到一起,仅仅是因为他们有某个相同的特征,而不是因为他们有认同感或归属感。

群体可以有不同的持续时间,可以像家庭那样数代延续下去,也可以在短暂时间内解体。

规模也是群体的一个重要方面。如夫妻二人组成的家庭是最小规模的群体,而数百人组成的车间也可归为群体之列。二人群体的关系纽带可能是最强的,这样的群体能够产生较大群体中所没有的团结感和亲密感。但是,由于二人群体依赖的是一种单一的关系,成员必须总是相互考虑到对方,并且在二人群体中,没有任何让别人参加互动的机会。如果一个成员退出,这个群体就解体了。

(二) 人为什么不能"无群"

作为社会性动物的人,之所以能满足自己的各种需要,依靠之一便是社会群体。在人类生活中,所有社会成员的共同需要有两类,一类是工具性需要,另一类是表意性需要。所谓工具性需要,是指必须依靠群体帮助才得以达到某种具体目标的需要。在人生的每一阶段,都存在着单靠个人无法完成的工作,因此也就存在着各种各样的工具性需要,这些工具性需要必须由工具性群体来满足。许多工具性群体是绝对必要的,例如,单个的足球运动员是不可能赢得一场比赛的。这正体现了中国的一句俗语:"一个篱笆三个桩,一个好汉三个帮。"

另一些群体的形成主要是为了满足表意性需要,这就是说,群体帮助其成员实现情感欲望,通常是提供情感支持和自我表达的机会。大多数朋友群体就是出于这种目的。

工具性群体和表意性群体的区分并不意味着两者是截然分开的。在实践中,大多数群体都能满足这两种需要。例如,工具性群体也经常满足表意的需要。运动队的成员会产生亲密的关系,这是他们在场外的友谊基础。

(三) 群体的分类

群体分类的方法有很多,按照不同的标准和研究需要,区分出不同的类型。下面是几种较常见的类型。

1. 血缘群体、地缘群体和业缘群体　这是以群体成员的联系纽带作为划分标准的,它们分别以血缘关系、地缘关系、业缘关系为纽带。人类最早出现的群体活动是在血缘群体特别是家庭中进行的。地缘群体是随着社会生产的发展和社会流动的出现而产生的。邻里从严格意义上说则是文明社会的地缘群体。业缘群体在现代社会的群体生活中处于主导地位。

2. 初级社会群体和次级社会群体　这是以群体中人际关系的亲密程度作为划分标准的。初级社会群体又叫基本群体或首属群体。所谓初级社会群体,是面对面交往形成的,具有亲密的人际关系的群体。它对于人的个性和个人理想的形成起到了最初的作用。它不仅满足人的物质方面的直接需要,尤其能满足人们在精神生活方面的直接需要。人们是通过与其直接接触的初级群体来感知社会的,初级群体的状况如何,直接影响人们对社会的满意度,从而决定对社会的态度。因此,人们必须高度重视初级群体的建设,重视初级群体中人际关系的调适。

次级社会群体,如学校、工厂、公司等社会组织是次级群体的表现形式。现代化社会是高度组织化的社会。众所周知,人类社会的产生和发展都与各种社会组织相联系。在现代社会中90%以上的人都在社会组织中从事工作。组织的特殊性在于它既是一个"人群集团",也是一种人为创造出来的物质工具,增强了人类社会活动的效率。

在现代社会生活中,既要重视初级社会群体的作用,又要重视次级社会群体的作用,还要重视它们在功能上的协调。

3. 正式群体和非正式群体　其划分是以群体的社会关系是否得到在它们之上的社会组织如各级政府认可为标准的。正式群体及其内部的社会关系是经由各级政府认可的。在正式群体中,个人有明确的职责分工和权利义务,并指向组织目标。在正式群体中有命令型群体,如由一名护士长和若干名护士组成的工作群体。除此之外,还有任务型群体。任务型群体是为了完成某项特殊任务而临时抽调人员组成的群体,如援非医疗队等。

非正式群体是指社会成员因某些原因,未经官方或组织规定,自愿形成的群体。凡是有人群的地方,都可能组成非正式群体。它是个无形组织,内部成员有着相同的观点、密切的利益和一致的行为,有自然形成的"领导人物"。非正式群体的特点是:成员间认同行为规范,有较强的凝聚力,信息沟通迅速,有排他性和不稳定性。非正式群体形成的原因是多种多样的,如利益一致的利益型群体,志趣相投的爱好型群体,信仰相同的信仰型群体,还有通过社交、友谊和感情连接起来的情感型群体,由同乡、同学、战友组成的亲缘型群体等等。

正式群体中可不断产生非正式群体,它对个体行为有着一定程度的影响。非正式群体具有积极和消极的双重作用。当非正式群体的价值取向与正式群体的目标一致时,它对完成组织目标有促进作用。另外,由于非正式群体还能满足其成员社会交往等方面的需求,所以它也是对正式群体功能的补充和调节。当非正式群体的价值取向与正式群体的目标不一致甚至有冲突时,它对完成组织目标有阻碍作用。因此,协调正式群体与非正式群体的关系具有重要的意义。

4. 成员群体和参照群体　这是以个体和群体的关系来划分的。人们一般称某个个体生活其中的群体为他的成员群体,而把影响某个个体的思想和行为的群体称为他的参照群体。对于社会个体来说,他可能把自己所在的成员群体同时当作参照群体,但也可能把他并不生活在其中的群体当作参照群体。这样,就会出现两种情况,如果他选择的参照群体是具有积极倾向的群体,自然他会获得进步;但是,如果他选择的是具有消极倾向的甚至是反动倾向的群体,他就会向坏的方面转化,产生反常和反社会的行为。美国社会学家研究犯罪问题时发现,在犯罪率较高的社区内,一些男孩子自幼就模仿犯罪团伙中大男孩子的行为,认为他们勇敢、大胆,是真正的男子汉,视他们为楷模,甚至最后堕落成犯罪团伙成员。这类犯罪团伙在该社区内成为许多小男孩心目中的参照群体。现代社会是开放性社会，人们不免要受到各种各样群体的影响。注重参照群体的研究，认识、分析人们心目中的参照群体，能更好地发挥先进群体的带头作用，及时发现和制止越轨团伙的破坏作用。

二、有趣的群体力学

中国人常说："三个和尚没水喝"；"三个臭皮匠，顶个诸葛亮。"西方人也说："太多的材料搅混了汤味。"这些谚语、术语常常提醒我们：人多好办事，人多也碍事。群体力量的发挥，可能是相辅相成的，也可能是相互抵触的。群体不是若干个体的简单组合，而是个人之间相互作用、相互联系的有条件的特殊总和。群体的运作主要是通过群体内成员间的互动而展开的。合作与竞争是群体的两种主要的互动方式。

（一）合作与竞争

合作是指两个或两个以上的个人或群体为达到共同目的，自觉或不自觉地在行动上相互配合的一种互动方式。竞争是互动的双方为了达到各自的某种目的，在社会同一领域里与对方展开的竞赛争胜。竞争是现代社会的普遍现象，在人类社会生活中有着重要的作用。在群体中，成员可以彼此以合作的方式互动，他们可以互相帮助、互相沟通，为群体成员的共同利益而协调行动；有些群体，成员间以互相竞争的方式互动，他们将个人的利益放在首位，努力表现自己的超人之处。

那么，从总体上说，人们是愿意合作还是愿意竞争呢？在群体内部是展开竞争有利，还是合作有利呢？研究发现，虽然合作似乎给人们带来了更大的收获，但在群体互动中，多数人宁愿竞争不愿合作。这点有以下实验为证：

曾经有一个实验者请几个小朋友，每个人手里提一个小球。小球用线拴着，统一放入一个仅容一个小球顺利通过的容器中。然后，实验者告诉小朋友：现在假设小球就是你自己，容器中在 10 秒内会注满水，那么你们就要在这个时间内逃出去。当实验者下令开始时，几个小朋友一起拉线，结果卡在了瓶口，互不相让地僵持着，10 秒钟过去了，仍然没有一个"人"逃出去。其实，这就是竞争与合作的问题。如果几个小朋友能够互相合作，一个一个拉线，10 秒是足够"逃生"的。

这个实验曾经在世界很多国家都做过，结果发现，中国的小朋友是最不善于合作的，也就是说合作意识最为缺乏。

对于生活在新时代的人来说，无论是竞争还是合作，都是为了最大限度地发展自己。竞争和合作构成人生与社会生存和发展的两股力量。竞争中有合作，合作中有竞争，竞争与合作是统一的，是相互渗透、相辅相成的。竞争是有层次的。竞争层次的客观性决定了无论何种竞争都离不开合作，竞争的基础都在于合作。没有合作的竞争，是孤单的竞争，孤单的竞争是无力量的。合作是为了更好地竞争，合作愈好，力量愈强，自然成功的可能性就愈大。有人说过，优秀的竞争者往往是理想的合作者。

（二）解决群体冲突的策略

冲突是指两个或两个以上的社会单元在目标上互不兼容或互相排斥，从而产生心理上的或行为上的矛盾。解决矛盾冲突有三种不同的策略。

1. 赢—输策略　这种策略的特点是双方不以妥协为目标，其中一方控制和支配了另一

方,用自己的目标取代对方的目标而成为赢家;另一方则为输家。例如:

由于国庆节休假调课,使原来实验室操作练习安排被打乱,一组和二组的同学都准备晚上练铺床,从而发生了冲突。在冲突过程中,一组的组长态度十分强硬,认为今天就应该让她们练,况且是她们先到的。二组的组长与她们争执了很长时间也没有结果,最后二组的同学只好在十分不情愿的情况下离开实验室。

解决冲突运用赢—输策略十分普遍,但它并非解决冲突的最佳策略,这是因为由赢家决定的目标,会使输家产生心理上的不平衡,为争执双方今后的关系处理留下隐患,所以只是暂时性解决冲突的策略。

2. 输—输策略　其特点是双方都持敌对的态度,都想成为赢家,但最终都成为输家,没有一方达到自己的目标。例如:

科室里有一个去国外医院短期进修的名额,A护士和B护士都很想去,两个人通过各自的渠道,一个找了卫生局负责人,一个找了卫生厅负责人,当两位负责人都来过问此事后,医院领导为避免得罪其中任何一位领导,决定将此名额给了护士C。

输—输策略仅仅是一种短期行为,不是解决矛盾的理想策略,因为争执的双方都没有达到目标,各自心理都处于失衡状态,双方的关系受到了损害,可能导致今后发生更大的冲突。其实,任何人都想避免输—输策略,但当其他策略失败时,人们往往会陷入此种后果之中。

3. 赢—赢策略　其特点是双方都完全或部分地达到了自己的目标,双方都成为赢家。"1+1"大于2启发我们在解决问题时,既非按照我的方式,亦非按照你的方式,而是第三种远胜过个人之见的办法。例如:

上述一组和二组实验室发生冲突后,两个组的组长经过协商,决定一组的同学练习铺床,二组的同学练习穿、脱隔离衣;一段时间后再相互交换。结果两个组的同学都很满意。

赢—赢策略是解决矛盾和冲突最为理想的策略,也是最佳策略,因为争执双方的冲突得到了很好的解决,关系也没有受到损害。它是一种重视双方长期性联系的策略。

（三）影响策略的因素

群体成员在互动中采取何种策略,受诸多因素的制约,概括地说主要有以下几种:

1. 群体成员之间的沟通程度　沟通将起到促进群体成员合作的作用,使他们有了相互讨论、相互信赖、相互学习的机会,有了合作的前提和可能。一般而言,沟通的机会越多,合作的可能性越大。

2. 群体规模　研究发现,随着群体人数的增加,合作行为会减少。群体成员的增加,使成员对群体的责任心降低,自利行为更具隐蔽性,合作也因此而减少。

3. 群体成员间的相互性　相互性是人际关系的一个基本要素。人们行为的基本准则之一是以德报德,以怨报怨。在社会互动中,如果以竞争为开端,将引起更多的竞争行为。增强合作最好的办法是相互妥协,彼此让步,这是人与人之间合作的基础,也是群体成员协调的前提。

三、建设高绩效的护理工作团队

随着专业分工的日趋精细,一个没有向心力的团队,没有凝聚力的群体,即使人再多,也不一定产生高绩效。对此,德国科学家瑞格尔曼的拉绳实验也能使我们得到一些启示:在瑞格尔曼的试验中,他把参与测试者分成四组,每组人数分别为一人、二人、三人和八人。瑞格尔曼要求各组用尽全力拉绳，同时用灵敏的测力器分别测量拉力。测量的结果有些出乎人们的意料：二人组的拉力只为单独拉绳时二人拉力总和的95％；三人组的拉力只是单独拉绳时三人拉力总和的85％；而八人组的拉力则降到单独拉绳时八人拉力总和的49％。通过这个实验，我们可以看出：在一个团队中，只有每个成员都最大程度地发挥自己的潜力，并在共同目标的基础上协调一致，才能发挥团队的整体威力，产生整体大于各部分之和的协同效应。否则，不但不能大于整体之和，还会远远小于整体之和。那么，到底群体和团队有些什么区别，是什么因素在影响团队的整体绩效呢？

（一）工作团队与工作群体的区别

我们通常把群体定义为两个或两个以上的个体，为实现某个特定目标，通过彼此间的互动而结合在一起的团体。在工作群体中，群体成员通过互动，共享信息，使每个成员更合理地作出自己的决策，更有效地行动，最后帮助成员更好地承担各自的责任。工作群体中的成员不一定要参与需要共同努力的集体工作，在工作群体中不存在一种积极地能够使群体的总体绩效水平大于个人绩效之和的协同作用，工作群体的绩效仅仅是群体成员个人绩效的简单相加之值。工作团队则不同，它是在工作群体的基础上建立起来的，它的特点是内部成员之间相互帮助，具有团队意识，能开放真诚地沟通，自由发表意见，坦诚互信，在适当的时机有策略地解决矛盾，所以能产生积极的协同作用，团队成员努力的结果使团队绩效水平大于个人绩效总和。说到这里，有一个例子可以很好地说明问题。美国每年的职业篮球大赛结束后，都会从各个优秀队伍中挑选最优秀的球员，组成"梦之队"赴各地比赛，以期制造另一波高潮。但"梦之队"总是胜少负多，经常令球迷失望。为什么？其原因就在于他们并不是真正的团队。虽然他们都是每个队最顶尖的球员，但是平时不属于同一个团队，没有形成内部各成员间在打法上的默契。而且，各球员因自恃球技过人，没有形成团队精神，因而就无法构成有效的团队，胜少负多的结局自然也就在情理之中了。一个正式的工作群体通过努力是可以建设成为一个高绩效的工作团队的。

（二）高绩效工作团队的特性

孟子曰：天时不如地利，地利不如人和。一个高绩效的团队就是其中"人和"的重要组成部分。但是，建立一个优秀的团队并不是一件容易的事，虽然它看似简单：就是把一拨人拢在一起，朝一个方向走，但在实际的操作中却往往因为一些关键因素没有把握好而导致不良后果。

肯·布兰佳在其1993年由哈佛商学院出版的《聪明的团队》一书中认为，工作团队想要具备高效率，必须有七种特质：目标一致（Purpose）、授权使之发挥潜能（Empowerment）、良好的工作关系沟通（Relation and Communication）、弹性十足（Flexibility）、最高的绩效（Optimal Performance）、给予肯定及赞赏（Recognition and Appreciation）、高昂的士气（Morale）。肯·布兰佳利用这七种特质的英文首字母拼成Perform（表现）一字，作为"高效率工作团队"的最佳注解。

（三）建设高绩效护理工作团队的基本原则

1. 领导推动与全员参与相结合原则　建设高绩效团队的愿望是领导者良好意图的重要反映。领导者的意图必须与团队所有成员的美好愿望结合起来才有群众基础，否则，这种意图就会变得不切实际，无异于空中楼阁。有效的领导者能使团队具有凝聚力，共同为组织的目标努力，同时也能积极地为组织的发展提供创新思路，充分发挥团队的协同效应。"人心齐,泰山移",只有目标一致,心往一处想,劲往一处使,团队目标的实现才能指日而待。一个能调动护士积极性,把护理工作管理得井井有条,得到广大护士认可的护理管理者才是一个合格的领导者。任何一项工作,都要靠大家去努力完成,作为一个护理管理者不可能、也不应该亲自去做所有的具体工作,应该起参谋长和统帅作用。

2. 相对稳定与适度竞争相结合原则　人们都渴望有一个稳定的职业,但是,我们必须看到,过分的安全感和稳定性对员工工作的积极性和创造性是一种束缚。员工如果没有压力,也就失去了动力,因此,在团队内部引入竞争机制是必要的。护理管理者在护理人员使用过程中应实行"岗位能上能下,员工能进能出,待遇能高能低"的措施,应给每一位护理人员施展才华的机会与空间,让她们在一次次地自我挑战和激励中,在一次次你追我赶的热浪中,使护士的自身价值得到实现。当今许多医院推出的"五星级护士"竞争激励,收到的激励效应是:护理人员的工作热情高涨,学习氛围更浓厚,护士与患者沟通更主动了。医院呈现出一派生机,护理管理又上了一个新的台阶。由于这一竞争激励机制的出台,各类护理差错发生率则明显下降,患者满意度也得到上升。

3. 满足需要与引导需要相结合原则　人总是期望在达到预期的成绩后能得到适当合理的奖励(这个奖励是广义的概念,如奖金、提升、表扬,还包括看到自己工作的成效,得到同事信任,提高个人威望等),能够按劳取酬,体现多劳多得。奖励使所有人在工作绩效的问题上有了一个最基本的共识:良好的工作绩效会赢得美好的生活。因此,医院护理管理者必须对护理人员进行有效的利益激励,只有这样才能使护理人员的积极性得到最大的激发,使医院的护理质量不断提高。

但需要指出的是,奖励只是为你提供了有效的"有机肥料",要让你的"花园"繁盛起来,还需要对奖励的尺度进行合理把握。别忘了再好的"肥料"也难免有副作用。如果一味地满足员工的需要,也会带来激励工作的被动局面和偏差。因此,护理管理者在满足护理人员需要的同时,还要运用教育和同化等措施来引导护理人员的需要,给护理人员成员灌输符合护理工作团队需要的人生观和价值观,并扎根于护理人员的内心深处。

4. 制度化与人性化相结合原则　一份权威统计研究报告揭示了一个团队或组织问题的症结所在:问题的 75% 来自员工和团队或组织的结构上,25% 出在技术上。这一事实告诉我们,单有科学的制度和先进的技术是远远不够的,人性化在高绩效的团队中是十分重要的因素。

在现代医院护理管理中,要创造一流的服务水平和理想的护理技能,医院护理管理者必须建立健全以人为本的人性化护理管理制度,这样才能更充分地调动职工的积极性。护士是从事护理事业的主体,医院护理管理者应了解护理人员的特点,尊重与理解护理人员、关心护理人员的生活及各种需求,为护理人员提供公平竞争的机会,促进护理人员的个性发展,满足其自我价值实现的需要;要对各类人才合理使用,做到优势互补,扬长避短,人尽其才,提高效率。只有关心护理人员的身心健康,才能更好地调动护理人员的工作积极性,才能发挥护理工作在维护人类健康中的重要作用,促进护理事业的发展。同样,我们也很难想象一个没有经过制度化管理磨炼的团队,或者说缺乏制度保障的团队,单纯依靠人性化因素就能够保证团队的效率。

■ 思考与练习 ■

1. 想一想你自己现在扮演着哪些角色? 说出你最喜欢其中的哪个角色,理由是什么?

2. 说说你对患者的角色有哪些期望？

3. 在过去的生活中，哪些人和事对你产生了深远的影响？

4. 你认为自己扮演好护士职业角色的优势是什么？可能存在的困难有哪些？

5. 说说你最有趣的一次群体生活的体验。

实践训练

"角色体验"汇报会

【目的】全面领悟社会生活中的各种角色的权利与义务，从而能胜任自身承担的各种角色。

【要求】深入到社会群体、组织中进行观察、调查、访谈、体验等，最后形成体会报告。

【组织】由同学演讲角色体验报告"假如我是患者……"；"假如我是患者家属……"；"假如我是护士……"；"假如我是家长……"等等，进行角色体验。

【推荐书目】

1. 史瑞芬，周柳亚. 护士人文修养. 北京：高等教育出版社，2008

2. 霍孝蓉. 实用护理人文学. 南京：东南大学出版社，2006

3. 任文杰，王玉桂，王秀萍. 护士人文读本. 郑州：郑州大学出版社，2005

4. 王一方. 医学人文十五讲. 北京：北京大学出版社，2006

5. 钟明华，吴素香. 医学与人文. 广州：广东人民出版社，2006

【网络资源】

1. 中国护士网：http://www.china-nurse.cn/

2. 中国护士论坛：http://bbs.xinhushi.com/.

3. 中国社会学网：http://www.sociology.cass.cn/

（曹梅娟、周柳亚）

第八讲 交际使人练达：人际关系与护理

教学目标

1. 说出人际关系的概念。
2. 说出人际关系的本质及重要性。
3. 阐述人际交往的原则与策略。
4. 在护理实践中恰当运用各种人际规范增进护患关系。
5. 在护理实践中运用人际规范促进护际、医护关系和谐。

本讲提要

本讲从阐述人际关系的基础知识、剖析人际关系的内在结构入手，让学习者认识到什么是正确的人际关系，理解和谐的人际关系在生活和工作中的重要意义，树立将构建和谐的人际关系自觉内化为个人修养的观念，探讨作为高素质护理人才应掌握的基本人际关系知识，通过学习和训练，使学习者重新认识护理人际关系在护理人员开展护理工作、创设良好工作环境、赢得患者满意中的重要作用。

问题与思考

问题 1：为什么地球上不能只留我一个人？

一个小伙子惧怕人际交往，于是异想天开："这地球上如果只留我一个人那该多好！再也没有与别人打交道的烦恼了，这会有多么的自由自在啊！"

有好事者就提醒他："没有老婆不寂寞吗？即使留一个女人做老婆，快乐也不会太久的，因为没人给你烤面包！再留一个面包师也不能解决问题，因为没人给面包师提供面粉就烤不了面包！若再留一个农夫也不行，没人给农夫打农具！仅留铁匠没炭也是枉然……"

面对一连串的问题，小伙子茫然极了，从心底里呐喊：为什么地球上不能只留我一个人？

为什么这位小伙子的美梦不能成真？他的美梦现实吗？

问题 2：为什么我不是"A"？

有位中国留学生在美国进修资管硕士学位时，有一门课程要求他与班上的其他 3 名同学一组到一家企业去实地参与编写一份企划方案。由于同组的另外 3 个美国同学对企划都没什么概念，所以他这位组长只好重责一肩挑起，几乎是独立完成了所有的工作。方案上交后，厂商及教授对他们的（其实是他的）方案都相当满意。第 2 天他在拿到成绩时发现自己得的竟然是一个"B"，更让人不能理解的是他的另 3 个美国同学拿的却都是"A"，他感到非常愤慨并前去询问他的教授。教授的回答是："我知道那份计划几乎是你一个人弄出来的，因此，你的组员认为你对这个小组没什么贡献！而整份计划的分值中包含了个体对团队的贡献分，因此……"

是的，一个人组成不了团队，而团队的力量将远远大于一个优秀人才的力量，从中我们就不难理解教授给他 B 的缘由。

这些问题使你想到什么？ 其实我们每一个人都不可能是单独地存在着，必须与许许多多的人共存于一个空间之中，然后，伴随着相依相靠，相亲相慕，相汇相融……在人际间，自由绝对是个相对的概念。

第一节　人际关系，载舟覆舟皆因你

众人皆知：水能承载船只，也能倾覆船只。人际关系，犹如那载舟覆舟之水，处理得当，能载你驶向成功的彼岸，反之，会让你陷入痛苦的深渊。

三人相合为之"众"，众之相聚谓之"群"。人之所以为人，还在于人能群。荀子指出："人——力不若牛，走不若马，而牛马为用，何？曰：人能群，彼不能群也。"人总是生活在一定的"群"之中，并且总是要和这个群之中的其他人发生各种各样的关系，人的本质也就体现在这种关系的总和之中。人只有生活在群与关系之中，才成其为人。

一、透视举足轻重的人际关系

人类社会发展到今天，人际关系问题已成为人们普遍关注的问题。然而，客观存在的人际关系，我们该用怎样的笔墨去正确描述它呢？让我们从它的概念谈起。

（一）人际关系的概念

从广义上讲，人际关系就是指人与人之间的关系，包括社会中所有的人与人之间形成的关系以及人与人之间关系的一切方面。从狭义上讲，是指个人与个人之间通过相互交往与相互作用而形成的一种心理关系，或称心理距离。目前，比较倾向的说法是：人际关系是人和人之间通过交往或联系而形成的一种对双方都产生影响的一种心理连接，或者说心理联系和行为表现。

从历史上考察，人际关系是同人类起源同步发生的一种极其古老的社会现象。从人类社会形成时起，人与其他动物的区别除形状特征等外，更主要的是形成了社会关系。人际关系在中国社会的重要性和独特含义，形成了很多颇具解释力的概念和理论模式。梁漱溟在

《中国文化要义》中提出了"伦理本位"观点,指出"中国是伦理本位的社会……伦理本位者,关系本位也……吾人亲切相关之情,几乎天伦骨肉,以至于一切相与之人,随其相与之深浅久暂,莫不自然有其情分,因情而有义,自然互有应尽之义……全社会之人,不期而辗转互相连锁起来,无形中成为一种组织"。费孝通先生提出的"差序格局",更是成为学者研究中国人人际关系的基础。他认为,在中国社会中,"关系",不仅仅是指人与人之间一般的联系,而且是一套人际互动规则,具有组织社会和形成社会秩序的功能。与西方社会用一套普适性的抽象行为规则来规范所有社会成员之间的关系不同,中国社会非常讲究伦理关系的"差序格局",人际互动规则因人与人关系上的亲疏厚薄而异。

随着社会的进步与发展,社会学、社会心理学、文化人类学等不同学科,从各自的角度对中国式的人际关系问题进行了充分的研究。因此,对人际关系的理解包括以下层面:① 从词义看,是人与人之间的联系;② 从结果看,是一种交往的程度;③ 从形式看,是一种彼此之间形成的心理契约。

（二）人际关系的内在结构

人际关系的内在结构包括人际认知、人际情感和人际行为这样三个内在联系密切的层面。

人际认知,是指人与人在交往过程中的相互认知,即通过彼此相互感知、识别、理解而建立的一种心理联系。具体有自我认知、对他人的认知、对人际关系的认知三个方面。人际认知是人际关系的基础。试想,两个一生不相识的人,根本谈不上关系。当然,人际认知也是一种双向互动过程,了解是彼此间的,所以我们认为,良好的人际关系不仅需要深入的相互认知、理解,而且需要相互认同、欣赏。这就是人们常说的"知之深,爱之切"的道理。总之,人际认知是建立人际关系的前提。

人际情感,是指人际交往过程中各自的需要是否得到满足而产生的情绪、情感体验。古语中常说的"爱之欲其生,恶之欲其死",指的是积极的正性情感可表现为人际间相互亲近、融合、喜欢等;消极的负性情感可表现为相互疏远、厌恶、仇恨等。事实上,人际情感还有一种中性情感,表现为若即若离、不即不离。由于人际关系在心理上总是以彼此满意与否、喜爱与否等情感状态为特征的,因此,人际情感一般被认为是人际关系的核心,是人际关系中最本质的、具有决定性影响的因素,是衡量人际关系好坏的晴雨表。"问世间情为何物,直叫人生死相许"。

人际行为,是指双方在相互交往过程中的外在行为的综合体现,它包括人们的仪容仪表、言谈举止、交往礼仪等。在人际关系中,无论是认知因素还是情感因素,都要通过人际行为表现出来。从某种意义上说,人际行为是人际关系的调节杠杆,因此,人们可以通过各种行为调节、修补、完善各种人际关系。

以上三者相互联系、相互渗透、相互影响,共同构成人际关系的整体系统。

（三）人际关系的功能

人际关系的功能主要体现在以下几个方面:

1. 促进身心健康　良好的人际关系可以满足人们的安全感、归属感,提高自尊心,增强力量感,获取友谊和帮助,有利于人的身心健康;反之,人际关系失调,会产生不良的情绪反应,诸如焦虑、恐惧、愤怒、敌对等,导致神经衰弱、抑郁症、恐惧症、偏头痛、溃疡病等疾病,严重影响身心健康。

2. 获取信息知识　"独学而无友,则孤陋而寡闻。"人际间通过正常的交往,以获取信息、增长知识、开阔视野、启迪智慧,从而影响着每个人的生活、学习、工作和自我发展。荀子说:"学莫便乎近其人。"(《荀子·劝学篇》)意思是说,为学之道,没有比接近良师益友更便捷的了。英国戏剧家肖伯纳也说:"如果你有一个苹果,我有一个苹果,彼此交换,每个人还是一个苹果;如果你有一个思想,我有一个思想,彼此交换,每个人就有两个甚至多于两个的思想。"

3. 使个体社会化　人是社会性动物,不能离开他人而孤立生活,个体在与他人交往中,建立各种各样的关系,逐渐发展和形成个性,由不断的社会化过程来实现自身的价值。社会化程度的高低,是衡量一个人成熟度的重要尺度。马克思指出:"一个人的发展取决于和他直接或间接进行交往的其他一切人的发展。"

总之,一个人的成长发展,离不开人际关系;一个人的身心健康,离不开人际关系;一个人的幸福生活,离不开人际关系;一个人的事业成功,离不开人际关系。人际关系的好坏,不仅是一个人综合素质高低的体现,而且是决定人生成功与否的一种重要的作用力。

二、相逢还需相知

人际关系是从人际认知开始的,人际关系的调节也是与人际认知分不开的。因此,了解人际认知的理论,把握人际认知的作用,才能克服人际认知中的障碍,建立起正常的和谐的人际关系。

人际认知是指个体对自我、他人及人与人之间关系的认知,但主要指的是对他人的认知。

（一）人际认知的内容

1. 自我认知　指对自己存在的认知,包括对自己的需要、兴趣、能力等个性特征、社会角色的认知。从某种意义上说,自我认知是人际认知的基础,因为对他人的认知离不开对自我的认知。人们在品味自己的同时,也在品味他人。知人不易,知己更难,这是由于自我认知要受到社会评价因素、个体主观因素等多方面因素的制约与影响,"不识庐山真面目,只缘身在此山中"说的就是这个道理。

"人贵有自知之明。"个体对自我在生理、社会、心理等方面有一个正确的认识,一方面可准确地自我定位,发挥自我价值和潜能,另一方面,对人际交往、协调人际关系也有重大作用。只有对自己在社会上的角色地位有准确的定位,才能恰到好处地做好角色扮演。如果一个人自我认知不明确,只看到自己的不足,觉得自己处处低人一等,就会丧失信心,缺乏朝气,产生自卑,丧失与人交往的勇气;反之,一个人只看到自己的长处,觉得自己比谁都强,就会产生盲目乐观情绪,自以为是,自我中心,导致人际交往中自高自大,盛气凌人,使人际关系失去平衡。

2. 对他人的认知　指个人从他人的外在特征、行为表现推知其动机、态度、思想、性格等心理特征的过程。《诗经》中说:"他人有心,余忖度之。"意思是说,对他人认知是一个由表及里、由浅入深的长期积累过程。对他人的认知是一切人际交往的前提。

有学者认为,对他人的认知,是人际认知最重要的内容。首先体现在交友方面。孟子说:"人之相交,贵在相知。人之相知,贵在知心。"正如《水浒传》中阮氏兄弟所说:"这一腔热血,只贾与知之者!"其次体现在用人方面,指管理者对人在了解、考察、识别、选择的基础上,将人才置于最合适的位置,也就是用好人。汉高祖刘邦曾言:"夫运筹策帷帐之中,决胜于千里之外,吾不如子房;镇国家,抚百姓,给馈饷,不绝粮道,吾不如萧何;连百万之军,战必胜,攻必取,吾不如韩信。此三者,皆人杰也,吾能用之,此吾所以取天下也。"(《史记·高祖本纪第八》)刘邦以其知人善用,终成大业。

3. 人际间认知　指对自己与他人关系以及他人与他人之间的关系的认知。由于人与人之间关系的认知是个相互感知的过程,具有互动性,而恰恰是这种互动性常导致人际间关系的认知发生偏差,即发生不对称状况。纪伯伦写道:一个哲学家对一个清道夫说:"我可怜你,你的工作又苦又脏。"清道夫说:"谢谢你,先生。请告诉我,你做什么工作?"哲学家回答说:"我研究人的心思、行为和愿望。"清道夫一边扫街一边微笑着说:"我也可怜你。"人际间认知的难点也就在此。

(二) 影响人际认知的心理效应

心理效应是指由于社会心理现象、心理规律的作用,使人在社会认知过程中,对人或事的特殊的反应效果。人们认知过程中的典型错误多数是由心理效应造成的。这些心理效应包括:

1. 首因效应(first-impression effect)　首因,即最初的印象,首因效应是指人们在对他人总体印象形成过程中,最初获得的信息比后来获得的信息影响更大的现象。

对于首因效应形成的原因,有两种不同的解释。一种解释认为,最先接受的信息所形成的最初印象,构成脑中的核心知识或记忆图式。后输入的其他信息只是被整合到这个记忆图式中去,因此,后续的新信息也就具有了先前信息的属性痕迹。另一种解释是以注意机制原理为基础的,该解释认为,最先接受的信息没有受到干扰,得到了更多的注意,信息加工精细,所以印象也往往特别深刻、强烈、鲜明,而后续的信息则易受忽视,信息加工粗略。

2. 近因效应(recent-impression effect)　又称新因效应。近因,即最后的印象,近因效应是指在对客体的印象形成上,最新获得的信息比以前获得的信息影响更大的现象。前后两次信息之间的间隔时间越长,近因效应越明显,原因在于前面的信息在记忆中逐渐模糊,从而使近期信息在短时记忆中更为突出。最后留下的印象,往往是最深刻的印象,这也就是心理学上所阐释的后摄作用。这种效应往往在有足以引起人注意的新信息刺激下才会出现。

3. 光环效应（light circle effect） 又称晕轮效应，指的是对客体某种特征形成固定看法后，会泛化到客体的其他特征，推及对象总体特征的现象。就像月亮形成的晕轮、太阳形成的光环一样，向四周弥漫、扩散。这是在印象形成过程中一种夸大的感觉和看法，一旦形成光环效应，所有的不足就全为光环所遮盖变得视而不见。"情人眼里出西施"就是一种光环效应。

4. 社会刻板效应（social prejudice effect） 社会刻板效应是指社会上的一部分成员对于某一类事物或人物持一种固定不变、概括笼统的简单评价的现象。社会刻板现象不是一种个体现象，而是一种群体现象，它反映的是群体的共识。作为心理现象，"刻板"是它的根本特点。在人际交往过程中主观、机械地将交往对象归于某一类人，不管他是否呈现出该类人群的特征，都认为他是该类人群的代表，进而把对该类人群的评价强加于他。

作为一种固定化的认识，社会刻板印象对人们的社会认知有一定的消极作用，严重时会导致产生较大的认知偏差；另外，社会刻板印象对客体的僵化性认知，也会妨碍人们对社会发展新事物属性的正确及时地认知。

三、守住交往的原则，打造和谐的策略

人际交往是指社会上人与人之间相互作用和相互影响的一切行为过程。它的质和量决定着人际关系的程度和水平。尽管人际交往存在着很多技巧、方法、策略，也不拘泥于某种格式，但在实践中必须遵循以下原则。

（一）人际交往的原则

1. 平等原则 平等概念涉及政治、经济、法律等各个领域，这里所指的平等是人与人之间的人格平等。法国著名学者皮埃尔·勒鲁指出："平等是一项原则，一种信仰，一个观念，这是关于社会和人类问题的并在今天人类思想上已经形成的唯一真实、正确、合理的原则。"同样，平等是一切正常的人际交往的基础和准则。它意味着人与人之间没有人身依附关系，相互是独立的，没有高低贵贱之分。如果忽视了人格平等，就会滋长那些财大气粗、以势压人、恃才傲物者的气势，就会助长人微言轻、仰人鼻息、摇尾乞怜的不正常风气，从而严重损害良好的人际关系。

2. 相容原则 包容既是一个人素质的反映，也是一个人获得快乐的良方。当我们在生活中遇到不顺心的事或甚至受到别人的伤害时，凡不是原则的事，都应以包容之心来对待与感化。一方面，此举是化解矛盾、促进良好人际关系的一种方法；另一方面，也能彰显你良好的交往素养和不俗的气度与风范。古人云："将军额上能跑马，宰相肚里可撑船。"寺庙里也有一名联："大肚能容，容天下难容之事；开口常笑，笑世间可笑之人。"这些名句告诫人们，为人处世要豁达大度。历览古今中外，大凡胸怀大志、目光高远的仁人志士，无不大度为怀；反之鼠肚鸡肠、竞小争微、片言只语也耿耿于怀的人，没有一个能成就大事业。

3. 诚信原则 在为人处世中，最值得人们肯定和最能赢得人们青睐的恐怕就是"诚信"二字了，因为友谊、敬仰、信赖、合作无一不是建立在诚信的基础之上的。正如一位哲人说过："诚信像是树木的根，如果没有根，树木就谈不上生命。"可以说，诚信是一种人格的体现，是人类社会和谐存在、人与人之间和平共处的基础，也是人性中立身处世的最高尚品质与情

操。朋友之间,言必信、行必果,不卑不亢,端庄而不过于矜持,谦虚而不矫饰诈伪,不俯仰讨好位尊者,不藐视位卑者,显示自己的自信心,取得别人的信赖。

4. 互利原则　指交往双方的互惠互利。人际交往是一种双向行为,故有"来而不往,非礼也"之说,只有单方获得好处的人际交往是不能长久的。所以要双方都受益,不仅是物质的,还有精神的,交往双方都要讲付出和奉献。其实,人在旅途,既需要别人的帮助,也需要帮助别人。与人相处,完全做到回避利益是难的,但不可以利益大小来择友。有利者亲之,无利者疏之,既是对缘分的践踏,也是人际关系破裂的根源。

5. 适度原则　适度是指与人交往时,距离、时间、言谈举止、态度、表情及行为等程度适当,把握分寸,恰如其分,恰到好处。

(1) 交往的广度要适当:交往既不能过广,也不能太窄。过广容易滥交,既影响交往质量,又会浪费太多精力,影响工作和学习;太窄则可能错过了许多可交的朋友,使自己眼界狭隘,气量狭小,陷于狭小的人际圈子。

(2) 交往的深度要适当:人际交往,有的要深交,有的则只能浅交,甚至要拒交。决定交往深度的主要因素是志同道合,包括共同的理想、追求、志趣和共同的道德水准、人格修养等。要根据不同对象把握言谈的深浅度,根据不同场合把握言谈的得体度,根据自己的身份把握言谈的分寸度。

(3) 交往的频率要适度:俗话说:"君子之交淡如水","距离产生美",和他人保持适当的距离,可以使彼此之间都能冷静地处理相互关系,不致因为交往过密而对另一方产生过高的期望,即使是好朋友,也不能过从甚密,这样既影响彼此的正常生活,也会增加出现摩擦、发生矛盾的概率。

(二) 构建和谐人际关系的策略

人际交往是一门学问,也是一种艺术,既要讲原则,也要讲技巧。原则与技巧的关系,就是内容和形式、体和用的关系。"工欲善其事,必先利其器。"人际交往的策略主要有以下几条。

1. 谦和明礼,立身之道　谦和,即谦逊,谦让也;明礼,即知情,懂礼也。它既是智慧的显现、修养的昭示,更是融洽人际间相互情感的良方。谦虚与仁义的意旨相近,它是人性中的崇高美德。《尚书》中说:"自谦受益,自满受损。"巴甫洛夫曾告诫人们:"绝不要骄傲。因为骄傲,就会在应该同意的场合固执起来;因为骄傲,就会拒绝别人的忠告和友谊的帮助;因为骄傲,就会丧失客观方面的准绳。"在我们的身边,任何高尚的人,都是谦虚的人,他们鄙视虚荣,扎实进取。谦和明礼从实质上讲,就是要求一个人懂礼仪、知进退;懂刚柔、知方圆。人际间交往必须依靠礼来维持,孔子说:"恭敬无礼则徒劳,谨慎无礼则畏惧。勇猛无礼则放纵,正直无礼则绞乱。"无逸子说:"以礼敬于人,人们就服从你;以礼敬于神,神灵就保佑你;以礼敬于天,上天就会帮助你。"可见,礼就是敬重,它比一切学识都重要。

2. 注意修饰,展示形象　要让交往对象对自己有一个良好的认知,就要注意对自己进行印象整饰。印象整饰又称"印象管理"(impression management),是指有意识地控制别人形成自己所需要的形象的过程,即通过有意识地修饰,主动而适度地展现自己的形象,使在别人的心目中形成良好的第一印象。行为者选择适当的言辞、得体的表情和动作,可使知觉者对自己产生某种特定的看法。其意义在于控制他人的行为,特别是他人对自己的回应方式。在与交往对象首次交往时,要根据对方的特征、交往的目的和交往的情境,选择合适的装束、得体的行为,甚至事先对所交往的知识、言辞、表情和动作做一番必要的准备,以保证交往活动顺利进行,给对方留下一个美好的印象。

3. 互致问候,保持联系 人际关系是以情感联系为纽带的,双方之间的交往是维持和增进情感联系的手段。人们常说"远亲不如近邻",这是由于远亲之间虽然有血缘等亲情关系,但因为相隔距离较远,为彼此交往带来一定困难,造成双方之间的熟悉、密切程度不如交往频率较高的邻居。可见,彼此之间的经常交往对维持和密切人际关系是至关重要的。交往的方式有多种多样,其中节假日、生日的问候和拜访是一种最常用的方式,这会使对方感到格外的温暖和感动。

4. 主动帮助,互利互惠 通常来说,只有当一种人际关系对人们有帮助时,才是值得的。因此,我们要想同别人建立良好的人际关系,对别人的帮助是十分重要的。这里的"帮助",并不单纯是指物质上的支持,帮助应是广泛的,既包括情感上的支持,也包括解决困难上的协助和物质上的支持。

5. 学会感激,有恩必报 我国古人有"受人滴水之恩,定当涌泉相报"之说。得到别人的帮助是否需要回报,应当怎样回报且不说,但记住别人的好处,心存感激应当是最基本的人之常情。作为受益人应当记住别人的好处,如果能够落落大方地说谢谢,在适当的时候以适当的方式提及,会使对方铭记于心。这样一方面表达了对提供帮助者的尊敬和感激,另一方面也显示了当事者是重情重义的可交之人。

6. 适当夸赞,巧妙批评 心理学家认为,适时的赞扬可以增进彼此的吸引力。选择恰当的时机和适当的方式表达对对方的赞许是增进彼此情感的催化剂。反之,当交往对象出现错误时,要掌握批评的艺术,批评可以从称赞和诚挚感谢入手,随后间接提醒他人注意自己的错误。批评时要注意场合和环境,让别人保住面子,还应对事不对人。语言不要太刻薄,否则会挫伤对方的积极性与自尊心,措辞应该是友好的、委婉的、真诚的。

第二节 护患关系,想说懂你不容易

南丁格尔曾说过:"护士的工作对象不是冷冰冰的石头、木头和纸片,而是有热血和生命的人类。"社会的进步和科学技术的发展,伴随医学模式的转变以及一系列新技术新设备在医学上的广泛应用,护患关系也相应地发生了很大变化。

一、解读护患关系

护理人际关系是以患者为中心延伸开来的,关系的本质渗透着助人的内涵,包含着神圣的使命。

(一)护患关系的内涵

护理人员与患者的关系是整体护理实务中最重要的一种专业性人际关系,也是影响护理人际关系生态圈平衡的最重要因素。护患关系从狭义上讲是护士和患者之间的一种人际关系,从广义上讲护患关系不仅表现为人际关系,还体现为一种社会关系,是护理人员这一群体和患者群体在共同的医疗活动中结成的相互关系,它是建立在社会经济关系和卫生经济关系之上,受社会经济体制、社会经济水平支配的一种关系。

护士是掌握了一定医学护理知识和技能的专业人员,是健康服务的直接参与者。患者是护士服务的对象,当患者产生健康问题而需要护士帮助和参与解决时,护士与患者便进入这种特殊的专业性人际关系之中。在临床工作中,护士为患者付出大量的辛勤劳动,用各种方式体现出对患者的同情、关心、体贴、谅解和鼓励。护士的献身精神,是铸成优良护患关系的关键,它使护士与患者之间互相尊重、互相关心、互相帮助、互相爱护,并成为形成新形势下一种新型护患关系的前提。

(二) 护患关系模式

护患关系是护理过程中涉及范围最广、影响最复杂的一种人际关系,在其发展过程中遵循着一定规律,体现一定的模式。根据萨奇(T. Sxas)和霍尔德(M. Hohade)的观点,我们可将护患关系区分出三种基本模式。

1. 主动—被动模式 护理人员遵照医嘱或根据自己的意见处置患者,患者处于被动接受地位。此种模式的原型是"父母—婴儿"。它的特点是护理人员在整个护理过程中处于主导地位,由护士决定为患者做什么,强调护士的作用。缺点是患者只能接受,没有选择的余地,不能发挥患者的主动性,从而忽视患者在疾病康复中的能动性。这种模式一般适用于意识丧失、病情危重、精神病患者及婴幼儿。

2. 指导—合作模式 此种模式的原型是"父母—儿童"。根据现代医学模式的特点,把患者看成是有意识、有思想、有心理活动的人。因此,在护理活动前须向患者说明原因及作用,并取得患者的知情同意;护理活动中,要不断地与患者沟通,取得患者的密切配合,同时收集患者的反馈信息;护理活动结束后,需嘱咐患者共同观察治疗护理的效果。在这里,护士承认患者有一定的主动性,但这种主动是以执行护士的意见为前提的。护理实践中,几乎所有的护理措施都需要患者的合作,关键在于护士自身对这种合作认识与否和自觉的程度。此模式适用于一般患者,是目前临床上最常见的一种模式。

3. 共同参与模式 此种模式的原型是"成人—成人"。其理由是在治疗护理过程中,患者的意见和认识是有价值的,护、患双方有同等的权利。护理人员的工作是积极协助患者自护,患者也不仅仅是合作,更要主动参与自己的治疗护理讨论,向护理人员提供自己的治疗护理体验,探讨某些护理措施的取舍,在患者体力允许的情况下,自己独立完成一些护理措施,如自己洗头、自己测尿糖、自我功能锻炼等。显然,这种护患关系的前提是患者病情稳定,对自身疾病有一定的认识。一般当患者疾病处于恢复期时,才采用这种护理模式。

在分析护患关系模式的同时,需要指出的是:① 三种模式是护理过程中客观存在的,本身没有好坏之分。② 在现实的医疗护理活动中,选择建立哪一种关系模式,不仅取决于患者疾病的性质,而且需考虑到患者的人格特征。③ 护患关系的模式不是固定不变的,即使在同一个患者身上随着病情的变化,也可以从一种模式转向另一种模式。

二、寻求护患纠纷的解决

南丁格尔曾经说过,要使千差万别的人都能达到治疗和康复所需的最佳心身状态,这本身就是一项最精细的艺术。随着社会的发展和全民法律知识的普及,护患纠纷问题也悄然而至。分析其原因,一是患者的就医权益意识、自我保护意识不断增强,尤其对护理质量、护理安全、服务态度的要求不断提高;二是《医疗事故处理条例》的出台,更多地体现了以人为本的理念,更多体现的是维护患者利益的条款。在这种情况下,尤其是举证倒置的进一步提出,护理人员稍不注意或违反操作规程,就会造成患者的不满和投诉,造成护患纠纷的发生。三是部分护理人员法律观念并没有同步提高，法律意识仍较淡漠，自我保护能力薄弱。纠纷的发生，不仅影响正常护理工作的开展，牵制了护理管理者的大量精力，也严重影响护患关系，降低患者对护理工作的信任度。因此，找出护理工作中易发生纠纷的环节，采取积极有效的措施，减少或避免纠纷的发生，有着十分现实的意义。

（一）纠纷环节

1. 医疗费用环节 患者对医保政策改革的不适应和收费项目的不了解，产生了对费用支出的怀疑，尤其是对手术室等辅助科室产生的费用。近年来，医疗体制的改革与医疗保障制度的实施，由原来的公费医疗和劳保医疗变为医疗保险卡，使原本享受公费医疗的患者自付部分的医疗费用增加；新型诊断技术的应用、新型药品的推出，也导致医疗费用不断增长。当医疗费用超出患者的经济承受能力时，易产生不满情绪，甚至于猜测医院、医生是否从中获得不合理收入。护士担当着费用录入、药物领取、费用催缴等非护理性工作，客观上患者对医疗费用方面的不满易转嫁到护士身上。因此，出现了大量因为医疗收费问题引发的护理纠纷。

2. 护患沟通环节 纠纷原因主要来自两个方面。一方面，患者及家属对护士的工作缺乏认识而产生误解；对医疗卫生职业具有的高科技、高难度、高风险的特点不够了解；对医疗的期望值过高而实际医疗结果不满意；也有少数患者及家属道德水平低下，受经济利益的驱使，找各种理由造成纠纷。另一方面，护士缺乏与患者沟通的意识或缺乏沟通所具备的相关知识与技巧，语言表达过于简单，从而影响了护患之间的交流；个别护理人员对待患者及家属询问时表现态度冷淡、不耐烦；对患者的人文关怀表达不够；医疗服务性语言使用不当等。

3. 服务质量环节 社会经济的发展，人们生活水平的提高，对医护人员的服务要求也日益提高。① 工作责任心。护理工作细致而繁琐，在处理医嘱、进行各种治疗和观察患者病情的工作过程中，有的因护士工作责任心不强或查对不严而发生护理差错，尽管绝大多数差错能及时发现并纠正，但患者对护士产生信任危机，很容易发生纠纷。② 工作经验。目前，临床上年轻护士较多，尤其在中、夜班单独当班时，由于工作经验不足，理论知识缺乏，操作水平差，观察病情综合思考判断不力等因素，易造成护理缺陷或差错，引起患者或家属的不满。③ 人力资源。各临床科室普遍存在护士编制不足，床位、护士比失调，护士经常满负荷、超负荷工作，身心疲惫、工作压力大，不能满足患者日益提高的护理服务需求，导致护患纠纷的发生。④ 实习生带教。作为教学医院，每年会接受来自各个大中专护校的实习生。在带教过程中，有的老师带教经验不足、带教责任心不强，或者未落实专人带教，或是有的学生单独行动，自作主张，由此引发纠纷。

4. 法制观念环节 法律知识的普及使患者维权意识越来越强，他们把自己看成是医疗过程中一个特殊的消费者，要求享有公民应有的知情权和同意权，一旦这些权益得不到保障或解答不满意时，就会引起纠纷。而与之相比，护士的法律意识还不能完全适应现代社会对护理的要求，对一些可能容易引起的护患纠纷认识不足，对由违规行为引起的严重法律后果缺乏充分认识，也缺乏自我保护意识，所以护患纠纷日趋上升。

（二）应对措施

1. 合理收费，提高透明度 根据国家规定标准收费，明确诊治价位，使各项收费合情合理。实行医疗费用的明确标价，三联处方，一日清单，让患者清楚医疗费用的支出情况，自费药由患者或家属签字同意,使患者对自己每日的医疗费用支出心中有数。催款时注意说话的方式、方法,不伤害患者的自尊心,使其易于接受。加强与住院处、手术室、麻醉科、财务科的联系,出院前认真核对患者的每一笔费用,真正做到不错收、不多收、不漏收。

2. 加强沟通,履行告知义务　在医疗服务过程中,人与人之间的交流是沟通的基础,交流有效是情感的沟通、知识的交流和文化的交融。因此,在护理工作中护士作为一个主导者,要积极主动地与患者进行沟通和有效交流,掌握患者的心理需求,解决患者的紧张、急躁情绪,给患者提供必要的知识和生命支持,使患者感到安全与欣慰,从而取得患者的信任与配合,最终达到更好的治疗效果。由于医疗护理工作是一种高风险的职业,在法律上医护人员无法承担这种高风险的责任,对有些高风险的治疗,应加强事先告知,让患者明白要接受医疗服务,就要接受可能受到损害的风险。日常工作中,护士也应尽可能的将每项护理操作的目的、过程、风险因素告知患者和家属,特殊治疗、护理、检查应征得患者的同意,必要时履行签字手续。特别是医生下医嘱后,患者拒绝做各项检查或拒绝用药时,需患者或家属签署知情同意书。这既是尊重患者的权利也是护士自我保护的需要。

3. 提高质量,增强服务意识　医疗主体在重视医疗质量的提高、医疗环境改善的同时,大力推行人性化服务,提高护理质量。所谓人性化服务即在提供护理技术服务中,增加精神的、文化的、情感的服务,把"人性化"融入护理工作的全过程。人性化服务要建立在理解的基础上,如果护士能从患者及家属的切身利益出发,体会患者及家属就诊时的心理,变被动服务为主动服务,就能博得患者的赞誉与信赖。护理管理者要注重护理队伍自身建设,特别是年轻护士的传、帮、带环节,提高整体业务技术水平,建立和完善现有的 5 年以内上岗护士培训考核制度,鼓励年轻护士参加各类继续教育课程的学习,切实提高理论知识水平和临床实际处理问题的能力。建立科学的工作流程,将工作流程与患者及其病情需求相结合,护理人力按需调配,缓解因人力不足导致的矛盾。对实习生要落实专人带教,做到"放手不放眼",负责到底,以增强带教老师的责任感,避免医疗缺陷或事故的发生。

4. 加强学习,强化法制观念　加强护理队伍的法制教育,提高护理人员法制意识已是一项迫在眉睫的工作。积极开展法律知识规范化培训,使在职护士认识到自己违规行为可能导致的法律后果,能够从法律的高度认识到本职业的职责、自己的权利和义务,保障患者的权利,提高自我保护意识,避免不必要的护患纠纷。教育广大护理人员严格执行国家的各项医疗法律以及各项规章制度、技术规范、常规、标准,做到持证上岗。在实施特殊检查、特殊治疗时必须取得病人的知情同意,双方共同签署知情同意书。继续不断地完善制度、职责和护理质量管理体系,加大护理基础质量、环节质量和终末质量的管理和检查力度。保证护理质量、保证病人安全,为病人提供优质、安全的护理服务,实现护患关系的和谐。

三、市场经济时代的新型护患关系

随着社会主义市场经济的建立和完善,医疗市场和医院管理体制改革的不断深化,医院面临的主要竞争压力就是医疗服务软件的竞争,也就是人才素质与服务质量的竞争,其中护患关系是一个非常重要的竞争环节。护患关系是满足患者被尊重、被关爱心理需求的基本方式,而护士的服务态度直接影响护患关系的建立,影响医院的对外形象。因此,研究市场经济体制下新型护患关系的变化特点,建立与市场经济体制相适应的护患关系模式是护理工作者必须面对的重要课题。

（一）护患关系的发展趋势

1. 健康需求多元化 随着人民生活水平的提高，人们已不单纯满足于丰衣足食，而开始注重精神享受和营养保健，对健康的要求已不仅限于对疾病的治疗和康复，而且对生命和生活的质量及延年益寿提出了更多更高的要求。患者对医疗卫生保健的要求出现了层次上、档次上的差别，有的患者追求优质服务，要求高档病房、专用病房甚至有非医学需要的服务，而有的患者仅要求最基本的治疗护理。

2. 交往方式人机化 医学高新技术的应用，使诊疗方式发生了巨大变化。自动化、信息化、遥控化的诊疗手段具有敏感度高、精确、迅速等特点，医护人员可以通过高新技术设备获得患者的生理指标、生化指标等数据，并为疾病诊疗提供依据，这样就使医患之间人（医护人员）—人（患者）关系向人（医护人员）—机（仪器）—人（患者）的关系结构演变，因而医患之间直接交往减少，加重了医护人员对高新技术设备的依赖，使医患关系"物化"趋势加重。

3. 医患利益经济化 目前我国医疗卫生事业已有了很大发展，但仍不能满足广大人民群众日益增长的医疗卫生保健要求。限于我国现有卫生资源的不足和分配使用中的不合理，"看病难、住院难、手术难"等状况仍然存在，在供需矛盾的情况下，出现了允许医务人员有偿服务的现象，如一些医院允许试行点名手术、优质优价等。医院事实上存在着医疗服务商品化倾向，商品经济的等价交换原则也渗透到护患关系中。

4. 关系调节法制化 护患关系的调节方式主要依靠道德。随着高新技术广泛应用于临床以及人们道德观念、价值观念的变化，一些医疗中出现的新问题不仅促进了法律观念的更新，而且为卫生立法提供了物质基础和思想基础。《医疗事故处理条例》的颁布就是实例。医疗纠纷的处置问题直接涉及医患和护患关系，有时仅靠道德调节是不够的，还必须通过法制调节才能解决问题。

5. 沟通方式民主化 在市场经济条件下，大多数人必须完全或部分支付医疗费用，从而促使患者对医疗费用极为关注，甚至对服务项目的选择有一种支配心理。消费者持有花最少的钱治好病的心态，常对检查、治疗项目进行仔细研究、比较，越来越多的患者参与了治疗、护理方案的选择。护患关系的民主化，有助于双方加深了解，使医护人员更加了解患者的社会背景、心理状况等对疾病的影响以及患者疾病的发展演变过程，以帮助更好地实施治疗护理。这些都给新时期的护理人员提出了新的课题。

（二）建立新型护患关系

1. 对新型护患关系的认识 长期以来，我们一直将服务对象局限于患者，而我们对"患者"的认识仅仅局限于"患病需求医的个体"。市场经济体制下的服务营销理论为医院引入了"顾客服务"的理念，即不再将患者单纯看做"患病的人"（patient），而是看做"顾客"（client）。顾客可以理解为接受服务的对象，包括组织和个人。所谓"接受"可以理解为已经接受或将有可能接受两种对象。因此，我们可以把医院顾客分为现实顾客和潜在顾客，现实顾客是指正在就医的患者和接受保健服务的健康人，潜在顾客是指尚未接受医院服务的所有的人。

2. 建立新型护患关系带来的转变 把患者看成"就医顾客"，将使护理服务发生根本性的变革。一是护士角色心理发生转变,护士应从过去的上位角色心理转变为等位角色心理,从职业的优势心理转变为服务者的常态心理。二是护理服务对象发生转变,护理工作已经不再是单纯地满足于为住院患者提供服务,而是更加注意为服务对象提供持续有效的服务,更加注意医疗保健与社区护理的拓展,更加注意潜在医疗市场的开发。三是护理服务内容发生转变,不仅要为服务对象提供基本服务,还要根据服务对象的个体需要提供特需服务,尽可能地为患者提供更多的附加服务。四是护理服务范围不断扩大,护理服务的范围不仅局限在为医院内的患者提供照顾,还包括为社会人群提供与健康相关的各类服务;不满足于患者上门"求医"的服务方式,还包括主动上门"送医"的服务理念,从而获得服务对象对医护人员的信任和满意。

第三节　护际关系,生命战场同盟军

现代医院中,当护士为患者提供整体护理时,也需要与其他医务工作者协作和配合。因此,护士必须与健康服务群体中的所有人员进行沟通和协调,成为生命战场上的同盟军。

一、职场携手行,共创才会赢

医院作为公共服务与社会保障体系的一个支点,能否做到医疗关系和谐,能否做到医院和谐发展,直接关系到和谐社会的构建。护理工作是医院工作的重要组成部分,所以良好的护际关系是保障医院和谐发展的一个重要部分。

（一）护际关系的内涵

护士的人际关系,是指在医疗护理实践中同护理有直接联系的人和人之间的交往关系,除了护士与患者之间的护患关系外,还包括护士与医生之间的医护关系,护士与护士之间的护护关系,护士与非临床科室人员等各方面的关系。在医务人员的相互关系中,平等合作是关系的特征,彼此之间虽然分工不同,但工作的目标是一致的。从患者门诊就诊到住院治疗再到康复出院,每一项工作都需医务人员的密切配合,平等协作,共同为患者的健康负责。因此,护士必须按照护理职业道德准则规范自己的行为,组织自己的全部活动。

（二）正确处理护际关系的重要性

1. 和谐的护际关系是建立良好医疗氛围的前提　协调好护际关系,是建立和谐医疗氛围的重要因素。就一个医院而言,良好的工作氛围离不开护际关系的改善,方方面面的和谐互补,能促进医疗卫生单位的高效率运转,充分显示出整体合力。从这个意义上讲,良好的人际氛围确实是一种无形的财富。

2. 和谐的护际关系是提高医疗护理质量的关键　和谐的护际关系对促进医疗质量、提高医院信誉度有着十分重要的作用。一个医疗单位,即使有先进的仪器设备,优裕的环境条件,但如果护际关系紧张,那么一切都发挥不了应有的作用。对一个医务工作者来说,无论知识多么丰富,技术多么高明,没有其他医务人员的支持配合,也很难把工作做好。因此,要真正提高医疗质量,必须协调和处理好护际关系。

3. 和谐的护际关系是维护医务人员利益的保证　在协调和处理护际关系的规范中，不仅要强调后人对前人的尊重与继承，也要强调年长医生对年轻医生的关心与扶持；不仅要强调医务人员之间的互相合作，也要提倡以发展医疗卫生事业为目的的平等竞争；不仅要重视维护医疗卫生单位的集体利益，也要重视维护每个人的正当利益。这样的护际关系，不仅有助于创造协调的环境，也有助于医务人员的身心健康。

（三）护际关系的模式

1. 优势互补型　这是医疗卫生系统中最普遍、最典型的护际关系类型。护士是一支庞大的队伍，每个人都有自身的优势和不足，相互处于一道共事、优势互补的状态。有关人员构成一个有恰当的角色定位的群体之后，会产生和谐、融洽的同志亲人感，在动态中维系着扬长补短的合作共事关系。

2. 指导与被指导型　护士队伍由实习护士、护士、主管护师、副主任护师、主任护师等不同资质的人员组成，这就决定了除合作共事的同事关系之外，还有着指导与被指导的关系。这种关系既是医疗管理的需要，也是人才建设的需要。

3. 合作竞争型　护士之间在合作共事的大前提下，围绕护理水平、科研成果、工作质量、服务态度等方面开展比、学、赶、帮、超，实行公平竞争，这对促进护理事业的发展是有利的，也是必要的，它属于健康、正常的护际关系。在合作竞争型的护际关系中，合作是第一位的，竞争是第二位的。

二、医护主力军，本是同根生

现代医院是一个以患者为中心的健康服务群体，在这个群体中，因工作中协作的需要，使护士与医师的关系最为密切。由于两者在医院工作人员中所占比例最大，医护关系的正常与否，不仅关系到医院的对外形象，对患者的治疗也会产生影响。

（一）医护关系

医护工作是不可分割的有机整体，医护关系是相互依存又相互制约的。按照生物—心理—社会医学模式的要求，积极的医护关系应是交流、协作、互补型的模式，即合作和互补，尊重和信任，团结和谅解，制约和监督的道德关系。在临床工作中，护士对医生，医生对护士，都有角色期望。医生期望护士有一定的医学知识及熟练的护理操作技术，能正确执行医嘱及观察治疗效果，对患者进行科学的精心护理。护士期望医生精通专业，责任心强，医嘱明确，支持和尊重护士的工作。这些角色期望正是良好的医护关系的思想基础。护士必须努力符合医生对自己的角色期待，充分发挥自己的主观能动性，成为医生得心应手的合作者。

（二）医护关系模式

医护间的关系模式是随着现代护理学的发展而不断进步的。过去护理从属于医疗，护理工作的主要内容是执行医嘱和各项护理技术操作，护士是医生的助手，医护关系只能是主导从属型关系。今天，护理学已成为科学体系中一门独立的应用学科，护理工作的内容也不是单纯地机械执行医嘱，而是医护合作，以患者为中心，按护理程序对患者实施生理、心理及社会多方面的整体护理，护士与医生是平等的合作伙伴关系。因此，应倡导并列互补型的医护关系。

（三）医护关系的影响因素

护士与其他医务人员的关系，会受到一些特殊因素的影响而产生矛盾和争议。这些影响因素主要有：

1. 角色负担过重　护士与其他医务人员在健康服务群体中均有自己独立的角色功能，并在各自的工作范围内承担责任。如果分工科学合理，各自的角色负担比较适当、均匀，则相互关系就比较容易协调，矛盾也较少发生，但实际情况并非都如此理想。目前不少医院护士缺编，长期的超负荷工作，忙闲不均，造成某些护理人员角色负担过重，心理变得脆弱、急躁和紧张不安，容易为小事发怒而影响医护人员之间的关系。

2. 专业理解不同　健康服务群体中不同专业的医学教育一般都在独立的、与其他专业分离的情况下进行，不同专业互不了解，也会影响医务人员之间的合作关系。特别是在专业发展和变革迅速的情况下，更会造成专业之间理解不够。例如，目前我国的护理模式正处于从功能制护理向整体护理转变的过程中，医生与其他医务人员对此并不十分清楚，对护理人员在实施具体护理过程中的做法容易产生歧义，甚至反感，导致医护间工作不协调而出现彼此之间关系紧张。

3. 自主权争议　医务人员按照分工，在自己职责范围内应该是有自主权的。但在某些情况下，医务人员常常因对自主权缺少足够的认识或对其本质缺乏理解而觉得自主权受到侵犯，因而产生矛盾冲突，影响关系。比如当护士和医生对医嘱有不同看法时，当有经验的护士对缺乏经验的年轻医生的处理有异议时，便可能产生自主权争议。

（四）医护矛盾改善要素

1. 相互尊重，真诚合作　尊重与真诚是建立和保持良好人际关系的基础，也是医护矛盾改善的要素之一。首先，医护双方应尊重彼此的专业自主权，并主动配合工作。其次，尊重彼此的人格。当工作中双方发生争议时，要冷静对待，进行自我心理调适，避免盲目冲动，同时要冷静思考，分析原因，找出解决办法。切忌在患者及其家属面前与其他医务人员争执不休，更不应在患者及其家属面前议论对方的是非短长，否则会使人际矛盾加剧。

2. 坚持原则，理解至上　对于治疗、护理的一些具体做法，医护双方有时会有不同的看法。解决这种意见分歧的最高准则必须是患者的安全，绝对不能为了争自主权、争面子而不顾患者的安危。例如，对于现代护理的一些理念，除了医院有组织地宣传之外，护士在日常工作交往中，也应随时与其他医务人员沟通，结合整体护理实务，具体解释其特征和必要性，以免其他医务人员不理解整体护理而产生矛盾。

三、我们共风雨，我们共追求

护理工作既要通过个人劳动完成，又是一项集体创造。在临床实际工作中，每一次病情观察，每一次病人抢救，每一次手术成功，无不是和谐的护护关系的结晶。

（一）护护关系

护士间的人际关系又称护护关系。和谐的护护关系是团结友爱及相互尊重的关系，它是做好护理工作的前提条件。护理工作既要通过个人劳动完成，又是一项集体创造。在临床实际工作中，每一次病情观察，每一次病人抢救，每一次手术成功，无不是和谐的护护关系的结晶。护护关系的优劣，直接反映了护理队伍的团结状况，以至心理和行为状况，处理好护护关系是提高护理质量的重要措施。因此,在护理工作中,必须发扬积极因素,克服消极因素以增强护护关系。

（二）护护关系影响因素

1. 工作因素　紧张的工作环境、繁重的工作量、长期轮班休息质量差等因素,会导致护理工作者心理紧张,情感上变得易怒、郁闷,这些负性心理严重影响护理人员之间正常的人际交往。另外,护理工作随机性大,突然变化的情况多,有些在常态下能很好处理的事,在随机的状态下却不尽然。如在抢救患者生命或处理突发事件时,若无较好的应急能力及心理调适能力,就有可能为一点小事彼此产生误解而引发矛盾。

2. 性别因素　护理工作者大多是女性,一般女性有易受暗示的特点,情绪反应快,体验细腻,对事物的变化及人际关系的变化感受敏锐。在生理上,内分泌变化也会导致情绪波动,使情绪行为调节能力下降。

3. 管理因素　护士长与护士之间是管理者与被管理者的关系。护士长希望下属能很好地领会自己的工作意图,多考虑科室集体利益,妥善处理好家庭、生活和工作间的关系,并能尊重自己;护士则希望护士长有较强的管理能力,过硬的业务技术本领,还要关心、理解下属。一旦双方认为对方角色功能缺如,就有可能产生矛盾。

4. 年龄因素　老护士们大多热爱护理工作,专业思想稳定,工作经验丰富,一心扑在工作上。她们对新护士要求严格,希望年轻护士尽快掌握护理技术和知识,赞赏虚心好学、为人诚恳、踏实肯干、安心本职工作的年轻护士;对少数怕苦怕脏、工作马虎、缺乏工作责任心的年轻护士充满反感。而年轻护士对老护士也会有观念落后、爱管闲事等看法。相互间的成见不消除,人际关系难以和谐。

5. 竞争因素　市场经济一条重要的原则,就是竞争,优胜劣汰。勿庸置疑,在护护关系中,竞争使护士好学上进,勇于开拓,从而使单位充满生机和活力,推动各项工作的发展。然而,如果处理不当或不能正确对待,竞争也会带来一些负效应,比如互相掣肘、互相拆台等。这势必造成内耗,影响护护关系。

（三）护护矛盾改善要素

1. 加强素质修养　护士自身应注重心理学、人际关系学、美学等人文科学的学习,塑造一个良好的护士形象。护理工作充满职业应激,需通过适时的心理调节来做出良好的适应。也就是说,对自己的情绪进行自我妥善管理;对他人情绪的良性感知即通情;培养良好的沟通能力和抗挫折能力。国外对护士的第一素质要求就是沟通能力,甚至于认为与患者、同事、管理者的交流与沟通比技术更重要。已有专家把护士专业个性归纳为:"庄重而不傲慢,警惕而不紧张,自信而不自大,动作迅速而不慌乱,富有同情心而不重于感情。"只有自身修养提高了,人际间才会多一份和谐。

2. 端正交往心理　护理人员要注意自身的人格锻炼,对护理人际关系有一个正确的认识。每位成员都应做到与不同性格的人建立和保持一种健康的工作关系,不搞小团体,同事之间相处时诚恳、宽容,相互学习,密切配合,遇到问题协商解决,一切以患者利益为重,以集体利益为重,对领导尊重支持,共同维护护护关系。

3. 提高管理水平　护士长是医院最基层的护理管理者。作为领导者,既要领导护理小组成员实现组织目标,又要协调护理小组内各成员之间的关系,使成员之间保持团结、和谐的气氛。为减少护护矛盾,护士长单靠行使上级赋予的权力是不够的,必须加强非权力性影响力,如严于律己、以身作则、一视同仁、平易近人、耐心热情。对下级护士要"多用情,少用权",关心体贴,以理服人,从道德品行、人格、作风、才能、知识、情感等方面加强修养,增强自己的人际吸引力,使下属从内心信服和尊重自己,团结在自己的周围。

4. 培养团队意识　目前,临床护理队伍中大多是年轻人,年轻护士思想活跃,接受新生事物快,学习能力强,精力旺盛;但年轻护士工作经验缺乏,实践能力相对较弱。因此,需要在护理队伍中培养团队意识,提倡共同合作。年轻护士应主动向年长护士学习请教,虚心好学;年长护士则应主动传、帮、带、有问必答;年轻护士之间应经常互通信息,切磋技艺。只有护士之间形成互相关心、互相帮助、互相学习的好风气,才能有利于护理事业的顺利开展。

总之,护士的人际关系是实施以患者为中心的整体医疗护理的重要条件,护士的言语态度、待人接物、处事为人,都会给工作带来很大影响,处理得好坏将直接影响医院功能的发挥。在社会主义条件下平等、互助、友爱、合作的护理人际关系是建立在根本利益一致、工作目标一致和行为规范一致的基础上的,这种关系越融洽、越协调,就越有利于发挥成员之间的积极性和创造性。

思考与练习

1. 回忆你成长的历程,用最具深刻印象的例子,说明良好的人际关系对一个人事业成功的影响和意义。

2. 假若你明天就要毕业,将被安排到一个临床科室做护士,这个科室除了护士长,有三个老护士、五个资历一般的护士,还有三个年轻的护士,你将怎样处理和她们的关系?

3. 下面这个事例发展的过程,分别描述了护患关系的三种不同模式,你能正确区分吗?

患者王某,男,56 岁。于 5 小时前在无明显诱因下出现右侧肢体活动障碍,活动受限,并有头痛、头晕,以左额颞部为主,疼痛呈持续性,伴有恶心、呕吐。1 小时前,患者出现昏迷。头颅 CT 示:右基底节区脑出血,量约 30mL,以右基底节区脑出血收治入院。第二天,责任护士小方遵医嘱为患者行口腔护理。护士小方准备好物品来到患者床前,将开口器从患者王某的白齿放入,用压舌板撑开患者的面颊……整个过程都在默默中进行。

两天后,患者意识恢复,神志清醒,因需绝对卧床加之右侧肢体活动障碍,仍由护士小方为他做口腔护理。小方准备好物品来到患者床前,先给患者王某讲清此项操作的必要性,然后要求患者配合。患者在护士小方的指导下,有秩序地张口、闭口……

五天后,患者生命体征平稳,能正确执行护理人员的指令,无严重合并症。医嘱予早期康复护理。护士小方为患者王某制订了康复锻炼计划,并指导患者正确实施。两周后,患者提出肢体按摩训练由患者家属来替患者做,按摩的次数由一日 2 次增加到一日 3 次,每次 5～10 分钟。这个建议得到医生的同意,在以后的康复过程中也证明是可行的。

实践训练

项目1　护理人际关系体验训练

【目的】体验良好的医护关系对护理工作的重要性。

【要求】两位学生分别扮演陈医生和护士小刘,陈医生按照情境中所给的台词和表情进行表演,护士要根据与陈医生的关系不同,自编台词和表情进行表演。表演完毕,同学间展开讨论：良好的医护关系在护理工作中的重要性体现在哪些地方。

【情境】陈医生问护士小刘："昨晚我给 10 床患者开出的安眠药他为什么没有吃?"陈医生两手插在白大褂的口袋中,表情自然。

陈医生的这句话会因为他与刘护士之间的关系不同而至少产生下列三种不同的结果：

(1) 他们之间本来就是好朋友。

刘护士：＿＿＿＿＿＿＿＿＿＿＿＿＿＿＿＿＿＿（表情：＿＿＿＿＿＿）

(2) 平时关系一般。

刘护士：＿＿＿＿＿＿＿＿＿＿＿＿＿＿＿＿＿＿（表情：＿＿＿＿＿＿）

(3) 平时关系紧张。

刘护士：＿＿＿＿＿＿＿＿＿＿＿＿＿＿＿＿＿＿（表情：＿＿＿＿＿＿）

【推荐书目】

1. 史瑞芬,周柳亚.护士人文修养.北京：高等教育出版社,2008

2. 梁立.护士人文修养.杭州：浙江科学技术出版社,2004

3. 靳西.卡耐基人际关系学.北京：北京燕山出版社,2008

4. 贾启艾.人际沟通.南京：东南大学出版社,2006

5. 曾仕强.圆通的人际关系.北京：清华大学出版社,2008

【网络资源】

1. 中国职场网 http：//www. chinazhichang. cn/

2. 中国文明网 http：//www. godpp. gov. cn/

3. 新华网 http：//www. xinhuanet. com/

4. 中国交际成才网 http：//www. 945best. com/

(郑舟军)

第九讲　沟通使人和谐：沟通与护理

教学目标

1. 掌握沟通的概念、内涵、构成要素。
2. 领会沟通的特点、影响因素及其用途。
3. 掌握语言和非语言沟通技巧。
4. 在护理实践中恰当应用沟通技巧增进护患关系，促进患者早日康复。

本讲提要

本讲以沟通相关概念和理论知识为基础视沟通为学问、技巧和艺术，从"人"的层面深刻剖析沟通在身心健康、人际交往中所赋予人类的启示和对护理实践的影响。通过对沟通知识的教与学，激发学习者对语言性和非语言性沟通的探求欲，让学习者掌握其理论与实践方法，并在临床护理实践中充分展示沟通的魅力和价值，使患者的利益最大化、护理质量最优化。

问题与思考

问题1：饭卡丢了怎么办？

据报载，北方某大学一名新生由于自理能力太差，又不善于沟通，丢了饭卡后没钱吃饭饿着肚子挺了一周，实在坚持不住才给远在南方的父母打电话求救。父母与儿子所在学校的辅导员联系才帮着这位学生补办了饭卡，终于救了这位大学生的"命"。老师了解到，这名大学生在家的时候，除了学习外什么都不会，因为长期不与别人打交道，他对与别人沟通产生了畏惧心理。

问题2："辩论赛"为啥成了"攻击赛"？

在某大学举行的一场研究生辩论赛上，双方为"学历和能力哪个重要"而唇枪舌剑。但是，这种友好的争论却因有的辩手肢体语言使用不当，慢慢地转变成了正反双方的相互蔑视甚至是个人攻击。在评审官的制止下，一场本是提高沟通能力的活动却因不会沟通而流产了。大学生不愿沟通、不会沟通的事例比比皆是。

问题3："大学生职业发展调查"告诉我们什么？

在毕业生就业招聘会上，不少用人单位透露，在专业成绩相近的条件下，优先选择沟通能力较强的学生。上海某职业顾问公司"2004年大学生职业发展调查"显示，32％的学生认为"与人沟通、交往、相处的社交能力"是最能决定就业成功与否的因素，超过"专业知识技能"选项，居第一位。然而有趣的是，在问及"大学阶段最应该学习或具备什么"，57％的学生选择了"专业知识"，而选择"人际沟通能力"这一项的为零！

以上这些事例带给我们的反思难道还不够吗?!　有人说："第一代文盲不识字，第二代文盲不懂外语，第三代文盲不懂电脑，第四代文盲不懂沟通。"仔细琢磨，耐人寻味。

第一节　架起心灵之桥的人际沟通

沟通是一门独特的学问，也是一门独特的艺术，是发展和改善人际关系的重要手段。它并不与文化功底薄厚呈现正相关，有的人学富五车却未必会沟通，结果弄得四面楚歌。沟通学作为人生必备的一门学问，成为人类登上社会舞台的必备法宝。

一、长相知，不相疑

经典之语"理解万岁"在中国已传唱至今，其对于增进友谊、增强理解和发展人际关系起着重要作用。殊不知"理解"有一个不可缺少的前提条件，那就是"沟通"。据《西厢记》记载："长相知，不相疑。"何谓"不相疑"？就是理解、信任；何谓"长相知"？就是通过沟通达到相互了解。把"长相知"置于"不相疑"之前，足以说明沟通之重要。

（一）人际沟通的含义

沟通（communication）是信息发送者遵循一系列共同规则，凭借一定媒介将信息发给信息接受者，并通过反馈以达到理解的过程。沟通的本质是传递信息，而信息的传递过程就是沟通，沟通的内容就是信息。人与人之间需要沟通，通过沟通，人们不仅可以与周围的社会环境发生联系，社会也可以由于人与人之间的相互沟通而形成各种关系。

沟通分为广义的沟通和狭义的沟通两种。狭义的沟通是指以信息符号（如声音、文字、图片、姿势等）为媒介实现的社会行为的交互作用，即人们在互动过程中通过某种途径或方式将信息传递给接受信息的人；广义的沟通则是指人类的整个社会互动过程，人们不仅交换思想、观念、知识、兴趣、情感、情绪等信息，还交换个体之间相互作用的全部社会行动。

（二）人际沟通的构成要素

根据1973年Hein提出的理论，沟通的基本构成要素包括：信息背景、信息发出者、信息本身、信息传递途径、信息接受者及反馈等六个要素。

1. 信息背景　信息背景是引发沟通的"理由",如需要讨论的事物,互动发生的场所环境。信息背景反映在沟通者的头脑中,刺激沟通者产生沟通的愿望和需要,这种愿望和需要可能是清晰的,也可能是模糊的。客观存在的刺激是产生沟通的前提和依据。Hein 认为,一个信息的产生,常受信息发出者过去的经验、对目前环境的领会以及对未来的预期等影响,这些都称为信息的背景因素。因此,要了解一个信息所代表的意思,不能只接受信息表面的意义,还必须考虑信息的背景因素,注意其中的真实含义。

2. 信息发送者　是指发出信息的人,也称为信息来源。信息发出者的想法必须通过一定的形式才能进行传递,这种形式就是对信息进行编码。所谓编码,就是信息发出者将要传递的信息符号化,即将信息转换成语言、文字、符号、表情或动作。编码前,信息发出者先对自己的想法进行解释(即充分理解),并在此基础上找到恰当的表达形式。口头语言和书面语言是最常用的编码形式,除此之外还可以借助表情、动作等进行编码。

3. 信息　信息是指沟通时所要传递和处理的信息内容,即信息发出者希望传达的思想、感情、意见、观点等。信息必有一定的内容意义,其内容意义可能会带有背景因素的色彩及信息发出者的风格,可以说是上述两者的具体化。信息主要由三个方面组成。

(1) 信息代码:是指有组织并能表达一定内容意义的信号。这些信号是按一定规则(如语法规则)组织起来的,如说话时的语言组合、调色板上能够展示画面的各色油彩等,都是信息的显示器,具有完整性、合乎文化、能够表达一定思想的特点。

(2) 信息内容:是指信息所代表的意义或要表达的含义。如书信中有具体意义的词句、音乐舞蹈中表达的情感、情绪等都是信息内容,即信息内容可以是一本书、一篇讲话、一首交响乐或一幅图画。

(3) 信息处理:是指对信息代码和内容进行选择和安排的决定。决定一旦作出,就要通过各种途径送出。

4. 信道　信道是指信息发出者传递信息的工具或手段,也称媒介或传播途径,如视觉、听觉、触觉等。在科学技术迅速发展的今天,一条沟通渠道通常可以同时传送多种信息,如电视电话会议和其他多媒体技术可以同时传递声音、文字、图像、数字等,极大地方便了复杂信息的传递。在信息传递过程中,如果沟通渠道选择不当,沟通渠道超载或者沟通手段本身出现问题,都可能导致信息传递中断或失真,如选用书面报警传递火警显然是不合适的。因此,有效的沟通离不开有效的信息传递途径。

一般说来,信息发出者(如护士、老师等)在传递信息时使用的途径越多,对方越能更多、更快、更好地理解信息内容。美国护理专家罗杰斯 1986 年的研究表明:单纯听过的内容能记住 5%,见到的能记住 30%,讨论过的内容能记住 50%,亲自做的事情能记住 75%,教给别人做的事情能记住 90%,这项研究结果可给我们深刻的启示。

5. 信息接受者　是指接收信息的人。从沟通渠道传递的信息,需要经过信息接受者接收并接受之后,才能达成共同的理解并形成有效的沟通。信息接受过程包括接收、解码和理解三个步骤。首先,信息接受者必须处于接收状态;其次是将收到的信息符号解码,即将符号信息还原为意义信息,变成可以理解的内容,最后根据个人的思维方式理解信息内容。只有当信息接受者对信息的理解与信息发出者发出的信息含义相同或近似时,才能形成有效沟通。所谓听而不闻、闻而不解都会造成沟通的失败。

6. 反馈　反馈是指信息接受者返回到信息发出者的信息,即信息接受者对信息发出者作出的反应。这是确定沟通是否有效的重要环节。信息发出后必然会引起信息接受者的某种变化(反应)，包括生理的、心理的、思想的或行为的改变等。不管这种反应或改变多么微小，即使是在表面上看不出来的某些心理反应，都是客观存在的。同时，这些反应或改变又会成为新的信息返回给信息发出者。在人际沟通中，信息发出者和信息接受者之间随时进行着角色互换，从而使人际沟通呈现出连续不断的过程。

只有通过反馈，信息发出者才能最终判断和确认信息传递是否有效；只有当发出的信息与接收的信息相同时，才能形成有效沟通。一般情况下，面对面的沟通反馈较为直接迅速，而通过辅助沟通手段进行的沟通，反馈环节易被削弱。因此，护士在工作中应加强病房巡视，不能单纯依靠传呼器、监护仪等观察和了解患者之病情。

(三) 人际沟通的特点

人类的沟通与自然界动物的沟通有着本质的区别，其具体特点如下：

1. **社会性**　生活在社会中的人们以信息沟通为主要方式，沟通是社会得以形成的工具。通过运用复杂的符号系统来交换信息、交流思想、融洽感情、建立联系、增强信任、调整行为、提高效率，不断推动社会的进步与发展。"沟通"一词与"社区"一词有共同的词根，这绝非偶然，如果没有沟通，就不会形成社会；如果没有社会，也就不需要沟通。

2. **互动性**　沟通过程是一个相互作用的过程，沟通双方不断地将自身接收信息之后的反应提供给对方，使对方能够理解自己发送信息的作用及对方对信息的接受情况，即是否理解信息内容，接受信息后的心理状态，并根据对方的反应调整发送信息的速度、内容和方式等，以便达到预期的沟通目的。

3. **实用性**　人们可以通过沟通建立各种各样的人际关系。通过广泛的人际交往，沟通双方可以获得学习、生活、工作、娱乐等方面的相关信息，为自己提供各方面的服务；可以产生情感和相互吸引，可以形成亲密关系。也就是说，通过沟通人们追求自我利益、他人利益和群体利益的实现。

4. **动态性**　沟通是一个动态系统，沟通双方在沟通过程中始终处于不间断的相互作用中，刺激与反应互为因果，如乙的言语既是对甲的言语的反应，也是对甲的刺激。

5. **关系性**　沟通就是彼此建立关系。通过沟通，人们不仅能够获得信息，也能够体现彼此的关系。因为沟通过程涉及关系的两个层面：一是涉及关系的情感层面，二是涉及关系的控制层面。而在控制层面中又包括互补和对称两种关系，在互补关系中，处于主动地位一方的沟通信息可能是支配性的；在对称关系中，沟通双方都可能处于控制地位，当一方要表示控制时，另一方则可能挑战对方的控制权，以确保自己的控制权，或者是一方放弃控制权，另一方也不承担责任。在对称关系中，控制权较互补关系更为均等，但比互补关系更容易发生公然冲突。

6. **习得性**　有人认为，人的沟通能力是与生俱来的，"口才"是天生的，甚至把某些沟通上或态度上的错误认为是"无法改变的天生性格问题"，所以很少有人注意学习和掌握沟通的方法与技巧。其实沟通能力是通过后天学习获得的，也只能在学习及实践的过程中不断提高。

7. **不可逆性**　是指沟通的信息一旦发出即无法收回。因此，特别提醒在沟通过程中要小心谨慎，以免产生不良影响。

（四）人际沟通的功能

研究发现，沟通在人们的社会生活中占有重要地位。人在醒着的时候，大约有70％的时间是在进行各种各样的沟通，沟通的质量也是现代生活的标志之一。过去，信件、电报等是人们进行沟通的主要方式；而现在，人们可以通过更先进的手段进行沟通，如电话、传真、大众传播、互联网等。人们通过沟通和信息交流，可以建立各种各样的人际关系。

1. 生理功能　人类作为信息加工和能量转化系统的有机体，必须接受外界的各种刺激，并对这些刺激作出反应；其必须与外界环境保持相互作用，才能维持正常的生命活动。在1957年心理学家 W. Heron 曾经做过"感觉剥夺"试验，他将自愿受试者关在一个与光线、声音隔绝的实验室里，并将受试者身体的各个部位都包裹起来，以尽可能减少触觉体验。实验期间，除给受试者必要的食物外，不允许他们接受其他任何刺激。结果，仅仅经过三天，受试者的整个身心就出现严重障碍，甚至连大动作的准确性也受到严重损害。研究结果提示：缺乏满意的沟通甚至可以危及生命。

2. 心理功能　沟通的心理功能主要表现在两个方面。

（1）满足与他人沟通互动的需求：人是一种社会的动物，人与人之间的相处就像人们在生活中需要水和食物一样重要。人若失去了与他人相处的机会，大多会产生一些症状，如产生幻觉、丧失运动机能及出现心理失衡等。在某种意义上，当前我国出现的心理咨询、知心电话、心理热线等都是为求助者提供一个开放性的沟通机会。从这些类型的社会服务受欢迎的程度就可看出，沟通在人们的心理健康中扮演着十分重要的角色。

（2）满足识别与肯定自我概念的需求：自我概念是关于自己的概念，包括对自己的观察、评价，对自己的身份和角色的认识，对自己应该怎样行为及别人对自己如何评价等方面的观念。人的自我概念是在与人的沟通过程中逐步形成和发展起来的。在童年早期，人的心理世界中自己与别人及整个世界都处于混沌一片的非分化状态，自己的手指和玩具没有区别，咬手指和咬玩具是一样的，只是咬手指更方便一些。直到儿童在长期的与人沟通的过程中学会了语言之后，才开始形成自我概念。没有沟通，就不能掌握语言，更没有自我概念可言。沟通为人们提供探索自我及肯定自我的平台，人们希望从沟通的结果中能找到自己被肯定、受重视的答案。与他人沟通后得到的结果是自我肯定的来源，如果剥夺了与人沟通的机会，人们将失去自我识别感。

3. 社会功能　生活在社会中的个体和群体，大多局限于一定的活动圈内，存在着或多或少的封闭性，要打开封闭，唯有借助沟通。人际关系提供了社会功能，以个体作为生活与生存单位的人，通过沟通的纽带联结成为社会群体，形成不同的社会关系。因此，人际沟通是整体社会运动的一种机制，社会中绝大多数的信息传播和反馈都与人际沟通有关。凭借沟通，人们可以发展、改变或者维系社会关系；凭借沟通，个体可以接受社会信息，学习各种知识，并联合起来开展活动；凭借沟通，人们可以树立社会意识，增强岗位能力，优化综合素质，强化协作精神，逐步成为社会需要的合格人才。

4. 决策功能　人们在生活中随时随刻都在进行各种决策，无论是今天要穿哪一套衣服，明天是否要去看医生，或者是否该给对方一个微笑等，都是在履行决策功能。有的时候，人们依靠自己作出决定；有的时候，则需要与他人商量后再作决定。而人际沟通则刚好满足了决策过程的两个方面：促进信息交换和影响他人。正确和适时的信息是有效决策的前提。

二、人际沟通的影响因素

人际沟通是一个复杂的过程，如何进行有效的沟通，如何将自己的想法适当地与他人分享，这个过程受到诸多因素的影响。

（一）环境因素

1. 物理环境　即进行沟通的场所，包括环境的安静程度、光线、温度等。如环境中有很多噪声、光线不足、温度过高或过低等都会影响沟通者的心情和沟通效果。

（1）安静度：环境安静是保证口语沟通的必备条件。环境中的噪声，如机器的轰鸣声、邻街的喇叭声、电话铃声、开关门窗的碰撞声、嘈杂的脚步声、各种喧哗声以及与沟通无关的谈笑声等都会影响沟通的正常进行。当沟通一方发出信息后，外界的干扰可以导致信息失真，同时造成另一方无法接受信息或误解信息含义，从而导致沟通障碍。因此，护士与患者沟通时，应该选择一个安静的环境以增强沟通效果。

（2）舒适度：如房间光线昏暗，沟通者看不清对方的表情，室温过高或过低，房间里的气味等都会影响沟通者的注意力。一般情况下，在医院这种环境中进行护患沟通，患者身处单色调的病室，面对身着白色工作服的护士，会产生一种压抑的心理不适感，从而限制和影响护患间的沟通。

（3）相距度：心理学家研究发现，根据沟通过程中保持的距离不同，沟通也会有不同的气氛背景。在较近距离内进行沟通，容易形成融洽合作的气氛；而当沟通距离较大时，则容易形成敌对或相互攻击的气氛。不仅如此，沟通的距离还会影响沟通者的参与程度。

2. 心理环境　即指沟通双方在信息交换过程中是否存在心理压力。如沟通时缺乏保护隐私的条件，或因人际关系紧张导致的焦虑、恐惧情绪等都不利于沟通的进行。

（1）隐秘性因素：当沟通内容涉及个人隐私时，若有其他无关人员（如同室病友、清洁工甚至包括患者家属等）在场就会影响沟通。因此，护士在与患者交谈时，应该注意环境的隐秘性，条件允许时最好选择无人打扰的房间，无条件时注意说话的声音不要太大，尽量将沟通的隐秘性做到最好。

（2）背景因素：指沟通发生的环境或场景。沟通总是在一定的背景中发生的，任何形式的沟通都会受到各种环境、背景的影响，包括沟通者的情绪、态度、关系等。如学生正在自由交谈，突然发现学校领导或老师在旁边，就会马上改变交谈的内容和方式。有人专门对异性之间的沟通方式进行研究，发现自己配偶在场或不在场时，夫妻各自在与异性沟通时的表现会明显不同。同时如果妻子在场，丈夫会与异性保持较远的距离，表情也较冷淡；而丈夫在场时，妻子不仅与异性间保持更远的距离而且笑容也会明显地缺乏魅力，使整个沟通过程变得短暂而匆促。由此可见，在某种意义上，与其说沟通是由沟通者自己把握的，不如说是由沟通背景控制的。

（二）个人因素

1. 心理因素　日常生活中，沟通活动常常受到人的知识、性格、情感、情绪等多种心理因素的影响，严重时可引起沟通障碍。

（1）情绪：是指一种具有感染力的心理因素，可对沟通的有效性产生直接影响。轻松愉快的正性情绪能增强一个人的沟通兴趣和能力；而愤怒、焦虑、烦躁等负性情绪可干扰一个人传递或接收信息的本能。当沟通者处于特定的情绪状态时,常常会对信息的理解"失真":如当沟通者处于愤怒、激动状态时,对某些信息的反应会出现过度(超过应有的限度)甚至误解的现象;当沟通者处于悲痛、伤感状态时,对某些信息出现淡漠而迟钝的反应(达不到应有的限度)。因此护士应有敏锐的观察力,及时发现隐藏在患者内心深处的情感;同时也要学会控制自己的情绪,以确保自己的情绪不妨碍有效沟通。

(2) 个性:是指个人对现实的态度和他的行为方式所表现出来的心理特征,是影响沟通的重要变量。一个人是否善于沟通与他本身的个性息息相关。热情、直爽、健谈、开朗大方、善解人意的人易于与他人沟通;相反,内向、固执、冷漠、拘谨、狭隘、性格孤僻、以自我为中心的人则很难与人正常沟通。一般情况下,性格内向的人愿意一个人独处,不善于人际沟通,与他人沟通的愿望也不强,但也有少数性格内向的人可以与知己建立长期稳定的沟通渠道,形成深厚的感情和友谊;而性格外向的人愿意与人共处,善于与人沟通,与他人沟通的愿望较强,容易获得社会信息和在公共场合中产生较大的影响。但性格外向的人由于沟通范围过于广泛,容易影响沟通深度。因此,无论属于哪一种类型的个性,作为护士都要避免个性中过于挑剔、冷漠、偏执的不良心理特征,与患者建立良好的沟通关系。

(3) 认知:是指一个人对待发生于周围环境中的事件所持的观点。由于个人经历、教育程度及生活环境等的不同,每个人认知的范围、深度、广度以及认知涉及的领域、专业都有所差异。一般来讲,知识水平越接近,知识面重叠程度越大(例如专业相同或相近),沟通时越容易相互理解。如知识面广、认知水平高的人,比较容易与不同认知范围和水平的人进行沟通,因为信息发出者把自己的观点编译成信息符号的过程是在自己的知识和经验积累内进行的;同样,信息接受者也只能在自己的知识和经验范围内对信息符号进行解译。如果传递的信息符号是在对方的知识范围之外,就会影响沟通效果,甚至导致无法或无效沟通的尴尬局面。

(4) 态度:是指人对其接触客观事物所持的相对稳定的心理倾向,并以各种不同的行为方式表现出来,它对人的行为具有指导作用。态度是影响沟通效果的重要因素,真心诚恳的态度有助于沟通的进行,缺乏实事求是的态度可造成沟通障碍,以至于无法达到有效沟通。

(5) 角色:是指人在社会结构或社会制度中一个特定的位置,是一定地位的权利和义务的语言、行为及思想的表现。由于人们处于不同的政治、宗教或职业角色,使人们形成了不同的意识,导致人们对同一信息可能作出不同的解释,从而形成一种沟通障碍。如不同党派的人对同一事件可能会有完全不同的看法;不同职业的人在沟通中常有"隔行如隔山"的困难;在组织中地位高的人和地位低的人进行沟通时,地位低的人往往不敢畅所欲言。另外,信息发出者的角色身份也会影响信息的接受程度,相同的信息内容,由于信息发出者是信息接收者的老板、下属、朋友、仇人、熟人时,其沟通的结果都可能大相径庭。

2. 身体因素 是指由于沟通者的身体原因造成的影响。

(1) 永久性的生理缺陷:永久性的生理缺陷包括:① 感官功能不健全,如听力弱、视力障碍,甚至是聋哑、盲人等;② 智力发育不健全,如弱智、痴呆等。有永久性生理缺陷的人其沟通能力将长期受到影响。与这些特殊对象进行沟通时应采取特殊的方式,如加大声音强度和光线强度,借助哑语、盲文等。

(2) 暂时性的生理不适:暂时性的生理不适包括疼痛、饥饿、疲劳、患病等生理不适因素,这些因素容易使沟通者在沟通时难以集中精力,但当这些生理不适消失后沟通又能正常进行。

3. **文化因素**　文化包括知识、信仰、习俗、价值观、个人习惯和能力等，它规定和调节着人们的行为。不同种族、民族、文化、职业和社会阶层的人由于文化背景的不同，对沟通行为所赋予的意义可能会千差万别，很容易使沟通双方产生误解。美国的文化学家做过一项调查，认为东方人注重人际关系的和睦、谦恭、好客、尊敬老人、感恩报德、群体观念强；而西方人则注重金钱、时间效率、个人价值、男女平等。这点在人际交往中是有体现的，如果中国人用美国人或美国人用中国人的沟通方式在自己的沟通对象面前说话，就容易引起对方的反感。我国地域广阔，有道是"十里不同俗"，这些依从于民俗文化、风土人情而形成的影响沟通的因素是人们在沟通中必须注意的，理解并尊重对方的文化传统将有助于沟通。

4. **语言因素**　客观事物和人的思想意念以及语言文字都非常复杂，这就使得语言文字的表达范围和人们使用它的能力都具有很大的局限性。于是，同一种事物、同一种意思会有很多的表达方式，同一种表达方式又会有多重意义。如何把话说得明白、适当、恰到好处，这就需要语言技巧。语言是极其复杂的沟通工具，口齿不清、地方口音重、不会讲普通话，或语法错误、语义不明、语构不当、措辞不当等都会阻碍沟通。医护人员应重视自己的语言表达技巧，因为医护人员的语言，既可以减轻或消除患者的病痛，也可以引起或加重患者的疾病。

5. **信息因素**　信息内容也会影响沟通效果。如传递的信息和个人隶属团体的价值观相一致时容易沟通；沟通的信息是好消息时，沟通一方乐意去告知另一方，另一方也乐意接受；沟通的信息是坏消息时，沟通一方就可能含糊其辞，或者试探性提问，使另一方不能接受信息的全部内容或理解信息内容。一般情况下，人们对信息的兴趣程度依次表现为：对人的问题最有兴趣，其次是事，再次是理论。此外，信息的真实性对沟通的影响也十分重要。

（三）媒介因素

沟通媒介选择不当会造成沟通障碍或无效。如一位护士长为了表述对下属工作的不满，可将同样的内容通过不同的沟通媒介表达（使用会上公开批评或私人晤谈等方式），两种方式会产生不同的沟通效果，以至于对接受者产生不同的意义。

（四）组织因素

1. **传递层次因素**　信息传递的层次越多失真的可能性越大。信息每多传递一次，就存在多丢失一分的可能。组织庞大，层次繁多，增加了人与人之间的距离，也增加了信息传递过程的诸多中间环节，造成信息传递速度减慢，甚至出现信息失真或流失。同时，组织内中间层次越多，越容易出现贯彻最高决策层的指令走样或力度不足的"深井现象"。因此，减少组织层次和信息传递环节，是保证沟通内容准确无误的根本措施。

2. **传递途径因素**　在传统的组织结构中，信息传递基本上是单向进行，机构安排很少考虑由下往上反映情况、提建议、商讨问题等沟通途径，常常出现信息传递或反馈不全面、不准确，上级的决策下级不理解或不感兴趣，下级的意见和建议上级无法接收的现象。因此，应从多方面增加沟通途径，畅通沟通渠道。

三、治疗性沟通

治疗性沟通是一般性沟通在护理工作中的具体应用。

（一）治疗性沟通的含义

治疗性沟通的双方是护士和患者，沟通的内容属于护理范畴内与健康有关的专业性内容。治疗性沟通具有一般性沟通的特点,但又有别于一般性沟通。目前对治疗性沟通概念的界定是:围绕患者的健康问题,具有服务精神的、和谐的、有目的的、可以起到治疗作用的沟通行为。

(二)治疗性沟通的应用原则

1. **目的原则**　护患之间的沟通是以满足患者需求、促进患者康复为目的,且有其特定的专业内容。

2. **通俗原则**　交谈时应根据患者的年龄、职业、文化程度、社会角色等特点,运用不同的沟通方式,使其内容通俗易懂,便于患者理解和接受。

3. **和谐原则**　沟通过程中应以友善的态度、礼貌的语言与患者和家属建立良好的护患关系,创建和谐的沟通氛围。

4. **尊重原则**　护士在与患者交谈过程中,应该认真倾听患者的意见和建议,考虑他们的感受,尊重他们的选择,切忌把护士的主观意愿强加给患者。

(三)治疗性沟通的步骤

治疗性沟通可以分为以下四个阶段:

1. **计划准备阶段**　为了使治疗性沟通达到预期效果,护士在每次沟通前都必须做好沟通前的计划与准备。

(1)环境准备:良好的环境是治疗性沟通取得预期效果的保障。不同环境下的沟通产生的效果截然不同。环境准备包括两个方面:一是保持环境的安静,尽量减少环境中影响患者注意力的因素,如停止手中正在进行的工作、关掉手机等;二是所准备的环境能确保患者隐私权,以便于患者消除沟通顾虑。

(2)资料准备:详细的资料准备是有效沟通的前提。交谈前应明确资料收集的范围,了解患者的基本情况,通常应包括三个方面的资料:一是有关患者疾病方面的资料,如疾病所导致的躯体症状、体征、目前的治疗护理措施以及效果等;二是患者的个人及家庭情况,如身高、体重、家族史、婚姻状况和家庭经济状况等;三是患者的社会背景,如患者的职业、文化程度、人际关系、宗教信仰等。

(3)时间准备:根据交谈的内容、患者的病情以及治疗护理的情况选择交谈的时间,以护患双方都感到方便为原则;同时,应该避免检查和治疗时间,尽量将时间安排在患者检查、治疗、处置结束后。此外,还应了解患者的身体情况,对病情较重或状态不佳者应缩短交谈时间。

2. **交谈开始阶段**　护士与患者开始交谈时,应采用礼貌优先和循序渐进的方式。

(1)有礼貌地称呼对方:通过礼貌称呼和向对方问好,建立平等、相互尊重的信任关系。

(2)主动介绍自己:问候之后,主动介绍自己的姓名、职责,使患者感到护士在主动关心自己。

(3)说明交谈的目的:护士在开始交谈之前应该向患者说明交谈的目的和交谈所需时间,让患者在身体和心理上做好充分准备。

(4)帮助患者采取舒适的体位:这样可以减轻影响交谈的不利因素。

3. **交谈进行阶段**　此阶段是治疗性沟通的实质性阶段,交谈中应坚持以患者为中心的原则。

(1)提出问题:提问的方式是引导交谈的沟通技巧。根据患者病情及可持续的时间可采取开放式提问和闭合式提问两种方式。

（2）采用不同的语言表达技巧：以达到有效的沟通效果。

（3）注意非语言沟通的使用：护患交谈时，护士要关注患者的表情、眼神、手势、语音语调等，观察患者是否有痛苦表情、是否需要休息。同时，护士要注意自己的非语言行为，避免使患者产生不利于沟通的感觉。

（4）及时反馈：首先护士应该注意患者是否听懂了自己想要说明的问题；其次护士对患者提出的问题要给予及时的答复；同时还要注意反馈的内容要准确，方式要得当。

4. 交谈结束阶段 交谈的结尾和开始同样重要。顺利、愉快地结束交谈有利于建立良好的护患关系，并为后续的沟通打下坚实的基础。

（1）适时结束交谈：根据计划，在交谈结束之前5分钟告知对方，同时不要提出新问题，若对方又提出新问题，可以另外再约时间。

（2）概括并核实重点内容：交谈结束前，护士要简明扼要地总结交谈内容，有交谈记录时，护士应对交谈内容进行核实。

（3）预约下次交谈时间：如果需要，护士应该与患者约定下次交谈的内容及时间。

（4）致谢：护士应对患者的合作表示感谢。

第二节 声情并茂的有声语言沟通

有人说，假如沟通是一扇门，那么语言就是打开这扇门的钥匙。在社会交往中，语言是人类特有的一种交往工具，是人类文明的重要标志，也是传递信息的第一载体。正如马雅可夫斯基说的："语言是人的力量的统帅。"离开了语言，任何深刻的思想、丰富的内容和美好的设想都无法表达。

一、人际沟通最常用的武器

护理人员的语言沟通形式包括有声语言、书面语言、体态语言。本节主要讨论有声语言沟通。

（一）有声语言沟通的含义

所谓有声语言，是指能发出声音的口头语言，凡能够表情达意的声音形象即有声语言，这是人类社会最早形成的自然语言。它是人类交际最常用的、最基本的信息传递媒介。

有声语言沟通又称交谈，是人们利用有声的自然语言符号系统，通过口述和听觉来实现的，也就是人与人之间通过对话来交流信息，沟通心理。口头语言沟通被语言学家称为是"说的语言和听的语言"，是使用历史最久、范围最广、频率最高的言语交际形式，是书面语言产生和发展的基础。

有声语言是声音和语义的结合体，要准确接收理解语言信息，把握话语的真正含义，就要从说话的语音语调、词语的意义（包括概念意义、感情意义、形象意义、联想意义、语境意义）、语句的特殊含义（包括修辞意义、逻辑意义、社会文化意义）等方面进行揣摩感悟。

（二）有声语言沟通的语体形式

按照有声语言在社会交际中的不同需要，一般可分为三种形式。

1. 日常口语　用于人们日常会话,具有通俗易懂、诙谐风趣的特点。

2. 正式口语　即人们所说的普通话,以口语词汇和句式为主,具有严谨规范、通俗准确的特点。因其在内容和时间的选择上较随意且更贴近生活,所以适用于一般社交场所,在护理工作中应用也很广泛,是护士与患者沟通的常用方式。

3. 典雅口语　其特点是凝练并富有文采,主要适用于较庄重的场合,与书面语言相似,如演讲、正式招待会或大会上的发言等。

(三) 有声语言沟通的载体:语音

语音是语言交际内容的外部载体。在日常语言交际中,发出者应发音准确,以便把信息不折不扣地传送给对方,尽量避免对方因听不清而造成误解。接收者也应准确无误地听懂对方的发音,不要造成信息的阻碍、中断和错位。但是,在特定的语言环境中,为了表达的需要,有意地将某个词语中的个别音节更换某些声调,使其音值(发音带来的意义)发生变化,这就是语音变异。正因为语音变异会造成音值的变化,有人将此称为"副语言"。语音变异表现在四个方面:音质、音高、音强、音长。

1. 音质　是指声音的质量。有的人声音甜润,清亮,悦耳动听;有的人声音沙哑,粗糙,呆板。有的人模仿某人说话,或在电话中故意改变音质,都属于音质的变异。

2. 音高　指声音的高低,或叫声调的高低,如"行",读成"xíng",表示"可以",但是,语调不同,会造成不同的效果。"行!""行——""行?"三种语调分别表示"可以"、"勉强答应行"、"怀疑是否行"三种态度。这就是音高变化带来的音值(意义)的变化。

3. 音长　指同一音节所占用时间的长短。一般地,说得快,表示高兴。

4. 音强　是指声音的强弱。它包括两个方面,一是指增加或减少整个句子的声音强度,即大声说话还是小声说话;二是指增加某个词的声音强度,即重音,如"我不理你",假如重音落在"我"上,暗示还有别人理你;如果重新落在"你"上,就是暗示我去理别人。

(四) 有声语言沟通的优缺点

1. 有声语言沟通的优点

(1) 信息传递范围较广:借助于有声语言交际符号进行的交际活动可以在少至两个人,多至数百乃至上千人之间进行,如集体谈心、做报告、演讲等。

(2) 信息传递速度较快:有声语言沟通省去了书写或打字印刷以及递交的所有步骤,可以直接把想传递的信息传递给对方,因此较书面语言的传递速度快。

(3) 信息传递效果较好:有声语言沟通多是面对面进行的,交际主体在利用有声言语符号进行沟通的同时,还可以借助诸如手势、表情、姿态等生动形象的非言语交际符号来强化想传递的信息内容,提高信息传递和交流的效果。

(4) 信息反馈较快:由于有声语言沟通是一种直接的交谈方式,信息接受者可以向信息发出者直接提出问题,对其发出的信息表示赞同或反对,也就是说,信息发出者能够即时得到信息接受者对信息的反馈。

2. 有声语言沟通的局限性

(1) 信息易被曲解:有声语言所载荷的信息是依靠声音符号进行线性输出的,一般为一次性的,信息接受者有时会因漏听、误听而使信息接受不完整、不准确。如果再加上沟通过程的中间环节,就更容易造成信息失真。日常生活中的许多流言蜚语往往就是在这种情况下产生的。

（2）信息保留时间短：有声语言交谈如不录音，其传递的内容事后难以再现，只能依靠记忆来维持，一旦有争议，口说无凭，难以核查。

（3）信息易受干扰：使用口语传递信息易受外界干扰或空间条件的限制，由于语音传递的距离有限，如果周围环境嘈杂、空间过大、人数过多、缺乏扩音设备等，都会使沟通出现困难。

（4）难做详尽准备：在进行口语沟通时，交际主体的现场意识感较强，无法做出周密严谨的准备，主要是根据对方的信息反馈，随时变换表达方式，调整发问与应答的内容，因此容易出现疏漏。

二、有声语言沟通的主要形式：交谈

交谈是语言沟通的一种方式，也是以口头语言为载体而进行的信息交流，如护士向患者询问病史资料、健康状况；护士之间交流思想和工作情况，科主任向护士了解病房的情况等。交谈可以通过面对面的形式，也可以通过电话、网络等形式。交谈是人的知识、聪明才智和应变能力的综合表现，具有很强的临场性、现实性和及时性。良好的交谈比美酒更令人陶醉，比音乐更令人振奋，它能帮助人们增长知识，获取信息，解决问题和达到目标；也能帮助人们冰释前嫌，消除误会，增进友谊和改善关系。

（一）护理工作中交谈的基本类型

1. 个别交谈与小组交谈　根据参与交谈人员的多少可将交谈分为个别交谈与小组交谈两种类型。

个别交谈是指在特定环境中两个人之间进行的信息交流。个别交谈的形式多样，内容广泛，随处可见，随时可谈。交谈的内容主要是双方感兴趣的话题，要求表达者有心，理解者有意，"心"与"意"契合，方能获得成功。现实生活中的护患交谈、医患交谈、医护交谈、父子交谈、师生交谈等均属这种类型。

小组交谈指三人或者三人以上的交谈。小组交谈最好有人组织，一般控制在 3 至 7 人，最多不超过 20 人。如果人员过多，会无法在有限的时间内达到充分交流和沟通的目的，无法表达清楚个人的思想和意见，也就无法达到小组交谈的目的。参与交谈的小组可以是有意形成的小组，这种小组交谈的主题明确，目的性较强，如护士对住院患者进行健康宣教，科室内的病历讨论，教研室的集体备课等，都有较强的目的性；也可以是无意形成的小组，这种小组交谈可以没有主题，一般是根据交谈当时的场景提出交谈内容，如等候在手术室外的数名患者家属，可以围绕患者的手术状况进行交谈，也可以围绕医院的收费进行交谈。小组交谈能否成功，取决于交谈者的态度是否真诚、坦率、平等，是否给对方发言的机会。

2. 面对面交谈与非面对面交谈　根据交谈的场所和接触情况，可分为面对面交谈和非面对面交谈。

（1）面对面交谈：护患之间的交谈多采用这种方式，由于交谈的双方同处一个空间，都在彼此的视线范围内，所以可以借助于表情、手势等肢体语言来帮助表达观点和意见，使双方的信息表达和接收更准确。

（2）非面对面交谈：随着现代科学技术的发展，人与人之间的交谈方式也开始由面对面的方式向电话、互联网等非面对面的方式扩展。在非面对面的交谈时，双方可以不受空间和地域的限制,也可以避免面对面交谈时可能发生的尴尬场面,使交谈双方心情更放松,话题更自由。但由于非面对面交谈时的空间范围扩大了很多倍,使交谈双方都远离对方的视野范围,可能会使信息交流的准确性受到影响。

3. 向心型交谈与背心型交谈　根据交谈双方的目的是否一致,可分为向心型交谈和背心型交谈。

(1)向心型交谈:向心型交谈属于平行会话类型,多采用协商式的交谈方式。交谈双方的立场可能不同,但需要沟通的目标相同。如医生与就医者的交谈,护士之间商讨如何进行科研攻关等。向心型交谈的特点是:① 话题方向的聚焦性,即交谈者为了同一个话题可以从各自不同的角度向这个话题靠拢;② 语效利益的一致性,这种"一致"既表现在肯定性方面,也表现在否定性或互补性方面。

(2)背心型交谈:背心型交谈的方式是对立的,常见于日常生活和某些特殊情境中,如司法诉讼中原告与被告的辩护,学术讨论中两种对立观点的争执,以及批评与反批评、追问与掩饰、指责与辩解等。背心型交谈的特点是:① 话题方向是背离的,可以是同一话题对立的两个方面,或是两个矛盾的话题;② 语效利益的对立性:双方利益不一致,交谈结果为此胜彼负,或此负彼胜,双方的目的不可能同时达到,也不可能不分胜负地把问题搁置起来。

4. 一般性交谈与治疗性交谈　根据交谈的主题和内容,可将交谈分为一般性交谈和治疗性交谈。

一般性交谈是为了解决一些个人社交或家庭问题而进行的言语交流。交谈的内容没有限制,非常广泛,一般不涉及健康与疾病问题。交谈者可以根据交谈对象选择话题,也可以根据话题选择特定的交谈对象。如候车闲聊时,可以不选择交谈对象;而在择业咨询或倾诉情感问题时则需要选定交谈对象。

治疗性交谈是指为了达到解决健康问题、促进康复、减轻病痛、预防疾病等目的,医护工作者与服务对象进行的交谈。由于这种交谈具有明确的专业目的,故称为治疗性交谈。

(二)护理工作中交谈的特点

1. 使用广泛,沟通迅速　口头语言沟通是护患之间运用最广泛的沟通形式,不受年龄、性别、文化程度、时间、地点等因素的限制,既可面谈,也可通过电话、互联网等方式交谈,方便快捷。但交谈的深度、效果和持续时间,是否达到目的等会受到一定因素的制约。

2. 话题多变,灵活多样　一般说来,交谈是一种比较随意、轻松的语言交际方式,特别是在非正式交谈时。它既不像谈判那样庄重,也不像辩论话题那么集中,也不像回答问题那么紧张。护患交谈可以就一个话题或几个话题同时展开讨论,也可以在交谈的过程中随时改变话题,而且交谈的时间、地点、对象、方式和策略也会因人、事、时而变化。交谈双方既是信息发送者,也是信息接受者,听说兼顾,角色也在不断地变化。

3. 运用口语,通俗易懂　护患交谈时所说的话一般都没有经过刻意修饰。由于护患双方在交谈时,主要是考虑语意的准确,对语言的形式考虑较少,因此具有句意明确,句式简短,修饰词和复句较少的特点。同时,由于护患双方有着特殊的交际场景,对交谈的内容或多或少有着共知的条件,所以存在着有些话不必讲得太清楚、太详尽,就能达到沟通的目的。

4. 双向沟通,听说兼顾　护患双方既是信息发出者也是信息接受者,所以在交谈的过程中,双方要诚恳、谦让,要顾及对方的感受和需要,要努力寻找双方共同关注的话题,适时控制说与听的深度与广度,才能保证交谈的顺利进行。交谈双方在交谈过程中自始至终都是说与听的统一体。如果一方得不到对交谈内容的信息反馈，交谈就可能中止。因此，交谈的实质是交际双方信息发出与反馈的相互过程。

5. 即兴发挥，随机应变　交谈双方在交谈过程中都需要把交谈的内容迅速转换为口语方式传递给对方，即在说的时候要想，在听完之后能说，做到出口成章，衔接流畅。

6. 借助体态，辅助交流　交谈时双方不仅可通过语句表达信息内容，还可以通过面部表情、目光、手势、姿势、点头等肢体语言辅助交流。

（三）护理工作中交谈的策略

1. 运用得体的称呼语　称呼语是护患交往的起点。称呼得体，会给患者以良好的第一印象，为以后的交往打下互相尊重、互相信任的基础。护士称呼患者的原则是：① 要根据患者的身份、职业、年龄等具体情况因人而异，力求恰当。② 避免直呼其名，尤其是初次见面呼名唤姓不礼貌。③ 不可用床号取代称谓。④ 与患者谈及其配偶或家属时，适当用敬称，如"您夫人"、"您母亲"，以示尊重。

2. 善用职业性口语　职业性口语包括：① 礼貌性语言。在护患交往中要时时、处处注意尊重患者的人格，不伤害患者的自尊心，回答患者询问时语言要同情、关切、热诚、有礼，避免冷漠粗俗。② 保护性语言。防止因语言不当引起不良的心理刺激，对不良预后不应直接向患者透露，某些诊断、检查的异常结果，以及对不治之症者的治疗，均应用保护性语言。对患者的隐私要注意语言的保密性。③ 治疗性语言。如用开导性语言解除患者的顾虑，用积极的暗示性语言鼓励患者。

3. 注意口语的科学性与通俗化　科学性表现在运用专业知识、不说空话、假话，不模棱两可，不装腔作势，能言准意达，自然坦诚地与患者交谈。同时注意不生搬医学术语，要通俗易懂。

4. 巧避讳语　对不便直说的话题或内容用委婉方式表达，如耳聋或腿跛，可代之以"重听"、"腿脚不方便"；患者死亡，用病故、逝世，以示对死者的尊重。

三、护患交谈中的常用语言

交谈是护理工作中最重要的语言沟通方式。护士在护理患者的过程中，经常需要通过交谈方式去采集病史、收集资料、核对信息、心理护理、健康宣教及征求意见等。可以说，交谈贯穿于护理工作的始终。

（一）指导性语言

指导性语言是指当患者不具备医学知识或者医学知识缺乏时，护士采用一种灌输式的方法，将与疾病和健康有关的内容教给患者，从而使其配合医护人员的工作以达到康复目的的一种语言表达方式。随着社会的发展，人们生活水平的提高，使人们迫切地希望通过建立和形成良好的生活习惯和健康的生活方式来保持健康，因此，医护人员除了为患者治疗疾病以外，还要对服务对象进行健康教育和健康促进，帮助他们建立和形成有益于健康的行为和生活方式，从而增强体质，预防疾病。

（二）解释性语言

解释性语言是指当患者提出问题需要解答时，护士所采用的一种语言表达方式。每个人在患病以后，都会因为生理上的痛苦和心理上的不良反应，出现情绪低落和情感脆弱等现象,会对自己的身体和疾病给予更多的关注,并且非常希望能从医生护士那里获取与疾病有关的更多信息,以减轻自己的心理压力。因此,当患者或患者家属提出各种问题时,护士应根据患者的具体情况,给予恰如其分的解释。如有一位因炎症导致白细胞升高的患者,把自己的病与白血病相混淆,从而导致患者因极度恐惧而产生轻生的念头,经过护士仔细询问并了解情况以后,向患者做了及时的解释,使患者放下包袱并且积极配合治疗;另外,在患者或患者家属对医护人员或医院有意见时,护士更应该及时予以解释,以减少或避免护患纠纷的产生。

(三)劝说性语言

劝说性语言是指当患者出现不适合的行为时,护士对其采用的一种语言表达方式。如患者在病房内吸烟,护士如果采用简单的命令性或斥责性语言,会使患者感到不舒服,但如果采用劝说性语言,对患者晓之以理,动之以情,向患者讲清吸烟的危害及对疾病治疗的影响,患者就比较愿意接受。不同的语言表述方式可以产生截然不同的心理效果。一般情况下,患者更容易相信和理解医护人员的话,因此在对患者的某种不良行为进行劝解时,可以通过医护人员来实现。如某位患者必须戒酒才能手术,但患者却认为做手术就是为了活得更好,不让喝酒还不如不手术,从而拒绝戒酒。患者的家属怎么劝说也无效,护士则以"不戒酒而导致不良后果的案例"对患者进行解劝,最后患者接受了术前戒酒的要求。采用劝说性语言时,也可通过患者较熟悉、治疗较理想、性格较开朗的同类病友进行劝解,这样容易使患者产生信任,引起共鸣,有时甚至可以达到医护人员难以预计的作用。

(四)鼓励性语言

鼓励性语言是指护士通过交流,帮助患者增强信心的一种语言表达方式。鼓励性语言常用于病情较重且预后较差的患者,由于这类患者缺乏面对现实的勇气,缺乏战胜疾病的信心,消极悲观、萎靡不振,有的甚至拒绝治疗。而患者的坚强意志和信念是战胜疾病的重要因素,因此护士要根据患者的具体情况,帮助他们树立信心,坚定意志,振奋精神,放下包袱,积极配合治疗。如在临床护理过程中,可以鼓励患者说:"你配合得很好"、"有些人对这种治疗方法很敏感,你应该是其中一个"、"你很理智,这事考虑得真周到"、"你过去碰到的困难比现在还大,你都顶过去了,这次你也一定能解决那个问题……"等。只有当护士内心明确地希望患者达到某种具体目标时,鼓励才会有效。尤其是对慢性患者,更需要经常结合治疗中的具体处境和实际问题给予鼓励。

临床护理工作中,主要在两个方向对患者进行鼓励:一是患者跟自卑作斗争的过程中,通过鼓励增强患者的自尊和自信;二是当患者犹豫不决时,通过鼓励促使患者采取正确行动。护士可以用成功的经验或实例对患者进行鼓励,切忌盲目地、不切实际地鼓励患者;不要鼓励患者去做他做不到的事,这样的鼓励不但起不到鼓励的作用,还会挫伤患者的积极性,降低患者的自信心。同时,也会使患者认为护士不够诚实,说话不负责任,影响患者对护士的信任。

(五)疏导性语言

疏导性语言主要用于心理性疾患的患者。护士在工作中应用疏导性语言能使患者倾吐心中的苦闷和忧郁,是治疗心理障碍的有效手段。

当患者受挫时,护士通过婉言疏导,可以让患者把心里话说出来,会使患者感觉心里舒畅和满足。如一个中年妇女的儿子因车祸不幸身亡,她对突如其来的打击毫无思想准备,悲痛至极,茶饭不思,住院后一提起死者便泪流满面。此时护士应该主动接近患者,耐心倾听她的诉说。当患者倾诉之后，护士可对她说："阿姨，不幸的遭遇谁也料想不到，您也别太难过了。现在悲痛也不能挽回您儿子的生命，您要多保重自己的身体，您儿子也不希望您这样。"这些话虽然很朴实，但寓于情理，容易稳定患者的情绪。

（六）安慰性语言

安慰性语言是一种使人心情安适的语言表达方式。护士在患者有病时采用安慰性语言，比任何时候都显得生动、有力，容易在护患间产生情感的共鸣，进而稳定患者的情绪，帮助患者克服暂时性的困难，树立战胜疾病的信心，有利于患者疾病的治疗。如急症患者因为突发疾病产生的烦躁不安、担忧恐惧，甚至悲观失望的心理；手术患者因为担心手术是否顺利，担心医生的技术水平而出现的焦虑、恐惧心理。患者的这些心理对已经存在的躯体疾病无疑是一种不利因素，甚至还可能互为因果而形成"恶性循环"。这时，患者最需要的就是得到家人或医护人员的安慰，如"你今天看起来好多了"，"这种药效果很好，许多患者服用后都有好转，你的情况比他们好，一定也会有效的"等。护士在使用安慰性语言时应注意态度要诚恳，对患者的关心和同情要恰如其分，并设身处地地为患者考虑，避免过分做作，让患者产生一种言不由衷或假心假意的感觉。

（七）暗示性语言

暗示是一种普遍存在的心理现象。《辞海》中对暗示的解释是："在无对抗态度条件下，用含蓄、间接的方法对人的心理和行为产生影响。这种心理影响表现为使人按一定的方式行动，或接受一定的信念或意见。"暗示是一种语言的提示或感觉性的提示，它可以唤起一系列的观念和动作。有心理学家认为，暗示是对认识作用不加批判的接受。几乎所有的人都有暗示性，只不过不同的人接受暗示的难易程度、快慢速度、完全性等差异很大。

实践证明：某类疾病的发生和发展与语言暗示和刺激有着密切的关系。在临床上这样的例子已经屡见不鲜，如有的患者虽然患有严重疾病，但经过医护人员的暗示："您的病并不严重，您看这几天的治疗效果就不错嘛"，此时患者的感觉会较好。有些患者因疾病缠身导致受暗示性增高，再加上医护人员在其心目中不容置疑的权威性，如采用积极的暗示，其效果有时甚至超过药物的疗效。因此，恰当地运用暗示，有助于改善患者的心理状态，帮助患者树立战胜疾病的信心，对患者的康复起到意想不到的效果。

四、常用的交谈沟通技巧

交谈作为护士为患者服务以及与同行沟通的一种重要手段，其成功的条件除取决于护士与患者或同行之间良好的关系之外，还取决于恰当地运用各种交谈技巧。

（一）提问技巧

提问能高度吸引别人的注意力，熟练的提问技巧能很好地表达、获取信息。

1. 提问的方式　提问的主要方式有开放式和封闭式两种。开放式问题指对方回答你的问题没有局限。例如："您为什么要到北京发展呢？"对方可以从很多方面来回答。"您对哪方面感兴趣呢？"对方也可能有许多兴趣。如果改一下："您是去北京发展呢，还是去上海发展？"这是封闭式提问，答案有限制性，如只答"是"或"否"。

2. 提问的注意事项　无论以何种方式提问都应该掌握一定的技巧。

（1）善于组织提问内容：提问的目的是为了获得某种信息，所以应紧紧围绕谈话的内容,不应漫无边际地提问,所提问内容应少而精,符合患者的年龄、生活经历、文化背景,符合对方的理解水平,避免让患者无法回答或让患者难堪。

(2) 注意提问的时机:在沟通中,如果遇到某一问题未能获得明确解释,应等待双方充分表达的基础上再提出问题,避免过早提问打断思路而显得没有礼貌,过晚提问易产生误解。

(3) 注意提问的语气、语调、句式:提问时话说得过快、语言生硬、语调过高、句式不协调,容易使对方产生反感,不愿回答;说得过慢,对方心里焦急,容易产生不耐烦。

(4) 注意提问的方式:一次最好只问一个问题;提出的问题应该简单明了;尽量使用通俗易懂的语言。

(5) 避免诱导式提问或不愉快提问:要注意提问的方式,避免那些指明了答案的诱导式提问;同时,要避免提一些不愉快的问题,不可以借助提问,强迫对方同意自己的观点。

(二) 倾听技巧

1. 何谓倾听 倾听是指全神贯注地接收和感受对方在交谈时发出的全部信息(包括语言的和非语言的),并作出全面的理解。也就是说,倾听除了听取对方讲话的声音并理解其内容外,还需注意其声调、表情、体态等非语言行为所传递的信息,即通过听其言、观其行而获得全面的信息。因此,倾听是护理人员对于对方作为整体的人所发出的信息进行整体性接收、感受和理解的过程。

2. 倾听的注意事项 在护患沟通中,要做到有效倾听必须注意:

(1) 切勿多话:同时听和说并不容易,经常插话会让护士漏掉一些重要的信息。

(2) 切勿咬文嚼字:这会让对方反感或者胆怯、羞涩而造成沟通交流障碍。

(3) 切勿匆忙下结论:应该在确认对方意见表达完整后才能作出反应,即使对方停下来也不表明他们已经说完了想说的。

(4) 对事不对人:对方或许有令你反感的态度,但是你注意的是对方说话的内容,即使是你讨厌的人也有值得你听的内容。

(5) 注意对方说话时的非语言信息:这样能保证理解对方信息的准确性。

【知识拓展】

不折不扣的倾听者

人们希望你在倾听,就会寻找证明你在倾听的线索。下面告诉你如何成为一个不折不扣的倾听者:

1. 保持适当的目光接触。
2. 身体稍微前倾。
3. 用点头或复述鼓励说话人。
4. 适当提问,以弄清讲话内容。
5. 尽量不让自己分心。
6. 即使生气或心烦,也要专心致志理解对方所说的话。

---

3. 倾听中的信息核实 核实就是证实自己的感觉。这是护士在倾听过程中,为了校对自己理解是否准确时所采用的技巧。核实是一种反馈机制,它包括仔细聆听并观察患者的

非语言行为,试着去了解它的意思以及询问对方自己所听到的或观察到的信息是否准确。核实本身便能体现一种负责精神。核实应保持客观,不应加入任何主观意见和感情。护士确认自己感觉的具体方法有:

(1)重述:是把患者的话再重复说一次。通过这种方法,护士可以帮助患者再检查一下他说的话,待对方确认后再继续交谈。

(2)改述:也称作意译,是护士将患者所说的话用不同的说法说出来,但意思不变,即将患者的言外之意说出来,但要注意保持原句的意思。

(3)澄清:澄清是将一些模棱两可、含糊不清和不完整的陈述弄清楚,即对对方陈述中的一些模糊的、不明确的语言提出疑问,以求取得更具体、更明确的信息。

(三)夸赞技巧

小小的赞美可产生巨大的效果。赞许别人的实质,是对别人的尊重,表达的是善心和好意,传递的是信任和情感,化解的是人与人形成的隔阂和摩擦。夸赞时要注意:

1. 恰如其分的赞扬　事实证明,人们对真诚的称赞会报以感激,对平庸的捧场、不切实际的"称赞"往往心存戒备。

2. 有具体内容的赞扬　赞扬要依据具体的事实评价,除了用广泛的用语如:"你很棒!""你表现得很好!""你不错!"最好要加上对具体事实的评价。

3. 在逆境时给予赞扬　与顺境中的赞扬相比,人们更希望在逆境中得到支持。在对方身处逆境而一蹶不振时,支持和肯定或许就是"雪中送炭"。

4. 在事后给予赞扬　与当时的夸赞相比,人们更看重事后的回顾性赞许。因为当时的赞扬人们一般认为是出自礼貌,而事后的赞扬会珍贵得多。

5. 在背后给予赞扬　在当事人不在场的时候赞扬,有时比当面赞扬所起的作用更大。一般来说,背后的赞扬都能传达到本人,这除了能起到赞扬的激励作用外,更能让被赞扬者感到你对他的赞扬是诚挚的,因而更能加强赞扬的效果。

6. 注意赞扬的场合　在众人面前赞扬,对被赞扬者而言,受到的鼓励是最大的,但要注意,公开赞扬最好是能被大家认同及公正评价的事项。

(四)批评技巧

批评对谁来说都不是一件愉快的事。坦率提出批评意见,即使不因此招人怨恨,至少也难以受到欢迎。这是因为人类都有脆弱的自尊心,都希望受到表扬而排斥批评。为了避免因批评而招惹怨恨,必须讲究批评的艺术。

【知识拓展】

暗示性批评

护士张莉常年住在单位宿舍,最近老是休息不好,原因是隔壁住进两位新护士,她们经常很晚回宿舍,且回来后又洗又涮,吵得小张经常失眠,苦不堪言。批评吧,抹不开面子;不批评吧,晚上难以睡觉。一次偶然的机会,张莉有幸习得暗示性批评的方法,半信半疑地用了此法,向同事讲述了"一个因楼上邻居深更半夜动静太大难以入睡的故事"。新护士听懂了张莉的意思,此后,晚归少了,偶尔晚归,也格外小心。从此张莉又睡上了安稳觉。

1. 鼓励式批评　时代变化,人们的心理承受能力也在变化,批评要用鼓励性语言,既要充分肯定优点,又要诚恳地指出缺点和不足。如:"你工作很努力,只要继续努力,也会和其他优秀的人一样的。"

2. 关心式批评　如:某人不遵守操作规程,若直接批评,可能效果不佳,但若改成关心式批评,讲清遵守操作规程的重要性,就会收到意想不到的效果。

3. 安慰式批评　某人犯了错误,这时,若笑着对他说:"谁都免不了犯错,吃一堑,长一智。"他一定会向你投来感激的目光,保证下次不再犯同样的错误。

4. 暗示性批评　批评要追求暗示效果,应当简洁、明了、少说废话。可以大跳跃,可心留空白,甚至允许某种意味的"混乱"——让其提供的心理暗示取代理性化推理逻辑。暗示性并不反对准确性,它所制造的某种意味的模糊,说不定歪打正着,反而达到更高层面的准确。

5. 私下批评　即提倡单独批评,避免对方当众难堪。

（五）拒绝技巧

喜剧大师卓别林曾经说:"学会说不吧,这样你的生活将会美好得多!"拒绝是生活中常有的事,拒绝是很尴尬的事,它会使被拒绝者不快,更有甚者还会使气氛变得阴冷,影响彼此的友谊。有什么办法在拒绝他们时不伤感情呢?

1. 延时拒绝法　当一个好友或亲戚提出一些不切实际或根本办不到的事情时,如果直接拒绝,一定会使对方伤心,此时不妨用缓兵之计,对他这样说:"能不能让我考虑考虑再答复你",或者"我个人没有意见,但我还需要同别人商量商量。"延时拒绝,比一口回绝给对方的刺激要小。

2. 幽默拒绝法　萧伯纳是举世公认的大文豪、幽默大师。一次,一位十分美丽的电影女明星写信给他求爱,信中说:"如果我们结婚,生的孩子有你的头脑、我的面孔,那有多好!"萧伯纳十分感谢这位女明星,但又不想与她结为伉俪,如何拒绝对方呢? 他使用了幽默法。萧伯纳在回信中写道:"如果生的孩子有你的头脑,我的面孔,那该多糟啊!"萧伯纳的机智幽默,使遇到拒绝的人不那么难堪,让人在诙谐中知难而退。

3. 先扬后抑拒绝法　如果有人邀请你去参加郊游,或参加娱乐晚会,你无此愿望或无法同去时,可以这样拒绝对方:"你组织的活动太有意义了,真该随你去好好玩玩,可惜我手头正好有一些事情没处理完,否则,我绝不会放过此机会的。"

4. 逻辑拒绝法　此法是表达否定的极好手段。需要否定时,我们不妨在言语中安排一两个逻辑前提,不直接说出逻辑结论。如当年一位朋友想从美国总统罗斯福嘴里打听一项机密,罗斯福悄悄地问朋友:"你会保守秘密吗?"朋友说:"当然,我一定保守秘密,不会告诉任何人的。"这时罗斯福说:"你能保守秘密,我也能!"以拒绝的结论让对方去领会。

第三节　"无声胜有声"的非语言沟通

非语言沟通是人际沟通的重要方式之一,并贯穿于人们生命的全过程。许多不能用语言来形容和表达的思想感情都可以通过非语言沟通形式来表达,有时甚至能起到"此时无声胜有声"的作用。

一、非语言沟通概述

对于护士来讲，了解非语言沟通的不同含义，有助于在护患沟通过程中把握自己非语言沟通的行为方式，有助于了解患者非语言沟通的行为含义，从而加强护患之间的有效沟通。

（一）非语言沟通之含义

非语言沟通是借助非语词符号，如人的仪表、服饰、动作、表情、空间、时间等非自然语言为载体所进行的信息传递，是语言沟通的自然流露和重要补充，能使沟通信息的含义更明确。社会心理学家认为：几乎一切非言语的声音和动作，都可以用作交往的手段。Birdwhistell认为，社会生活中三分之二的信息处理含义来源于非语言沟通；在另一种极端的估计中，Mehrabian和Ferris认为，一个信息产生的影响，只有7％是语言的，38％是嗓音的（包括语调的抑扬顿挫和其他声音），55％是非语言的。人类学家Edward认为，非语言交流占日常交流的60％，而Bantan认为，人们90％的情感是通过非语言沟通方式表达的。

（二）非语言沟通之特点

1. 真实性　根据研究发现，当他人的语言信息与非语言信息不一致时，人们比较相信非语言通道所传递的信息，因为用眼睛"看"到的世界更真实。人们认为语言信息是较容易控制、作假的，而非语言信息却较难完全掌握，常常会泄漏心中真正的想法。

2. 多义性　多义性是指非语言沟通在不同民族、不同地区和不同文化背景下的不同解释，即非语言沟通必须在交往双方共同认知的范围内，必须符合交往双方的文化背景、生活习惯和个性特征等因素。因为个人的身体语言可能是有意传达某些信息，但也可能是无意识的动作，而且，相同的行为，也有不同的诠释，如同是用拇指和食指构成的"O"型手势，在中国和法国表示"零"，在讲英语的国家表示"OK"，在日本则表示"钱"，而在地中海国家常暗示一个男同性恋者。

3. 相似性　相似性是指无论男女老少，无论哪个民族、哪个国家，都可以用同样的非语言沟通方式来表达同一种情感。如不同国度的人们都用哭泣来表达痛苦和悲伤的心情，用笑来表达愉快、高兴和喜悦的心情。有句话说得好："微笑无国界。"非语言沟通是不同文化背景下人们通用的交际手段。

4. 组合性　非语言沟通经常是多重通道或是成套的信息一起出现的，非语言沟通中的人体语言是以身体各部位或若干部位的联合动作作为传递信息的载体。从身体的姿势、身体间的接触、身体间的位置和距离等方面都可以体现整体组合的特点，如护士在观察病情时，用一只手测量患者的脉搏，同时用眼睛观察患者的呼吸，脸上带着微笑的表情，通过身体各个部位的共同作用和协调动作，使患者产生一种被关心、被照顾的整体感觉。

5. 心理性　非语言沟通的心理性是指在具体的语境中可以直接体现人的心态，且直接给予对方心理上的刺激，作用于对方意识的过程。在日常生活中，我们可以从他人的仪表服饰、体态表情传递的信息中分析出他人的气质和个性等，原因就在于非语言沟通符号具有显著的心理性。一个人的非语言沟通行为是其整体性格的表现以及人格特性的反映，更多的是一种对外界刺激的直接反应，它很难掩饰和压抑。按照美国心理学家霍尔的看法：无声语言所显示的含义要比有声语言多得多，深刻得多，因为无声语言可以把要表达的意思的大部分，甚至是绝大部分隐藏起来。

（三）非语言沟通之作用

非语言沟通在人际交往中的作用是丰富多彩的，它能使语言沟通表达得更生动、更形象，也更能真实地体现心理活动的状态。非语言沟通的作用往往需要由不同的非语言沟通行为来承担。而不同的非语言沟通行为可以释放出不同的功能。一般来说，非语言沟通在人际交往中有以下五种作用：

1. 表达情感　有研究表明，客观表现沟通者的情感状况是非语言沟通的主要功能。由于一个人的思想情感深藏于心中，必须借助非语言沟通的独特表达渠道才能将其复杂、丰富的感情（如快乐、忧愁、兴奋、软弱、愤怒等）挖掘出来。如老朋友相见可以通过紧握对方的双手和紧紧拥抱对方来表达相见时的激动心情。

2. 修饰补充　非语言沟通可以起到修饰语言的作用，使语言的表达更加准确、更加深刻。在人际沟通中，人与人之间的交往都是通过语言沟通和非语言沟通进行的，不可能只有声音的传播，而没有语气、表情的显露。如果在沟通过程中融入更多的非语言沟通，就能使沟通过程达到声情并茂的效果。非语言沟通还可以填补、增加、充实语言沟通时的某些不足、损失或欠缺。如护士在与发热的患者交谈时轻轻触摸患者的额头，既可以体现护士对患者的关心，也可以更准确地了解病情。

3. 替代语言　是指用非语言沟通代替语言沟通传递信息。如中国人熟悉的非语言沟通方式，点头表示是，而摇头表示否，怒目圆睁意味憎恨，喜笑颜开代表愉快等。

4. 强调目的　非语言沟通不仅可以在特定情况下替代有声语言，发挥信息载体的作用，还可以在许多场合起到强化有声语言的效果。如护士在表扬小患者接受治疗很勇敢的同时竖起大拇指，竖起的大拇指就是对小患者勇敢精神赞扬的一种强调。

5. 调节作用　是指用非语言沟通来协调和调控人与人之间的言语交流状态。调节动作主要有点头、摇头、注视、皱眉、降低声音、改变体位等。它可以从不同侧面调节信息的交流，动态帮助交谈者控制沟通的进行。如护士在为患者进行健康教育，而患者的眼睛却看着别处，说明患者对交谈的内容听不懂或不感兴趣，此时护士应及时转换话题或暂时停止交谈。

（四）非语言沟通与语言沟通的关系

非语言沟通与语言沟通有一些相似之处，例如，它们都有一些成文或不成文的规定，规范人们在何种情境下，应该表现何种行为才是适当的。语言沟通与非语言沟通是相互关联，而不是各自独立的。

1. 重复　非语言的行为能够重复语言的信息。

2. 加强　非语言的行为除了可以重复语言的信息之外，也能够加强口语的资讯。

3. 补充　在沟通过程中，虽然双方可能没有谈到彼此的关系，但是旁观者可以从他们的行为举止中判断出互动双方的关系。

4. 矛盾　非语言沟通虽然能够重复、加强、补充或规范语言的沟通，但有时也可能与语言信息产生矛盾或不相同，也就是所谓的"言行不一致"。不过如同前述，当他人"言行不一"时，人们通常会相信行为动作所传送的信息，而较不重视口语的信息。

5. 取代　非语言沟通可以进一步取代语言沟通，也就是说，有时候互动的双方并不需要借助言语，只要透过一些肢体动作，便能将信息传送给对方。

二、护士非语言沟通的主要表现形式

（一）仪表

仪表通常是指人的外表，包括仪容、服饰等，是人际交往中的一种无声语言，是一张无形的名片。人们可以通过仪表服饰表现自己和了解他人，护士可以通过护士的职业仪表展示护理专业独特的艺术美。在护理工作中，护士得体的仪表服饰既能为患者带来视觉上的美感，也能为患者带来心理上的安全感，是护士尊重患者的具体表现。护士应该具备端庄、大方、简洁、整齐的仪表，体现护士的职业特点（参见第十三讲）。

（二）体态

体态主要是指人的各种姿态。体态在人际沟通中被视为一种无声的人类语言，又称第二语言或副语言，即人们常说的站有站相、坐有坐相。每个人的行为举止都是自己体态语言的外在表现，而体态语言又是个人内在品质和知识的真实流露。

护士的体态应符合护士职业的特殊要求。在护理工作中，护士应保持规范优雅的体态，如与患者交流的手势、与患者见面时的相互致意、接听电话、接待住院患者的基本素质与礼仪修养等，做到站立有相、落座有姿、行走有态、蹲姿优雅、举手有礼，并体现对工作认真负责的态度和爱岗敬业的精神。

（三）表情

表情是指表现在人们面部的感情，是人类情绪、情感的生理性表露。1973 年，美国心理学家艾克曼等人在对不同文化背景下的不同民族对面部表情辨认的研究中发现，人们对各种表情的辨认结果相当一致，因此有人说面部表情是一种世界性语言。面部肌肉是非语言沟通最丰富的部位，人们可以通过面部的几十块肌肉表现上百种表情。心理学家的研究还发现，虽然每一种表情都是面部肌肉协调作用的结果，但是不同的面部肌肉又具有表达不同情感的特殊功能，如通过鼻子可以表达愤怒、恐惧、轻蔑等表情，人们在愤怒时会张大鼻孔，恐惧时会屏息敛气，表示轻蔑时会嗤之以鼻等。

表情不仅能给人以直观印象，而且能感染氛围。人的表情一般是不随意的，但有时可以被自我意识调控，具有变化快、易察觉及能够被控制的特点。因此，护士应以职业道德情感为基础，在与患者交往中善于运用和调控自己的面部表情。

人类最美的表情是微笑。微笑是一种最常用、最自然、最容易为对方接受的面部表情，是内心世界的反映，是礼貌的象征。微笑可以展示出温馨亲切的表情，可以有效缩短人与人之间的心理距离，可以给对方留下美好的第一印象，是人际交往中的润滑剂，是广交朋友、化解矛盾的有效方式。

1. 微笑的功能

（1）传情达意：如微笑着接受批评，表示你承认错误但又不诚惶诚恐；微笑着接受荣誉，显示你充满喜悦，但又不得意忘形。微笑能让人感觉心情舒畅。护理工作中的微笑，能帮助患者重新树立战胜疾病的信心，能够让患者感觉到来自护士的关心和尊重。

（2）改善关系：微笑是一种魅力，它可以使强硬变得温柔，使困难变得容易。如人们在交往中因某一原因导致关系紧张时，发自内心的微笑可以化解矛盾、改善关系。微笑是世界上最祥和、最美丽的语言。一个永远面带微笑的人，一定能与他人保持良好的人际关系。

（3）优化形象：微笑是心理健康、精神愉快的标志。微笑可以美化人的外在形象，陶冶人的内心世界，发自内心的微笑是美好心灵的外在表现。如美国希尔顿饭店的董事长康纳·希尔顿在初入商海时，他的母亲对他说："希望你找到一个简单、易行、不花本钱却又行之长久的经营秘诀。"希尔顿苦思冥想，终于他笑了，大声说道："微笑。"只有微笑能够同时符合这四个标准。从此他常问他的下属："今天你微笑了没有？""无论遇到什么困难，服务员脸上的微笑是永远属于旅客的阳光。"在他"微笑公关"策略的影响下，希尔顿饭店终于渡过了经济萧条时期，发展成为闻名全球的餐饮业集团。

（4）促进沟通：护士的微笑可以缩短护患之间的心理距离，缓解患者紧张、疑虑和不安的心理，使患者感到被尊重和理解。护士的微笑可以为每一位患者送去温馨、友爱、谦恭的美好情感，同时也能赢得患者的信任和支持。

2. 微笑的艺术　微笑是社交场合中最有吸引力、最有价值的面部表情。发自内心的微笑是真诚、自然、适度、适宜的。

（1）真诚：一个友好、真诚的微笑能够为他人传递许多信息，能够使沟通在一个轻松的氛围中展开。真诚的微笑可以反映一个人高超的修养和待人的至诚。只有发自内心的、真诚的微笑才能真正打动他人的心。

（2）自然：发自内心的微笑应该是心情、语言、神情与笑容的和谐统一。当你与他人见面时面带微笑，表示你愿意与人交往。当你赞扬他人或受到他人赞扬时应面带微笑，因为微笑是应对的最佳利器。护士自然的微笑能够为患者送去生的希望，增强与疾病斗争的勇气。

（3）适度：微笑要适度。笑得过分，有讥笑之嫌；笑得过久，有小瞧他人或不以为然之昧；笑得过短，给人以皮笑肉不笑的虚伪感。微笑的含义也要因对象不同而有所变化，对长者的微笑应包含尊敬和爱戴；对孩子的微笑应包含慈爱和关怀；对朋友的微笑应包含平等与友好；对患者的微笑应包含关爱与尊重。护士应学会用真诚的微笑回答患者提出的各种问题。

（4）适宜：生活中的微笑应该是得体、适宜的，不是在所有场合都要微笑。例如，某医院一位护士为一位老人做肌肉注射时，由于药液的原因，老人感觉很疼，当他扭头想看看注射器里还有多少药液时，突然看见护士正在对他笑，老人顿时觉得心里不舒服，非常不高兴地说："我都疼成这样了，你还有心思笑？"从这个例子中我们可以看到，护士的微笑应与患者的心情及工作场合相适宜。

微笑是一种情绪语言的传递。只有热情主动、善解人意和富有同情心的人，才会从内心发出真诚的微笑。也只有坚持这种微笑的人，才能与人友好相处，受人尊重。

（四）目光

目光是人际沟通中的一个重要载体，目光就像一面聚焦镜，凝聚着一个人的神韵和气质，人的一切情绪和态度变化都能从眼睛里表现出来。"眼睛是心灵之窗"，人们可以有意控制自己的语言，但很难控制自己的目光。因此，目光常作为非语言沟通的一种特殊形式用来表达沟通者微妙而复杂的思想感情。在人与人的沟通中，目光是最清楚、最正确的信号。护士应善于通过患者的目光来判断患者的心态。

1. 目光的作用

（1）表达情感：目光可以准确、真实地表达人们内心极其微妙和细致的情感。如男女之间久久凝视的目光表示双方的爱恋之情；沟通双方深切注视的目光表示崇敬之意；怒目圆睁的目光表示仇恨之切；回避闪烁的目光表示惧怕之心等。目光在交流一个人的爱憎情感过程中，具有不可替代的作用。

（2）调控互动：交谈双方通过对方的目光可了解其对谈话是否有兴趣，是否赞成自己的观点，是否喜欢谈话的内容等。如果对方一直在聚精会神地倾听，说明他对谈话内容感兴趣；如果对方不断地左顾右盼，东张西望，目光游移不定，说明他对谈话内容没有兴趣。所以护士在与患者交谈时，应注意观察对方的目光，并以此来调整谈话内容和方式。

（3）显示关系：目光不仅能表达人际关系的亲疏程度，也能表达人际间支配与被支配的地位关系。如地位高的人与地位低的人进行交谈时，地位高的人用目光注视地位低的人的时间就长于地位低的人的注视时间。此外，恋人之间可以保持较长时间的目光接触，而陌生人之间就只能有短暂的目光接触，否则就容易让对方误认为对他的冒犯。

2. 目光凝视区域

（1）公务凝视区域：是指在洽谈业务、磋商问题和贸易谈判时所使用的一种凝视。凝视区域以两眼连线为底线、额中为顶角形成的正三角区内，这是商务人员和外交人员经常使用的一种凝视部位。洽谈业务时注视这个区域，会使洽谈显得严肃认真，并让对方觉得你很有诚意。

（2）社交凝视区域：是指人们在社交场合目光凝视的区域。凝视区域以两眼连线为上线、唇心为下顶角形成的倒三角区内，是各种类型的社交场合或朋友聚会时经常使用的凝视部位。与他人交谈时注视这个区域，能让对方产生一种平等轻松的感觉，从而创造一种良好、愉快的氛围。

（3）亲密凝视区域：是指亲人、恋人、家庭成员之间的凝视区域。凝视区域从双眼到胸部之间，多带有亲昵爱恋的感情色彩。

3. 护士目光交流技巧

（1）注视角度：护士注视患者的理想投射角度是平视。平视能体现护士对患者的尊重和护患之间的平等关系。护患沟通时可根据患者所处的位置和高度，灵活借助周围地势来调整自己与患者的目光，尽可能与患者保持目光平行。如与患儿交谈时可采取蹲式、半蹲式或坐位，与卧床患者交谈时可取坐位或身体尽量前倾，以降低身高等。

（2）注视时间：护患沟通时与患者目光接触的时间不能少于全部谈话时间的30%，也不要超过全部谈话时间的60%，如果是异性患者，每次目光对视的时间不要超过10秒钟。长时间目不转睛地注视对方是一种失礼的表现。

（3）注视部位：护士与患者交流时宜采用社交凝视区域，使患者产生一种恰当、有礼貌的感觉。如果注视范围过小或死死地盯住患者的眼睛，会使患者产生透不过气来的感觉，目光范围过大或不正眼与患者对视，会使患者产生不被重视的错觉。

护士应在工作中学会运用目光表达不同的情感。如表达安慰的目光——目光中充满着关爱、给予支持的目光——目光中包含着力量、提供帮助的目光——目光中蕴涵着真诚等。

（五）体触

美国哈佛医学院精神病学教授约翰·瑞特伊在解释体触的重要性时说："人类对触摸和被触摸有一种本能的需求，它是驱动人类开发与改造世界的动力之一。"体触是允许人们通过身体接触来感知世界的唯一感觉，也是一种最有力和最亲密的沟通行为。体触可以起到语言无法起到的作用，也可以跨越语言和文化界限传递各种信息，是人们成长、学习、沟通和生活的重要因素。

1. 体触的含义　体触是人体各部位之间或人与人之间通过接触抚摸的动作来表达情感和传递信息的一种行为语言。美国皮肤接触科研中心的专家对人体皮肤接触进行了研究,体触与心理护理密切相关,皮肤刺激通过神经末梢传导作用于机体,可以减轻因焦虑和紧张等引起的疼痛,产生良好的心理和精神安慰。通过体触方式进行的按摩刺激,可以增强人体的免疫系统功能,有益于机体健康。常见的触摸形式主要有抚摸、握手、依偎、搀扶以及拥抱等。

2. 体触的作用

（1）有利于儿童的生长发育：根据临床观察,常在母亲怀抱中的婴儿生长发育较快,睡眠好,很少哭闹,抗病能力强。相反,如果缺少这种身体接触,孩子就会处于"皮肤饥饿"的状态,造成食欲减退、烦躁不安、智力下降、性格缺陷,甚至出现孤僻、攻击性强、虐待小动物等异常行为。还有研究发现,大多数幼儿喜欢大人抚摸自己的身体,当成人以抚摸幼儿的头部作为奖励时,他们常常露出灿烂的笑容,大一些的儿童也喜欢依偎在亲人身边,以感受亲人的抚摸。可见,体触对儿童的生长发育、智力发展及良好性格的形成具有明显的刺激作用。

（2）有利于改善人际关系：科学家帕斯曼等人通过研究发现：人类对于友善的体触不仅可以产生愉快的感觉,而且还会对体触对象产生依赖感。仔细观察一下自己周围的孩子就会发现,孩子与谁的身体接触最多,对谁的情感依恋就最强。在人际沟通过程中,双方在身体相互接受的程度,是情感上相互接纳水平最有力的证明。

（3）有利于传递各种信息：体触传递的信息有时是其他沟通形式不能取代的。如多年未见的好友不期相遇时的紧紧拥抱,传递的是两人关系密切的信息。护士用手触摸高热患者的额部,传递的是护士对患者关心和对工作负责的信息。恋人之间亲密接触时,传递的是爱的信息。

3. 体触的方式和要求　受文化背景因素的影响,人们对体触的理解、适应和反应程度是有差异的。体触既可以产生积极的作用,也可以引起消极的反应。因此在采用体触方式时,应考虑被触摸对象的性别、年龄、文化背景以及被触摸的部位等诸多因素。护士在运用体触方式时,应保持敏感和谨慎的态度。

（1）根据沟通场景选择体触方式：只有与环境场合相一致的体触才能起到良好的效果。如患者家属被告知亲人病危时,护士握住患者家属的手,或将手放在患者家属的肩膀或手臂处多可以起到较好的安慰作用。

（2）根据沟通对象选择体触方式：从中国的传统习惯来看,同性之间比较容易接受体触方式,而对异性应持谨慎态度。护理工作中,根据女性患者较男性患者容易接受体触方式的特点,女护士对女性患者可通过体触方式更多地表示关心,年轻女护士在护理男性老年患者时可适当采用体触方式,护理幼小患儿时则无需顾虑性别。

（3）根据双方关系选择体触方式：只有当交往双方的关系达到一定程度后才会情不自禁地采用体触方式。关系一般的朋友见面,多选择礼节性的握手方式,而关系密切的朋友除了握手之外,还会选择拥抱、拍肩、拉手等方式来表达见面时的激动情感。

（4）根据文化背景选择体触方式：如东南亚的一些国家,不论大人或是小孩都不允许别人随便触摸自己的头部,否则将被认为会给对方带来不好的运气;在西方,男女之间采用拥抱方式表示友好;而在我国,异性之间主要通过握手方式表示友好。

总之,在选择体触方式进行沟通时应注意观察对方的反应并及时进行调整。护理工作中使用体触的原则是：不要让被触摸的对方感到威胁或被侵犯；避免使用做作、尴尬或不自然的体触方式。

4. 体触在护理工作中的应用

（1）评估和诊断健康问题：护士可以采用体触方式对患者的健康状况进行评估。如患者主诉腹胀疼痛时，护士可以通过触摸患者腹部了解是否有压痛、反跳痛和肌紧张等。

（2）给予心理支持：体触是一种无声的安慰和重要的心理支持，可以表达关心、理解、体贴、安慰。产妇分娩疼痛时，护士通过抚摸产妇腹部或握住产妇的手等体触方式，可以使产妇感到安慰，并感觉疼痛减轻，有利于分娩进行。患者焦虑害怕时，护士可以采用体触方式向患者表示"我在你身边"，"你不用害怕"等信息，以减轻患者的恐惧感，使之情绪稳定。

（3）辅助疗法：近年来，一些国家开始将抚触疗法作为辅助治疗手段。研究发现体触能激发人体的免疫系统，使人的精神兴奋，减轻因焦虑、紧张而引起的疼痛，有时还能缓解心动过速和心律不齐等症状，有一定的保健和辅助治疗的作用。

（六）手势语

手是人身体上活动幅度最大、运用操作最自如的部分，因此人们在日常生活中常常用到它，即使在社交场合也要尽情发挥它的功能，于是五彩缤纷的手势语也就应运而生。手势语是人体语最重要的组成部分，是最重要的无声语言。它过去是、现在是、将来仍然是人们交往中不可或缺的工具。不同的国家或相异的民族，同一种手势语表达的意思可能大体相同或相近，也可能截然相反。中国人向上伸大拇指，表示夸奖和赞许；在尼日利亚，宾客来临，要伸出大拇指，表示对来自远方的友人的问候；在日本，这一手势表示"男人"、"您的父亲"；在韩国，表示"首级"、"父亲"、"部长"；在美国、墨西哥、荷兰、斯里兰卡等国家，这一手势表示祈祷幸运；在澳大利亚，竖大拇指则是一个粗野的动作。

（七）空间效应

空间效应指的是沟通双方如何去理解和利用他们在沟通中的空间和距离，它关系到个人空间和周围环境以及他们的相互影响。在人际交往中，每一个社会的人都有一种人际空间要求，并表现为空间距离和个人隐私两个方面。任何一个人，都需要在自己的周围有一个自己能把握的自我空间，但每个人需要多大空间距离的情况是千差万别的，不能一概而论。每一个人在自己心理上限定的空间感觉，必然成为自己与他人之间的一种空间距离。因此，尊重人们这种对个人隐私（距离）的需求，有利于缓解心理压力、提高生活质量，对来医院就诊的患者更为重要。

1. 空间效应的意义　人与人之间有看不见的界限，每个人都有属于自己的空间，于是就形成了人与人之间的空间距离。在不同的场合、面对不同的人，有不同的空间距离。每个人都应把握空间距离的尺度，免得使他人不适、自己不安。

（1）人们需要自己的空间：在社会生活中，每个人都有一个属于自己的个人空间，一旦这个领域受到侵犯，人们就会感受到威胁，就会产生焦虑和失控感。由于工作需要，医护人员常常进入患者的这个空间，如体检、手术、换药、导尿、灌肠等，所以操作前护士应给予必要的解释和说明，并注意遮挡患者，使患者的个人领域受到保护，将患者的隐私暴露程度降到最低。

（2）空间距离体现双方关系：空间距离或人际距离是指社交场合人与人身体之间保持

的心理距离。由于人与人之间的空间距离受情感因素影响,所以心理距离越近时,空间距离就会越近。如参加各种联谊会、宴会时,熟识的人或关系密切的人愿意坐在一起,而不熟悉的人或关系一般的人就会选择相距较远的位置坐下。

(3)适宜距离有利于护患沟通:医护人员在与患者的接触中,如何建立适宜的空间距离是护患之间真诚沟通的重要手段。医护人员都熟悉这样的情景——患者来就诊时,都有把椅子朝医生跟前挪一挪,向医生靠拢的动作,靠拢医生是患者对医生的期盼与渴求,也是通过缩小空间距离达到缩短心理距离的习惯动作。同样,在抗击"SARS"的过程中,媒体用"与患者零距离接触"的报道来赞誉医护人员的无私奉献。

2. 空间效应的分类　美国心理学家爱德华·霍尔曾说过:"空间也会说话。"他通过研究动物与人的生活领域发现,每个人都有自己独有的空间需求。霍尔将人际距离分为四个层次,即亲密距离、个人距离、社会距离和公共距离。

(1)亲密距离:一般为0～45cm,是一种允许存在身体接触的距离,处于此距离的人们能感到对方的气味、呼吸,甚至体温,只有在夫妻、情侣以及特别亲密的朋友或孩子依恋父母时才会产生,是爱抚、安慰、保护、关爱等动作所需要的距离。护士如果因为病情需要进入这个区域时,应先向患者作出解释后才能进入。

(2)个人距离:一般为45～1.2m,伸手可以触到对方的手,但不容易接触到对方的身体,是一般交往时保持的距离。通常熟人、朋友、同事之间的交谈多采用这种距离。护士常在这种距离范围内对患者进行健康教育、心理咨询等,是护士与患者之间较为理想的人际距离。

(3)社会距离:一般为1.2～3m,常为人际关系不密切时的交往距离,主要用于个人社会交谈或商贸谈判,如小型会议、商业洽谈或宴会等。在护理工作中,对敏感患者或异性患者可以采用这种距离,以减轻对方的紧张情绪。

(4)公共距离:一般为3.5m以上,主要适合于群体交往。在距离较远的情况下,可以通过提高说话声音,适当增加姿势、手势等方式来调整心理感受和拉近心理距离。一般情况下,公共距离不适个人交谈。

思考与练习

1. 人际沟通有何功能?有哪些因素会影响人际沟通的有效性?
2. 护患沟通中有哪些常用的语言和技巧?
3. 倾听的基本要求是什么?如何才能达到这些要求?
4. 非语言沟通有哪些基本形式?应怎样运用于护理工作中?

实践训练

项目1　语言技巧、倾听技巧训练

【目的】促使学生对沟通障碍、倾听障碍的深刻思考,掌握言语技巧和倾听技巧。

【组织】让学生2～3人一组,分别扮演患者和护士;

由"患者"倾诉患病感受和护理请求,"护士"在倾听中练习"核实技巧"、"提问技巧"、"安慰技巧",并将语言修养体现其中;

由"患者"给"护士"评分，选出"沟通之星"在全班演示。

项目 2　护士语言沟通障碍分析会

【目的】了解护士语言沟通障碍的现状，明确提高语言修养的目的。

【组织】学生分成 8～10 人一组，每人根据自己的亲身经历，列举出你所遭遇过的沟通障碍的实例、自己当时的切身感受以及对自己的长期影响。

归纳小组讨论结果，每组派一人向全班汇报本组讨论情况。

项目 3　护患沟通角色扮演

【目的】体验患者角色，理解患者的需求，更有效地与患者沟通。

【背景资料】阿婆治疗欠费，两位护士分别去告知……

【角色扮演】

护士甲：阿婆啊，我都告诉你好几次了，你欠款 2000 多元了，今天无论如何要让你的家人把钱交了，否则我们就停止用药了。

护士乙：阿婆啊，今天是不是感觉好多了？ 不要心急呀，再配合我们治一个疗程，您就可以出院了。噢，对了，住院处通知我们说您需要再补交住院费，麻烦您通知家人过来交一下。等家人来了，我可以带他去交的。

请将上述案例分别进行角色表演，然后进行讨论评价。

【推荐书目】

1. 李峰.人际沟通.北京. 中国协和医科大学出版社,2004

2. 史瑞芬.护理人际学.第 2 版.北京：人民军医出版社,2007

3. 谌永毅,方立珍.护患沟通技巧.长沙：湖南科学技术出版社,2004

4. 吴丽文,邹玉莲.护理情景文化导论.北京：中国科学技术出版社,2006

【网络资源】

1. 沟通网：http：//bbs. 51gt. com/

2. 医患沟通网：http：//www. yh707. cn/

（余立平、史瑞芬）

第十讲 礼仪使人文明：礼仪与护理

教 学 目 标

1. 说出礼仪的概念和内涵。
2. 说出护理礼仪的特征与作用。
3. 阐述护理礼仪的基本原则。
4. 在社会活动中恰当运用各种社交礼仪规范增进人际关系。
5. 在护理实践中恰当运用护士职业礼仪规范促进患者康复。

本讲提要

本讲以国民对礼仪的困惑、患者对护士服务态度的担忧等问题为先导，让学习者认识到礼仪观念淡泊、礼仪知识匮乏和礼仪行为缺失已成为影响中华民族形象、影响护理工作质量的重要因素；理解礼仪在生活和工作中的重要意义，树立将礼仪自觉内化为个人修养的观念，探讨作为高素质护理人才应掌握的基本礼仪知识；通过学习和训练，使学习者重新认识护理礼仪对于护理人员展示自身职业修养、赢得患者满意的重要作用和对医院发展的意义。

问题与思考

问题1：礼仪之邦为何面临礼仪的质疑？

我国是历史悠久的文明古国，我们的祖先自古就十分重视社会的文明与道德，尤其注重其表现形式——礼仪。重礼仪、守礼法、行礼教已成为中华民族的文化特质，代代沿袭传承，使中国赢得了"礼仪之邦"的美誉。

然而，近年来，"礼仪之邦"的美誉却由于一些人的行为而受到质疑。比如，在"知书达礼"之人集中的学校，一些学生在校外甚至在校内遇见老师总是视而不见或绕道回避，连打招呼、问好这些基本礼仪也很难见到，一些传统的课堂礼节已逐渐"淡"出课堂；一些国家机关公职人员在工作场所穿戴过于随便，或不合时宜；介绍情况时，不分尊卑长幼；接听工作电话时，却还在打其他电话；一些出国旅游的人在公众场合不懂得保持私人距离，大声喧哗，排队加塞、剔牙齿、掏鼻孔、挖耳屎、修指甲、随地吐痰，甚至有人脱下鞋和袜子搓脚丫子等。据媒体报道，最近一项在 1500 名欧洲酒店经理中进行的调查显示，中国人在世界最差游客中名列第三。在世界各地比中国发达的国家或比中国落后的国家到处贴满了用中文写的"请勿随地吐痰"、"不要乱扔垃圾"、"请排队"、"请保持安静"……

为什么一个号称"礼仪之邦"的文明古国，礼仪问题却受到质疑呢？

问题 2：白衣天使的微笑怎么少了？

"病人无医，将陷于无望；病人无护，将陷于无助。"我国首位南丁格尔奖得主王琇瑛曾这样形容医护人员工作的重要性。然而，在医患关系日趋紧张的今天，护患矛盾也正逐渐"升级"。据一项患者对住院满意度的调查显示，患者对护士服务态度及质量的满意度只有56.9%。患者最担心遇到没笑脸、没礼貌、语言生硬、对患者吆来喝去的护理人员。护理人员本应对患者心存仁爱，服务周到，才能赢得患者的尊重，而我们在感叹社会对护士评价不公正的同时，是否想过在护理服务过程中做到了"以仁存心，以礼存心"呢？

这些问题是否引起你的反思？是否使你意识到学习礼仪、践行礼仪不仅是提高自身修养、重塑文明形象的需要，也是改善护患关系，提高护理服务质量的需要？

第一节 中华礼仪，蕴涵文明渊薮

"礼"是古人推崇的基本为人准则，古人曰："礼出于俗，俗化为礼。"当今约定俗成的礼仪规范，就是源于我们日常工作和生活中最易让人接受的做法。学习现代礼仪不仅对于我们提升个人修养水平、提高自身综合素质、塑造个人良好的社会形象有重要作用，而且对于促进人际沟通、协调人际关系、维护社会稳定、促进社会文明进步以及构建和谐社会都具有不可忽视的价值。

一、内涵丰富之礼仪

"礼仪"一词很早就被作为典章制度和道德教化使用。严格地说，"礼"和"仪"是两个不同的概念。在古代典籍中，"礼"主要有三层意思：一是政治制度，二是礼貌、礼节，三是礼物。"仪"则是"礼"的具体表现形式，它是依据礼的规定和内容所形成的一套系统、完整的程序，"仪"也有三层意思：一是指容貌和外表，二是指仪式和礼节，三是指准则和法度。不同的礼，有不同的形式。"礼"是"仪"的标准、内涵，"仪"则将"礼"具体化、形象化。合二为一，礼仪是人们在社会交往中由于受历史传统、风俗习惯、宗教信仰、时代潮流等因素的影响而形成的，既为人们所认同，又为人们所遵守，以表现律己、敬人、建立和谐关系为目的的行为准则或规范的总和。

从修养角度看，礼仪是一个人内在修养和素质的外在表现；从道德角度看，礼仪是为人处事的行为规范、标准做法、行为准则；从交际角度看，礼仪是人际交往中适用的一种艺术，也可以说是一种交际方式或交际方法;从民俗角度看,礼仪是待人接物的一种惯例,是人际交往中必须遵行的律己敬人的习惯形式,也可以说是人际交往中约定俗成的示人以尊重、友好的习惯做法;从审美角度看,礼仪是一种形式美,是人的心灵的必然外化;从传播角度看,礼仪是一种在人际交往中进行相互沟通的技巧。

随着社会的发展,礼仪所包含的内容日益丰富,目前人们普遍认为礼仪由礼仪的主体、客体、媒体和环境四项基本要素构成。礼仪的主体,指的是礼仪活动的操作者和实施者;礼仪的客体,又称礼仪的对象;礼仪的媒体,指的是礼仪活动所依托的一定的媒介;礼仪的环境,指的是礼仪活动所依赖的自然环境和社会环境。

二、源远流长话礼仪

礼仪作为一种人类形式化的行为体系,可追溯至原始社会。"礼"最早产生于远古时期的祭祀活动,古辞书《说文》中记载:"礼,履也。所以事神致福也。"据王国维考证,卜辞中的"礼"字像是用两块玉盛在器皿中去做供奉,表示对先祖或鬼神的敬意。这种祭祀之礼到了夏商两代就逐渐被引移到了尊卑贵贱的宗法体制之中,大禹建夏之后,铸造了九个被称为"礼器"的大鼎,目的是在体制之中区别等级,显示自己的尊贵地位。至周代,为了限制等级的逾越,维持统治秩序,制定了详尽的礼制礼法,中国礼仪文化从那时起就已经基本体系化并趋于成熟,大如天朝官制、法规戒律,小如坐卧行止、容颜衣冠,都有明确规定,并有著名的《周礼》、《仪礼》、《礼记》三书传世。

社会在不断发展和进步,人类对自然现象和社会关系的认识也在不断地变化,无论在内容上还是在形式上,礼仪都发生了巨大的变化。

辛亥革命推翻了封建制度的同时,也彻底扫除了腐朽没落的封建礼制,摒弃了"君权神授"、"三纲五常"、"愚忠愚孝"、"三从四德"等封建观念或思想意识,新的符合现代文明的礼仪逐步建立起来,现代礼仪重视人的尊严、人性、人格,并用法律形式规定、保证了人人平等的权利。人们之间施礼,并非受等级的制约与束缚,而是基于尊重的需求,是一种友好的表示。

现代礼仪并非是对传统礼制的全盘否定,而是对礼仪文明的继承与超越。它继承了古代礼仪中许多有益的内容,如鞠躬礼、抱拳礼、礼貌用语等;超越了古代礼仪的局限,吸收了人类世界一切文明之果,使礼仪更加文明、高雅。现代礼仪尊重各地区、各民族的风俗习惯、宗教信仰,这是尊重人类自由、信仰,寻求和谐的表现,也是人类文明不断进步的表现。现代礼仪正在不断充实、丰富和完善自身,不同领域、不同对象有不同的礼仪规范,一般来说可以分为社交礼仪、政务礼仪、商务礼仪、服务礼仪、国际礼仪五大板块。

【知识拓展】

西方礼仪的渊源

西方礼仪是同西方文明一起产生、发展的。英语中的"礼仪"一词是从法语"Etiquette"演变而来的,其原意是法庭上用的通行证,上面记载着进入法庭应遵守的事项。后来,其他公共场合也都制定了相应的行为规则,这些规则由繁而简,逐渐得到大家的认可,成为社会交往中人际关系的通行证。

三、独具特色的护理礼仪

护理礼仪是现代服务礼仪大家族的成员之一，是护士在职业活动中所遵循的行为标准，也是护士素质、修养、行为、气质的综合反映。良好的礼仪不仅可以体现护士的文化修养、审美情趣及知识涵养，而且可以创造一个友善、亲切、健康向上的人文环境。作为一种服务礼仪，护理礼仪不但在适用对象、适用范围上与其他服务礼仪存在显著差异，而且还具有以下特征：

一是综合性。护理礼仪是护士综合素质的体现，不但要符合特定历史条件下的道德规范和传统的文化习惯、风格、禁忌等，而且具有艺术性和科学性。

二是规范性。护理礼仪是护士必须遵守的行为规范，它以各种规章、制度、守则的形式，为护士待人接物、律己敬人提供了一个规定的模式或标准，对全体护士具有强制的约束力。

三是可行性。护理礼仪包括了护士的仪容礼仪、姿态礼仪、服饰礼仪、语言礼仪、日常交往礼仪等内容，它详细而具体地规定了护士在护理活动中的着装、发饰、站、坐、行、言等方面的细则，是符合护理情境的。因此，护理礼仪是具体的、可行的。

四是时代性。护理礼仪也是一定时代背景下护理实践的产物，它必然随着社会的进步、时代的发展、医学模式和护理模式的变化而发生相应的改变，并在护理活动中不断完善，形成具有时代特色的护理礼仪规范，如护士服饰的演变过程，便说明了这一点。

五是差异性。随着中国的改革开放，护士的服务对象范围也扩大了，只有更广泛地了解不同民族、不同地区、不同国家的文化，才能对不同的服务对象施以相应的礼仪。

四、知行并重的礼仪修养

提高礼仪修养要在知礼、懂礼的基础上，将礼仪知识内化，在日常生活、工作中遵循以下原则，并自觉学习践行礼仪。

（一）以尊重为本

"礼者，敬人也。"礼仪最重要的要求就是尊重，学习、运用礼仪首先要树立"尊重为本"的理念。许多护理人员感叹社会地位低，患者对他们不尊重，社会对护士的评价不公，但他们是否反思过病痛缠身的患者被"居高临下"的医护人员呼来喝去、冷言相对的感受？孟子曾经说过："君子以仁存心，以礼存心。爱人者，人恒爱之；敬人者，人恒敬之。"要赢得患者的尊重，赢得社会的认可，首先要对患者心存仁爱、尊重患者。

（二）注重道德修养

礼仪是人内在道德修养的外在表现。只有修于内，方能行于外。缺乏道德修养，不可能真诚自觉、表里如一地体现礼仪要求。作为一个现代公民，要自觉树立荣辱观，加强爱国、敬业、诚信、友善等道德规范的修养，把公民基本道德规范融入到日常工作、学习和生活之中，努力做一个讲道德、重礼仪的现代文明人。

（三）注重实践养成

礼仪是知与行的统一。自觉、系统地学习礼仪、知晓礼仪，是践行礼仪、养成文明行为习惯的基础。礼仪无处不在，无时不有，践行礼仪不可能一蹴而就，必须立足日常、注重细节，时时习礼、处处用礼，持之以恒、久久为功。

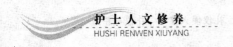

（四）注重行为示范

在社会交往中，个人礼仪行为客观上起着积极的示范作用，其言行举止、仪容仪表生动具体地传播着文明礼仪规范，潜移默化地引导和带动身边的人学礼用礼，强化礼仪意识，因此我们不仅要成为传递爱心的使者，而且要做传递文明的使者。

第二节　社交礼仪，创造和谐生活

社交礼仪是人类在社会交往活动中遵循的礼仪规范，用以表示尊敬、沟通思想、联络感情、构筑和谐。社交礼仪涉及社会生活的各个方面，在不同环境中、与不同的人交往，所要遵循的礼仪规范各不相同。护理人员在日常交往中，知礼懂礼，遵礼施礼，是树立个人良好形象的必要前提，也是融洽人际关系的重要条件。

一、彬彬有礼的会面礼仪

见面，是人际交往所不可或缺的环节。一般来讲，和陌生人见面时，大体有"称呼—介绍—施礼—交换名片—交谈"五个环节，尤其在正规场合与别人见面时，这五个环节是必不可少的。

（一）称呼礼仪

称呼是人们在日常交往时所采用的彼此之间的称谓语。在人际交往中，称呼反映着自身的教养和对对方尊敬的程度，甚至还体现着双方关系发展所达到的程度和社会风尚。

1. 常规称呼　常规称呼，即人们平时约定俗成的较为规范的称呼，一般场合在其称呼前加上姓氏，正式场合在其称呼前加上姓名。按照称呼的功能大体分为三类：

（1）生活中的称呼：对亲属按照社会关系称呼，如外婆、舅舅、叔叔等；对朋友、熟人可直呼名字或在姓氏前加"小"或"老"，如小李、老王，也可以按照对方的喜好称呼昵称。

（2）工作中的称呼：工作中的称呼有职务性、职称性、学衔性、行业性、姓氏称呼。职务性称呼就是以交往对象的职务相称，以示身份有别、敬意有加，可以称职务、在职务前加上姓氏或在职务前加上姓名，如校长、王局长、何青主任等；职称性称呼是对于具有职称者，尤其是具有高级、中级职称者的称呼，称职称时可以只称职称、在职称前加上姓氏、在职称前加上姓名（适用于十分正式的场合），比如，在大学或医院里，对高级职称的"教授、副教授"可以称呼"某教授"，对"主任医师、副主任医师"可以称呼"某主任"等等；学衔性称呼就是"姓氏＋学术头衔"，如"赵院士"、"孙博士"，表示对他们在专业技术方面造诣的尊敬；行业性称呼是对从事某些特定行业人的称呼，可直接称呼对方的职业，如老师、医生、会计、律师等，也可以在职业前加上姓氏、姓名，如王医生、李老师、高法官，不知道姓氏时，可以称呼解放军同志、警察先生、医生、护士小姐，等等；姓氏称呼就是直接称呼姓名，可以直呼其名或只呼其姓，此时要在姓前加上"老、大、小"等前缀。

（3）外交场合的称呼：在外交场合通常采用的称呼有一般性称呼和国别性称呼。一般性称呼是对社会各界人士都可以使用的表示尊重的称呼，如对长辈、老者、上级及德高望重的学者可以冠以"先生"、"老师"；对未婚女子可以叫小姐（Miss），对已婚女子可以叫夫人

（Madam），也可以叫太太或女士，对男士可以叫先生（Sir）；国别性称呼是按照不同国家的惯例称呼，对地位高的部长以上的高级官员，按国家情况称"阁下"，如"部长阁下"、"主席先生阁下"、"大使先生阁下"等，对来自君主制国家的贵宾，按习惯称国王、皇后为"陛下"，称王子、公主、亲王等为"殿下"，对有爵位的人士既可称爵位，也可称阁下或先生。

2. 称呼的注意事项

（1）恰当使用敬称：称呼长辈、上级、老师要用"您"而不用"你"，以示恭敬之意，不要直呼其名。对年长的患者可以根据当地风俗习惯称呼："爷爷"、"奶奶"、"大叔"、"大妈"、"阿婆"、"阿姨"等。

（2）区分具体场合：在称呼的具体使用过程中，一定要区分场合。在党和政府内部，大家通常互称同志。但是在国际交往中，面对外国友人的时候，就不能称呼同志了，而应该称呼为主席、总理、部长，以示场合有别、身份有别。在非正式场合使用职务或职称称呼时要就高不就低，如对李副校长，可以称呼"李校长"。

（3）避免无称呼、替代性称呼、不适当的简称或失敬、易引起误会的称呼：无称呼，即根本不使用任何称呼，如"哎，到哪儿去呀？"，这是最令人厌恶的；替代性称呼，就是用其他语言符号代替正规称呼，如医院里的护士习惯用床号代替患者姓名，使患者产生失去尊严的感觉；人们有称他人官衔时使用简称的习惯，比如，人们喜欢叫王局长为王局，但如果介绍时不说清楚，会误以为这个人叫"王局"；将未婚女子称为"夫人"、"嫂子"，或念错姓名会使对方大为不快；有些称呼容易引起误会，如"伙计"、"同志"、"爱人"、"小姐"最好不要随便使用。

简而言之，在日常生活中，称呼应当亲切、自然、准确、合理。

（二）介绍礼仪

日常交往中的介绍主要有自我介绍、他人介绍、集体介绍三种方式。

1. 自我介绍的礼仪要求　在社交场合，遇到对方不认识自己，而自己又有意与其认识，当场没有其他人可从中介绍，这时往往要自我介绍。在这种情况下，要掌握好自我介绍的艺术。

（1）内容得体：一般介绍自己的姓名、身份、单位，如果对方表现出结识的热情和兴趣，还可以进一步介绍一下自己的学历、专长、兴趣和经历等。自我介绍内容的繁简，还应根据实际交际需要来决定。如出差、旅游、办事等临时接触，这种自我介绍就很有弹性，有时只介绍自己从哪里来或职业或姓就可以了，参加朋友聚会、沙龙或小组开会时的自我介绍，本人姓名要报全名，不能说"我姓张，叫我小张好了"，这样就明显带有不愿进一步深谈、拒绝交往的意思。

（2）把握分寸：自我介绍时不要过分炫耀自己的财富、学识，对自己的身份、门第也不要作自我贬低，让人觉得你不踏实、虚伪或不诚实。总之要表现出诚恳、友好、坦率、可以信赖，就必须实事求是、恰如其分地介绍自己。作为女士，一般在社交场合不宜主动向陌生人介绍自己，若出于某种需要欲同对方相识时，应请同时熟悉自己及对方的第三者出面相互介绍，以显示自己的身份与稳重，否则会被认为是轻浮的表现。

（3）讲究技巧：正式场合的自我介绍，要突出自己的特点、特色，把握好自我介绍的技巧。比如，从介绍自己名字的含义入手。一名叫李芳的学生在应聘的自我介绍中说：我姓"李"，桃李的"李"，芬芳的"芳"，我母亲是老师，也希望我成为一名"桃李芬芳"的教师；还可以从介绍生肖、职业特征、对事业的态度入手。当你想认识对方时，可引发对方作自我介绍，但要避免直话相问姓什么？今年多大了？在哪儿工作？这像是在审犯人。问话要尽量客气，称呼您？请问您贵姓？不知怎么称呼您？您是……，等等；不要问对方敏感的话题。他人作自我介绍时要仔细听，记住对方的姓名、职业等，如没有听清楚，不妨在个别问题上再问一遍；当一方作自我介绍后，另一方也应该自我介绍，否则会让主动自我介绍一方感到尴尬。

（4）充满自信：表情坦然亲切，充满自信，眼睛应看着对方或是大家，不要不知所措，面红耳赤，要克服害羞心理，更不能随随便便、满不在乎或东张西望、心不在焉；语调要热情友好，举止庄重、大方自然。介绍自己时可将手放在自己的胸前，不要用手指着自己。

2. 他人介绍的礼仪要求　他人介绍是由第三者为彼此不认识的双方引见、介绍的方式，为他人作介绍时，不仅要熟悉双方的情况，而且要懂得介绍的礼仪规范。

（1）时机恰当：如与亲友外出路遇亲友不相识的同事或朋友，与亲友一同拜访亲友不相识者，接待彼此不相识的客人，受邀请为他人做介绍。遇到这些情况，有必要进行他人介绍。但要通过观察了解双方是否有结识的愿望。

（2）顺序正确：在为他人做介绍时，要遵守"尊者优先了解情况"的规则，具体来说有这么几种情况：先把年轻者介绍给年长者，再把年长者介绍给年轻者；先把身份低者介绍给身份高者，再把身份高者介绍给身份低者；先把男士介绍给女士，再把女士介绍给男士。对于同年龄、同职位的人，先把客人介绍给主人，再把主人介绍给客人；先将内宾介绍给外宾，以示对外宾的尊重；未婚的通常先介绍给已婚的。

（3）举止得体：为别人作介绍时，千万不要用手指指点对方，而要用整个手掌掌心向上，胳膊向外伸，斜向被介绍人。向谁介绍，眼睛就注视着谁。介绍时三人都应起立，除了不便起立的，如宴会的餐桌边、残疾人、年迈的老人，此外，妇女、长者、尊者等也可以不必起立，只要微笑点头，有所表示即可。

（4）内容简洁：一般情况下，介绍的内容宜简不宜繁，只要介绍被介绍人的姓名、单位、职务就可以了。如果时间宽裕、气氛融洽，还可以进一步介绍双方的爱好、特长、个人学历、荣誉等，为双方提供更多可交谈的内容。介绍人要实事求是，掌握分寸。不要夸大其言，让人难堪。

（5）语言规范：介绍的语言要规范，符合身份。较为正规的介绍，应使用敬语，如："王总，请允许我向您介绍一下，这位是小张。"较随便一些的介绍，可以这样说："张小姐，我来介绍一下，这位是王先生。"介绍姓名时要口齿清楚，发音准确，把易混淆的字讲清楚。

3. 集体介绍的礼仪要求　集体介绍是他人介绍的一种特殊形式，被介绍者的双方或一方不止一人，如各种会议的嘉宾、正式宴会、晚会、规模较大的聚会主要来宾等，除遵从他人介绍的基本礼仪要求，还应注意以下问题：

（1）单向介绍：在会议、演讲、报告时，只需将主角介绍给广大参加者。

（2）尊者为先：在正式会议上，主持人介绍主席台就座的领导和嘉宾时要按职务级别由高到低依次介绍。一般场合应遵循"女士优先"的原则，先介绍女士，再介绍男士；或遵循先介绍职位、年资较高者，再介绍职位、年资较低者。

（3）依次介绍：在宴会或晚会上，一般由主持人介绍主要来宾，然后再一一介绍其他来宾。也可以按座位顺序顺时针方向介绍，如按顺序介绍时，不要主观地跳过某一人，最后再来介绍他。

（4）少数服从多数：聚会时应先介绍人数较少的一方；当新加入集体的成员初次与集体

其他成员见面时,负责人要先将其介绍给集体,再向其介绍集体的主要领导人。

（三）施礼

各种形式的交往,见面时都要施见面礼,以表示敬重和友好的心意。经常采用的见面礼节有握手、致意、鞠躬等形式。

1. 握手礼　握手是交往时最常见的见面礼节。初次见面、久别重逢、告别或表示祝贺、鼓励、感谢、理解、慰问等都可行握手礼。

（1）标准姿势：握手时,双方保持一步左右的距离,各自伸出右手,手掌略向前下方伸直,四指并拢,大拇指叉开,指向对方,手掌与地面是垂直的,两人手掌平行相握,持续1～3秒钟。同时注意：上身稍向前倾,头略低,面带微笑,注视对方,并伴有问候性语言。

（2）伸手顺序：伸手的先后顺序,要视身份、地位而定。各种场合的握手应该按照上级在先、长辈在先、主人在先、女士在先的顺序进行。作为下级、晚辈、客人、男士,应该先问候,见对方伸出手后,再伸手与其相握。尤其在上级、长辈面前不可贸然伸手,而作为女士,当男士已伸出手时,不该置之不理,而应落落大方地与对方握手。女士假如不打算与向自己问候的男士握手,可欠身或点头致意,不要视而不见或转身离去;若一个人要同时与许多人握手,最有礼貌的顺序应该是：先上级后下级;先长辈后晚辈;先主人后客人;先女士后男士。几个人在一起时,可顺时针或逆时针握手,但不能交叉握手,即当两个人正在握手时,第三者不要把胳膊从后面架过去急着和另外的人握手。

（3）注意事项：握手时要面带微笑,眼睛注视对方。如果是一般关系,握手时只需稍稍握一下即可;如果关系密切,双方握手时可略用力,并握一下轻摇几下;男士对女士一般只轻握一下手指部分。一般情况下,握手时间以2～3秒为宜,切忌时间过长。与数人初次相见,握手时间应大体相等,不要给人以厚此薄彼的感觉。握手时一定要用右手,用左手与别人相握是失礼的行为。在特殊情况下用左手与人相握应当说明并表示歉意。如果手上有油渍或较脏不能握手,应先作个说明,表示歉意。握完手后不应搓手、擦手。除了残疾人、老人、身体欠佳者外,不能坐着与人握手。握手时不要拍对方的肩膀,尤其是对上级、长辈和异性,更不允许使用这种方式,除非是老朋友、熟人,但大部分人会产生不快。年幼对年长者、身份低对身份高者,握手时应稍微向前欠欠身,微微鞠躬,以示尊敬。当别人已伸出手时,切忌慢条斯理,或迟迟不伸出手,令人尴尬。一般来说,他人已伸手了,不得拒绝握手。按国际惯例,身穿军服的军人可以戴着手套与人握手,地位高的人和女士可以戴着手套与人握手。一般人握手时要脱去手套,否则将是十分失礼的。如因故来不及脱手套,则必须向对方说明原因并表示歉意。军人行握手礼时,应先行军礼再握手;佛教徒应先行合掌礼再握手。

2. 致意　在社交场合与人见面时,点头并婉尔一笑是最好的致意方式,其适用范围非常广;与相识者在同一场合多次相遇,不必每次问候握手,只要点头微笑致意即可;点头致意适于不宜交谈的场合,如会议、会谈进行中,与相识者在同一地点多次见面或仅有一面之交;碰见身份高的领导人,要恭敬地点头致意,不可主动上前握手;在公共场所遇到相识的朋友但距离较远时,一般不必出声,可以举起右手轻轻摆一下并点头致意。

3. 鞠躬礼　鞠躬礼,也就是弯身行礼,是表示对他人敬重的一种郑重礼节。在我国鞠躬礼适用于庄严肃穆或喜庆欢乐的仪式,也适用于一般的社交场合,常用于下级向上级、学生向老师、晚辈向长辈表达由衷的敬意,也常用于服务人员向宾客致意,有时还用于向他人表达深深的感激之情或歉意。

（1）鞠躬的基本姿势：立正站好，保持身体的端正，同时双手在身体前搭好，注视前方，面带微笑。鞠躬时背要平，上身向前倾斜，鞠躬完毕站直，目光再移向对方。

（2）鞠躬的礼仪规范：① 鞠躬时，应同时问候，目光向下看，表示一种恭敬的态度，不可以一面鞠躬一面翻起眼睛看着对方；② 鞠躬时，嘴里不能吃东西或叼着香烟；③ 鞠躬完毕，双眼应有礼貌地注视着对方，如果视线移向别处，即使行了鞠躬礼，也不会让人感到是诚心诚意的；④ 鞠躬的倾斜度有 90°、45°、15°。90°鞠躬一般用于三鞠躬，属最高礼节；45°鞠躬通常是下级向上级、学生向老师、晚辈向长辈，以及服务人员对来宾表示致意所用；15°鞠躬，用于一般的应酬，如问候、介绍、握手、递物、让座、让路等都应伴随 15°的鞠躬；⑤ 一般应站着行鞠躬礼，如果坐着见到客人、领导、长辈，应起立鞠躬致意；如在办公室里见到一般的客人，但鉴于工作不能起立，也可坐着行 15°的鞠躬礼；⑥ 若是迎面碰上对方鞠躬时，则在鞠躬过后，应向右边跨出一步，给对方让路；⑦ 通常受礼者应以与行礼者大致相同幅度的鞠躬还礼。但是，上级、长者或尊者在还礼时可以欠身点头或在欠身点头的同时伸出右手答之，不必以鞠躬还礼。

4. 拥抱礼　在一些欢迎宾客的场合，或祝贺、感谢的隆重场合，在官方或民间的仪式中，有拥抱的礼节，有时是热情友好的拥抱，有时则纯属礼节性的。这种礼节，一般是两人相对而立，右手扶在对方左后肩，左手扶在对方右后腰，按各自的方位，两人头部及上身向左相互拥抱，然后头部及上身向右拥抱，再次向左拥抱后，礼毕。

（四）使用名片

在日常交际中，经介绍与他人认识之后，往往要互递名片，名片既是一封浓缩的自我介绍信，又是社交的联谊卡。名片分社交名片和商用名片两种，不论是社交名片还是公务名片，上面罗列的职务都不要太多，不要给人以华而不实的感觉。

递名片要恭恭敬敬双手捧交给对方，其方法是拇指在上，四指在下，文字的正面向着对方，递名片时切不可用单手，这样显得不够礼貌。

接受名片应恭恭敬敬地双手捧接并道谢，这样使双方感到对他的尊重。接过名片后一定要仔细地看一遍，稍作寒暄，以示仰慕。绝不能一只手接别人递上的名片，看也不看塞入衣袋，如暂时放在桌上，切记名片上不要放其他东西。

二、诚恳热情的通讯礼仪

通讯是指人们利用一定的电讯设备，来进行信息的传递。被传递的信息，既可以是文字、符号，也可以是表格、图像。在日常生活中，人们接触最多的通讯手段主要有电话、手机、传真、信件、电子邮件等。通讯礼仪，即指在利用上述各种通讯手段时所应遵守的礼仪规范。

（一）电话礼仪

接听电话看起来简单，但是由于有些人不熟悉或不讲究使用电话的礼仪，导致通话双方都不愉快。

1. 打电话礼仪

（1）通话时间：打电话应选择适当的通话时间。一般说来，若是利用电话谈公事，尽量在受话人上班 10 分钟以后及下班 10 分钟以前通电话，这时对方可以比较从容地听电话。若是亲友间谈私事，除非事情紧急，打电话时间不宜在晚上 10 点钟以后和早上 7 点钟以前，以免打扰别人休息。打国际长途电话时，则要注意地区时差。打电话的长度应当合适。针对不同的对象，通话长度应有所不同，通常通话控制在3分钟以内。

（2）通话准备：通话前要有所准备，确定受话人的电话号码，以免拨错号码给别人增添麻烦；事先想好谈话内容，重要电话不妨先在纸上记下要点和有关数据。

（3）通话礼貌：电话接通后应先向对方问好，然后自报单位和姓名。若接电话者不是自己要找的人，可请他（她）帮忙传呼，并表示谢意。如果受话人不在，不要"咔嚓"一声把电话挂断，而应把自己准备讲的话告诉接电话者，托他转告。如果内容不便转告，可以告诉对方改时间再打，或请对方转告回电话的号码。与自己要找的人接通了电话，简单寒暄后便应进入通话主题。通话内容应简明扼要，不要东扯西拉。交谈完毕道谢或道别后，把话筒轻轻放好。如果对方是长辈、上级，应让对方先放话筒。打电话的人不要离话筒太近或太远，也不要声音太响；音调不要太高尖锐刺耳，也不要太低像念悼词；说话不要像打连珠炮，也不要慢得像坐牛车。

2. 接电话的礼仪

（1）尽快接听：电话铃响两到三声即微笑着接听电话，好像在与对方面对面一样地说"你好！"，语调和缓，略向上扬。别让电话铃响超过四声。置若罔闻，或有意拖延时间让对方久等等行为不仅失礼，有时还会误事。

（2）回答清楚：接答电话应该按照规范说法："您好！这里是某某医院某某科"或者"您好，某某医院某某科，请问您找哪位？"听不清楚对方说话的内容时，最好不要犹豫，应立即将状况明确告知对方，请对方给予改善。"对不起，先生，您能再重复一下号码吗？"或"对不起，我听不太请楚，请问能否给您重复一下号码？您听听对不对。"

（3）聚精会神：电话铃响之际，如果自己正与同事或患者交谈，可与同事或患者打个招呼，再去接电话。当你正在通电话，又碰上客人来访时，原则上应先招待来访客人，此时应尽快向通话对方致歉，得到许可后挂断电话。不过，电话内容很重要而不能马上挂断时，应告知来访的客人稍等，然后继续通话。听电话时应聚精会神，可以不时地"嗯"一声，或说"好"等，以表明自己正在仔细地倾听对方的谈话并有所反应；不要在接听电话的同时，与身边熟人打招呼或小声谈论别的事情。接到电话时若正在用餐，最好暂停吃喝，将口中的食物处理掉，以免自己咀嚼吞咽的声音通过电话传进对方的耳朵，给对方留下被轻视的感觉。

（4）助人为乐：在日常生活和工作中，当接到的电话不是对方要找的人时，应主动帮助对方传呼受话人。如果受话人不在，要马上告诉对方，并客气地询问对方，是否有急事需要转告。如有，应认真记录，随后及时转告。在电话中传达事情时，应重复要点，对于号码、数字、日期、时间等，应再次确认以免出错。通常在对方放下电话之后，接电话者再轻轻放下电话。

（二）手机礼仪

一般说来，使用手机应参照上述电话礼仪。此外，根据目前手机的特点，使用手机礼仪可以概括为"四要六不要"。

1. 手机礼仪四个要

（1）一要尽快接听：使用手机是为了联络方便，应将手机放在身边最容易听到电话铃声之处，当手机铃声响起，要尽快接听。

（2）二要及时回话：因故未能接听电话，发现信息后要及时回话。

（3）三要遵守公德：由于手机随时随地可能响铃,因此医护人员上班时以及在开会、听报告、讲座、音乐会时一定要确保振铃处于振动模式。在医院、教室、图书馆、会议室、电影院、餐厅、候机厅等公共场合,要使用手机时,说话声音一定要小,大声嚷嚷,不仅泄露自己的隐私,也打扰了身边的其他人。比较合适的做法是走到门外去接听电话,而且音量要适中。

（4）四要文明礼貌：通话和发短信时要使用礼貌语言。

2. 手机礼仪六不要

（1）不要主动索取他人的手机号码。

（2）一般情况下不要借用他人的手机。如果借用别人的手机,切记说话尽量简短。

（3）不要炫耀自己的手机功能。

（4）不要偷拍别人的形象。

（5）使用个性化的铃声无可非议,但不要使用内容不文明的铃声。

（6）不要转发低级趣味的短信以及连环的短信。

（三）电子邮件礼仪

在电子邮件日益普及的今天,使用电子信函有一些细节值得关注。需要遵守的礼仪规范有以下几个方面：

1. 扫毒发信 送信前必须用杀毒程序扫描文件,以免不小心将"毒信"发给对方。要是没有把握,不妨将所要发送的内容剪贴到邮件正文中,避免使用附件发送的方式。对来历不明的信件必须谨慎处理,若不确定最好也要用杀毒程序扫描,以防万一。

2. 不加壁纸 壁纸不仅仅是被视为邮件垃圾,而且也会使 E-mail 变得"体积庞大",令人讨厌。

3. 认真撰写 信函要突出主题,行文要流畅,避免使用冷僻词,并做到简明扼要。发件时最好注明主题,以便让收件人一看便知道来信的要旨。虽然是电子邮件,写信的内容与格式应与平常信件一样,称呼、敬语一样都不可少,所以尽量不要使用简略字。

4. 不可滥用 现代人的生活、工作节奏很快,时间很宝贵,不可用电子信函浪费自己和他人的时间。传播垃圾信函是不道德的,要做到既不阅读,也不传播。

5. 群发密送 发送群发信件,要用保密附件方式传送,这样接信的人只会看见信的内容,而不会知道其他收件人是谁以及他们的电子信箱代号,这样可以避免其他收件人的地址被利用。连环信既粗鲁又无聊,还令人讨厌。在有些国家和地区,传播连环信属违法行为,一些人也因此而失去了上网的权利。

6. 注意编码 这是电子信函独有的问题,也是联络成功与否的关键所在。我国内地与港、澳、台及国外一些国家的中文编码不尽相同,通信时乱码现象时有发生。因此我们向港、澳、台及国外发送中文电子信函时,要用英文注明自己使用的是中文编码系统,确保通信成功。

三、宾至如归的拜访礼仪

拜访是指因公或者因私前往他人的工作地点、私人居所或者其他商定的地点探望、会晤对方,对于宾主双方而言,都必须依照相应的礼仪规范行事。

（一）做客之道

做客虽是正常的人际交往中不可缺少的应酬,但若不谙做客之道,难免会使拜访不尽人意。就做客礼仪而言,其核心在于客随主便,礼待主人。

1. **事先预约** 一般不提倡随意顺访,做不速之客。事先预约时间和人数,并准时赴约,既体现了个人教养,更是对主人的尊重。

2. **言行礼貌** 登门拜访时,应先行通报,即使与主人关系再好,也绝对不要不打招呼推门而入。与主人相见,应当主动向对方施礼问候。拜访时,仪表清爽,着装应干净、整洁、高雅、庄重,不宜选择轻佻、随便的服装。要关注着装的某些重要细节。例如,袜子一定要无洞、无味。进门之后,按照常规,应当自动脱下外套、摘下帽子、墨镜、手套,并且将其暂放于适当之处。如果携带了大一点的袋子,应在就座后将其放在右手下面的地板上,若将其置于桌椅之上,是不太适宜的。入座要注意三点:一是不要自己找座;二是与他人同到时应相互谦让;三是最好与他人尤其是主人一起落座,切勿抢先落座。有的时候,拜访他人时未被主人相邀入室,则通常表明自己来的不合时宜。知趣而退,是此刻的最佳选择。

3. **做客有方** 做客时,应当使自己的言行举止紧密地围绕着主旨而行。不要言不及意,浪费时间;或是随意变更主题,令双方无所适从。客人应当自觉地限定个人的交际范围与活动范围,不要对主人的亲属、友人表现出过多的兴趣;未经允许,不要在室内到处乱窜,或是随便乱拿、乱翻主人的个人物品。如果客人与主人双方对会见的时间长度早已有约在先,则客人应适时告退。假如双方无此约定,通常一次一般性的拜访应以一小时为限。初次拜会,则不宜长于半个小时。一旦提出告辞,即便主人挽留,也要告辞而去。在出门以后,应与主人握手作别,并对其表示感谢。

(二)待客之道

礼貌待客是中华民族的传统美德,待客之道的核心,在于主随客便,待客以礼。

1. **悉心准备** 与来访者约定拜访之后,主人即应着手做必要的准备工作,如清洁环境、准备待客的饮料、水果、玩具、膳食住宿、交通工具等,使客人有宾至如归之感。

2. **迎送有礼** 对于重要的客人和初次来访的客人,主人在必要时要亲自或者派人前去迎候。对于常来常往的客人,得知对方抵达,应立即起身,相迎于室外,亲切问候,尽快将其让入室内,并安排客人就座。要注意把"上座"让给来宾就座。所谓"上座",在待客时通常是指:宾主并排就座时距离房门较远的位置;宾主对面就座时面对正门的位置;或是以进门者面向为准,位于其右侧的位置。另外,较高的座位或较为舒适的座位,往往也被视为"上座"。当客人提出告辞时,主人可诚意挽留。倘若客人执意要走,主人方应起身送行。送客时,请客人走在前面,快到门口时,主人应上前为客人把门打开,让客人先出门。对年长的客人或长辈,主人住在楼上则应送到楼下,再握手道别,目送客人离去。如果送客人乘电梯,先按电梯的按钮。电梯到达厅门打开时,若客人不止一人时,可先行进入电梯,一手按"开门"按钮,另一手按住电梯侧门,礼貌地说"请进",请客人们或长辈们进入电梯轿厢。与客人告别时,要与之握手,并道"再见"。

3. **热情待客** 待客时,主人要热情、诚挚、周到。在家中待客时,通常由家中的晚辈或家庭服务员为客人上茶。接待重要的客人时,则应由女主人,甚至由主人自己为之亲自奉茶。在工作单位待客时,一般应由秘书、接待人员、专职人员为来客上茶。接待重要的客人时,则应由本单位在场的职位最高者亲自为之上茶。上茶时双手端茶盘,先将茶盘放在临近客人的茶几上或备用桌上,然后右手拿着茶杯的杯托,左手附在杯托附近,从客人的左后侧双手将茶杯递上去。茶杯放到位之后,杯耳应朝向外侧。若使用无杯托的茶杯上茶时,应双手捧上茶杯。从客人左后侧为之上茶。万一条件不允许时,至少也要从其右侧上茶,而尽量不要从其正前方上茶。有时,为了提醒客人注意,可在为之上茶的同时,轻声告之"请您用茶"。为客人端上头一杯茶时,通常不宜斟得过满,得体的做法是斟到杯深的 2/3 处,不然就有厌客或逐客之嫌。接待客人时,不要总是看表,以免对方误解是在下逐客令。宾主进行交谈时,主人不仅要准确无误地表达和接受信息,而且还要扮演一个称职的"主持人"和最佳的听众。

四、诚挚温馨的馈赠礼仪

礼尚往来,人之常情。馈赠礼品能起到联络感情、加深友谊、促进交往的作用,在经济日益发达的今天,越来越受到人们的重视。

(一)送礼礼仪

1. 以诚相赠　馈赠礼仪的核心很简单,就是"真诚"。无论受礼人是亲属、朋友,还是同事,应当真心想到对方对你的好处和感谢之情。

2. 见机行事　送礼要把握好时机,逢年过节,亲友间你来我往,互赠礼品,以联络感情;同学、同事过生日或乔迁新居时,送去一份礼品,以示祝贺;接受别人帮助后,适时送一些礼物,表达感激之情;探望生病住院的友人时,送上些水果、营养品或一束鲜花等,以示关心;应邀做客时,给主人带份礼物,以表敬意。

3. 因人而异　送礼应讲究针对性,因人而异。选择礼物的标准并不是值不值钱,而是对对方是否有意义。例如,给腿脚不灵的老人送一根雕刻精美的手杖;给天真活泼的儿童送一盒智力玩具或学习用品;给恋人送一枚雅致的胸针。给家境宽裕者送礼,宜讲究礼品的艺术性,如送景泰蓝或国画;而给经济拮据者送礼,则应注重礼品的实用性,如送食物、衣物等实惠的东西。

4. 创意情真　常言说:"千里送鹅毛,礼轻情义重。"价格昂贵的物品不一定就是最合适、令人满意的礼品,应选择新颖、别致、稀奇的礼品,不落俗套。比如:一本《英汉双解字典》里面夹两张英文歌曲演唱会的门票,漂亮的点心盒中装满巧克力,把对方名字刻印在礼物上,送人的集邮册中装满了邮票,送自己栽种的鲜花,并附卡写上"希望你会喜欢……"等等,这些独具匠心的礼物一定会带给受礼一方无尽的快乐。

5. 送的是"礼"　用漂亮的包装纸包好,或用一些有创意的布料、壁纸、手绢包礼物,都能创造绝佳的效果。一般送礼人当面将礼品送给受礼人,通常在刚见面时或临分手之时送上。送礼时要热情大方,礼貌地用双手或右手把礼品交给受礼人,同时讲几句表达心意的话。

(二)受礼礼仪

1. 表达谢意　作为受礼人,双手接过礼品时要表达谢意,而不要显得无动于衷。对于包装精美但不知内容的礼品,要当着送礼人的面小心拆开包装,对礼品和送礼人的心意表示感谢。作为受礼人,应重视别人的情意,而不必太在乎礼物的价值和功能。

2. 适时回赠　除了办丧事等特殊情况,接受别人馈赠后,一般都要尽快还礼,或待适当时机给予回赠,以加强交流,增进情谊。

五、温文尔雅的餐饮礼仪

聚餐是重要的社交活动,正确的餐桌礼仪是一种魅力的自然流露,能使你在餐桌上举手投足间展现优雅的风采,使进餐过程保持愉快舒适,增进感情。

（一）中餐礼仪

1. **坐次**　中餐很讲究座位的排序,有五种方法可循:右高左低、中座为尊、面门为上、观景为佳、临墙为好。如果是家宴,老人先入座,坐首座,一般以正中为首座;如果待客则是客人坐首座,左右要有陪客之人,方便招呼客人就餐。我国习惯按个人职务高低安排席位,以便于交谈。如果夫人出席,通常把女方安排在一起。

2. **餐具**　中式餐饮的主要进餐工具是筷子,使用筷子时在菜盘上乱挥动、舔筷子、用自己的筷子搅菜、在菜盘中翻自己喜欢的菜、用筷子指点别人、用筷子敲盘碗、把筷子竖插放在食物上面、用筷子剔牙、挠痒或是夹取食物之外的东西都是失礼的。需要使用汤匙时,应先将筷子放下。如果要给客人或长辈布菜,最好用公筷,也可以把离客人或长辈远的菜肴送到他们跟前。按我们中华民族的习惯,菜是一个一个往上端的,如果同桌有领导、老人、客人的话,每当上来一个新菜时就请他们先动筷子,或轮流请他们先动筷子,以表示对他们的重视。

3. **仪态**　进餐时身姿要端正,差不多坐椅子的四分之三就行了。不吃东西时,双手最好放在大腿上或是桌子的边缘,胳膊肘不要放在桌面上,手也尽量别在桌上东摸西摸。进餐举止要文雅,吃东西时要闭紧嘴巴,喝汤不要发出声响。汤如果烫,也不能用嘴去吹,要等着它自己凉下来或用汤勺慢搅。嘴里的骨头和鱼刺不要吐在桌子上,要用餐巾掩口,或用筷子取出来放在碟子里。正式宴会中,不宜当众使用牙签,更不可用指甲剔牙缝中的食物,如果感觉有必要时,可以直接到洗手间去除掉。在餐桌上必须用牙签时,最好用手捂住嘴轻轻剔。进餐时不要打嗝,假如打了喷嚏或发出肠鸣、咳嗽等不由自主的声响时,就要说一声"真不好意思"、"对不起"、"请原谅"之类的话以示歉意。有人夹菜时,不可以转动桌上的转盘;转动转盘时,要留意有无刮到桌上的餐具或菜肴。不可一人独占喜好的食物。

4. **饮酒**　酒文化在中国源远流长,"无酒不成宴",国人在待客、过节时都会频频举杯。入席后,主人首先要为客人斟酒。斟酒时,酒杯应放在餐桌上,瓶口不要碰到酒杯,距离约2厘米为宜。酒不可斟得太满,以八成为宜。如果在座的有年长者,或职务较高者,或远道而来的客人,应先给他们斟酒。若不是这种情况,可按顺时针方向依次斟酒。劝酒要诚恳热情,不要强行斟酒。在饮第一杯酒的时候,主人应致祝酒词,祝酒词要围绕聚会的话题,语言应简短、精练、亲切,有一定内涵,能为宴会的进行创造良好气氛;碰杯时,主人和主宾先碰,然后再与其他客人碰杯。如果人数较多,则可以同时举杯示意,不一定碰杯。祝酒时注意别交叉碰杯。一般情况下敬酒应以年龄大小、职位高低、宾主身份为序。如果在场有年长的人,一定要先给尊者、长者敬酒,这样才能让众人舒服。主人要避免喝酒过量,必须控制在本人酒量的二分之一内,以免失言失态。

5. **交流**　整个进餐过程中,要热情地与同桌人员交谈,找人聊天时嘴里不要塞满了东西,而且因为你还要应付别人与你聊,所以最好小口小口地吃,以便随时应答。如别人问话,适值自己的口中有食物,可等食物咽下后再回话。

6. **风俗**　中国地大物博,各地的礼仪也不尽相同。如有些地方过年的鱼是不能吃的,主要是取"年年有余"的好意头,所以你要慎重起筷。有些地方女人和小孩是不能入席的,也有不准吃汤拌饭或胡乱挑菜等习俗。入乡随俗，入席前也应问清风俗禁忌，以免引起不愉快。

（二）西餐礼仪

西餐是指用西式餐具吃西方国家特色的菜点。享用西餐，就要懂得吃西餐的规则，否则可能出现失礼或尴尬的局面。

1. 坐次　西餐宴会席位总的排列规则是：**女士优先、恭敬主宾、以右为大、交叉排列、距离定位、迎门为上。**西餐长桌的排位主要有两种方法，一种方法是男女主人在长桌中央的两侧对面而坐。主人和主宾安排在餐台的横向中间、主人坐在正中上方，第一主宾坐在主人的右侧，第三主宾坐在主人的左侧，副主人坐在主人对面，第二主宾坐在副主人的右侧，第四主宾坐在副主人的左侧。另一种坐法是男女主人在长桌的两端面对面就坐。主人坐在餐台的上方，第一主宾坐在主人的右侧，第三主宾坐在主人的左侧，副主人坐在长台对应主人的下方，第二主宾坐在副主人的右侧，第四主宾坐在副主人的左侧。在安排西餐宴会席位时，席位之远近以男女主人为参照，宾客距离男女主人越近，越受尊敬，另外，为尊重女宾，切忌将女士排在末位。

2. 用餐

（1）就座时，身体要端正，手肘不要放在桌面上，不可跷足。餐台上已摆好的餐具不要随意摆弄。将餐巾对折轻轻放在膝上，可用餐巾的一角擦去嘴上或手指上的油渍，但绝不可用餐巾揩拭餐具。

（2）使用刀叉进餐时，从外侧往内侧取用刀叉，要左手持叉，右手持刀；切东西时左手拿叉按住食物，右手执刀将其切成小块，用叉子送入口中。进餐中放下刀叉时应摆成"八"字形，分别放在餐盘边上。刀刃朝向自身，表示还要继续吃。每吃完一道菜，将刀叉并拢放在盘中。不用刀时，可用右手持叉，但若需要做手势时，就应放下刀叉，千万不可手执刀叉在空中挥舞摇晃，也不要一手拿刀或叉，而另一只手拿餐巾擦嘴，也不可一手拿酒杯，另一只手拿叉取菜。要记住，任何时候，都不可将刀叉的一端放在盘上，另一端放在桌上。

（3）在喝汤的时候发出任何声响都是不礼貌的，舀汤的时候要由里向外舀，汤盘中的汤快喝完时，用左手将汤盘的外侧稍稍翘起，用汤勺舀净即可。吃完汤菜时，将汤匙留在汤盘（碗）中，匙把指向自己。

（4）吃鱼时不要将鱼翻身，要吃完上层后用刀叉将鱼骨剔掉后再吃下层。吃鱼、肉等带刺或骨的菜肴时，不要直接外吐，可用餐巾捂嘴轻轻吐在叉上放入盘内。吃鸡时，应先用刀将骨去掉，不要用手拿着吃；吃肉时，要切一块吃一块，块不能切得过大或一次将肉都切成块。必须用手吃时，会附上洗手水。吃一般的菜时，如果把手指弄脏，也可请侍者端洗手水来，注意洗手时要轻轻地洗。

（5）芹菜、小萝卜、青果、水果、干点心、干果、糖果、炸土豆片、玉米和面包等可以用手拿着吃。面包一般要掰成小块送入口中，不要拿着整块面包去咬；抹黄油和果酱时，也要先将面包撕成小块再抹。如盘内剩余少量菜肴时，不要用叉子刮盘底，更不要用手指相助食用，应以小块面包或叉子相助食用。吃面条时要用叉子先将面条卷起，然后送入口中。

（6）饮酒干杯时，即使不喝，也应将杯放在嘴上碰一碰，以示敬意。当别人为你斟酒时，如不需要，可简单地说一声"谢谢"，同时以手稍盖酒杯，表示谢绝。

（7）喝咖啡时，如愿意添加牛奶或糖，添加后要用小勺搅拌均匀，将小勺放在咖啡的垫碟上。喝时应右手拿杯把，左手端垫碟，直接用嘴喝，不要用小勺一勺一勺地舀着喝。喝水时，应把口中的食物先咽下，不要用水冲嘴里的食物。

3. 交谈　西方人在就餐的时候很少说话，他们的聊天时间基本是饭后甜点的时候才会开始，许多人会边吃甜品边聊天，也有些边喝酒边聊，音量都很低，就餐时不要高声谈笑。

从中西餐的礼仪要求看，中国餐桌礼仪讲究人与人之间的秩序，而西方的餐桌礼仪突出表现"人和工具"的和谐应用，相互融合，从这点看来中国人比西方人更懂人情，而西方人也许更趋于理性化。

第三节　职业礼仪，彰显天使风采

医疗卫生服务中融入礼仪服务正日益成为普通百姓的新需求。护士整洁端庄的服饰、优雅亲切的仪态、礼貌娴熟的操作，不仅可以展示白衣天使的真善美，塑造新时代的护士形象，而且可以向患者展示护士的文明风貌和优良品质。

对护士仪态与服饰礼仪的具体要求，将在本书《第十二讲　美学与护理》中详细叙述，本讲重点学习护理工作中的礼仪要求。

一、做好医院的形象大使

（一）门诊、急诊护士的礼仪

1. 热情周到　导诊、咨询护士是人们进入医院首先看到的医护人员，代表着医院的形象。当患者来院时，护士要面带微笑，礼貌、热情迎接，使用敬语诚恳地自我介绍："大爷/大妈/先生/女士，您好，您要看病吗？我是门诊的导诊护士，请问我能帮您做什么……"根据患者的口述，请患者到挂号处挂××科。给患者指路时要四指并拢，掌心向上指向患者询问的方向，对方明白后再返回工作地点。对不熟悉路径的患者要热情地引导。

2. 忙中有序　急诊护士接诊时首先要向患者或家属陈述利害，抓紧时间，果断处理。在操作中要做到临危不乱，始终保持急而不慌、忙而不乱、从容礼貌的工作态度，以稳定患者和家属的情绪。

（二）病区护士的礼仪

1. 患者入院时　患者入院时护士要起身微笑相迎，点头示意，简明地进行自我介绍。入院介绍要耐心细致，首先向患者介绍一下自己及医生的情况，然后问患者是否有需要帮助解决的问题。

2. 患者住院时　护士进病房时要做到"四轻"，即关门轻、操作轻、说话轻、走路轻。进病房后应面向患者，出病房也要面向患者，可配合适当的告别用语、点头或眼神。出病房时有其他护士或患者进入，应先出后人。护士在走廊应单排右行，遇到同事可点头或问好，遇到患者不便要主动上前询问是否需要帮助，如果推着治疗车与患者相遇应微笑礼让患者先行，如果患者让路一定要向其致谢。走路应不慌不忙，稳重大方，避免给患者造成心理上的紧张。进电梯时不要争先恐后，要尽量避免紧靠他人和背对他人。在电梯内正确的站法是：先进电梯要靠墙而站，不要以自己的背对着别人，可站成"n"字形，看到双手抱着很多东西的人时可代为按钮。推车进电梯应该最后进入，面对电梯门站立。由于电梯内空间狭小，如果你在电梯里不小心碰到别人，应立即说一句略带歉意的"对不起"或"请原谅"。

3. 患者出院时　首先对患者的康复表示真诚的祝贺，感谢患者在住院期间对医务工作的支持和配合。谦虚地表示自己工作的不足之处，询问一下患者及家属的意见和建议。主管护士要做好出院指导，叮嘱相关注意事项。如："王大爷，祝贺您康复出院！出院后别忘了按照指导坚持锻炼调养啊！您回去后多注意休息，记得坚持吃药。"患者离开病房时，可热诚地送一段距离，礼貌道别："您走好！"、"请多保重！"……并握手告别，千万不能说"再见！""欢迎下次再来！"之类的话。

二、礼貌娴熟的护理操作礼仪

（一）操作前的礼仪

1. 举止得体　在给患者进行护理操作前，护士要保持衣帽整齐、清洁无污，行走轻快敏捷、悄然无声，推治疗车（或持治疗盘）的动作要规范美观，行至病房门口先轻声敲门，再轻推门进入，并随手将门轻轻带上。进入病房后应微笑点头，亲切礼貌地与患者打招呼，向患者问候，然后再开始操作前的各项工作。

2. 言谈礼貌　操作前解释是为了对患者的姓名、年龄、性别以及使用药物的浓度、剂量、方法、时间进行查对，同时对本次操作的目的、患者需做的准备和操作方法、过程，以及患者有可能出现的感觉进行简单的介绍，以取得患者配合，操作前解释工作是否成功取决于护士言谈的礼貌程度及专业知识的运用程度。

（二）操作中的礼仪

1. 态度和蔼　在护理操作过程中，对待患者的态度要和蔼亲切，言谈、表情和体态语的表露都必须是发自内心和对患者由衷地关怀。在操作治疗的同时，注意与患者沟通，友善地解释操作的方法和意义。询问患者的感受，随时为患者解除困难和疑虑，或给予适当的安慰，消除患者对操作治疗的紧张和恐惧，争取得到患者最大程度的合作。

2. 技术娴熟　娴熟的操作技术、轻柔的动作、温和的态度，能使患者产生受到尊重和得到礼遇的满足。操作中一边给患者进行操作护理，一边亲切地指导患者配合操作，并不时给予患者适当的鼓励，指导患者协助完成操作。这样既可减轻患者的痛苦，又可减少护理操作的难度，提高工作的质量和效率。

（三）操作后的礼仪

1. 诚恳致谢　当患者配合护理人员完成治疗后，护士应当对患者的合作表示诚恳的谢意，应当把患者的配合视为对护理人员的理解和尊重，同时也让患者知道，他（她）的配合更有利于其恢复健康。

2. 亲切嘱咐　操作后根据病情给患者亲切的嘱咐和安慰，不仅是出于礼貌，也是护理操作的一项必要程序。嘱咐是指操作后再次进行核对，询问患者感觉，观察、了解预期效果，交代相关注意事项等；安慰则是对操作治疗给患者带来的不适和顾虑给予安慰等。

实践训练

项目1　社交礼仪训练

【目的】将社交礼仪贯穿于日常生活中,体现出护理学生良好的礼仪修养。

【要求】6～8名学生为一小组,按给出的情境之一编排节目,进行表演,节目形式不限,可以是小品、音乐剧、相声、快板、说唱等,节目时间为5～8分钟。表演完毕,由其他同学指出表演中体现出哪些良好的礼仪修养,哪些不符合礼仪规范,正确的做法是什么。

【情境】

(1) 新生的一天:场景包括宿舍、教室、餐厅、图书馆,礼仪包括会面礼仪、餐饮礼仪、公共场所礼仪。

(2) 休闲假日:场景包括宿舍、公共汽车、电影院、超市,礼仪包括电话礼仪、乘车礼仪、观看演出的礼仪、购物礼仪。

项目2　护理操作礼仪训练

【目的】将护理礼仪贯穿于护理操作过程中,体现出护士的态度亲切和善、仪容举止得体、语言礼貌清晰。

【要求】两位学生分别扮演患者李先生和护士小赵,患者按照情境中所给的台词和表情进行表演,护士要根据患者的语言和表情,自编台词和表情进行表演。表演完毕,由其他同学指出护士的表演中哪些不符合护理工作礼仪规范,正确的做法是什么。

【情境】

患者李先生昨天刚做过胆囊切除术,护士小赵为患者做晨间护理。

小赵：＿＿＿＿＿＿＿＿＿＿＿＿＿＿＿＿＿（表情：＿＿＿＿＿）

李先生：(愁苦地)睡得不好,伤口痛得不得了。

小赵：＿＿＿＿＿＿＿＿＿＿＿＿＿＿＿＿＿(表情：＿＿＿＿＿)

李先生：(摇头)我不想动,一动伤口痛得更厉害了。

小赵：＿＿＿＿＿＿＿＿＿＿＿＿＿＿＿＿＿(表情：＿＿＿＿＿)

李先生：(点头)好的!

小赵：＿＿＿＿＿＿＿＿＿＿＿＿＿＿＿＿＿(表情：＿＿＿＿＿)

李先生：不用漱口了。

小赵：＿＿＿＿＿＿＿＿＿＿＿＿＿＿＿＿＿(表情：＿＿＿＿＿)

李先生：好吧!

小赵：＿＿＿＿＿＿＿＿＿＿＿＿＿＿＿＿＿(表情：＿＿＿＿＿)

李先生：(充满感激地看着小赵)谢谢你!

小赵：＿＿＿＿＿＿＿＿＿＿＿＿＿＿＿＿＿(表情：＿＿＿＿＿)

小赵整理好用物,离开病房。

【推荐书目】

1. 史瑞芬, 周柳亚. 护士人文修养. 北京: 高等教育出版社, 2008

2. 史瑞芬. 护理人际学. 第 2 版. 北京: 人民军医出版社, 2007

3. 史瑞芬. 医疗沟通技能. 北京: 人民军医出版社, 2008

4. 刘宇. 护理礼仪. 北京: 人民卫生出版社, 2006

5. 黄建萍. 临床护理礼仪. 北京: 人民军医出版社, 2008

【网络资源】

1. 中国礼仪网: http://www.welcome.org.cn/

2. 512 护理网——护士礼仪: http://www.idmsn.com.cn/

3. 中华礼仪网: http://www.zhlyw.net/

4. 中华礼仪网——慧仪永诚礼仪培训: http://www.zhonghualiyi.com/

5. 中华礼仪培训网: http://www.51liyi.cn/

(瞿惠敏)

第四篇

护士的文学艺术修养

第十一讲　文学使人感悟：文学与护理

教学目标

1. 说出文学的概念和分类。
2. 说出文学修养的内涵与作用。
3. 阐述文学与医学、护理学的关系。
4. 阐述文学对提高护士人文修养的意义。
5. 描述几种常见文学体裁的概念、特点及代表作品。
6. 在护理实践中恰当运用文学修养促进患者康复。

本讲提要

　　文学是人类存在的诗意栖居之地，是我们的心灵港湾。本讲从文学"是什么"等基本问题开篇，以我们"为什么"需要文学这一设疑导入，从文学与医学、护理学的不解之缘谈起，归纳了文学与医学的五大契合点，重点分析了文学对培养和提高护理人员人文素质的四大作用。最后探讨了"怎么做"，即护士应该如何加强自身的文学修养。

问题与思考

问题：博导们在读什么书？

　　据《中国青年报》载，自 2003 年 2 月起，中国社会科学院的研究生自费搞了一项"百名博导推荐书目"调查。他们向社科院 330 余名博士生导师发出问卷，请教这样一个问题："哪些书籍曾经对您的学术思想、为人产生过重要影响？"调查的结果是：对很多博导影响最大的，不是专业书籍，而是非专业书籍，且多数是小说！下面是几位博导的回答：

　　梁慧星研究员："我读过许多书，自觉对自己影响最大的、受益最多的，是在大学期间读过的 3 本翻译小说《牛虻》、《怎么办》、《被侮辱的和被损害的》。"

　　刘瀚研究员："作为中国的知识分子，不通读几遍《四书》是很遗憾的。"

　　郑成思研究员："我多年读、诵、背李贺诗集中的诗，至今不能释手。"

　　李晓西研究员："李白、杜甫、诸葛亮、爱迪生、爱因斯坦等人的故事曾激励着我，对我在青少年时期努力学习以至走上科研道路，都有着深远的影响。"

调查中大部分博导认为,中国传统文化博大精深,年轻人一定要打好国学功底,因为它是做好学问和陶冶情操的必需。正如郝时远研究员说:"开卷有益,读书未必一定要局限于自己所学专业,只有广博的知识基础才能做好精湛的专业。"

博导们的答案似乎在意料之外,但细细一想,又在情理之中。博导们对文学的热爱令人佩服,而他们深厚的文学功底对其专业巨大的影响力也令人感叹。

博导们的话引发我们对文学无限的遐想和深层的思索:护理专业的人才是否也需要文学?文学在培养护士的人文素质和人文精神方面有何优越性?我们应该怎样努力使自己成为能文能医的 21 世纪高素质护理人才?

第一节 诗意之地,心灵港湾

国学大师王国维先生曾在一篇题为《文学与教育》的著名短论中曾这样论述:"生百政治家,不如生一大文学家。何则?政治家与国民以物质上之利益,而文学家与以精神上之利益。夫精神之于物质,二者孰重?且物质上之利益,一时的也;精神上之利益,永久的也。"

一个人具有人文素养的最典型标志是具有人文精神。人文精神是人文素养的核心,是人文素养的内在支撑。文学可以培养护士良好的心理素质、正确的人生观、积极的进取精神、健康的审美心理,逐步完善护士的人文个性,提升护士的人文精神,使之成为品德高尚、心灵健康、技能完善、全面发展的护理事业栋梁。

一、走进诗意之地

文学是人类存在的诗意栖居之地,是我们的心灵港湾。高尔基把文学称为"人学"。从某种意义上说,文学不仅是一种知识,更是一种情怀。文学以它独特的方式所体现出来的彼岸关怀与现实关怀是其他任何学科所无法替代的。作为护理人员,也许有人会困惑:我们也需要文学吗?答案是肯定的。人文素质的关键是情感,是社会责任感,是人生价值观的取向,文学熏陶可使医护人员加强对人生意义、生命价值的认识,文学对培养护士人文精神方面的优越性和重要性值得我们关注。

那么,什么是文学呢?

(一)什么是文学

文学作为一种审美艺术,指的是包含情感和想象等综合因素的语言艺术作品。文学是语言文字的艺术(文学是由语言文字构组而成的),往往是文化的重要表现形式,以不同的形式(称作体裁)表现内心和再现一定时期、一定地域的社会生活。

(二)文学的特点

1. 综合性 文学的综合性,即文学具有情感性、哲理性、历史性、审美性和语言艺术性等综合特质。因此,文学输送给人们的不仅仅是文学方面的知识,还包含道德、伦理、宗教、哲学、历史、心理、艺术等人文方面的广泛内容。通过文学教育能够提升人的道德,增进人的智慧,培养人感受美、欣赏美和创造美的能力,使人语言更文雅,知识更全面,情感更丰富,品格更完善,理想更宏大,意志更坚定,行动更有力。一言以蔽之,文学对护士的成长具有重要价值,必然在人文素质教育方面占有较大的份额。

2. 启迪性　文学作品的语言是一种艺术语言,或充满文采,具有音乐美;或饱含激情,具有情感美;或富有哲理,具有智慧美。文学语言对读者具有强烈的感染力,往往能巧妙地发挥着"育人"的启迪作用。世界著名教育家苏霍姆林斯基曾在一封致语文教师的信中说道:"我对语言诗歌般的爱恋之情,如同瞩目一位绝色女子时的感觉一样:他像太阳,照得你的每一根线条都清晰明亮,使你看清了自己,你也会希望变得美的,你一想到自己身上尚有不当之处时,也会在内疚中感到羞耻。"这段话形象地说明了文学语言的巨大教育力量。

3. 潜移默化性　文学是语言的艺术,文学作品不像科学著作那样,给人以概念的知识、逻辑的说服和理论的灌输,而是用艺术形象去再现现实生活,抒发思想情感,揭示人生真谛,让人们通过对艺术形象的感受、体验、想象、思考,在欣赏中不知不觉地得到精神的满足和享受,从而潜移默化地受到思想的感悟和情感的陶冶。在文学作品中,一些自然物不仅有着自然的美,而且还被赋予某种精神和品格,如松的高大与挺拔,兰的清幽与纯洁,梅的傲骨与清香,竹的清净与谦逊。一些名人雅士甚至以松、梅、兰、竹自居,可见其对人们精神、情操的影响。

二、医学与文学的交织与契合

医学与文学的渊源已久。我国古代相当长一段时间实行的是以文取仕的科举制度,那时的读书人一般有两条出路,即"不为良相,则为良医"。士大夫有很好的文才是情理之中的事,那些落第后不得已行医的人著书立说也多了几分文气,同时古代祖国医学的普及程度使士大夫中不乏精通医术者,这就使得医学与文学结下了不解之缘,并共同维护着人类的身心健康。医学与文学的交织与契合主要表现在以下五个方面:

【知识拓展】

《钱本草》

唐代文章大家张说写的小品文《钱本草》中有这么一段描述:钱,味甘,大热,有毒。偏能驻颜,采泽流润,善疗饥,解困厄之患立验。能利邦国,污贤达,畏清廉。贪者服之,以均平为良;如不均平,则冷热相激,令人霍乱。其药采无时,采之非理则伤神。此既流行,能召神灵,通鬼气。如积而不散,则有水火盗贼之灾生;如散而不积,则有饥寒困厄之患至。一积一散谓之道,不以为珍谓之德,取予合宜谓之信,入不妨己谓之智。从此七术精炼,方可久而服之,令人长寿。若服之非理,则弱志伤神,切须,息之。

这则短文充分体现了医学对文学的影响以及医与文的结缘。第一,作者借用了祖国医学中介绍药物的写作方式,把"钱"喻作一味药物来描写,这种写作方式对表现短文的主旨极为有利。第二,作者不仅有深厚的医学知识和高超的驾驭语言的技巧,同时还善于把时代之脉,医世风之弊,是一位"医国"的"上医"。第三,全文通篇用比,形象生动,言简意赅,说理透彻,于温和的嘲笑中道出了作者的谆谆教诲,在严厉的警告中体现了作者的语重心长。

（一）共同的研究对象——人

医学从生理的角度研究人体的组织结构，各种疾病的发病机制以及预防、诊断、治疗的方法，从而达到保护和增进人类健康的目的。文学以语言为表现手段，讴歌光明、正义，同情弱小，鞭挞邪恶，揭露阴谋，斥责强暴；从社会的角度看，文学能激浊扬清，催人奋发；从人生的角度看，文学能陶冶性情，提高修养。医学与文学虽有着共同的研究对象，但医学侧重于研究人的自然属性，为人类的健康服务，而文学则侧重于探讨人的社会属性，即人们的思想、性格、行为以及其对社会的影响。人不光要有健康的体魄，还必须有良好的修养、高尚的品德和顽强的意志，这种人才能称为比较完美的人。因此，要使人变得完美，医学与文学的结合是非常必要的。可见，共同的研究对象，是医学与文学的契合点之一。

（二）共同的研究主题——患病、苦难和死亡

与医学一样，文学关涉患病、苦难和死亡这些与人类同样古老的主题。文学作品中往往会提出下述基本问题：人为什么会患病受苦？人如何感受疾病？疾病如何才能被治愈？

疾病、苦难和死亡的确是人类的境况。只要人们活着就会生病、受苦和死去，就会试图去关注这些事件并赋予这些事件意义。他们的努力常常采用文学作品的形式。从《约伯证》和《俄锹浦斯王》到当代美国有关艾滋病的两部话剧《维持现状》和《常态心灵》，文学反映了不同社会试图理解疾病奥秘的需求。在它们带给疾病的混乱以光亮、秩序和疗效的努力中，文学与医学的确服务于同一神祇。

（三）共同的研究目的——美

医学的研究目的侧重于人的自然美。当人为病所困，形容枯槁；或为疼痛缠绕，面目扭曲；或因外物所伤，鲜血淋漓；或因瘟疫流行惶惶不安；这些给人的视觉印象绝对不会是美好的。作为医学，首先必须解除人们躯体的病、痛、伤，使人们有健康的身体和卫生的生存环境。健康无病是人自然美的基础，因此医生和护士被人们誉为白衣天使。其次，医学还能塑造人体的美。随着现代科学技术的发展，医学的诊疗技术越来越先进，它们为塑造人体的美提供了技术支持，如医学美容可修补人五官面部的缺陷，义齿义肢不仅可弥补人体的残缺，而且还具有一定的功能，方便人们的生活和工作。

文学的研究目的侧重于塑造与表现人的社会美。人既是单个的生物体，又是社会群体中的一员。作为生物体，人需要健康的躯体，作为社会的一员，他应该对社会（包括民族、国家、历史）有所贡献。20世纪初，日本仙台医专微生物课中插播的电影时事片深深地震撼了留学日本的青年鲁迅，使他认识到人精神的麻木比躯体的病痛更可怕，从此他弃医从文以唤醒国人，为了民族的振兴他呕心沥血，实现了"我以我血荐轩辕"的人生誓言。古往今来，无数表现真善美的作品都直接影响着人们的精神与情操，给读者以鼓励，催人奋发向上。

（四）互换的角色——"医生—作家"

综观中外医史，许多名医身兼医生和作家双重身份。如阿拉伯"医圣"阿维森纳不仅以他的医学巨著《医典》影响着中世纪以后的东西方医学，而且创建了哲学四行诗，他的《灵魂之歌》等名篇，影响了但丁的创作及多个民族的文学发展。1902年因证明蚊子传播疟疾的假说而获得诺贝尔生理学或医学奖的英国医学家罗斯，他同时还是英国20世纪30年代十大畅销书《奥莎雷的狂欢》的作者。再如波兰的显克微支、俄国的契诃夫亦然。在中国，医文并举闻名于世的医家也犹如灿烂繁星。如魏晋医学家皇甫谧除了写有被誉为"针灸之祖"的

《甲乙经》，还写了《帝王世纪》、《烈女传》、《玄晏春秋》等文史专著。又如金代针灸学家窦汉卿所写的《标幽赋》是针灸歌诀中的名篇，蜚声医坛，也为文人学士所激赏。据美国1975年提供的国际书目，仅关于文学和疾病或医药关系的书目就超过1500条，例如索尔仁尼琴的长篇小说《癌病房》（癌症）、左拉的《娜娜》（梅毒）、鲁迅的《狂人日记》（迫害妄想症）、巴金的《第四病室》（肺结核）等等。

医学和文学都是颇费精力的职业。在与朋友的谈话和书信中，契诃夫说道："我把医学视为我的合法妻子，而文学则是我的情人。"对一位恳请他放弃医学的批评家，契诃夫回答道："如果我不做医学工作，我则几乎不可能把我的闲暇和多余的思想给予文学。对我而言不存在学科界限。"威廉·C·威廉斯对类似的询问回答道："医学与文学事业上是互相滋润的。"《扶伤：一个医生看待其工作》一书的作者雄辩道："行医是我的根，而写作是我的翅膀。"由此可见，医学与文学还有相互促进的作用，并使得医生和作家双重身份相得益彰。

【知识拓展】

李时珍的文学功底

李时珍的《本草纲目》这一医学宏篇巨著，集药学之大成，同时又具有鲜明的文学特色，如在叙述药物形态功效时，《本草纲目》引用了不少古代诗词文赋的典故。如介绍荔枝时，就用了白居易的《荔枝图序》："荔枝生巴峡间，树形团团如帷盖，实如丹而夏熟。朵如葡萄，核如枇杷，壳如红缯，膜如紫绡，瓤肉洁白如冰雪，浆液甘酸如醴酪。"《本草纲目》中的文学描述与诗词文赋的引用不仅加强了书的可读性，而且使所载药物给读者以直观具体之感。

（五）文学是一种治疗方法

根据亚里士多德的观点，古希腊悲剧的目的之一是引起情感净化，即通过同情和恐惧的感情清洗以净化和愉悦观众，这就是文学的治疗作用，如有"诗治疗"、"戏剧治疗"、"书籍治疗"等。

文学以主动和被动两种方式提供治疗作业。文学以主动方式提供治疗即通过写作表达自我，净化情感。伊拉·薄洛哥夫在全国举行讲习班，教授人们用强化日志的方法取得更好的心理健康。将注意力置于自身的经历和情感并经常记录在日志里，有助于释放消极的情感，使人更好地理解和处理种种问题和冲突。这一类型写作的治疗价值早就被认识到了。诗人肯尼思·科赫曾做过类似的事情，他到疗养院去教患者写诗。在其著作《我从未告诉任何人：在疗养院讲授诗歌写作》中，他描叙了其经历并收集了患者的诗。文学以被动方式提供治疗乃通过阅读方式，以此方式读诗称为"诗歌治疗"，读书称为"书籍治疗"。诗歌治疗和书籍治疗就是医生、被咨询者或教师通过阅读诗歌或文学作品，从而带给患者洞察力、净化情感，以达到治愈的目的。

二、文学是护士心灵的港湾

医学与文学有着不解之缘，护理专业更是如此。文学对培养和提高护理人员人文素质具有直接的、重要的和潜移默化的作用。人文素质的关键是情感，是社会责任感，是人生价值观的取向，文学熏陶可使护士加强对人生意义、生命价值的认识，文学对培养护士人文精神方面的优越性和重要性值得我们关注。

（一）文学的知识作用

文学是人文知识的宝库之一，包含着语言、文学、艺术、历史、哲学等方面的丰富的人文知识。护士除了专业知识外，掌握一定的文学知识，有利于将来工作中与患者的沟通，各方面工作的协调应对，还有利于将专业知识融会贯通。文学还可培养护士的阅读和分析能力。通过对优秀作品的挖掘剖析，认识和体会作品的审美特色和艺术风格，提高自己的分析与领悟能力。

（二）文学的认识作用

文学对人性的深刻分析，有助于丰富和加深护士对社会和人性的认识。

文学是社会生活在作家头脑中能动反映的产物，优秀的文学作品都能够真实地反映出时代的生活和人们的精神面貌。因而，文学可以给护士以历史和现实生活的知识，引导护士认识历史和人生，增强对自然、社会和人生的了解，全面提高自身观察生活和理解生活的能力。并且，青年护士由于人生经历的局限，尚缺深入社会生活的机会，欠缺对人性的深刻体察与理解，文学是促进他们了解社会、深刻认识和理解人性与人心的一条重要途径。"现代英国的一批杰出小说家，在自己卓越的、描写生动的书籍中向世界揭示的政治和社会真理，比一切职业政客、政论家和道德家加在一起所揭示的还要多。"这是马克思对狄更斯和沙克莱等作家的准确评价，也可谓是对文学社会认识作用一语中的的肯定。恩格斯也有同样精辟的论述，他认为人们从巴尔扎克《人间喜剧》所学得的东西也要比从当时所有职业的历史学家和统计学家那里学到的全部东西还要多。文学从各个角度展示人们的心理活动、社会活动，全方位揭示人们的思想感情。文学大师们从不同角度探讨剖析人性，目光犀利、入木三分。他们善于在时代背景下凸现人物的命运，在命运的际遇中凸现人物的个性，在特定个性的基础上揭示人性的普遍性以及其存在的社会合理性。他们的作品如同一面面镜子，折射出人类社会的丰富、复杂和矛盾。通过阅读优秀的文学作品，并进行理性分析和思考，能使护士直面人生，认识人性和社会。

（三）文学的审美作用

古今中外优秀的文学作品都是审美文体，有着美的语言、美的形象、美的生活、美的意境、美的情感、美的思想，能激发起人们心灵中美好情感的浪花，使人受到艺术的感染，在获得美的享受和情感愉悦的同时，陶冶性情、净化心灵、升华境界，帮助人们分辨真善美与假恶丑，建立健康良好的审美情趣，提高审美能力并形成美的操行。文学的美育作用具体体现在以下几方面：

1. 文学体现的生活之美，培养护士对生命的关怀　文学是生活的反映。在文学作品中，作者通过直接或间接、隐晦或鲜明的方式将现实生活中的点点滴滴传达给读者。陶渊明的"采菊东篱下，悠然见南山"的恬淡惬意之情，张若虚的"春江潮水连海平，海上明月共潮生"的壮阔之境，王勃的"落霞与孤鹜齐飞，秋水共长天一色"的和谐之美，欧阳修的"醉翁之意不在酒，在乎山水之间也"的怡然自乐之意，无不投射出生活的美。倘佯在这样的生活图景里，能让护士紧张的神经顿时得到舒缓松弛，激发起欣赏生活、热爱生活的审美情趣，引发对生活、对生命的爱，并在以后的职业生涯中去关爱患者、关怀生命。

2. 文学体现的艺术之美，有助护士稳定情绪　文学中的生活是艺术化的生活。艺术美往往使人们在接受艺术形象所带来的快感时受到教育,使人正确释放和净化内心的痛苦情感。孔子说诗"可以怨"的意思,就是说诗可以引导人们把内心过分强烈的情绪释放出来。季米特洛夫之所以在与法西斯作斗争的过程中,始终保持着"坚持力、信心和斗争精神",犹如他所言:"我还记得,在我年少的时代,是文学中的什么东西给了我特别强烈的印象。是什么榜样影响了我的性格? 我必须直接地说:这是车尔尼雪夫斯基的书《怎么办》。"苏轼的《水调歌头》:"人有悲欢离合,月有阴晴圆缺,此事古难全。但愿人长久,千里共婵娟。"美仑美奂的天上人间,欲超脱尘世却依然热爱人生的矛盾心态,笔致奇逸自然,大开大合,委折蕴藉,刚柔相济,让人在文学艺术所生发的美感里流连忘返,生活中的压抑、苦闷、焦虑和激愤得到渲泄和净化。

3. 文学体现的思想之美,培养护士积极的生活态度 中外文学史上许多文学作品都曾经深深冲击我们的灵魂,影响着我们的生活态度。屈原的《离骚》中对于真理追求的"上下求索"、"九死未悔"的精神,成为人们执著追求的座右铭;文天祥的"人生自古谁无死,留取丹心照汗青"也不知道影响着多少青年学子的思想,成为他们节操自励的格言警句;岳飞的一曲《满江红》不知激发了多少代人捍卫尊严、抵御外侮的决心;李存葆的《高山下的花环》栩栩如生的人物形象塑造和灵魂深处的丝丝扣问,让新一代最可爱的人活生生地呈现在我们面前,成为我们进行爱国主义教育的典范,激发出我们保家卫国的坚强决心。

文学的审美教育是一种"诗意人生的教育",使人"有情趣、理趣和谐趣",使人生"洋溢着温馨、空灵、深邃的诗意"。文学能够帮助护士认识什么是值得颂扬的美(对社会有价值的东西、社会理想),什么是应该鞭挞的丑(对社会有害的、阻碍社会前进),从而逐步提高审美能力。审美教育对人的思想、情感和人格产生的影响虽不能立竿见影,但却是持久的、巨大的。

（四）文学的教育作用

1. 文学的文化精神教育,有助于培养护士的爱国情操和人道主义精神 关注民族命运,热爱祖国,这是中国文学和文化中非常突出的一个主题,历经千年而不衰。这样的文学作品能够感染护士的心灵,拨动护士的心弦,陶冶他们的情操,唤起他们的民族自信心和自豪感。从《诗经》、《楚辞》、汉乐府、唐诗、宋词、元曲,一直到明清小说,从老子"圣人无常心,以百姓为心"的民本思想,到孟子"老吾老以及人之老,幼吾幼以及人之幼"的尊老爱幼思想,都高扬仁爱思想的大旗,表达对百姓及人类命运的同情和关怀。文学作品中的这种人道关怀精神和责任意识,无疑会在心灵中积淀融化,为护士的道德和精神人格打上一层亮丽的底色。对这些作品的解读和鉴赏,能让护士理解美德,理解尊严,理解生命,最终理解患者,理解自己所从事的职业,培养深厚的人道精神和人文关怀。

2. 文学的人生观教育,有助于培养护士的坚贞气节和高贵品格 高尔基曾说"文学的目的就是帮助人了解自身;就是提高人的自信心,发展人追求真理的愿望;就是和人们中间的卑俗作斗争,并善于发现人们的优点;就是在人们的灵魂中唤起羞耻、愤怒和英勇,并想尽办法变得高尚有力,使他们能够以神圣尚美的精神鼓舞自己的生命"。可以说,每一篇传诵不朽的优秀作品,都融入了生命的无穷力量,蕴涵着生活的坚定信念。这些思想和情感既是作品的灵魂和精髓,也是引导教育护士如何正确认识人的尊严和使命、人的权利和义务、人的理想和品格的生动教材。优秀的文学作品在培养护士积极的人生观方面,有着独特的教育意义,成为护士追求进步的激励力量,使心灵产生熏陶,品质得到升华。

3. 文学的情感教育,有助于培养护士的健康心理和健全人格 情感教育是文学特有的作用。生活中,每个人都会遇到挫折、困难和痛苦,有的人因此而浮躁或脆弱。如何在挫折中奋起,在困难中前进,在痛苦中解脱,保持冷静、进取、乐观、豁达的精神状态,遭遇挫折不气馁,获得荣誉不骄傲,这也可以从文学教育中得到感悟和启示。比如庄子视富贵如敝屣,自然不拘的洒脱情怀;陶渊明"不为五斗米折腰",挂冠隐居的性情人生;李白"天生我材必有用,千金散尽还复来",吟咏山水日月的浪漫飘逸;刘禹锡"沉舟侧畔千帆过,病树前头万木春"不以逆境为意,愈挫愈奋的执著;苏轼"一蓑烟雨任平生"的旷达等等,都对人生采取了一种超然物外的审美态度,教给了我们消融苦难、化解忧闷、战胜逆境的智慧,体现了蔑视富贵、淡薄名利的豁达精神,有利于护士养成健康的心理素质。

另外,优秀的文学作品有不少充溢着一种高度的责任心和积极的进取精神,如:《易经》中的"天行健,君子以自强不息;地势坤,君子以厚德载物";《论语》中的"曾子曰:'士不可不弘毅,任重而道远。仁以为己任,不亦重乎? 死而后已,不亦远乎?'";孔子的"君子谋道不谋食……君子忧道不忧贫";孟子的"乐以天下,忧以天下","生于忧患,死于安乐";荀子的"人定胜天","制天命而用之";等等。文学作品中渗透出的强烈的责任感和积极进取精神对于培养护士自重、自尊、自信、自立、自强的独立人格是极有启迪意义的。

4. 文学的创新教育,有助于护士突破思维定势,培养想象力 文学有助于护士突破思维定势,培养想象与联想能力,发现、分析与解决问题。

护理是以人为研究对象的科学,护理专业的特殊性决定了其从业者应该养成多方位、多角度、多层次思考问题的良好习惯。文学作品的多点思维、丰富联想,有利于启发和培养护士的发散性思维。比如说"愁绪",这是现代人在生活压力之下常常体验的一种心理感受,它无形无迹,难以描摹。然而,在古代文学家的笔下,"愁"呈现出多种多样的形态:李白说"白发三千丈,缘愁似个长","愁"似乎有了长度,可以丈量。李清照说"只恐双溪舴艋舟,载不动,许多愁","愁'似乎有了重量,可以称量。李煜说"剪不断,理还乱,是离愁","愁"似乎有了韧性;李煜还说"问君能有几多愁,恰似一江春水向东流"。这些生动的比喻不仅使抽象的感情得以具体化,而且还显现出了"愁绪"的众多、永恒和流动。同样的"愁绪"居然可以以不同的思维方式,从不同的角度来抒发。这些生动形象的诗词不仅给人以美的享受,同时还在一定程度上有助于人们打破思维定势,以发散性思维思考问题,这对自然科学工作者特别有益。许多科学大师曾谈过类似的经验,即文学艺术的修养使他们视野开阔、联想丰富,很多创造性成果得益于这种思维方式的意外启发与推动。

第二节 文学宝典,开卷有益

国学大师王国维引用三句古词来形容读书的三种境界:第一种境界是"昨夜西风凋碧树,独上高楼,望尽天涯路";第二种境界是"衣带渐宽终不悔,为伊消得人憔悴";第三种境界是"众里寻他千百度,蓦然回首,那人却在灯火阑珊处"。文学殿堂,知识浩如烟海,不知大家学海泛舟,达到的是何种境界?

一、开启文学宝典

文学宝典,开卷有益。在文学的殿堂里,我们可以领略险峰、碧海、秀木、繁花、晓月、落日等一道道风景，可以进入各种人物的内心世界，获得灵魂的陶冶，精神的砥砺。那么，常见文学体裁有哪些呢？

文学作品一般以体裁分类。文学体裁就是文学作品的具体形式，是组成文学作品的要素之一。文学体裁是多种多样的，由于分类的标准不同，对文学作品体裁的分类也就不同，一般采用"三分法"或"四分法"。

所谓"三分法"，就是依据文学作品塑造形象的不同方式，分为叙事类、抒情类、戏剧类。叙事文学包括神话、史诗、小说、叙事诗、报告文学、传记文学等，共同特点是叙述故事，并塑造人物形象。抒情文学包括抒情诗和抒情散文，以抒发作者的感情为主要特色。戏剧文学是供舞台演出的脚本，通过角色的对话和动作反映社会生活，塑造艺术形象。

所谓"四分法"，就是根据文学作品在形象塑造、语言运用、表现手法等方面的不同，把文学作品分成小说、诗歌、戏剧、散文四大类。其中，诗歌类包括抒情诗和叙事诗；散文类除了抒情散文、叙事散文外，范围很广，游记、小品、杂记、杂文、报告文学等都归于此类；而小说则成为独立的一类。这是我国文学理论界较多采用的分类法。

【知识拓展】

中国古代文学常识歌谣[①]（节选）

先秦文学有两源，现实主义和浪漫。

《诗经》分为风雅颂，反映现实三百篇。

手法牢记赋比兴，名篇《硕鼠》与《伐檀》。

浪漫主义是《楚辞》，《离骚》作者为屈原。

先秦散文有两派，"诸子"史书要记全。

儒墨道法属诸子，各有著作传世间。

儒家《论语》及《孟子》，墨家《墨子》见一斑。

道家《老子》和《庄子》，法家韩非著名篇。

历史散文有两体，分别"国别"和"编年"。

前者《国语》《战国策》，后者《春秋》与《左传》。

两汉魏晋南北朝，诗歌成就比较高。

"乐府双璧"人称赞，建安文学推"三曹"。

田园鼻祖是陶潜，"采菊"遗风见节操。

《史记》首开纪传体，号称"无韵之离骚"。

二、常见文学体裁及其鉴赏

文学鉴赏是读者阅读文学作品时的一种审美认识活动。读者通过语言的媒介，获得对文学作品塑造的艺术形象的具体感受和体验，引起思想感情上的强烈反应，得到审美的享受，从而领会文学作品所包含的思想内容，这就是在进行文学鉴赏。下面以诗歌、散文、小说为例谈谈常见的文学体裁及其鉴赏方法。

---

① 陶西华.中国古代文学常识歌谣一百句[J].语文天地，2006(1)：33.

（一）最古老的文学体裁——诗歌

诗歌是伴随劳动而产生的,是最古老的文学体裁。在欧洲,早在公元前9世纪时,古希腊就有了大诗人荷马,他的《伊利亚特》和《奥德赛》是欧洲文学史上最早的优秀史诗。在中国,第一部诗歌总集《诗经》中的305篇作品,大致是西周初年到春秋中叶的作品,是我国文学的光辉起点,对后世文学产生了深远的影响。林语堂在《吾国吾民》一书中认为"应该把诗称做中国人的宗教",因为诗歌教会了中国人"一种生活观念"和"一种悲天悯人的意识"。

1. 诗歌的概念及特点　诗歌是文学体裁的一种。它要求以高度凝炼的语言,形象地表达作者丰富的思想和感情,集中地反映社会生活,并有一定的节奏韵律,一般分行排列。中国古代,不合乐的称为诗,合乐的叫做歌,现在一般统称为诗歌。

诗歌的特点:诗歌内容是社会生活最集中的反映。诗歌有丰富的感情和想象。诗歌的语言具有精练、形象、音调和谐、节奏鲜明等特点。诗歌的形式不是以句子为单位,而是以行为单位,分行又主要是根据节奏,而不是以意思为主。其中,讲究音韵的和谐,饱含丰富的想象和热烈的感情,是诗歌的最基本特征。情感是诗的直接表现对象,也是诗的灵魂。想象是诗的翅膀,没有想象,诗的感情也不可能得到很好的表现。

2. 诗歌的分类　按内容和表达方式分,有抒情诗和叙事诗。按表现形式分,有格律诗、自由诗、民歌、散文诗。格律诗如古代的律诗、绝句、词、曲等;自由诗如胡适的《乌鸦》;散文诗如泰戈尔的《新月诗》、鲁迅的《野草》、郭风的《叶笛》。按艺术表现手法还可分为朦胧诗、讽刺诗、朗诵诗、街头诗。按时代先后分为古典诗歌(又分为古体诗和近体诗,也包括词和曲;近体诗又分为绝句和律诗)和现代诗歌,等等。

3. 鉴赏诗歌的注意点　能够按照诗歌所表现的内容、主题、意境,为诗歌挑选最佳的词语;能够抓住诗歌中的关键词句,把握诗歌的形象;能够在理解诗歌字面意思的基础上,深入领悟诗歌蕴藏的含义。

（二）读者最多的文学体裁——小说

19世纪俄国文艺理论家别林斯基曾经提出这样一个问题:"什么书传诵得最多,销得最广呢?"他认为是小说。小说是表现人的艺术,它竭力写出那些"熟悉的陌生人",有曲折、动人的故事情节;是时代的画卷,能从各个方面反映社会面貌,成为生活的"百科全书",因而拥有最多的读者。

1. 小说的概念及要素　小说是一种叙事性文学体裁,它以塑造人物形象为中心,综合运用语言艺术的各种表现方法,通过完整的故事情节和具体的环境描写,广泛地、形象生动地反映社会生活。

无论什么样的小说,都必须具备三个要素:人物、故事情节和环境描写。小说的特点是通过三要素来反映社会生活。小说创作的中心任务就是要塑造栩栩如生的人物形象。小说塑造典型人物,不像诗歌那样要讲究音节格律,也不像散文那样偏于抒写内心的感受,更不像戏剧那样受到舞台演出的时空限制,它可以通过人物对话、行动、外貌和心理活动,来细致地刻画人物性格;可以通过人物的意识流动,揭示心灵的奥秘;也可以通过环境气氛的渲染、烘托来显示人物的个性特征;有时还可以发挥想象、运用虚构,来揭示人物性格的发展或表现人物之间错综复杂的关系,多角度、多方面地来描写人物,创造典型环境中的典型性格和典型形象。小说人物描写方法的多样性,是任何文学体裁都无法比拟的。

小说这一文学体裁之所以能赢得最多的读者，很重要的原因在于它能够表现复杂、完整的故事情节。人们常说小说的使命就是叙述人的故事。没有恰当的故事情节，人物的性格就难以得到充分而生动的显现。惊心动魄的故事，曲折离奇的情节，往往会产生扣人心弦的力量和广泛、深刻的社会影响。小说人物为追求美好的理想而进行艰苦的斗争，在人生道路上的兴衰际遇、悲欢离合，不仅令读者深感兴趣，而且能激起他们的同情和共鸣，有的还产生了巨大的教育作用。

小说是表现人的艺术。人离不开环境，小说在环境描写上与其他文学体裁相比，更为自由、更为灵活。上下几千年，纵横数万里，都在描写的范围之内；社会的历史风貌，自然的奇丽景色等等都可以得到最充分、最具体的反映，都可以用来烘托人物性格，使环境描写真正为刻画人物形象服务。

2. 小说的分类　小说的分类由于所持标准不同而有许多种划分方法。依据篇幅的长短和容量的大小，把小说分为长篇、中篇、短篇和微型小说四类。按题材内容分，可分为历史小说、社会小说、侦探小说、爱情小说、问题小说、推理小说、科幻小说、战争小说、讽刺小说、谴责小说等；按文体样式分，可分为诗体小说、日记体小说、书信体小说、章回体小说、童话体小说、传记体小说、笔记小说、话本小说、传奇小说等；按语言形式分为文言小说和白话小说。最常见的是以篇幅长短来分类。

3. 鉴赏小说的注意点　塑造人物形象，安排故事情节，描写典型环境也就成了传统小说的基本艺术特征。进行小说鉴赏就是要学会如何分析故事情节，把握人物性格特征，弄清人物活动的环境、提炼小说表现的主题，品味作品的语言和表达技巧等。要善于根据人物的心理、动作、语言、细节描写来分析人物的思想性格特点，能够鉴赏小说的表达技巧和作用，要留意小说中环境描写的作用。

鉴赏小说还须了解一些小说创作流派的知识。小说创作主要有三大流派：现实主义、浪漫主义和现代主义。传统小说主要采用现实主义和浪漫主义的创作方法。但在小说的发展过程中，传统小说艺术特征受到强烈冲击，表现手法已日趋丰富。现代主义是产生于 20 世纪初、盛行于两次世界大战前后欧美各国的各种反现实主义文学流派的总称，在小说方面，它包括达达主义、存在主义、黑色幽默、魔幻现实主义、意识流、新小说派等等。其反传统的特色不仅表现在创作方法上，也表现在思想内容上，与人们一些传统的认识格格不入。

（三）最灵活自由的文学体裁——散文

散文是一种自由灵活、文情并茂的文学体裁。它与小说、戏剧相比，更能迅速、广泛地反映现实生活。而在写法上，有的如行云流水，舒卷自如；有的可以任意挥洒，轻快活泼。在篇幅上，它可长可短，长的数千字以上，读来不厌其长，短的百来个字，读后也不觉其短。用它写景状物、表情达意，都很相宜。

1. 散文的概念及特点　中国古代把文学作品中除韵文以外的全部文章都称为散文。"五四"运动以后，比较明确地把文学作品中除小说、诗歌、戏剧以外的全部文体，都称作散文，如杂文、小品文、随笔、报告文学、传记文学、游记等。

散文有三大特点。首先是题材广泛，取材自由。它可以写真人真事，也可以虚构加工；可以选取工作和斗争生活的全过程，也可以选取其中的一个场面、一个片断、一个镜头来加以生发和开掘;可以从一粒沙中见世界,也可以在半瓣花上说人情;可以写宇宙之大,也可以写昆虫之微。不论是新鲜的人、事、物、景,也不论是思想中的火花,或感情上的一次波澜,都可作为散文的题材。散文的领域海阔天空,自由广泛;古今中外,无所不包。其次,散文的行文自由,不受任何格式的限制。它不必像诗歌那样凝炼、押韵和遵守格律,也不必像小说那样细致地刻画完整的人物形象,更不必像戏剧那样写出矛盾冲突发展的全过程,它可以无拘无束地运用各种形式和表现方法。而在结构布局上,它还可以不拘一格,散得开,收得拢,分合自如。只要有一条明晰的线索将所写的各部分内容贯穿,就能自成篇章。在表现方法上,叙述、描写、抒情、议论,可有所侧重,也可综合运用。再次,在语言上,散文注重文采。散文不像小说那样以引人入胜的故事招引读者,也不像戏剧那样以扣人心弦的戏剧冲突来赢得观众;它的艺术吸引力很大程度上是依靠语言的凝炼优美,质朴清新,或者绚丽斑斓、热情华丽。即使是议论性的文字,也都十分讲究形象化,决不拉长面孔说教,而是使无形的具体可感,无声的音绕于耳,给人以艺术的美感。

2. **散文的分类**　按照表达方式和表现对象的不同,散文大致可分为记叙性散文、抒情性散文和议论性散文三类。记叙性散文以记人、叙事、写景、状物为主,如唐弢的《琐忆》、翦伯赞的《内蒙访古》、刘征的《过万重山漫想》等。抒情性散文以抒情为主,借助对事物的记叙或对景物的描写,抒发对现实生活的体验和感受,如朱自清的《荷塘月色》、郁达夫的《故都的秋》、巴金的《灯》等。议论性散文以说理为主,通过事例的阐述、景物的描写和感情的抒发等表达自己的看法和认识,具有比较浓厚的文学色彩,如刘心武的《起点之美》、雨果的《巴尔扎克葬词》、罗素的《我为何而生》等。

3. **鉴赏散文的注意点**　散文的鉴赏关键,其一在于准确把握散文结构上的引文线索;其二重点体会意境;其三品味语言美。能够领悟和体味散文语句的含蓄之情、言外之意,就能够理解和把握散文的意境和基调。

第三节　书山有路,上下求索

著名教育家、北京师范大学教授顾明远先生指出:"一个受过高等教育的人,不论他学的专业是什么,都应该在哲学、语言、文学、艺术、历史等领域有较丰富的知识。"上海大学钱伟长也曾指出:"我们培养的学生首先应是一个全面的人,一个爱国者,一个有文化艺术修养、道德品质高尚、心灵美好的人;其次才是一个拥有学科、专业知识的人,一个未来的工程师、专家。"那么,什么是文学修养,我们又该怎样提高文学修养呢?

一、什么是文学修养

文学修养的内涵有狭义和广义之分。狭义的文学修养一般是指从事文学创作的作家的文学修养,创作出优秀文学作品是他们通过学习而培养文学修养的目标,其内涵应该囊括生活经验、思想、人生观和道德观、写作技巧、文学知识、鉴赏能力和审美情操等方面所达到的水平。广义的文学修养一般是指普通人的文学修养,提高人文素质是其锤炼与培养的终极目标,其内涵应该囊括在认识社会、接受教育和陶冶情操的同时,了解一定的文学理论、掌握一定的文学常识、具备一定的文学创作能力、养成一定的文学阅读习惯和具备一定的文学鉴赏水平以及文学语言的应用能力。两者并没有本质上的区别，只是对所达到的培养水平高低的要求不同。

"非学无以广才，非学无以明智"。在知识经济时代，广义上的文学修养是我们每个人所必须锤炼与培养的。良好的文学修养，不仅在于有丰厚的基础知识，还在于对世界的广泛认识。对护理人员而言，文学修养的提高，讲究的不是学习的专深，而是知识的广博。较高的文学修养有助于陶冶护士情操，提高护士生活品位和质量，推进护理事业发展。

二、寻找回归心灵家园之路

当前，在整个医学及护理学领域，由于对文学及文学修养的重要性认识和体会不深，导致相当部分医学及护理工作者的语言文学基础较薄弱，表现为阅读速度低、理解能力差、既不善于演讲，又不善于写医学科研论文的现象较普遍。有报道，由某高校大学生组织的全国著名抗战故地实地采访，在收到的 13 篇采访稿中，只有少数几篇字迹清晰，文笔流畅，其余各篇不是语法不通就是错字连篇，或通篇毫无章法，言之无物，缺乏独特感受和个性特征，其中 6 篇习作竟有 100 多处错误。针对这种语言文字能力较低的现实，在护理专业学生的教育中应根据教学实际采取必要的措施，使之有意识地加强文学修养的训练，这也是我们培养德、智、体、美、劳全面发展的合格护理人才的需要。

【知识库】

西南联大的经验

抗日战争时期，北大、清华、南开三所大学在云南昆明组成了西南联合大学（1937—1946 年），在物质条件极为艰苦的环境下，西南联大在短短的 9 年中培养了一大批优秀人才，其中包括诺贝尔奖得主杨振宁、李政道、"两弹元勋"邓稼先、远程洲际火箭总设计师屠守锷。这样骄人的成绩在中外教育史上是罕见的，其中重要原因之一就是：西南联大重视通才教育，重视基础课，重视扩大学生的知识面。清华大学校长、当时主持联大常务工作的常委梅贻琦，在 1941 年写的《大学一解》一文中明确提出"通才教育"的思想。他认为"窃以为大学期间，通专虽应兼顾，而重心所寄，应在通而不在专"。

1. 广泛阅读、积累整合——基本途径　广泛阅读应该成为我们学习文学的一个重要方法。人文精神的培养是不能够靠灌输来实现的，而必须通过对文学作品的阅读，在潜移默化中感受人文的阳光。一个人在青年时代读了哪些书，又是怎么读的，注定要影响他的一生。他的心灵空间和人文视野，人生的价值取向和精神旨归，他的文化胸襟和审美情趣等等，都是以此为基点发展起来的。因此，把护理人员培养成读书人，使他们爱读书，会读书，读好书，通过大量阅读拓宽文化视野和思维空间，培养科学精神，提高文学修养。可以引导护理人员注重个性化的阅读，即根据学习目标，选读经典名著和其他优秀读物，充分调动自身的生活经验和知识积累，与文本展开对话，进行探究性阅读和创造性阅读，发展想象力、思辨能力和批判能力，养成独立思考、质疑探究的习惯，在对知识的积累整合中获得独特的感受和体验。在阅读中，让他们用发现的眼光去探索，用欣赏的理念去品悟，用积极的态度去发扬光大，使他们为需要而阅读，为获取信息而阅读，为兴趣而阅读，关注的是文章的内容而不是文章的形式,通过阅读获得未知信息,发展认知思维能力,陶冶情操,增长知识,开阔视野,同时语言能力也在这种大量的持续的阅读实践中自然得到了提高。如阅读中国古代经典名著,这里有中国人高尚的人格"富贵不能淫,贫贱不能移,威武不能屈";有高尚的精神境界"修身齐家治国平天下";有刚健自强的精神"学而不厌,诲人不倦","发愤忘食,乐以忘忧,不知老之将至";有仁爱宽容的精神"四海之内,皆兄弟也"……引导护理人员由大嚼快餐文化转向阅读和鉴赏中国古代经典名著,彰显经典的教育意义和影响力,这将使我们的护士身上弥漫着中国人文气息,更加人性化。

在阅读过程中还要注重反思,探究论著中的疑点和难点,敢于提出自己的见解。经常借助工具书、图书馆和互联网查找有关资料,了解论著作者情况、相关背景和论著中涉及的主要问题,排除阅读中遇到的障碍。在理解论著内容的基础上,精读其中的重点章节,有侧重地进行探究学习,把握论著的主要观点和基本倾向,了解用以支撑观点的关键材料,提高自己的思考、交流能力和认识水平。

总之,通过大量的阅读与学习,让护理人员的心灵与文学人物形象中间架设一座情感交流的桥梁,使他们在内心深处受到震撼和得到陶冶,从而自觉地成为中华民族人文精神的承载者和实践者。

2. 专题选修、提高认知——主要阵地 文学知识渊博如瀚海,护理专业学生在繁重学业压力下,不可能有太多的时间、太多的精力去博览群书。而开设专题性选修课则不失为一种提高他们文学修养的有效方法,如大学语文、文学名著欣赏课程等。选修课在教学内容的选取上是自由的,每一个课堂可能就是一个亮点,我们可以从中接触和汲取各种文学知识,既拓宽了求知的视野,又促进了各种文学知识的融合。从智力的发展规律上看,头脑本身就是一个富有创造力的加工厂,当大脑拥有了各种各样的知识材料时,大脑就会对这些知识进行联想、分化、组合,并使之在不断的碰撞中迸射出思维的火花。专题性选修课的这种非系统的、没有必然连续的知识,就是一种使思维产生火花的最好原料。阅读高雅精深的文学名著,是一种需要良师指点才能掌握的艺术,这种艺术又是护理人员迫切需要掌握的。美国文学教授厄斯金别出心裁地开了一门"优等生高级课程",实质就是文学名著欣赏课程,后来成为圣约翰大学的传统课程。厄斯金不仅热爱文学,而且对文学名著推崇备至,乐在其中,把讲授文学作品看做一项崇高的事业。他有博大精深的专业知识,在课堂上不只是叙述自己的见解,他还激发起学生的阅读兴趣和求知欲,启发学生像研读哲学或自然科学著作那样积极地思索,去理解作品。他安排学生从荷马的《伊利亚特》开始,一直到威廉·詹姆斯的作品,每周阅读一本书,并开展讨论。

在文学的专题选修中,学习者可以以独立学习和合作学习的方式进行研究性和探索性学习。这种学习方式有很强的实践性和训练价值,既可以丰富知识,拓展视野,又可以提高鉴赏评价文学作品的能力,培养自主、合作、探究的精神。唐诗宋词是文学海洋中璀璨的明珠。诗歌以极其凝炼的语言表现深刻的文化内涵、丰富的思想情感和高尚的精神品格,所以解读欣赏唐诗宋词绝非易事。进行专题学习,从诗歌意象入手,把握意象的特定内涵,通过大量具有共同意象的诗歌的比较阅读,可以使人领略文学的奥秘。"月"是我国古代诗人钟爱之物,诗歌中反复出现这一意象,而且诗人们往往借"月"描绘美丽景色,寄托情感和理想,传达审美趣味。走进苏轼《卜算子》"缺月挂疏桐,漏断人初静。谁见幽人独往来,缥缈孤鸿影",让护理人员感受作者在遭受政治迫害后孤独的处境和悲伤的心情。读李后主《相见欢》

"无言独上西楼,月如钩,寂寞梧桐深院锁清秋"时,护理人员一定会想象他那国破家亡的痛苦心情。那冷冷的月光,既照见了愁人"无言独上西楼",也照见了失去的"三千里地山河",这一切在冰凉澄澈的月光下失去了任何掩饰,不容人不正视严酷的现实人生。当我们读到欧阳修的《生查子》"月上柳梢头,人约黄昏后"时,感觉多么浪漫,富有情趣;但"今年元月时,月与灯依旧"只是"不见去年人",再面对此情此景,多么令人寸断肝肠。另外,像李白的"我寄愁心与明月,随君直到夜郎西",杜甫"露从今夜白,月是故乡明",柳永"杨柳岸晓风残月",吕本中"恨君不似江楼月"等,这些诗歌借"月"传达着诗人们的或痛苦或喜悦或哀愁或缠绵的情感。

3. 第二课堂、必要补充——辅助阵地　文学修养不是一蹴而就的,并不是听了几节课、读了几本书就能够完全具备的。文学修养是逐渐养成的,课堂学习只是起着奠基石的作用。应努力开展多样化的文学活动。如在阅览室内自由地选择书报,认真阅读并摘抄笔记,广泛接触大量文质兼美的"美文"和跳动着时代脉搏、反映着时代进步的"时文",不仅使护理人员从中获取知识和教益,也引导他们关注人群,关注社会,有起码的社会良知和社会道义,自觉地承担起对民族、对祖国的责任和义务。正确处理人与人、人与自然、人与社会的关系,弘扬个性,这应该就是人文素养的核心内容。我们还要适当开展形式多样的文学活动,如诗歌朗诵会、文学创作竞赛、演讲比赛、文学作品专题讨论会、创办文学社等,既可以活跃护理人员的业余生活,营造浓浓的文学氛围,陶冶他们的情操,发展他们的个性,又可以锻炼护理人员的创造意识和活动能力。经常性举办文学作品讲座,利用讲座营造氛围,经常开展第二课堂活动,有计划地开展自读、自评活动。积极组织那些有兴趣的护理人员参加形式多样的社会实践活动,在接触生活、熟悉生活中培养护理人员热爱生活、抒写生活的创作欲望,激发护理人员爱好文学的兴趣,不断提高其文学修养。

文学学习的另一个重要形式是文学创作活动。它既可以检验阅读教学的成果,同时又可以反过来有效地促进阅读。文学创作活动的主要表现形式是文学社团活动,它是文学活动中最具有吸引力、最精彩、最生动的组成部分。文学活动正常有序地开展,可以培养一批文学人才和文学爱好者,丰富文化生活。这对护理人员的影响往往不是一时一地,富有激情和创造活力的文学活动可能成为他们一生中美好的回忆或带给他们影响一生的爱好。文学活动在培养护理人员的人文精神和个性特长方面有着不容轻视的影响力。

4. 注重应用、勇于实践——能力转化

(1)注重文字应用,善于表达交流:注意在实践中学文学、用文学知识,在学习和运用的过程中提高语言文字水平。运用获得的知识、能力和方法,读懂与自己学识程度相当的著作,运用多种方式开展交流和讨论。联系语言文字应用中的问题,尝试用所学的知识和方法作出解释。了解语言文字法规的有关内容,增强规范意识,学会辨析和纠正错误,提高语言文字应用的正确性和有效性。观察语言文字应用中的新现象,思考语言文字发展中的新问题,努力在语言文字应用过程中有所创新。拓展运用语言文字交流的途径,学会用现代信息技术辅助交流。

要多角度地观察生活,丰富生活经历和情感体验,对自然、社会和人生有自己的感受和思考,以负责的态度陈述自己的看法,表达真情实感,培育科学理性精神。书面表达要观点明确,内容充实,感情真实健康;思路清晰连贯,能围绕中心选取材料,合理安排结构。在生活和学习中多方面地积累素材,多想多写,根据个人特长和兴趣自主写作,做到有感而发。

在表达实践中发展形象思维、逻辑思维和创造性思维,力求有个性、有创意地表达。学会演讲,做到观点鲜明,材料充分、生动,有说服力和感染力,力求有个性和风度。在讨论或辩论中积极主动地发言,恰当地应对和辩驳。

(2)培养审美情趣,养成规范礼仪:礼仪以道德为前提,以审美为特质。而文学则可以从这两方面给人熏陶和浸染。因为文学作品不仅含纳着社会伦理、人类亲情,而且也潜藏着人生的感悟和生命个性化的审美体验。所以,古今中外的文明人,都既懂得各种礼仪,又有很高的文学素养,两者往往是融汇在一起的。甚至可以说,文学养成的人的高贵品格,是一切礼仪的基础素质。更具体地讲,如果礼仪规范和文学素质内在地联系起来,那么礼仪就不单纯是外在的表现,而是有了丰富的人性内涵。比如,朋友之间的友谊,他们握手和拥抱,不是一般的客套,其中蕴涵着彼此的真诚。再如,待人的宽厚与礼让,就不是虚伪,而是真正道德情操的自律。即使为人谦虚,也是正确对待自己与他人的自知之明。特别是语言,文学是语言的艺术,而交际的本质是语言的运用与对话。从文学中学习语言,既可使语言在交往中符合礼仪规范,又可使语言在表情达意上准确鲜明,生动活泼,具有极强的感染力和说服力。总之,为使人们学会较规范的礼仪,无论如何,都必须引导他们加强自身的文学修养。一个学识广博、修养良好的人,对其进行礼仪规范,就能尽快地使他养成文明的习惯,并且能在礼仪实践中,把礼仪知识与道德涵养有机地结合起来,从而使他们真正成为具有现代文明素质的人。

思考与练习

1. 用自己的话谈谈文学的功能是什么。
2. 在几种文学体裁中,你最喜欢哪种?其经典作品有哪些?
3. 请制订一份切实可行的计划加强自己的文学修养。

实践训练

项目1 "对我影响最大的一本文学书"演讲报告

【目的】深刻体会文学对人生的影响。

【要求】每人准备8分钟的发言时间,讲清楚书名、内容概要和为何对你影响最大。

【组织】每10～20名学生为一组,每人讲1本对自己影响最大的文学书籍,评选出本组的优胜者,并在全班进行交流。

项目2 "文学与护理的发展"研讨会

【目的】思考文学与护理新的结合点,文学对护理事业的促进作用。

【要求】利用网络、图书馆及临床调研,发现文学与护理新的结合点。

【组织】学生分为两大组,一组为校内调研组,一组为临床调研组,资料收集后召开小型研讨会,交流查找资料,思考文学对护理事业促进的优势。

【推荐书目】

1. 傅道彬,于茀.文学是什么.北京：北京大学出版社,2002
2. 周国平.人文讲演录.上海：上海文艺出版社,2006
3. 余秋雨.文化苦旅.上海：东方出版社,2001
4. 徐培均,范民声.诗词曲名句辞典.上海：汉语大词典出版社,1996

【网络资源】

1. 91文学网：http://wx.91.com/
2. 新浪读书网：http://book.sina.com.cn/
3. 榕树下全球中文原创作品网：http://www.rongshuxia.com/

（陈　瑜）

第十二讲 艺术使人隽永：艺术与护理

教 学 目 标

1. 理解艺术的概念。
2. 说出艺术活动的构成要素及其基本特征。
3. 阐述艺术的分类。
4. 理解艺术鉴赏的过程。
5. 能够运用艺术知识对不同形式的艺术作品进行初步的艺术鉴赏。
6. 理解艺术与护理的关系及其对护理工作的意义。
7. 在护理实践中进行艺术创造，通过艺术手段更好地为服务对象提供护理服务。

本讲提要

本讲以对艺术内涵的理解、艺术作品的赏析等问题为先导，为学习者开启一扇艺术宝库之门，让其认识艺术、理解艺术及艺术活动的内涵，进而培养和提高其艺术鉴赏力；同时让学习者理解艺术与护理的关系，认识艺术在护理工作中的应用和重要意义，以及艺术素养的提高对于护理人员展示自身职业修养、职业价值的重要作用，逐步进入艺术与护理相互启迪、相互渗透的更高境界。

问题与思考

问题1：如何看待和理解艺术？

有人说，艺术是不断求索的创造；有人说，艺术是自我表现的手段；有人说，艺术是理解自然的途径；还有人说，艺术是经济，是娱乐，是过程，是结果。我们可以从原始人留在洞穴墙壁上的动物图画中找到艺术，可以在21世纪初的先锋派画作中找到艺术。艺术存在于部落居民驱邪的载歌载舞中，也存在于现代的光彩大舞台上。那么，究竟什么是艺术，我们又该如何看待和理解艺术呢？

问题2：如何让我们拥有一对"有音乐感的耳朵"？

在中国古代，钟子期是俞伯牙的知音。俞伯牙鼓琴，钟子期听出高山流水的清韵，"巍巍乎志在高山"，"汤汤乎意在流水"。钟子期凭借"有音乐感的耳朵"，鉴赏到俞伯牙的琴音之美。孔子在齐国闻《韶》乐三月不知肉味，《列子》说韩娥之歌余音绕梁三日不绝。马克思也曾说过："对于没有音乐感的耳朵来说，最美的音乐也毫无意义。"人们正是通过"有音乐感的耳朵"，感受到人类艺术殿堂中真、善、美的熏陶和感染，而潜移默化地引起思想感情、人生态度、价值观念等的深刻变化。那么，如何让我们拥有一对"有音乐感的耳朵"呢？

问题3：如何理解"护理是一门最精细的艺术"？

著名的史前人面画研究专家、文学理论家宋耀良先生在其所著的《艺术家生命向力》一书中就有一段关于艺术与生命本能的精彩论述："艺术也穿越过情感和意识的显露层次，进入潜意识领域，着意表现那个多少世纪前的古老的生命之梦。艺术表现生命本能，又本能地表现本能中的焦灼和忧虑。一方面是有着巨大驾驭力量并正走向宇宙的人，一方面却又自感赢弱，充满着危机意识。对壮丽生命的切望和强旺活力的渴慕，促使着人类生命努力超越对痛苦的深刻体验与对死亡的战颤恐惧……"在这一段论述中，我们可以充分感受到艺术源于生命本能，又欲表现尊重生命、渴望美好的那种欲望。护理人员奋战在临床工作的第一线，支持和抚慰着患者，与其壮丽生命中最痛苦的深刻体验作搏斗。有人说，护理不仅是一门科学，更是一门艺术。那么，我们又如何理解护理是一门艺术呢？

这些问题是否使你意识到艺术不仅是提高自身修养、自我精神陶冶的需要，也是提高护理服务质量的需要？

第一节 开启艺术宝库之门

法国大文豪雨果说："没有艺术，人类生活便会黯然失色。"德国艺术家席勒曾深情地呼唤："人哪，只有你才有艺术！"人类创造了艺术，艺术伴随着人类。艺术使得人类的生活变得五彩斑斓而饶有趣味，人类也正因为艺术的创造和鉴赏而体验到自豪感和幸福感，并因此确证着人的本质力量。事实上，希腊女神维纳斯的塑像、李白的宏伟诗篇、法国卢浮宫的绘画、贝多芬的交响乐等，这些人类艺术长廊中的瑰宝，常常唤起人们深藏着的某种情感。既然人人都神往艺术，那么，究竟什么是艺术呢？这却是一个众说纷纭的话题，千百年来人们孜孜以求就为了开启那扇艺术宝库之门。

一、什么是艺术

学者弗兰西斯·培根曾为艺术下过一个定义：艺术是人与自然相乘。这个定义看似简陋，但几百年来，一直被艺术家们看成是"一个不朽的培根公式"。连不喜欢理论的大画家凡·高也在信件中写道："对艺术，我不知道还有没有比下面更好的定义：艺术，是人加入自然，并解放自然。"于是，人、天、自然、心灵、美，这些宏大的概念全部汇聚到一个最隐蔽、最深幽的小地方了。这正是我们需要窥探的起点。

（一）艺术概念的演进

从原初的艺术概念的产生，到现代的艺术概念的形成，经历了一个漫长的历史演变过程。

1. 中国艺术概念的演进　追溯到先秦时期，中国就有了"艺"的概念。从字源学来考察，艺术的"艺"字最早见于甲骨文，是一个象形字，像一个人手持小苗把它种到土地上。这个字在金文（青铜器上的铭文）中变成了这个样子：𓏲，字意为"持木植土上"。这就是"艺"字的原始形态，它的本意就是种植。《墨子·非乐》里有这样的话："农夫蚤出暮入，耕稼树艺，多聚叔粟，此其分事也。"《孟子·滕文公章句上》中有"后稷教民稼穑。树艺五谷，五谷熟而民人育。"这里的"艺"字用的都是它的本意。

种植是需要技艺的，因此"艺"这个字就衍生出新的意义：才能。我国最早的一部历史文献《尚书》中就多次出现这种用法，如《尚书·金縢》记述周公的祷告之辞："予仁若考能，多材多艺，能事鬼神。""材"、"艺"指的是技术、技能。于是有才艺的人就被称为"艺人"，而各种技艺被称为"艺事"。

虽然中文"艺术"在《后汉书》中已经出现，但这是一个"艺"加"术"的复合字，而不是一个词，其意思仍是指各种技艺。现代意义上的艺术是英文"art"的译名。"五四"运动前后，常常把"art"译作"美术"。以后，"art"被译为"艺术"，从而有别于专门意义上的"美术"。

2. 西方艺术概念的演进　西方的情形同中国几乎完全一样，古代西方人也把艺术归入一般技艺之中。据波兰美学家塔塔科维奇在《古代美学》一书中所说，希腊人赋予"techne"这个术语以比现代意义上的艺术更为广泛的含义。从词源上看，"techne"也指"生产"，即一种合乎目的的行为。只要是可学的而非本能的技巧和特殊才能，都可叫"艺术"，例如盖房造船、驯养动物、读书写字、种植、纺织、医疗、治理国家、军事活动乃至魔法巫术等都是艺术。古希腊人对艺术的理解表明，艺术还没有从人类的其他活动中分离出来。

中世纪时期，艺术有两种含义：一是指文科艺术，包括修辞、逻辑、格律和语法；二是指高级艺术，包括算术、几何、音乐和天文四大学科，当时并未包括绘画、雕刻和建筑。文艺复兴时期，艺术是一种高超技巧的观念又得以重新恢复，绘画、雕塑和建筑等艺术的地位得到了提高，但是艺术家当时仍是被视为工匠，因此仍未具备我们今天所理解的"艺术"所具有的特质。

直到17世纪，"艺术"这一术语才有了"美学"上的意义。18世纪，法国著名的启蒙学者狄德罗主编的百科全书中，艺术就包括了绘画、雕塑、建筑、诗歌和音乐。1747年法国美学家夏尔·巴托则进一步把广义的艺术（即上面所说的传统意义上的艺术）分为三类：第一类是以满足人们的需要为目的的艺术，如农业、纺织等；第二类是以引起快感为目的的艺术，即"优美的艺术"，如音乐、诗歌、绘画、雕刻和舞蹈；第三类是兼有效用和快感的艺术，如雄辩术和建筑。而所谓"优美的艺术"并不单纯以技巧和实用功利为其特色，而是一种具有精神意义的"美"的艺术。至此，艺术才从传统的技艺中分离出来，有了接近今天我们所理解的含义。

什么是艺术？按照《辞海》的解释，艺术是人类以情感和想象为特性的把握现实世界的一种特殊方式。艺术是人类现实生活和精神世界的形象反映，也是艺术家知觉、情感、理想、意念综合心理活动的有机产物。艺术作为一种社会意识形态，主要能满足人们多方面的需求，从而在社会生活尤其是人类的精神领域内起着潜移默化的作用。

（二）艺术的本质

关于艺术的本质，不同的人有不同的看法，每一个人所理解的艺术内涵并不是完全一样的。大致来说，历史上关于艺术本质的观点主要有以下几种：

1. 再现说　"艺术再现客观世界"，这是一个非常古老的关于艺术本质的看法，是古希腊人普遍性的观点。它强调艺术与现实世界之间的关系，更强调现实对艺术的决定作用，在创作方法上更多地表现为现实主义。该学说的合理性在于，把艺术看成再现和认识世界的一种特殊方式，因而把握到了艺术活动的真正源泉。当然，它也存在一些根本的缺陷：一方面，它把艺术本质局限在摹仿和再现世界的认识论范畴，而忽视了艺术自身的特征，另一方面，它忽视了艺术创造的主体性和表现性，因而未能全面揭示艺术的本质。

2. 表现说　"艺术表现主观世界"，这种观点在 18 世纪以后逐渐取代了前者，成为西方的主流艺术观点。这种观点认为艺术起源于人类情感表现的需要，一个人为了把自己体验过的情感传达给别人，于是在自己心里重新唤起这种情感，用某种外在的标志传达出来。表现说强调艺术家在艺术创作中的主体作用，认为现实生活只是艺术创作的先决条件，而不是决定因素，决定艺术创作的艺术性及其社会作用是艺术家的创造。表现说在创作方法上主要是浪漫主义和现代主义，它把艺术本质同艺术家主体情感的表现联系起来，突破了把艺术归结为摹仿和再现外在世界的局限性，标志着人们对艺术本质理解的深入。但表现说完全回避艺术与现实世界的联系，无视主体情感的客观根源，仍然是片面的。

3. 形式说　"艺术强调表现形式"，这种观点认为艺术就是艺术家创造的、能激发观赏者审美情感的纯形式。它强调艺术最重要的是其形式，侧重从艺术性的角度来阐述艺术和研究艺术的本质。虽然这种观点对艺术形式本身给予了高度重视和研究，但它又在某种程度上把形式同一切现实——包括主体的现实情感的联系完全切断，完全脱离了人类的具体实践，脱离社会的历史发展，脱离人类本身文化——心理结构的历史演进，因此也不能正确地解决艺术的本质问题。

4. 劳动说　"艺术来源于劳动实践"，这种观点认为艺术起源于原始人的劳动实践，原始人的劳动是一种集体劳动，它需要所有成员配合，于是产生节奏，后来又有了音调和歌词。劳动创造了人，也锻炼了人的感觉器官和感觉能力，为审美心理的发育、艺术能力的成长提供了生理基础。劳动说以历史唯物主义为基础，指出了物质生产实践活动与早期艺术活动的紧密联系，以及艺术活动的社会性和实践性。

除了上述几种关于艺术本质的观点之外，还有一些说法，如情感说、游戏说、巫术说、无意识说、符号说、形象说等。虽然艺术本质观点各不相同，但它们并非完全不能相容，只是从不同角度、不同层次探讨带来的结论不同而已。目前国内学术界有一种广泛认同的多因论观点，就是不要以对立的思想，而是以协商的思维方式看待上述观点。这种观点认为艺术的发生是多种人类因素合力推动的结果，表述为：艺术起源于一个漫长的历史过程，它以劳动为前提，以模仿为手段，以想象为特征，以情感为动力，其基本发展线索是从实用到审美，是人们现实生活和精神世界的再现与反映。

【知识拓展】

凡·高的《一双鞋》

凡·高以一双破旧的农鞋为对象画了一幅画。画上的鞋子不能穿着,但是它具有丰富的精神内涵。海德格尔对这种精神内涵进行了深入的挖掘,他写道:"从鞋具磨损的内部那黑洞洞的敞口中,凝聚着劳动步履的艰辛。这硬邦邦、沉甸甸的破旧农鞋里,聚积着那寒风料峭中迈动在一望无际的永远单调的田垄上的步履的坚韧和滞缓。……在这鞋具里,回响着大地的召唤,显示着大地对

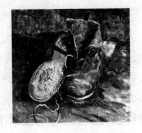

成熟的谷物的宁静的馈赠,表征着大地在冬闲的荒芜田野里朦胧的冬冥。这器具浸透着对面包的稳靠性的无怨无艾的焦虑,以及那战胜了贫困的无言的喜悦,隐含着分娩阵痛时的哆嗦,死亡逼近时的战栗。"

(三) 艺术的作用

德国文化哲学家卡西尔说:"艺术对人生来说并非仅仅是附属物,不止是一种补充。我们不能把艺术看做是人生的纯粹装饰,我们必须视艺术为人生的内涵之一和人生的必要条件。那些能体察伟大艺术作品的人无不笃信这一点:没有艺术,人生遂索然无味,生存罕有价值。"因此我们说,艺术来源于生活,表现着生活,并以特殊的方式介入生活,影响和改变人类生活的质量,成为人类生活的一部分。

1. 艺术是对生活的写照 艺术是社会生活的反映,因此也是我们反观生活、了解历史和认识社会的一面镜子。在无情的时间流逝中,过去时代的艺术作品,让我们看到了那一时代所发生的事情,让远逝的人们重现了其悲欢的表情和活跃的身影。

艺术反映生活采用了两种不同的方式:一是反映过去有的或现有的事;二是反映传说中的或想象中的事。所谓反映过去有的或现有的事就是强调艺术的历史性,它要求艺术尽可能逼真地按生活本来的样子来刻画;所谓反映传说中或想象中的事,强调的是艺术的神秘性,它要求艺术以神话或童话的方式,尽可能地保持人生的一份神秘。

2. 艺术是对审美的追求 人们通过艺术鉴赏活动,得到精神享受,满足其审美需要,体现了艺术对审美的追求。人们欣赏艺术的直接目的,不是为了获取知识,也不是为了接受教育,而是为了身心愉悦。从这个角度上来说,艺术是一种娱乐方式,可以使人暂时摆脱生活的烦恼,体验不能实现的梦想。

画家齐白石曾经说:"作画妙在似与不似,太似为媚俗,不似为欺世。"所谓"似"就是要求作画尽可能地接近实际生活原型;所谓"不似"就是要求作画应有独特的审美追求,艺术毕竟是一种创造,不能太接近实际的生活原型,要求传达出一种特定的艺术精神。

3. 艺术是对人生的关怀 艺术引领我们进入积极的、愉悦的情感体验中,缓解生活中的心理压力。通过艺术,我们获得了一种新的态度来对待躁动不安的内心世界,此时此刻,艺术是激起我们生活兴趣、感受人生美好的媒介。

艺术家大多有能感悟到人生寂寞的敏感性格,他们通过各种符号体系表达对生命的理解,记录下惊心动魄的生命体验,他们苦心地经营着诗意的栖居,为我们带来人生的关怀。

二、艺术活动的构成

人类的艺术活动是伴随着人类社会的产生而产生的，早在数万年前的原始社会，人类就开始了音乐、舞蹈、绘画等艺术活动。随着人类社会的不断发展和进步，人类的艺术活动也越来越丰富，人类的艺术实践领域也越来越广泛。

（一）艺术活动的构成要素

艺术活动是人们以直觉的、整体的方式把握客观对象，并在此基础上以象征性符号形式创造某种艺术形象的精神性实践活动。它是人类社会活动这个大系统中的一个子系统。根据艺术活动的发展及其当代状况，我们可以将艺术活动这个系统分解为四个构成要素或四个环节，即客体世界、艺术创造、艺术作品、艺术传播与接受。

1. 客体世界　客体世界是指艺术活动所反映和表现的自然界及客观社会生活，这是一切艺术活动的源泉。没有人类对自然界和社会生活的感知、认识，没有人类改造自然和社会生产的实践，就不会有艺术创造。赵树理没有对解放初期山西农村生活的亲身体验，就写不出《小二黑结婚》；老舍没有对老北京风土人情的切身体会和几十年老北京生活的积累，也写不出《骆驼祥子》、《四世同堂》、《茶馆》等优秀文学作品。所以说，自然界和客观社会生活是构成艺术活动的要素之一。

2. 艺术创造　艺术创造是艺术家基于自身的经验和体验、运用特定的艺术语言和材料，将其意识物化为艺术形象或艺术意境的创造性活动。例如作家在创作小说、诗歌等文学作品时，就是在其自身的经验和体验基础上，运用文学艺术语言进行文学艺术形象和意境的创造；画家在进行绘画作品创作时，也是基于自身的经验和体验，运用线条、色彩等绘画艺术语言进行艺术形象或艺术意境的创造。艺术创造的特点集中体现为"创造性"活动，艺术家的创作是原创的、不可复制的。

【知识拓展】

艺术家的创造心理状态

陆机在《文赋》中说："若夫感应之会，通塞之纪，来不可遏，去不可止。藏若景灭，行犹响起。"意思就是，艺术的感应，创作的开窍，来的时候抑制不住，去的时候也阻挡不了。它会像光亮一样突然熄灭，又会以宏大的声音突然鸣响。简单说来，就是领悟天意，自如创造，既不强求于"人"，也不强求于"自然"。

3. 艺术作品　艺术活动最终以艺术作品的形式出现。艺术作品既包含艺术家对客观世界的认识和反映，也有艺术家本人的情感、理想和价值观等主体性因素，它是一种精神产品。艺术作品由艺术语言、艺术形象、艺术典型、艺术意蕴、艺术意境、艺术风格、艺术流派、艺术思潮等要素构成。

艺术语言是指艺术作品独有的表现方式和手段，如绘画以画笔、油彩、画布、宣纸等物质材料为自己艺术语言的物质媒介；雕塑以泥土、石料、金属、木材等作为自己艺术语言的物质媒介等。艺术语言要求准确地体现本门类艺术的特点并表现艺术家的独特个性和创造精神。

艺术形象是指艺术作品内在的结构，是艺术反映生活的特殊方式。人们在接受艺术作品时,透过直观的艺术语言如色彩、线条、音响、画面、文字等感性外观,所感知到的具有审美价值的人物、环境、事物、故事等,就是艺术作品的艺术形象。

艺术典型主要指优秀艺术作品的人物形象。任何艺术典型,都是在鲜明生动的个性中体现出普遍的共性,在独一无二的个别形象中体现出具有普遍性的某些规律。

艺术意蕴就是指艺术作品所蕴涵的思想倾向、情感趣味等各种内容,是感性生活所展现的深层心理空间,它是一种艺术境界。意蕴好比人的灵魂和心胸,对于一篇寓言来说它所包含的教训就是意蕴。艺术意蕴深藏于艺术形象之中,需要欣赏者去感受、体验和领悟。

艺术意境是艺术中一种情景交融的境界,是艺术中主客观因素的有机统一。意境中既有来自艺术家主观的"情",又有来自客观现实升华的"境",这种"情"和"境"有机地融合在一起,境中有情,情中有境。

艺术风格即优秀艺术作品中所体现的艺术家独特、鲜明的个性特征,体现艺术家的艺术追求,是艺术家创作达到成熟的重要标志。

艺术流派是指在中外艺术一定历史时期里,由一批思想倾向、创作方法和表现风格方面相似或相近的艺术家们所形成的艺术派别。这些艺术派别的形成有时是自觉的,有一定的组织形式或共同宣言;有时是不自觉的,仅仅因为创作风格类型的相近而组合在一起。这些艺术派别有的局限于一种艺术门类或体裁,有的则包括不同艺术门类或体裁的艺术家。

艺术思潮是指在一定社会历史条件下,特别是在一定的社会思潮和哲学思潮的影响下,艺术领域所产生的具有广泛影响的思想潮流和创作倾向,如古典主义、浪漫主义、现实主义、自然主义、西方现代主义艺术思潮等。

4. 艺术传播与接受 艺术传播即借助于一定的物质媒介和传播方式,将多种艺术信息传递给接受者的过程。在现代社会中,各种传播技术和传播媒介被广泛应用,随之艺术传播方式也发生了巨大改变,艺术传播的功能及在当代艺术活动中的地位和作用也凸显出来。艺术传播已成为艺术作品和艺术接受者之间的重要一环。

艺术接受与艺术传播紧密相连,即在传播的基础上,以艺术作品为对象、以鉴赏者为主体,积极能动地进行消费、鉴赏和批评等活动。在艺术接受这个环节中,艺术接受者是主体,通过解读艺术作品,与艺术作品的创作主体进行精神领域的交流和对话,并且通过对艺术作品的审美体验,对客观世界作出精神性反馈,从而实现艺术活动与社会活动的联结,最终体现艺术活动在人类整个社会活动中的功能和作用。

(二)艺术活动的基本特征

艺术活动是一种创造、展现和体味具有内在意蕴的意象世界的活动,这种活动的基本特征表现为形象与理性的统一、情感与认识的统一、审美与意识形态的统一。

1. 艺术活动的形象性 艺术活动总是以具体的、生动感人的艺术形象来反映社会生活和表现艺术家的思想情感。如雕塑、绘画、电影、戏剧等艺术活动,我们可以通过感官直接感受到,而音乐、文学等艺术活动,我们则必须通过音响、语言等媒介才能间接地感受到。但无论怎样,任何艺术活动都不能没有形象。形象性是艺术活动特有的存在方式。另一方面,艺术活动中的形象性也渗透了艺术家深刻的理性思考,它不是客观生活图景的随意照搬,而是艺术家经过选择、加工并融入了艺术家对人生哲理、对社会事物的态度和理性认识的意象呈现。

【知识库】

达·芬奇的《蒙娜丽莎》

这幅肖像画中的少妇,据说是佛罗伦萨一个皮货商的妻子,达·芬奇在以她为模特作画时,她刚刚丧子,心情很不愉快。达·芬奇曾经为了捕捉意欲表达的人物精神,邀请了乐师在旁边弹奏优美的乐曲,使这位少妇保持愉悦的心情。画家为了达到追求的艺术效果,还从生理学、解剖学上仔细分析了人物的面部结构,研究了光的明暗变化,用了整整四年时间,才最终完成这幅肖像画。最后表现在画中的蒙娜丽莎的微笑显得如此神秘莫测,被称为"神秘的微笑"。后世许多人根据自己的理解,从不同角度对画面形象进行了分析,提出了各种各样的见解。但结合达·芬奇当时的创造背景和创作动机来看,事实上这一艺术形象表达了达·芬奇的人文主义思想,体现了文艺复兴时期要求摆脱中世纪的宗教束缚和封建统治的人文主义思想对人生和现实的赞美。

2. 艺术活动的情感性　在艺术活动中,情感具有特别重要的作用和地位。从更广泛的意义上来讲,一切艺术都是情感的艺术,没有情感也就没有艺术。罗丹也曾说:"艺术就是情感。"在艺术创造和艺术欣赏中,情感始终起重要作用。毫无疑问,艺术要用形象来反映社会生活,但这种反映绝不是单纯的"摹仿"或"再现",而是融入了创作主体乃至欣赏主体的思想情感,体现出十分鲜明的创造性和创新性。

3. 艺术活动的审美性　艺术活动主要通过具体可感的审美意象、形象和意境来表达某种观念和情感。艺术也正是在审美意识的产生和发展这一历史进程中成为人类审美活动的最高形式,完成了由实用向审美的过渡。艺术美作为现实的反映形态,它是艺术家创造性劳动的产物,它比现实生活中的美更加集中、更加典型,能够更加充分地满足人的审美需要。从本质上说,艺术是一种特殊的意识形态,是一种审美的意识形态形式,是社会生活和观念形态的折射。

三、纵横交错的艺术分类

经过长期的艺术活动实践,人类创造了多种多样的艺术形式和丰富多彩的艺术作品。在当今人类艺术创造实践活动异常活跃的新时代,新的艺术现象和表现形式不断滋生,有的发展、蔓延,有的昙花一现。很多中外学者对艺术进行过体裁和分类的研究,根据当时的艺术活动实践,提出了各种各样的分类原则或具体分类,如中国古代文论《毛诗序》把中国古典艺术区分为诗、歌、舞三种不同艺术种类,古希腊亚里士多德根据艺术的媒介、对象、方式的不同区分了绘画与音乐、悲剧与喜剧、史诗与戏剧等。因而艺术分类有多种多样的标准,按照不同的分类标准,就会得出不同含义的艺术门类。综合起来,目前影响较大的分类标准和方法有以下几种:

一是以艺术作品的存在方式为依据,可以将艺术分为时间艺术、空间艺术和时空艺术。时间艺术包括音乐、文学等;空间艺术包括建筑、雕塑、绘画、摄影等;时空艺术包括戏剧、影视、舞蹈等。

二是以对艺术作品的感知方式为依据,可以将艺术分为听觉艺术、视觉艺术和视听艺术。听觉艺术包括音乐等；视觉艺术包括建筑、雕塑、绘画等；视听艺术包括戏剧、影视等。

三是以艺术作品对客观世界的反映方式为依据，可以将艺术分为表现艺术、再现艺术和表现再现艺术。表现艺术包括音乐、舞蹈、建筑等；再现艺术包括绘画、雕塑、小说等；表现再现艺术包括戏剧、影视等。

四是以艺术作品的物化形式为依据，可以将艺术分为动态艺术和静态艺术。动态艺术包括音乐、舞蹈、戏剧、影视等；静态艺术包括绘画、雕塑、建筑、工艺美术等。

五是以艺术形态的物质存在方式与审美意识物态化的内容特征作为依据，可以将艺术分为造型艺术、实用艺术、表情艺术、语言艺术、综合艺术。造型艺术包括绘画、雕塑、摄影、书法等；实用艺术包括建筑、园林、工艺等；表情艺术包括音乐、舞蹈等；语言艺术包括诗歌、散文、小说、戏剧和影视等；综合艺术则是戏剧、戏曲、电影、电视等一类艺术的总称。

上述分类方法都是从艺术的不同侧面，对反映其最本质特征的方面进行归纳。显而易见，各有其合理的一面，也明显存在各自的局限，相互间有交叉、有重叠。但不管怎样，总是粗线条地勾勒了艺术殿堂的区间，它可以帮助我们理解和认识艺术的普遍规律，有助于我们把握各艺术门类间的相互联系和融通，对于理解艺术的多样性和统一性也大有帮助。

第二节　巡游艺术鉴赏之河

艺术向人们展示了五彩斑斓的世界，艺术作品所蕴涵的人文精神陶冶了我们的情操。岁月悠悠，在人类文明的历程中，建筑的、雕塑的、文学的、绘画的、音乐的……发明与创造，光芒四射，成为人类的骄傲，精神的向往。在川流不息的艺术长河中巡游，我们可以汲取使生活变得更加充实的力量。

一、"有音乐感的耳朵"：关于艺术鉴赏

人类的艺术生产作为一种特殊的精神生产，最终是通过艺术鉴赏来实现和完成的。艺术鉴赏不同于一般意义上的欣赏，它是人们对艺术形象感知、理解和评判的过程。人们在鉴赏中的思维活动和情感活动一般都是从艺术形象的具体感受出发，实现由感性阶段到理性阶段的飞跃，是一种积极能动的再创造活动。

（一）什么是艺术鉴赏

艺术鉴赏是指人们在接触艺术作品过程中产生的审美评价和审美享受活动，也是人们通过艺术形象（意境）去认识客观世界的一种思维活动。艺术鉴赏作为一种再创造活动，主要体现在以下两个方面：

第一，艺术家创作出来的艺术品，必须通过鉴赏主体的再创造活动，才能真正实现它的艺术价值和社会意义。如果文学作品无人阅读，那只是一叠印着铅字的纸张；如果雕塑作品无人欣赏，那只是一堆无生命的石块，只有通过鉴赏者的再创造，才能使它们获得现实的艺术生命力。

第二，鉴赏者在进行鉴赏活动时，并不是被动和消极地接受，而是积极和主动地进行着再创造。这是因为任何艺术作品不管表现得如何全面、生动、具体，总会有许多"不确定性"与"空白"，需要鉴赏者通过想象、联想等多种心理活动去丰富和补充。

（二）艺术鉴赏的心理过程

艺术鉴赏的过程是一个艺术美的普遍规律同鉴赏者的主观性有机融合的过程，由于鉴赏者的学识、修养和造诣不尽相同，从艺术中受到的冲击和濡染会大相径庭。总的来说，艺术鉴赏的心理过程分为审美期待、审美鉴赏、审美效应三个阶段，这三个阶段的心理活动最终使各种意象相互冲撞而达到心灵的净化和精神的升华。

1. 审美期待　审美期待是艺术鉴赏的准备阶段，指鉴赏者在欣赏之前或欣赏过程之中，心理上往往会有一个既成的结构图式，它使鉴赏者具有了审美需求，并希望在欣赏中得到满足。就像我们在日常生活中，总是在自己的需要、兴趣、目的指引下注意某些事物，从事某种自觉行为。在期待中，鉴赏者会根据已有的艺术知识和对即将接受的艺术作品的背景材料的了解，对其各个方面，如风格、含义等进行猜测。期待能使鉴赏者处在一种激动而兴奋的心理状态中。这种期待所带来的激动与对物质享受的期待是不同的，它是对即将得到一次美的享受而引起情感激动的向往。

2. 审美鉴赏　审美鉴赏流程包括艺术的直觉与感知、体验与想象、理解与创造。① 艺术直觉是指人们在鉴赏活动中对于鉴赏对象具有一种不假思索而即刻把握与领悟的能力。艺术感知是指人们在注意鉴赏对象形式特点的同时，也已开始关注鉴赏对象的意义。鉴赏活动往往是在直觉与感知的心理基础上开始的，它将使鉴赏者完成对艺术作品形式的注意和对其意义的初步感受。② 体验与想象是指在鉴赏过程中，鉴赏者以自身审美经验为基础，潜入作品情境之中进行艺术体验，不断推进与作品中所包含情感的交流与融合，洞察其深层意蕴。③ 理解既包括对于作品的形象、情境、形式、语言的审美认知，也包括对于作品整体价值的追寻。艺术鉴赏的结果是鉴赏者再创造的完成，鉴赏者对于作品中形象、情境、典型和意境的补充与完善，正是再创造的结晶。

【知识拓展】

罗丹的《沉思》

罗丹的大理石雕像《沉思》，以洁白润泽的大理石材质塑造了一位沉思的少女形象。艺术家把眼睛以上从眉弓推向前额，作为再现形象最"突出"的部分，以表现沉思最集中的面部表情，先声夺人地去感染观赏者。而下巴颏到脖颈再到双肩几乎"沉没"在石座里。罗丹用"突出"与"沉没"两种对比的艺术语言，塑造了一个生动的艺术形象。"这是一个非常年轻、神秀、面目俊美的女性头像。她低着头，周围萦绕着梦想的气氛，显得她是非物质的。头额上帽子的边缘，好像她的梦想的羽翼一样；但是她的颈项，甚至她的颔都在一块粗大的石头上，好像夹在不能摆脱的枷板中一样……'思想'在静止的'物质'中花一般地吐放出来，而且用辉煌的光彩照亮了这物质；但是她丝毫没有办法摆脱现实的沉重束缚。"这是罗丹的助手葛赛尔写下的《沉思》这座雕像给予他的审美感受，这是鉴赏者通过艺术语言和艺术形象唤起的对客观物质世界的情感体验与联想。

3. 审美效应　审美效应主要有共鸣、净化、领悟三种表现。① 共鸣是指在鉴赏过程中，鉴赏者为作品中的思想情感、理想愿望及人物命运所打动，从而形成的一种强烈的心灵感应状态。不同时代、阶级、民族的鉴赏者，在鉴赏同一部艺术作品时可能会产生相同或相近的艺术感受,也可以称作共鸣。② 净化是指鉴赏者通过对于艺术作品的鉴赏和共鸣的产生,使情感得到陶冶、精神得到调节、人格得到提升的状态。杜甫的诗句:"细雨鱼儿出,微风燕子斜。"让我们的心中激起愉悦的情感和诗情画意的感受。③ 领悟是指鉴赏者在鉴赏艺术作品时引发的对于世界奥秘的洞悉、人生真谛的彻悟以及精神境界的升华。大凡优秀的艺术作品总是在生动感人的艺术形象中,赋予更多的艺术意蕴,它使艺术作品在有限中体现出无限,在偶然中蕴藏着必然,在个别中包含着普遍。

总之,艺术鉴赏活动实质上是一个完整的审美过程,也是一个动态的审美过程。"美乡的醉梦者"是艺术鉴赏中的胜境。如果我们能够从文学所用的文字、绘画所用的形色、音乐所用的谱调、舞蹈所用的姿势以及其他有迹可寻的艺术作品的物质层面上,见出意象和意象所表现的情趣,那么,我们的鉴赏也就是一种鲜活的创造,也就进入了艺术鉴赏的胜境。

二、不同形式艺术作品赏析

广义的艺术包括上述各种艺术门类,而狭义的艺术则专指语言艺术以外的其他艺术门类。语言艺术也称文学,可参见第十一讲。本讲将着重赏析语言艺术以外的各种主要的艺术形式。

(一)绘画艺术:自我灵魂的向往

1. 绘画艺术　绘画是一种使用一定的物质材料,运用线条、色彩、块面等元素,通过构图、造型和调色等手段,塑造具有一定内涵和意味的平面视觉形象的艺术形式。绘画可以由创作主体根据自己的经验,描绘出取材于社会和自然的一切可视形象,以及从现实生活的体验中生发出来的幻想的视觉形象。绘画艺术是"灵魂的一种向往",人类的"涂鸦"之作伴随着人类童年的脚步,中外概莫能外。古人云:"存形莫善于画。"在照相术发明之前的漫长岁月里,绘画是用直观形象记录和反映现实的主要手段。

2. 绘画艺术的种类　绘画艺术的种类,根据使用材料的不同,可分为中国画、油画、版画、水彩画、水粉画等;根据表现对象的不同,可分为肖像画、风俗画、风景画、静物画、历史画等;根据作品形式的不同,可分为壁画、年画、连环画、宣传画、漫画等。

3. 绘画艺术鉴赏提示　中国绘画艺术的特点,一是重视笔法的骨风,在"似"与"不似"之间以形写神,艺术地展现对象的精神气质;二是在画面构图上打破了时间与空间的限制,用"以大观小"的方法,达到对宇宙人生的全方位观照。而西方绘画艺术的特点则在于重写实重再现,崇尚形式和理性。

4. 绘画艺术作品赏析

(1) 张择端《清明上河图》:中国北宋风俗画作品,绢本、淡色,纵24.8厘米,横528.7厘米,现藏北京故宫博物院。作者为北宋末年宫廷翰林画院画家张择端,字正道,山东诸城人。

该作品是中国绘画史上最著名的社会风俗画杰作,它描绘了清明时节,北宋京城汴梁以及汴河两岸的繁华景象和自然风光。全图分为三个段落,首段表现的是汴京郊野的春光,中段集中展示水陆交通的会合点——繁忙的汴河码头,后段则描绘了市区街道和街市行人摩肩接踵的热闹景象。

《清明上河图》具有极高的艺术价值,作品采用长卷形式,运用了中国画特有的散点透视技法。画中人物500多个,衣着不同,神情各异。牛、马、骡、驴等牲畜50多匹,车20多辆,大小船只20多艘。房屋、桥梁、城楼等也各有特色。其间穿插各种活动,注重戏剧性,构图疏密有致，注重节奏感和韵律的变化，笔墨章法都很巧妙。同时该作品还具有很高的历史价值，是研究北宋人文、地理、社会生活的珍贵资料。

（2）列宾《伏尔加河纤夫》：俄国 19 世纪批判现实主义绘画作品，油画，1873 年创作，现藏于俄罗斯博物馆。作者伊里亚·叶菲莫维奇·列宾。

《伏尔加河纤夫》描绘了炎热的夏天，一群衣着破烂不堪的纤夫迈着沉重而疲惫的步伐拖着货船，艰难地走在伏尔加河畔沙滩上的情景。画中 11 个饱经风霜的纤夫有着不同的神情和个性，沙滩上的几只破箩筐，增添了画面的凄惨景色。

整幅作品背景运用的颜色昏暗迷蒙，空间空旷奇特，给人以惆怅、孤苦、无助之感。构图、线条、笔力等绘画技巧都相当成功。列宾是俄国 19 世纪末最伟大的现实主义画家，是巡回展览画派的主要代表人物。他的作品广泛描绘了俄国人民的生活，揭露了社会的黑暗。

5. 推荐赏析作品　顾恺之《洛神赋图》、展子虔《游春图》、阎立本《步辇图》、顾闳中《韩熙载夜宴图》、李唐《村医图》、齐白石《群虾》、罗中立《父亲》、达·芬奇《最后的晚餐》、伦伯朗《夜巡》、德拉克洛瓦《自由领导人民》、莫奈《日出·印象》、凡·高《向日葵》、毕加索《格尔尼卡》、大卫《马拉之死》。

（二）雕塑艺术：从人类身体的尊严开始

1. **雕塑艺术**　雕塑是一种直接利用物质材料，运用雕刻或塑造的方法，在三维空间（立体）中创造出具有实体形象艺术品的艺术形式。雕，就是减去不必要的，多指从硬质材料，如石、木、骨等材料上，利用各种工具实施劈砍、切削、钻孔、打磨等活动的总称；塑则是指从无到有，利用软性材料一点点加上去，以塑造表现对象的过程。雕塑，既是一个铿锵有力的动词，又是一个意蕴深远的名词，显得既古老又年轻。它最初是以人的身体作为摹写对象，"高贵的单纯，静穆的伟大"，跨越了万年岁月，伴随人类走到今天。雕塑融合了人类的智慧、巧夺天工的构思、不屈不挠的雕凿、千锤百炼的工艺，不断推陈出新，绽放着年轻的光芒。

2. **雕塑艺术的种类**　雕塑艺术的种类，根据材质的不同，可分为石雕、木雕、玉雕、泥塑、陶塑等；根据空间形式的不同，可分为圆雕、浮雕、镂空雕；根据表现形式的不同，可分为具象雕塑、抽象雕塑、变形雕塑；根据内容形式的不同，可分为主题性雕塑和非主题纯装饰雕塑；根据环境位置的不同，可分为室内雕塑和室外雕塑。

3. **雕塑艺术鉴赏提示**　中国传统雕塑艺术的特点是表现出类型化、理想化的倾向，注重绘塑结合，注重造型中线条和色彩的运用；而西方雕塑艺术的特点则是通过人体的健美表达崇高写实的精神，强调再现、模仿的艺术风格，在发展中不断求新思变。

4. **雕塑艺术作品赏析**

（1）《秦始皇陵兵马俑》：1974 年陕西西安临潼的秦始皇陵兵马俑坑开始发掘。兵马俑的气势和高度的真实性使它超越了艺术的范围。目前发掘的三个俑坑共有陶俑、陶马八千余件，按步兵阵、车骑兵阵和统帅部排开，将当年秦军的阵形、风貌和武器实实在在地展现于后人面前。看看这些武士、将军按剑，步卒执戈，骑兵或牵马或扶鞍，跪射俑手扶弩箭，个个目视前方，面容中流露出一种秦人独有的威严和从容。他们身材高大，比例匀称，身体服饰的细节处一丝不苟，头发丝丝分明，依稀可辨，就连鞋底的针纹线脚都毫不敷衍。尤为可贵之处是每个秦俑面目发式都各不相同，显示出当年的作者高度忠实于真实的创作逻辑。

（2）亚力山德罗斯《米洛斯岛的维纳斯》：《米洛斯岛的维纳斯》也被称为《米洛斯的阿芙洛蒂忒》、《断臂的维纳斯》、《维纳斯像》等，是著名古希腊雕塑艺术，大理石雕像，高 204 厘米,亚力山德罗斯创作于约公元前 150 年左右,现收藏于法国巴黎卢浮宫,是卢浮宫的三大镇馆之宝之一。它是 1820 年米洛斯岛上的农民最早发现的,被认为是迄今为止希腊女性雕像中最美的一尊。

该作品融合了希腊古典雕刻中的优美与崇高两种风格,手法阔大而简洁,人物端庄优美。她的体形符合希腊人关于美的理想与规范,头与身之比为 8∶1。虽然她的双臂已经残缺,但并不影响她的整体美感,整个雕塑比例吻合"黄金分割律",这个标准成为后代艺术家创造人体美的准则。《米洛斯岛的维纳斯》属希腊化时期的作品,是古代希腊美术进入高度成熟时期的经典之作。

5. 推荐赏析作品 《铜奔马》,三星堆文化《青铜面具》,《龙门石窟奉先寺卢舍那大佛像》、罗丹《思想者》,米隆《掷铁饼者》,米开朗基罗《大卫》《晨》《暮》《昼》《夜》,吕德《马赛曲》,布德尔《拉弓的赫拉克里斯》。

(三)音乐艺术:作为意志本体的无形美

1. 音乐艺术 音乐艺术是一种以人声或乐器声音为材料,通过有组织的乐音在一定时间长度内创造艺术形象、抒发思想感情、表达生活体验的表现性艺术。音乐与人们的生活有着密不可分的关系,它是人类文明中起源最早的艺术种类之一,至今仍然是人们用以表达喜怒哀乐的情感、传达内心体验的重要方式。音乐艺术的无边际的自由是音乐最重要的特质,具有情感表现力和情绪感染力。

2. 音乐艺术的种类 音乐艺术的种类,根据音响运动的物质媒介不同,可分为声乐和器乐两大类。声乐,指用人声演唱为主的音乐,声乐又有不同的声种和演唱方式。声种指人声的分类,分为男声、女声和童声。演唱方式又可分为独唱、齐唱、重唱、合唱、对唱、伴唱等多种形式。近年来,我国出现了将声乐分为民族唱法、美声唱法、通俗唱法、原生态唱法的分法。器乐是乐器演奏的音乐,可按乐器和演奏方式分为不同的种类。按乐器可分为中国乐器演奏音乐、西洋管弦乐器演奏音乐、钢琴及弹拨乐、木管乐、钢管乐、打击乐等。按演奏形式可以分为齐奏、独奏、重奏、伴奏、合奏等。

3. 音乐艺术鉴赏提示 音乐的体裁样式是丰富多彩的,也是变幻不定的。社会生活在变化,音乐艺术在发展,欣赏音乐要从心灵去感受音乐,用直观感性的体验去接近音乐,从音乐语言的形式美去深入音乐,才能体会音乐艺术家的独具匠心。音乐艺术恰似一条奔腾不息的河流,滋养着人们的心田,抚慰着人们的心灵。

4. 音乐艺术作品赏析

(1)《梁祝》:中国小提琴协奏曲,作者陈钢与何占豪,创作于 1958 年冬,1959 年首演。《梁祝》是交响音乐民族化的典型代表,选择了家喻户晓的民间传说为题材,吸取了越剧中的曲调为素材,成为中国音乐史上最有影响的单乐章、带标题的小提琴协奏曲。

乐曲依照剧情发展精心构思布局,采用奏鸣曲式结构,以"草桥结拜"、"英台抗婚"、"坟前化蝶"为主要内容。呈示部的主部主题主要是爱情,在竖琴的伴奏下,小提琴演绎出纯朴而美丽的旋律。副部主题则与柔美、抒情的主部主题形成鲜明的对比。展开部由三部分构成:抗婚、楼台会、哭灵投坟。该部分运用西洋协奏曲中的奏鸣曲式,很好地表现了戏剧性的矛盾冲突。乐曲的最终部分是再现部"化蝶",在轻盈飘逸的弦乐衬托下,爱情主体再现,整个作品达到高潮。

在《梁祝》的发展历程中,中国几代小提琴演奏家都有创造性的发挥,不断丰富着它的艺术魅力。

(2)《C小调第五交响曲(命运)》:《C小调第五交响曲(命运)》是18世纪德国音乐家贝多芬最为著名的音乐作品之一,创作于1807年末至1808年初,该曲创作完成后,受到热烈欢迎,迄今为止,已成为演出次数最多、最有声望的交响曲之一。

这部作品以震撼人心的节奏和旋律,表现了作者扼住命运的咽喉、不向命运屈服的顽强抗争精神,歌颂了以坚强意志战胜黑暗宿命的人生理念。全曲由相互呼应的四个乐章组成,前三个乐章分别以奏鸣曲形式、自由变奏曲、诙谐曲形式展现了命运在敲门、命运与信心意志的较量和意志战胜命运的过程。第四乐章以极大的音量奏出辉煌而壮丽的凯歌,表现了最终战胜命运的胜利场面和巨大喜悦。整部作品音乐语言精练、简洁,结构严谨、统一,气势恢宏,能够充分发挥乐队交响性。

5. 推荐赏析作品　琴曲《流水》、笛曲《梅花三弄》、琵琶曲《十面埋伏》、二胡曲《二泉映月》、冼星海《黄河大合唱》、民歌《茉莉花》、莫扎特《第四十交响曲》、德沃夏克《自新大陆交响曲》、约翰·施特劳斯《蓝色多瑙河》、普契尼《图兰朵》等。

(四)舞蹈:人类艺术之母

1. 舞蹈艺术　舞蹈是一种以人体的动作为主要表现手段,综合运用造型、表情、节奏、空间运动等多种表现因素,动态与静态相结合、抒情性与再现性相结合的艺术形式。舞蹈被人称为"人类艺术之母",它产生于原始人的劳动生活中,并随着人类社会的发展而发展,繁衍不息。

2. 舞蹈艺术的种类　从广义上讲,舞蹈分为生活舞蹈和艺术舞蹈两大类。生活舞蹈是人们为自己生活需要而进行的舞蹈活动。主要包括:习俗舞蹈、宗教祭祀舞蹈、社交舞蹈、自娱舞蹈、体育舞蹈、教育舞蹈等。艺术舞蹈是表演给观众欣赏的舞蹈,是由专业或业余舞蹈家通过对社会生活的观察、体验、分析、集中、概括和想象,进行艺术创造,从而创作出主题鲜明、情感丰富、形式完整,具有典型化的艺术形象,由少数人在舞台、广场或某种特定场合表演的舞蹈作品。艺术舞蹈按照舞蹈发展形成的特点可以分为民族民间舞蹈、古典舞蹈、现代舞蹈和新创作舞蹈;按照舞蹈表演形式可以分为独舞、双人舞、三人舞、群舞和组舞;按照作品塑造形象的特点分为抒情性舞蹈、叙事性舞蹈和戏剧性舞蹈。

3. 舞蹈艺术鉴赏提示　舞蹈艺术起源于人的劳动实践,也必然会表现人的生活,舞蹈中的动作与生活中的实际动作有一定的联系,因而舞蹈艺术具有程式化;一个成功的舞蹈作品都有自己的"主题动作",能够典型地体现作品的精神内涵和形式特点,因而舞蹈艺术具有雕塑感;舞蹈动作除了具有动作的节奏感,还能在一个统一的基调上,连贯地、流畅地、有节奏地发展,因而舞蹈艺术具有韵律感。鉴赏舞蹈艺术,一要有观赏的兴趣,二要有意识地积累观赏经验,这是踏入舞蹈艺术鉴赏之门的必经门槛。

4. 舞蹈艺术作品赏析

(1)杨丽萍《雀之灵》:中国民族舞蹈的代表性作品,其表演艺术家杨丽萍也是中国民族舞蹈的标志性人物。1986年她创作并表演了独舞《雀之灵》,1994年该作品获中华民族20世纪舞蹈作品金奖。其孔雀舞通过变化丰富的肢体语言模仿孔雀的动作,惟妙惟肖,神形兼似。她的舞蹈从天地交合、阴阳协调中获取灵性,在艺术上独辟蹊径,自成风格。其舞蹈神韵中含有一份自然的灵气,让观者能够感觉到生命的律动。

多年来她携《雀之灵》出访世界很多国家进行艺术交流,相继在菲律宾、新加坡、俄罗斯、美国、加拿大、日本以及中国台湾等举行专场舞蹈晚会,成为中国民族舞蹈中最为人所知的作品。

(2)《天鹅湖》:经典芭蕾舞剧,1877年在莫斯科首演,至今在100多年间重演不断,世界各地的芭蕾舞团都有不同版本的《天鹅湖》上演。

最早的芭蕾舞剧《天鹅湖》共有4幕,音乐作于1876年,由俄国作曲家柴可夫斯基谱乐,是柴可夫斯基所作的第一部舞剧。剧作取材于德国中世纪的民间童话,讲的是美丽的公主奥杰塔和王子齐格弗里德的传奇爱情故事。群舞在芭蕾舞剧中占有重要的位置,《天鹅湖》中群舞、独舞和双人舞都比较有特点,第2幕和第4幕的"天鹅群舞"代表了芭蕾艺术的基本特征,同时也是一个世纪以来最为人们所熟知的舞蹈动作。

5. 推荐赏析作品 《丝路花雨》、《白毛女》、《红色娘子军》、《阿诗玛》、《堂·吉诃德》、《罗密欧与朱丽叶》、《睡美人》等。

(五)戏剧:南戏北剧综合之美

1. 戏剧艺术 戏剧艺术是一种指以舞台演出为表现形式,由演员扮演角色,为观众现场展现故事的艺术形式。中文戏剧一词来源于"南戏北剧"的合称,戏剧以演员的动作和声音为基本表现手段,以舞台美术、音响、服装、化妆、道具等多种技术手段为重要构成要素。戏剧素有"综合艺术"之称,能够融合众家之所长,运用其丰富的表演手段,将多种艺术形式熔为一炉,既和谐统一,又高度灵活自由,形成一项不同于其他艺术的独立艺术形式。

2. 戏剧艺术的种类 戏剧的分类是一件多视角、多标准的复杂事情,按其表现形式的不同,可以分为戏曲、话剧、歌剧、舞剧;按戏剧矛盾冲突的性质不同,分为悲剧、喜剧、悲喜剧和正剧;按其容量大小,分为多幕剧和独幕剧;按表现的题材分为历史剧、现代剧。

3. 戏剧艺术鉴赏提示 戏剧是以表演为中心,最主要的表现手段是通过舞台上表演来模仿人的行为动作,用动作来演示内心。戏剧的剧场性造成了戏剧在时间和空间上的限制,让演员和观众在同一个时间和空间中,人为地形成一个舞台上的、心理的、艺术的时空,使得戏剧的感染力强烈而集中。

4. 戏剧艺术作品赏析

(1)《雷雨》:中国话剧艺术经典,四幕话剧,戏剧家曹禺创作。1954年6月在北京人民艺术剧院首次演出。1933年清华大学西洋文学系毕业前夕,年仅22岁的曹禺完成的处女作《雷雨》已经成为他最伟大的作品。

1934年7月《雷雨》首次发表于由巴金任编委的《文学季刊》上,剧作完全运用了三一律原则,写两个家庭八个人物在短短一天之内发生的悲剧故事,表现了20世纪初封建社会环境中的社会矛盾和家庭矛盾,以及封建制度与思想对人的禁锢与摧残。

剧本以扣人心弦的情节,简练含蓄的语言,各具特色的人物和极为丰富的人性内涵创造出了永恒的艺术魅力。剧中的人物都有着雷雨之前低气压下的燥热、躁动的心态,他们之间的复杂纠葛把该作品的现实主义风格提升到了哲学的高度,已经成为世界性的艺术佳作。

(2)《哈姆雷特》:英国诗人、戏剧家莎士比亚的剧作,写于1601年,是莎翁的四大悲剧之一,约在1603年首演。

《哈姆雷特》取材于《丹麦史》、《悲剧故事集》和一个失传的哈姆雷特旧剧。故事讲述了在国外求学的丹麦王子哈姆雷特因父亲暴卒回国奔丧,见叔父克劳狄斯已经登上王位,娶了母后,极其悲愤忧郁。父亲的亡灵向他揭露克劳狄斯毒死自己并篡位的真相。哈姆雷特在复仇的过程中经历挣扎,失去爱人和兄长,在濒死之际奋力一剑刺死了克劳狄斯国王。

此剧中的鬼魂申冤、主人公复仇、戏中戏和流血凶杀的结局等,都属复仇悲剧的传统手法,但作品在人物塑造和思想内容的开掘上取得了极高成就。哈姆雷特身上集中体现着文艺复兴运动中人文主义者的优点和缺点以及他们的迷惘、矛盾和痛苦,成为世界文学中不朽的典型形象。

5. 推荐赏析作品　《茶馆》、《天下第一楼》、《西厢记》、《牡丹亭》、《窦娥冤》、《长生殿》、《桃花扇》、《屈原》、《曹操与杨修》、《伪君子》、《茶花女》、《玩偶之家》、《钦差大臣》等。

（六）建筑艺术:凝固的音乐、静止的诗篇

1. 建筑艺术　建筑艺术是一种实用与审美相结合,以形体、线条、色彩、质感、装饰、空间组合等为语言,建构成实体形象的造型与空间艺术。建筑艺术一直以来被人们描绘为凝固的音乐、静止的诗篇。建筑的发展伴随着人类历史的进程,从岩洞、草棚到钢筋、水泥,它铭刻着人类古老文明跃进的步伐,映射着人类不断探索未来的决心,建筑艺术是典型的感性与理性、情感与理智、科学与艺术相结合的艺术形态。

2. 建筑艺术的种类　根据不同的建筑文化,可分为两大建筑体系:欧洲建筑体系和亚洲建筑体系;根据功能性特点为标准,建筑可分为居住建筑、商业建筑、园林建筑、宗教建筑、纪念性建筑、宫殿建筑、文化建筑、体育建筑等。

3. 建筑艺术鉴赏提示　建筑艺术是实用的艺术,建筑最初的目的是出于生存的需要,是人类为了遮风挡雨而建造的栖息空间;建筑艺术是审美的需要,无论我们身处居室还是漫步街头,都无法摆脱那满目皆是的建筑艺术,它与周围的景观和环境相互协调,与我们相生相伴;建筑是一部石头著成的史书,欣赏建筑艺术,就像阅读用石头写成的史书,建筑艺术蕴涵着深刻的历史文化内涵,呈现出鲜明的时代风格和特色。建筑艺术凝结了一定时代、民族的审美意识和精神气质,人们可以通过通览人类遗留下来的各个时代的建筑,透视人类文化史和文明史。

4. 建筑艺术作品赏析

（1）北京故宫:中国古代皇宫建筑群,明清两朝的皇宫,位于北京城的中心,明清时称紫禁城,1925 年始称故宫。

故宫占地面积 2 万平方米,现存建筑 980 余座,房屋 8700 余间,建筑面积 15 万平方米。紫禁城内的皇宫建筑分为南部前朝部分和北部后寝部分,这些宫殿是沿着一条南北向中轴线排列,并向两旁展开,南北取直,左右对称。其建筑与规划,继承了中国古代宫殿的传统,显示了皇权的至高无上。前朝有太和、中和、保和三座故宫中最高大的建筑物,后寝是皇帝和皇后、嫔、妃居住的地方,皇帝和皇后居住在中轴线上的宫室中,左右各有六处宫院称东六宫和西六宫。这些布局体现了中国自古以来等级分明、内外有别的伦理观念。

故宫是全世界规模最大、保存最完好的古代皇宫建筑群,它的平面布局、立体效果,以及形式美都是罕见的,也是中国古代建筑最高水平的杰作。

（2）埃及金字塔:埃及古代陵墓建筑,为世界七大奇迹之首。埃及金字塔大多位于尼罗河西岸、开罗西南约 13 千米的吉萨地区,大约建于 4500 年前。

埃及迄今已发现大大小小的金字塔 110 座,大多建于埃及古王朝时期。吉萨高地上的胡夫金字塔、海夫拉金字塔和门卡乌拉金字塔是最著名的三座,与其周围众多的小金字塔形成金字塔群,为埃及金字塔建筑艺术的顶峰。金字塔底座呈方形,聚于塔顶形成方锥形的建筑,作为奴隶制国王的陵寝,它蕴涵着浓厚的宗教性质。金字塔的结构分为两部分:一是作为墓室的地下建筑;一是金字塔的墓上建筑。根据考古学家及科学家们研究推测,建造金字塔这样浩大的工程,至少需花费 30 年及许多工人的劳力才能完成。

直到今天,规模宏大、建筑神奇、气势雄伟的金字塔依然给人留下许多未解之谜,吸引许多科学家、考古学家和历史学家前往探究,也吸引世界各地的无数游客前去观光游览。

5. 推荐赏析作品　长城、天坛、曲阜孔庙、布达拉宫、土楼、悬空寺、古希腊建筑帕提农神庙、法国中世纪宗教建筑巴黎圣母院、泰姬陵、水晶宫、埃菲尔铁塔、悉尼歌剧院等。

(七) 影视艺术:科学与艺术的结晶

1. 影视艺术　影视艺术是一种以现代科技为工具和手段,以镜头的组合为主要表现手段,在银幕或屏幕上塑造运动的、逼真的、音画组合的视觉形象来再现或表现生活的艺术形式。作为科技与艺术的结晶,影视艺术的发展一直是与科技的发展相伴随的,现代科学技术的发展,给影视艺术提供越来越丰富多样的技术手段和艺术语言,并在不断吸收其他艺术种类的表现因素,而成为现今最具影响力的大众艺术形式。

2. 影视艺术的种类　影视艺术包括电影与电视。电影艺术按照内容可分为故事片、纪录片、美术片、科教片、译制片。电视艺术可分为电视剧、电视专题节目、电视综艺节目。

3. 影视艺术鉴赏提示　影视艺术以其逼真性、虚构性、运动性、综合性为表现特征。影视艺术借以表现生活、传达感情的媒介非常丰富多彩,它诉诸人的视觉、听觉等感官,调动了色彩、声音、动感等多种表现因素,采用了蒙太奇、长镜头等手段来构成荧屏、银幕上的视听形象。

4. 影视艺术作品赏析

(1)《红楼梦》:中国电视连续剧,36 集,中国电视剧制作中心与中央电视台摄制,1984 年 9 月正式开机,1987 年上半年完成,先后到 10 个省市的 41 个地区的 219 个景点拍摄了近一万个镜头。周雪、刘耕路、周岭等编剧,王扶林导演,王力平作曲。本片根据中国古典文学名著《红楼梦》改编,前 29 集基本忠实于曹雪芹原著,后 7 集不用高鹗续作,而是根据前 80 回的伏笔,结合多年红学研究成果,重新建构了悲剧故事的结局。主要演员陈晓旭、张莉、欧阳奋强、邓捷、张蕾等较好地表现了这部古典名著的思想内涵,生动地再现了封建贵族大家庭中充满矛盾的生活画卷。全剧以贾宝玉、林黛玉、薛宝钗之间的爱情以及婚姻悲剧为主线,展现了贾、王、史、薛四大家族的兴衰和种种腐朽罪恶,同时歌颂了真善美和叛逆者朦胧的进步思想。该剧在故事性、情节性、布景、人物表演、摄影、配乐等方面都有独到之处,受到了广大观众的欢迎。

(2)《勇敢的心》:《勇敢的心》是一部英雄史诗巨片,描写的是 13 世纪末苏格兰民族英雄威廉·华莱士的事迹以及苏格兰与英格兰之间的战争。影片从一组遥拍苏格兰大地的空镜头拉开序幕,依次展开了故事的开端、发展、高潮和结局,演绎出戏剧冲突双方在压迫与反抗、残杀与复仇、统治与独立中一浪高过一浪的激烈搏斗。剧中的情节主线是华莱士的成长、率领起义军前赴后继地斗争直至英勇就义;情节副线是华莱士与美伦和伊莎贝尔公主两个女人之间的爱情。两条情节线和片中不断穿插的英国王宫里的情景,苏格兰贵族的阴谋与背叛,以及苏格兰古战场许多惨烈的战争场面相交织在一起,从而构成了一部线索复杂、情节跌宕、画面壮观的气势磅礴的历史史诗。

《勇敢的心》是一部融历史性和传奇性于一体的优秀之作。影片震撼人心的不仅是那段历史、那位英雄、那份悲壮，还有那荡气回肠的民族精神——独立自由！这正是影片征服观众的内在魅力之所在。

5. 推荐赏析作品 《马路天使》、《一江春水向东流》、《林则徐》、《林家铺子》、《早春二月》、《城南旧事》、《四世同堂》、《围城》、《望长城》、《三国演义》、《话说长江》、《乱世佳人》、《这里黎明静悄悄》、《两个人的车站》、《淘金记》、《卡萨布兰卡》、《与狼共舞》等。

（八）书法艺术：中华民族的文化瑰宝

1. 书法艺术 书法是一种以线条的组合、变化来表现文字之美的艺术形式，主要通过用笔用墨、结构章法、线条组合等方式进行造型和表现主体。书法是建立在汉字基础上的艺术，主要是一种东方艺术，是中华民族源远流长的一种传统艺术形式，书法作为汉字的书写艺术，不仅是中华民族的文化瑰宝，而且在世界文化艺术宝库中独放异彩。

2. 书法艺术的种类 书法艺术的种类，根据字体的不同，分为篆、隶、楷、行、草五个基本类型。篆书起源于古老的甲骨文。秦汉之际，篆书演化为隶书。到魏晋南北朝，楷书又盛行起来，然后又出现行书和草书。

3. 书法艺术鉴赏提示 书法具有艺术的一般性质，也是人在现实中所产生的情感的艺术反映。书法作品不仅仅是一种外在形式，而且显示着作者的思想意趣和精神气质，表达着深一层的、对生命形象的构思，成为反映生命的艺术。书法艺术的鉴赏把握两点，一是抽象性，书法是最具有抽象意味的，通过用笔、结构和章法三方面技巧的运用，创造独有的形式美；二是形与意的结合，书法是在抽象的形式中包含着深厚的意识。

4. 书法艺术作品赏析

（1）王羲之《兰亭序》：中国东晋书法作品，号称"天下第一行书"。作者王羲之，东晋书法家，字逸少，原籍山东临沂，官至右军将军，会稽内史，人称"王右军"。

东晋永和九年（353年）农历三月三日，王羲之同谢安、孙绰等41人在绍兴兰亭集会，饮酒赋诗，羲之即兴挥毫作序，成就了今天最杰出的书法艺术作品。《兰亭集序》全文共28行，324字，章法、结构、笔法都很完美。序中有二十多个"之"字，无一雷同，各具独特的风韵。有欧阳询、褚遂良、虞世南等名手的临本传世，而原迹据说在唐太宗死时作为陪葬品永绝于世。

王羲之把汉字书写从实用引入一种注重技法、讲究情趣的境界，实际上这是书法艺术的觉醒。后来的书法家几乎没有不临摹王羲之的，因而他也有"书圣"美誉。

（2）《李白诗卷》：草书《李白诗卷》，为王宠35岁时的作品，宽25.3厘米，长310厘米，现藏于上海朵云轩。《李白诗卷》内容为李白诗四首，诗境旷远高迈，意接鬼神，极尽造景抒情之能事。王宠一生用心诗文书画，放意山水，才高志远，于诸方面都取得了较高成就，其中尤以书法成就最高。此时王宠的书风已自成面目，行笔从容自在，笔势飞动，气脉流畅。落款中称"闲鸳李翰林杂作"，可见为心手两畅之合作。王宠此作为其草书中之精品，既可作为研究王宠书法之珍贵资料，又可作为学习二王书法之借鉴，他学习王羲之之得（如法严意放）与失（如实多虚少，稍显板滞），对于今天学习书法的人都极具启示意义。

5. 推荐赏析作品 《曹全碑》、《平复帖》、《真草千字文》、《自叙帖》、《松风阁》、《致元和手札》等。

第三节　创造护理艺术之美

弗洛伦斯·南丁格尔曾说:"护理是一门艺术,进行艺术创作,需要全身心付出,精心准备,如同画家或雕刻家创作艺术作品那样。由于护理的对象是人,因此我必须说,护理是一门最精细的艺术。"时至现代,临床医学护理呈现出过于科学化以及技术泛滥的趋势,临床医学护理工作艺术性的逐渐丧失和失人性化的倾向,使得人们重新意识到提升医疗护理人员人文修养的重要性。只有注重培养护理人员的艺术素养,提高其艺术鉴赏和创造能力,在护理工作中运用艺术手段,才能让我们的护理活动更加地艺术性、更加地人性化。

> **【知识库】**
>
> 南丁格尔的诗歌
>
> 护理是一门艺术;
> 从事它需要崇高的献身精神和艰苦的准备,
> 如同画家或雕刻家倾注毕生心血,
> 于无言的布帛或冰冷的大理石;
> 护士将更大的热忱,
> 奉献给有生命和灵魂的人类;
> 毋庸置疑,
> 护理乃精神艺术中最为精细的艺术。
>
> ——弗洛伦斯·南丁格尔

一、护理是一门艺术

自希波克拉底时代,医学护理就是一门与艺术紧密相连的技艺。如前所述,艺术活动试图理解并交流人类的各种感受,现代护理则将人看做是一个有着各种需要,具备各种知识,拥有各种意愿、感情、感觉的综合体,护士的工作核心就是满足患者的各种需要。因此,在对于现实世界的理解上,艺术与护理相互渗透,两者的关系在于:它们都关注人类的生存状况,尝试对人类的困难(心理、躯体、道德、精神)作深刻的理解,如护士可以从缓解患者的焦虑心境、协调患者的社会关系、帮助患者保存生活的希望等方面提高其生活质量。换句话说,艺术丰富了教科书和专业研究所不能企及的护理内涵。因此,艺术与护理有着十分密切的关系。

(一) 艺术与护理学

艺术,一种用形象来反映现实,但比现实更有典型性的社会意识形态。护理学,一门自然科学和社会科学相互渗透的综合性的应用学科,以守护人类的健康和生命为主要使命。从字面意义与分类上来看,艺术与护理学似乎没有任何共同之处,将护理视作是一门艺术,很多人也会难以理解。然而,正是这两条不同的轨道在其相互交融的那些点上,却迸发出炫丽的光芒。

一方面，我们可以充分感受到艺术源于人类生命本能，又欲表现尊重生命、渴望美好的那种欲望。艺术这种对生命的表现欲望与护理学对生命的守护责任，在人类本能需求与生命美好的渴望中产生了强烈的共鸣。艺术在人类对生命与健康的忧患或是感叹的同时，也用自己的方式激发与调动了人类维系生命、渴望健康的原始本能；而护理学则用其具体而实际的行动，守护着人类的健康、维系着人类的生命，满足了人类的这种本能的需求。艺术与护理学在此时相互依存、相互衬托，共同为了人类生命美好这一目的而发挥着自己的能量。

另一方面，人类因为有了情感，才使得生活变得如此丰富多彩。情感对于艺术，犹如血液之于人体，有了血液，才能维持人体的生命。艺术有了情感，才使得静止的事物动起来，无生命的事物由此变得鲜活无比。而护理学也正是融入了人类太多的情感，并有了人类情感的衬托，才使其具备了人文的气息，显示了动态的生命力。正是由于护理学中包含着艺术的因素，而艺术的本质在于情感的表达，因此，护理人员必须带着感情色彩去从事自己的职业。很难想象一个冷酷无情、麻木不仁的护士能护理好患者并抚慰其身心的创痛。

（二）艺术家与护理人员

艺术与护理学，不仅仅只是作为在人类社会中存在的两种类别学科，或是意识形态，它们在抽象的本质属性中有着诸多共性的东西，而对于分别承载着艺术与护理学的实体——艺术家与护理人员来说，也有着极其类似的共性。

艺术需要艺术家的加工，有了艺术作品的存在，才能显示出艺术的生命。而对于护理学而言，则必须通过护理人员的行为，才能显示出护理学的价值——维护人类健康，企望生命永恒。

当一位艺术家将渗透着自己情感的艺术作品完成后，这件艺术品便可以独立存在了，它开始寻找自己的路，成为传递美的使者。它或是成为一件珍奇的作品，或是沉藏于收藏者精致的收藏箱中，或是平平常常地存在于众多艺术作品之间。对于艺术作品来说，它是在寻找着自身存在的价值。而对于艺术家来说，他却知道正是这一件件艺术作品的完成与存在，才使他有了继续创作新艺术作品的动力。

而护理人员呢？护理人员每护理好一个患者，实际上就是完成了一件最伟大、最生动、最感人的"艺术作品"。在护理人员的眼中，她们看到的是一个个鲜活的生命，在自己精心的"雕琢与修饰"下又可以继续存在。在这个过程中，护理人员获得了最大的成就感与幸福感。她知道在这芸芸众生中，有她的心血，有她的一份饱含着自己情感的创造。

当人们在沉浸于艺术作品为他们所带来的艺术享受的时候，往往会忽略艺术家创造艺术作品时的艰辛。而当患者在脱离疾病困扰重新享受着健康生活的时候，往往也会忽略护理人员的辛劳。而艺术家们与护理人员则很少会顾及这些，他们只会看到自己的成果为人们带来了欢乐。当人们将这种欢乐带走以后，他们又会充满激情继续创造。

悄然之中，我们发现"艺术家"与"护理人员"在人类生命的这一共同命题中竟然如此相似。作为承担着护理行为主体的护理人员来说，她们正是用艺术的形式，努力地将自身的生命力投掷于阻碍人类生命发展的那道绝壁，并发出巨大的精神回响。

由于艺术与护理有着如此诸多的交汇点，所以护理人员在将护理理论知识付诸于实践的时候，也在将各种艺术有意或是无意地融入其中。艺术对护理的渗透，给护理注入了新的活力，把灵感、顿悟、想象带入了护理活动中，使护理工作获得新的创造方式，护理人员的行为更是体现了艺术的存在。

二、艺术让护理更完美

护理不仅仅是一项具体事务性的工作,更是蕴涵其中的艺术的具体体现。讲护理艺术,就是将艺术的观点及方法运用于对患者的护理工作中,为患者创造有益于生理和心理健康的环境,激发患者战胜疾病的信心和决心,帮助其最终康复。艺术对护理工作的意义主要表现在以下几个方面:

(一)有助于理解"整体的人"

患者同健康人一样具有情感和欲望,尤其在他们患病期间,迫切需要护士良好的关怀和悉心的照顾。因此,护理人员必须讲究护理艺术,满足患者的需求。人作为一个整体,疾病除了给他带来躯体上的痛苦,随之而来的还有因疾病引起的心理状况的变化、社会地位的变更、文化冲突等。艺术是一种表现情感的形式,情感活动是艺术表现的重要内容。不同形式的艺术作品能够展现、分析人类的情感活动,因而艺术可以使护士熟悉人类不同情感表达方式,洞悉人类情感表达内容,教会护士对不同的疾病作出相应的反应,在技术范畴内解决患者的苦痛。艺术加深了护理人员对人类表情、语言、行为等通常情感表达方式的理解,通过经验获得主观知识,通过不断地面对面的交往和互动,让护理人员认识有关人、事、地及过程的真实世界,理解"整体的人"。

(二)有助于提高护理工作质量

护理工作是一项繁重的半体力劳动,要把这种"乏味"的工作变成一项有趣的活动,化护理工作为艺术创造,需要运用艺术的思维和手段,把美与和谐、欢乐与健康带给服务对象,同时自己从中也感受到艺术的存在。护理人员对患者通过各种形式表达出来的对疾病的感受的正确把握,有助于护理人员实施因人而异的个性化护理,提高护理质量。此外,临床护理工作琐碎、繁重,护理人员学会使用艺术的方法舒缓工作压力和焦虑情绪,对于保障护理人员健康、稳定护理队伍都具有积极的意义。

(三)有助于提高护理人员的综合素质

一个把护理当艺术的护理人员必定融爱和同情于日常工作中,她会把护理规则转化为心灵的律条而有机地运用,她会是一个对护理事业充满热爱之情,把护理工作当作人生最大乐趣的专业工作者。这种快乐是实现护理爱的艺术的内在动力。因此,我们说艺术可以成就护理人员的学识和美德,燃烧护理人员对护理工作的忠诚和对患者的真诚与热爱之情。在这种精神的照耀下,护理人员的个性、品格、心灵在护理工作中得到了历练和提升,其综合素质亦得到了提高。正是在此意义上,可以说,护理人员同时是理性和感性的,是护理艺术的创造者。

三、护理在与艺术的相融中前行

艺术创造的过程包含了艺术体验活动、艺术构思活动和艺术表现活动这三个连续的、不可分割的阶段,而护理工作的过程在某种意义上也可以说是一种艺术创造的过程。现代医学护理对疾病治疗和护理的艺术疗法,如音乐、绘画对患者的生理、心理治疗,包括作为精神病患者的辅助治疗等,都要直接应用艺术的观念和方法。

【知识库】

艺术创造过程

1. 艺术体验：是艺术创造的准备阶段。它是创造主体在审美经验的基础上，充分调动情感、想象、联想等心理要素，对特定的审美对象进行审视、体味和理解的过程。艺术体验通常包含三个部分：材料的储备和审美经验的积累、审美发现和审美领悟的发生、创造欲望的萌动及动机的生成。

2. 艺术构思：是指艺术创造者在艺术体验的基础上，以特定的创作动机为引导，通过各种心理活动和特定的艺术思维方式，对原始素材进行加工、提炼、组合，在头脑中形成艺术意象的过程。艺术构思的方式主要包括整合、变形、移情、意蕴的凝结等。

3. 艺术表现：是指艺术创造者选择并运用特定的艺术语言，将自己艺术构思中已经基本形成的艺术意象最终呈现为物态的存在，使之成为具体可感的艺术形象或艺术情境。

（一）护理人员的艺术创造活动

医院的艺术文化、医院的人性化、家庭化的医疗护理环境、护理人员的审美观与人际沟通艺术、各项护理技能操作等都渗透着艺术。

1. 护理人员的艺术形象　1854 年至 1856 年间，为争夺巴尔干半岛的控制权，英国、法国、土耳其、撒丁王国先后向沙俄宣战，爆发了著名的克里米亚战争。哀鸿遍野，伤残无数。一位年轻的护士白天协助医生进行手术，护理伤员，替士兵寄信，给他们以慰藉；夜晚则提着一盏小小的油灯，沿着崎岖的小路，在 4 英里之遥的营区里一间病房一间病房地探视伤病员。这位护士获得了士兵们的崇高敬意，并亲切地称她为"提灯女神"。每当她走过，士兵们就感到有一阵春风拂来，许多伤病员挣扎着亲吻她那浮动在墙壁上修长的身影……从那时起，"提灯女神"就成为了一个艺术形象，激励着一代又一代的护理人员奋勇前行，坚定着、实践着南丁格尔所创立的"护理是一门艺术"的信念。

2. 护理工作的艺术环境　以往许多医院的院内环境给人以单调苍白的印象，日常气氛压抑，尤其对于长期住院的患者的心理状态会造成不良的影响。如今随着科技的发展，医院开始向家庭回归，医院街、共享中庭、分科设置的综合厅等新型公共空间逐渐普及；医院公共空间的商业、社会服务、交往等属性大大增强；其形式艺术化，艺术品、音乐等的引入，使得医疗护理环境更加人性化，也为护理工作创造了艺术化的氛围。

（1）空间形式的艺术化：共享空间或医院街的出现，使得多层空间贯通，层间视线连续，有益于人流的疏导，给患者以安定感。昔日的贝壳、竹帘，今日的玻璃、塑料等透明或半透明滤光层的运用，不论施于屋顶或是墙面、隔断，都可以获得不同层次的空间开阔感。同时，使空间有抑有扬，环境富有生气，使患者产生清新、爽朗的感觉。

（2）艺术品的引入：对艺术品的欣赏，同样能使人获得极大的心理满足，有利于不良情绪的转移，缓解患者病痛，促进患者康复。早在 20 世纪 70 年代，英国艺术家彼得·斯内亚便在英国曼彻斯特医院举行画展，引起了极大的轰动。在医院的大厅、候诊室、诊疗室、走廊甚至病房、活动室里，陈列或设置艺术品，如绘画、雕塑小品、建筑小品等，可构成一个艺术化的环境,使患者不再觉得时光难熬。

(3) 音乐的引入:音乐对人的积极作用是显而易见的,在门诊大厅,轻轻的背景音乐可抚慰人痛苦的心情;在候诊区的患者,随着音乐哼上几句,可忘却焦虑与恐惧;公共走廊上的患者,在音乐声中行走,会减轻疲乏。

护理工作艺术环境的形式是多样的,除了医院病房的壁画、雕塑、音乐等外,还有可供人人参与的涂鸦、手工等制作活动的临时作坊,在医院公共空间里开展的交互性强的表演行为等艺术活动,在住院部患者的活动区定期或不定期放映优秀的电影、动画、戏剧等,这些艺术形式在不断地向医院公共空间渗透,发挥其辅助治疗的作用。

护理人员积极地参与到这些艺术环境的建设和艺术作品的创造活动中,一方面,其运用自身所具备的艺术素养和技能改善医院的环境,通过富有生趣的环境带给患者和自己信心与乐观的态度;同时通过将艺术带进医院,为服务对象提供人性化的服务,建立良好的医院和护理人员的形象;也可以此增进医护人员与患者及其家属之间的沟通与默契,增强双方的信任,有助于治疗护理工作的顺利进行。另一方面,对于患者而言,这种艺术环境,可以让他们以舒畅的心情接受治疗和护理;通过寻找生活中的趣味,进而增强康复的信心和勇气;也可以从中获得欣赏及学习艺术的机会。

(二) 护理人员的艺术治疗活动

艺术并不是少数人的奢侈品,它是一种人人都可以拥有的生活方式与态度。艺术的最大意义在于让每个人的生命变得更为丰盈和幸福。护理人员运用艺术手段为长期住院者、身体残疾者、精神病患者等提供艺术治疗服务,通过引导患者使用多种材质进行艺术创造,达到激发其潜能、培养自信、发现内心隐藏问题、重识自我、锻炼手脑协调力等治疗效果。

1. 艺术治疗 利用艺术手段治疗疾病安抚患者的做法古已有之。作为一个文明古国,中国在艺术领域的研究和创造可谓博大精深,在世界艺术之林占有重要地位。早在《礼记·乐记》就有关于利用音乐治疗疾病方法的记载,明确提出"反情"、"比类"音乐调治身心。对五志过极而导致的内伤,可依据疏导的原理,利用健康的同向情调音乐来帮助偏盛情绪的宣泄。

18世纪末期,许多英格兰著名漫画家用漫画为患者带来了笑的安慰。随着现代医学护理心理学的发展,人们认识到,愉快和积极的情绪对人体的生命活动能起到良性作用,可发挥机体的潜能,提高体力和脑力劳动的效率,使人保持健康。

19世纪末、20世纪初,欧洲陆续出现关于精神病院的患者自发地进行艺术创造的报道,这些患者似乎是不可抑制地利用各种可能的材料进行创造,而创造出的作品具有强烈的视觉冲击力,并暴露出患者内心深处的情感。这种情况和艺术家进行创作时的心理活动是一样的。而艺术创造时的痴迷和颠狂心态,恰如梦境一样映射内心深处和潜意识层,才能迸发出犹如神来之笔的思想火花。

因此,一些艺术形式被引入临床治疗护理工作中,如音乐疗法、绘画疗法、书法疗法、舞蹈疗法、雕塑疗法以及戏剧疗法等,通过让患者聆听乐曲或参加音乐演奏,欣赏国画、书法或参与绘画,写毛笔书法,观看或参加舞蹈演出,观看戏剧或演出等,来影响人们的心理活动,从而达到治疗和护理效果。艺术疗法不仅适用于精神疾病、神经症或存在心身疾病、心理障碍等情况,还适用于癌症、失语、白血病、厌食症、贪食症、创伤后应激障碍、手术康复、儿童自闭症和老年病症等，健康人群也可以从各种艺术感染中丰富精神生活，提高生活质量。

2. 护理工作中的艺术治疗 医护人员将艺术作为手段，让患者进行艺术创造，起到治疗的作用。在艺术创造过程中需要集中注意力，从而避免一些胡思乱想所导致的情绪波动，有助于自我认识和自我成长，艺术治疗的重点在于让对方表达自己。各种艺术形式（如音乐、舞蹈、戏剧和美术）能为一些人提供一个与外界沟通的途径，打开他们的心结，释放受困的情绪。

艺术作品是艺术治疗的媒介，通过学习、创造和艺术鉴赏等过程，使患者再现创伤经历，发泄患者潜意识中压抑的情绪，从而达到放松的目的。艺术作品的欣赏，不仅能帮助受情绪困扰的患者表达其内心体验，有助于维持内心世界与外部世界的平衡，而且通过患者在欣赏艺术时的表现，能够间接地协助医护人员发现个体潜意识中的欲望及人格特质等。例如，疾病带给患者的影响，一般经其表情、语言、行为表达，但在特殊情况下通过护理人员的引导，有的患者可能采取创作诗歌、绘画等艺术作品的方式来表达。护理人员可以引导患者使用颜色在白纸上即兴涂鸦，然后问患者，他为什么会选择某种颜色？为什么会选择某种颜色组合方式？这些颜色和线条是否代表了患者的某些心情？一道彩虹，两棵燃烧的树，一个粘上各种剪贴纸的四方盒子，都藏着许多不为人知的秘密，只有懂得解读的人，才能透视其中的心情故事。这些往往是文字所无法办到的。当言语不能表达情绪与经验，尤其是叫人感到混乱或模棱两可时，绘画成为一个可行的抒发渠道。一条线、一种颜色、一个符号，都有所隐喻。当一个沉默寡言的白血病患儿画出一只站在笼子里的小鸟的时候，其中蕴涵的丰富情感是护理人员理应认真体味的。有研究表明，对即将辍学的儿童进行绘画干预活动，为儿童提供了有益的经验，提供了非言语的满足形式，改善了儿童的学习经验，促进了儿童自尊的发展。亦有研究表明，团体绘画心理干预可提高孤独症儿童的社交技能。

又如，对于慢性病患者，由于长期忍受疾病折磨，患者自身可能有很多难以同他人分担的感受，这在一定程度上造成了患者心理孤独的处境。护理人员可以引导患者使用诗歌、绘画的方式来表达、向他人传递自己内心的体验，鼓励患者用艺术方式表达自己的内心感受。譬如让患者把慢性疾病对自己意味着什么用艺术的方式（绘画、写诗、拍照、写一个小故事、应用一些隐喻的句子，或其他任何患者觉得比较适合自己的方法）表达出来等。这些艺术作品实际上起到了一种"破冰"的作用，使患者经常体验到，却没有用语言道出的内心感受宣泄出来。非语言的方式（如音乐、绘画、小说）从侧面提供了一种促进语言沟通的方式。与患者的艺术互动丰富了护理评估方法，使护理人员能更深入透彻地评估患者，通过艺术的方式让患者表达内心的想法，使患者感到很自然，会自觉不自觉地表达内心所想甚至潜意识的东西，有利于护理人员更直接地把握患者的内心。

思考与练习

1. 法国音乐评论家罗曼·罗兰说："艺术的伟大意义，基本上在于它能够显示人的真正感情、内心生活的奥秘和热情的世界。"你是怎样理解这句话的，谈谈你对艺术的认识？

2. 你曾经仔细观察过一片落叶飘零所画出的曲线吗？动起手来，找一些绿色和红色的颜料、一把刷子、一些纸,或是绿色和红色的物件,把两种颜色的物件以一种尽可能突显出绿色的方式放好。不管采用何种方法,在这个过程中,注意让绿色占据主导地位,让绿色真正变得显而易见,考察一下你的视觉能力。你会怎么做呢?

3. 请阅读托马斯·曼出版于1911年的中篇小说《魂断威尼斯》。这是一部非常引人入胜的作品,20世纪最伟大的中短篇小说之一,讲述了一位50多岁的著名作家的故事。有机会的话请观看维斯康蒂的电影,这部影片使德尔克·布加德成了明星。并欣赏布里顿的歌剧,最好能够参考派帕创作的剧本,由英国唱片公司录制于纽约,这部歌剧使彼得·皮尔斯一举成名。请思考,三个版本中你认为哪一个最有趣?为什么?

4. 请你认真思考和寻找护理工作中的艺术痕迹,并举例加以说明。

实践训练

项目1 制作一段有声视频

【目的】运用艺术的方法和手段进行日常生活中的艺术创造,进一步加深对艺术基本理论知识的理解,培养艺术气质及对艺术作品的鉴赏能力。

【要求】设计一个简短的情节,可以拍摄一段录像,也可以试着从杂志、图册、报纸或者其他地方剪下20到30张"静态画面",注意选择那些相互关联的画面,然后把它们排列成有意义的顺序,制作成幻灯片。除了情节之外,选一段你喜欢的音乐作品,将音乐和画面融合在一起,让短片的含义更加清晰明了,增添趣味。试想一下,重新排列这些图片会造成什么样的变化呢?

项目2 通过艺术理解患者的感受

【目的】将艺术理解和艺术创造贯穿于疾病护理的过程中,体现出护理工作中的艺术性和人性化。

【要求】两位学生分别扮演护士和患者。护士在护理自己所分管的患者时,鼓励患者把疾病对自己意味着什么用艺术的方式(绘画、写诗、拍照、故事等)表达出来,并收集患者的艺术作品。情节由学生自行编导并表演。训练过程中请你认真体会以下几点:① 通过与患者的互动,你认为对于你护理的患者而言,疾病意味着什么?(针对一件艺术实物,如一幅绘画)请问患者为什么要画这个物体,它代表了什么?通过这种艺术互动,你有没有学到关于该疾病书本上没有提及的知识?是什么?② 操作过程中遇到的问题及应对策略,即当你鼓励患者用艺术的方式表达他们对疾病的感受时,你遇到了什么样的困难?怎么克服的?哪些因素干扰了你与患者的这种艺术互动?你怎样排除这些干扰因素?在你护理患者过程中,当采用这种艺术互动时,你失败过吗?在失败的时候你怎么办?你都做了哪些努力?③ 你认为通过这种方式学习慢性疾病的相关知识,能给你什么启示?在你将来的护理工作中,你是否会将艺术作为评估患者和与患者沟通的一种手段?为什么?

【推荐书目】

1．熊云新，梅国建．艺术鉴赏．北京：人民卫生出版社，2007

2．凌继尧．艺术鉴赏．北京：北京大学出版社，2007

3．［美］F·大卫·马丁（F. David Martin），李·A·雅各布斯（Lee A. Jacobus）著． 艺术和人文：艺术导论．包慧怡，黄少婷译．上海：上海社会科学院出版社，2007

4．侯纯明．艺术与科学．北京：中国石化出版社，2007

5．任文杰，王玉桂，王秀萍．护士人文读本．郑州：郑州大学出版社，2005

【网络资源】

1．艺术中国网：http://www.artcn.cn/

2．国际艺术界网：http://www.gjart.cn/

3．华夏艺术网：http://www.artsweb.cn/

4．艺术新闻网：http://www.artnews.com.cn/

5．中国当代艺术网：http://www.chineseart.com.cn/

（张　旋）

第十三讲　美学使人高雅：美学与护理

本讲提要

社会的进步,是人类对美追求的结晶。本讲在对美的起源与发展介绍的基础上,叙述了美的本质和特征、美的形式和基本形态、美德的生成和主要形式以及情操美的品性构成和气质美的标准等,引导学生去开启美的圣殿之门,登堂入室去撷取美的瑰宝,用对美的追求和爱恋之情去感受美、欣赏美、收获美、创造美,使自己的灵魂变得善良、细腻、雅致,秀外慧中,更显魅力。

问题与思考

问题1：为什么要把自然的人提升为审美的人？

美是人类生活永恒的主题,它千古生辉,激荡着人们的心灵。日月星辰、山川湖泊、飞禽走兽、树木花草……自从有人类社会以来,大自然便不断向人们灌注一种使心灵得以丰富、充实的东西,使人类的心灵不断地建构起美感,积淀起美的意识。

我们知道"美"往往建立在对称的基础之上,眼睛一大一小、颧骨一高一低肯定不美,然而,不成比例、毫无对称的一些人物雕像,旁逸斜出的盆景,以及身体各部分比例迥异的天鹅、孔雀,同样给人以美感？士兵的步伐、路边的行树、教室的课桌椅整齐一律是美的,而各个风景点的山岭一样高低、一样造型,你还觉得美吗？中国的水墨画,一切皆"黑",可黑的荷叶为什么比绿的更让人感到青翠欲滴？我们平时总喜欢走平路、直路,可在一种特定的心境中,为什么却独爱漫步于曲曲弯弯、绵延无尽的乡间小道？一座九曲桥、石板桥给人的遐想为什么毫不逊色于一座现代化的钢筋水泥大桥？……

从自然到社会,从生活到艺术,从历史到现实,何处无美学？不要以为只要生就一双眼睛和两只耳朵就能感受和体验美了,那只是浅尝辄止的表层感觉,要真正愉心悦神,学会感受美、欣赏美、收获美、创造美,则需要懂些美学知识,把自己从自然的人提升为审美的人。

问题 2：为什么要把美学引入到护理领域？

随着传统的生物医学模式向生物—心理—社会医学模式的转变,健康的内涵在延伸:"健康,不仅是没有疾病和身体虚弱,而且要有完整的生理、心理和社会的安适状态。"可见,护理实践过程不仅是科学的过程,也是人文的过程;解除患者的不适不仅运用生物的手段,还要运用精神的手段;护士不仅要依靠物质的、技术的力量,还要依靠包括美学在内的人文精神。把美学引入到护理领域内,使科学与人文在护理过程中自然、和谐地融合起来,护理将以人类的科学技术和文化智慧共同促进人类的健康。在这一过程中,护理学应如何显示其真诚、善良和美好呢？

护理美凝聚着护理的社会文化,闪烁着为人类健康奉献的智慧,你是否思考过怎样从人、环境、健康、护理等角度出发去探究护理美的现象,护理审美的发生、发展及其一般规律？

第一节　走进"带风景的房间"看美学

大千世界,美,琳琅满目,无时不在,无时不有:花丛,星空,仲春时的万木葱茏,覆盖皑皑白雪的旷地,错落有致的建筑,宽阔平坦的马路……眼前掠过的极富个性的服饰,工厂里工人忙碌的身影,学校里传来的朗朗书声……家庭、学校、社区,处处洋溢着欢乐,充满着迷人的诗情……在多姿多彩的艺术殿堂里,美更是目不暇接,音乐、绘画、戏剧、舞蹈、电影、文学……这是人类不朽的创造。

无处不在的美需要我们去发现和探索。罗丹说:"美是到处有的,对于我们的眼睛,不是缺少美,而是缺少发现。"我们说:美是不缺乏的,缺乏的倒是一颗美的心灵和对美的感受。学习美学,走进"带风景的房间",从不同的窗户、不同的角度看美学,可使我们自身与美的世界合为一体,去体味世界的辉煌,领略生命的精彩,追求人生的理想,实现人生的价值。

一、追溯美学的起源与发展

美学作为一门独立学科的出现是在 18 世纪中叶,而审美活动、审美现象则是自从有了人类生活以来就一直存在着的。原始人用贝壳、石珠、兽牙装饰自己的身体,史前的陶器刻有巧妙的线纹和图形,洞穴上印着壁画造型等。无论是在中国还是在西方,美学的学科历史都远远短于人类的审美活动史和审美意识史。

（一）历史上的"潜美学"阶段

从先秦两汉到近代的王国维之前，从古希腊罗马到文艺复兴时期，中西方美学思想处在一种"潜美学"的形态，人们是用直观经验的形态在对美的问题进行思考。

在中国，先秦两汉古代贤哲主要是从哲学、伦理层面来探讨人类审美诸问题的。《左传》、《国语》、《尚书》等典籍里记载有"五味"、"五色"、"五声"之美的主张，以及有关"无害为美"、"以和为美"的重要见解。儒家强调美和艺术的社会作用；道家则从"逍遥"、"无为"的处世态度出发，强调艺术和审美的超越性和自然淳朴性。魏晋至近代王国维之前，人们又纷纷把目光投向诗歌、绘画、音乐、舞蹈、戏曲、书法、工艺等领域，提出了诸如意想、神思、韵味、意境等中国所特有的审美范畴，使美学的思考不断趋于精细化。尤其是当时的美学思想家大多是诗人、画家或书法家，因而其美学思考往往同实际的艺术经验直接联系，深化了直觉感悟形式与古典理性精神在中国古代美学思想中的结合。

西方美学思想发源于古希腊。早在公元前 6 世纪末，古希腊的毕达歌拉斯（Pythagoras，约公元前 570—前 499 年）及其学派，就提出了"美是和谐"的思想和黄金分割的理论，他们还把数学、音乐和天文结合起来，用"数的原则"来解释宇宙的构成，创立了宇宙美学理论。苏格拉底（Socrates，公元前 469—前 399 年）在美学领域里的表现是追求美的普遍定义，他在西方美学史上第一次区分出美的事物和美的本身，认为彼此不同的事物都可以是美的，同一事物可以时美时丑。柏拉图（Plato，公元前 427—前 347 年）把世界分成三种：唯一真实的存在为理式世界，理式世界的摹本是现实世界，模仿现实世界的是艺术世界。

亚里士多德（Aristotle，公元前 384—前 322 年）美学的基础是"四因说"。他认为任何事物都有质料因、形式因、动力因和目的因。他对美的主要定义有两则，一是通过善来确定美，认为美是善和愉悦的结合；二是通过数字来确定美，认为美的最高形式是秩序、对称和确定性。

罗马美学的代表人物主要是西赛罗（Marcus Tullius Cicero）、朗吉弩斯（Casius Longinus）和普洛丁（Plotinus）等。西赛罗将其哲学倾向和思维方式上的折中主义表现在他的美学理论中，形成了折中主义美学。朗吉弩斯在西方美学史上的最大贡献是把崇高作为审美范畴提出来，对以后美学的发展产生了重要影响。普洛丁是在古希腊、罗马美学中仅次于柏拉图和亚里士多德的第三位最重要的美学家，是中世纪美学的鼻祖。他把美学本体论化，他的《论美》和《论理智美》把美分为几等，认为物体美、物质世界的美处在最低的等级上，灵魂美高于物体美，理智美又高于灵魂美。普洛丁的美学是古希腊、罗马美学的完成阶段和终结阶段。

中世纪，在基督教神学的引导下，美学以压抑人性的丰富性为代价，把审美的光辉完全归于神，这种以神为中心的美学思想，在以人为本的文艺复兴浪潮中受到猛烈冲击。此后，在法国古典主义美学、英国经验主义美学，以及狄德罗（D. Diderot）"美在关系说"和莱辛（G. E. Lessing）"诗画同一说"的推动下，西方美学日渐丰富，从而为美学学科的正式建立奠定了必要的理论基础。

（二）美学学科的建立与成熟

美学作为一门独立学科的建立，归功于德国哲学家鲍姆嘉通（Alexander Gottlieb Baumgartem，1714—1762 年）。18 世纪中叶，作为普鲁士哈列大学的哲学教授，鲍姆嘉通在研究莱布尼茨等人理性主义哲学思想时，发现既有的人类知识体系存在着一个很大的缺陷：理性认识有逻辑学在研究，意志有伦理学在研究，而感性认识却没有一门学科去研究，于是他在 1750 年写了一本书，题为"Aesthetic"，作为他建立这门学科的名称。这个词的希腊文原意是指"感觉学"，我们把它译成"美学"或"审美学"。作为一门认识论学科，美学研究人类感性认识的理论，正好与逻辑学相对应。从此以后，一直寓于哲学之中的美学，便以"Aesthetic"脱颖而出，成为一门独立的学科，鲍姆嘉通则被世人誉为"美学之父"。鲍姆嘉通的贡献在于不仅为美学命名，而且界定了美学的特殊对象，确定了美学在哲学体系中的地位、任务和界限。

鲍姆嘉通确立了美学，但真正为美学学科奠定理论基础的是康德，其美学代表著作《判断力批判》研究了美、崇高、艺术、人才、审美等范畴，并从质、量、关系和方式四个方面分析了审美判断。黑格尔批判地继承了康德等人的哲学，把唯心主义和辩证法结合起来，以解决近代哲学的中心问题：思维和存在、主体和客体的统一问题。"美是理念的感性显现"是黑格尔美学的中心思想。这个对美的定义的最大价值在于强调了美是理性和感性的统一，普遍和特殊的统一，内容和形式的统一。黑格尔的美学著作有《美学》、《历史哲学》、《精神哲学》等，他把德国古典美学推向了新的高峰。

康德和黑格尔美学的唯心主义基础，不可避免地存在着历史的局限性。对德国古典美学具有革命性意义的是马克思主义的美学，它为美学发展指明了科学的道路。马克思主义美学诞生于 19 世纪中叶，它以辩证唯物主义和历史唯物主义为基础，使美学研究发生了根本性的革命。马克思主义美学的基本观点主要是把美学问题与人类社会实践紧密联系起来，把美的本质问题与人的本质紧密结合在一起，唯物辩证地看待审美中的主体和客体关系，使美的规律符合社会发展规律。

二、剖析美的本质和特征

当说到美时，人们便会想到日月星辰、花草树木、天池石林，乃至春日山林间的几声鸟鸣，秋天落日中的一片红枫，如此等等。我们可以很容易地对美的具体事物和现象作个性化的经验描述和审美判断。然而，当我们试图在各种美的事物和现象中确定美的普遍性质、找出美的本质根源时，我们却陷入了尴尬的境地。2000 多年前，学识最为渊博的苏格拉底同辩论家大希庇阿斯对"美是什么"争论至最后，苏氏只好长叹一声说："我得到了一个益处，那就是更清楚地了解一句谚语：'美是难的。'"

（一）美的本质

2000 多年来，不少哲学家、美学家对美的本质进行了探究，从不同的角度提出了种种关于美的本质的学说，形成了不同的学派。

1. 客观论 在客观论看来，美存在于客体之中，是客观对象所具有的一种内在属性。美就像大小、方圆、轻重、红绿等属性一样，是事物本身就有的；即便没有人的意识，美依然存在，而人的意识只能对它进行反映。整个中国古代和洛克（J. Locke）、笛卡儿（R. Descartes）（洛克、笛卡儿为 17、18 世纪欧洲启蒙运动时期的哲学家）以前的西方，美学家们大多是客观论者。客观论的合理之处，在于它重视审美对象，强调了美的对象性。但是它忽视和否定美的主观性一面。我们知道，诸如颜色、气味之类的对象属性，对于每一个具有正常感官功能的人都是差不多的，对我为红色的东西，对别人也一样。然而，美却不同。即使我们的感官功能都很正常,对我为美的东西,对别人来说却可能是不美的,因为美更依赖于主体的存在。

2. **主观论** 主观论认为,美在心,美是主体的一种内在心理状态或心理构造物。至于这种内在心理状态究竟是什么,美学家们的看法则不一致:18世纪,有的美学家认为它是快感;19世纪末,有的美学家认为是移情活动;而在20世纪,则有美学家认为它是一种审美态度。审美态度理论是一种最典型的主观论。它认为,不论什么对象,只要主体对它采取一种审美态度,它就可以变成审美对象,就会显得美,人的心灵是美之源泉。主观论的合理性在于强调了主体的能动性、创造性,美只有联系着特定主体才能存在。主观论的明显片面性是把审美对象的存在看成是可有可无的东西,把审美活动当成了一种封闭的主体内心活动。

3. **主客统一论** 按照主客统一论的说法,美既不在心,也不在物,它是主客相遇、彼此契合而形成的一种特殊性质。必须指出的是,主客统一论不等于主客混合论,它不是对主观论和客观论的一种调和,而是超越主观论和客观论所形成的一种有关美的存在的理论。马克思主义美学观主张主客统一论。在当代中国,朱光潜就是其中主要的代表人员。主客统一论克服了客观论和主观论的片面性,是一种更符合审美现象实际情形的理论倾向。从这一观点出发,给美的定义就是:美是人的本质力量对象化的形象。

(二)美的特征

美的特征是美的本质与美的现象的中介环节,是美的本质的延伸与体现,主要体现在以下几个方面:

1. **客观社会性** 作为社会现象之一的美,是人类共同创造的产物,是一种客观和现实的社会性存在。无论是何种形态,都是一种社会性的价值体验,具有公认的判断标准。如在社会实践中,有用的地下矿物变成了原料,锋利的石块变成了工具,山洞变成住所,布匹变成旗帜。然而,原料、工具、住所、旗帜,这一切都是客观实在的东西,都具有事物的社会规定性。可见,美是一种客观的社会存在物,具有不依个人的主观意志为转移的客观社会性。

2. **具体形象性** 美具有可观可闻的形象属性。美的内容要通过特定的声音、线条、色彩等感性形式体现出来,使之成为具体、直观的形象。这也是人们喜爱美、欣赏美的重要原因。如中国的泰山、华山、黄山之所以美,就在于它们呈现出各自雄、险、奇的风景。宋玉的《登徒子好色赋》对一个美丽女子的描绘,为历代文人所称道:"东家之子,增之一分则太长,减之一分则太短;着粉则太白,施朱则太赤,眉如翠羽,肌如白雪;腰如束素,齿如含贝;嫣然一笑,惑阳城,迷下蔡。"几句具体的描写,就把"东家之子"的美丽形象描绘得栩栩如生,宛如目前。当然,并非所有具体形象的东西都是美的。如自然界中的垃圾、蛆虫,文学作品中泛滥成灾的色情、暴力描写等等,都谈不上有美可言。

3. **真挚感染性** 美能令人喜悦、同情、爱慕、追求,能在感情上感染人、激动人、愉悦人,是因为美具有真挚感染性。俄国美学家车尔尼雪夫斯基(Chernyshevsky)对美的愉悦感描述得极为形象,他说:"美的事物在人们心中唤起的感觉,是类似我们当着亲爱的人面前时,洋溢于我们心中的那种愉悦。我们无私地爱美,我们欣赏它,喜爱它,如同喜欢我们亲爱的人一样。"需要指出的是,美的情感的真挚愉悦性区别于人的生理快感。因为人的生理快感,是由人体感官需要得到满足所引起的生理反应,是物质快感;而美的对象所引起的人的审美愉悦,是主体对于审美对象的一种内心体验,是精神快感。酷热难当,大汗淋漓,喝一杯冷开水就会感到全身舒适,那是生理快感;齐白石画的虾,徐悲鸿画的马,生动传神,虽然不能解饥止渴,却能引起无比的喜悦和对生命、生命力的无穷遐想,那是精神快感。美的愉悦感就是一种精神快感。

4. 自由开放性 人类认识世界、改造世界的能力在不断地提高，美也在不断地被创造、被丰富。原来美的东西，由于社会实践的变化，或者发展了，或者变异了，或者被淘汰了。违背人的自由本性的所谓美，是注定要被人抛弃的。美，伴随着社会实践的变迁以及人们审美趣味、审美标准的变化而不断变化着，所谓"环肥燕瘦"就体现了两个时代的不同美人样板。美在发展着，美在创造着，美是自由开放的。

三、透视美的形式与基本形态

无处不在的美，在历史发展中已经渗透到人类社会生活的每个领域、各个角落。因此，对美的不同内容和美存在的各种形态有所了解，将有助于我们更深刻地理解美、把握美。

（一）美的形式和形式美

伫立海边，凝望波澜壮阔的大海；站在山巅，远眺辽阔地平面优美的弧形线；来到山野，聆听鸟鸣蛙啼……或多或少会感受到其中的美，那色彩、线条、声音，让人心驰神往，流连忘返。这种有外部形象姿态呈现出的美的形式就是形式美。

1. 形式美的要素 形式美的主要构成要素有以下三种：

一是线条美。线条可分为直线和曲线两大类。直线又可分为垂直线、水平线、斜线；曲线还可分为波浪线、迂回线等等。线条蕴涵着丰富的美：直线坚定有力，显出一股阳刚之气；水平线像地平面、海平面，给人带来静谧；斜线像离弦的箭，充满飞动之势；那波浪线，似风行水上，柔和妩媚；迂回线似曲直的路，幽雅而漫长……图形是线条的组合，无论是圆形、方形、三角形，还是多边形，都能与人的某种特定心理相对应与契合，从而诱发出某种情感。

二是色彩美。色彩使整个世界变得多姿多彩、绚丽无比。"日出江花红胜火，春来江水绿如蓝。""赤橙黄绿青蓝紫，谁持彩练当空舞?"如画的诗句尽显色彩之美。色彩有冷暖之分，甚至某种色彩还是某种特定性格的象征，如红色象征热烈、奔放，紫色象征高贵、幽雅，等等。明暗也是一种色彩，光与影、明与暗的影调变化，同样具有情绪的感染力。

三是声音美。声音是物体振动所产生的音响，直接诉诸听觉器官，引起人们的审美愉悦。声音可分为"自然声"和"音乐声"，自然声如风吼、雷鸣、人喊、马叫等等，音乐声是构成音乐的材料之一，音色千变万化。声音美之所以成为一种形式美，主要不是纯物理性质的声响，而是声音中表达的某种情感，如高音昂扬、强音振作、轻音柔和、缓慢之音舒展、纯正之音动听，等等。

2. 形式美的构成法则 "哆、来、咪……"七个音符能演绎出无穷无尽的美妙乐曲，被称为"三原色"的"红、黄、蓝"能幻化出万紫千红的色彩。色彩、形象、声音等形式美的感性材料，本身虽然具有一定的审美特性，但要构成一种独立自主的形式美，则有赖于某种合乎规律的组合。

（1）整齐一律：这是形式美最基本、最普遍的组合规则，它要求构成因素的单一性、相似性，以及外表特征的一致性。"整齐"就是统一、齐一，不变化或者有秩序有节奏地变化。如仪仗队，同样的身高、同样的服饰、同样的动作，显示出整齐雄壮之美；再如色彩的单一纯粹：碧绿的湖面、蔚蓝的天空、洁白的云彩、明净的河水，等等，给人明澈、纯洁的心理感受。

（2）对称均衡：对称是指以一条直线为中轴，左右或上下两侧都呈均等状态，能显示出较为稳定、恬静的审美特性。如人体，以鼻梁与肚脐之间的直线为中轴线，那么眼、耳、手、脚、胸等等,都是对称的,呈左右排列。均衡就是中轴线两侧的形体不必等同,数与量也只要大体相当,它主要追求一种重量的平衡感,达到形体重心不偏移。如迎客松的造型,我国诗词对联艺术等。均衡给人以既稳定又活泼、既有规律又有生气的感受,是静中有动。

(3)比例匀称:比例是指事物的整体与部分、部分与部分之间的比较关系。符合比例要求,就会产生"匀称"的效果。如中国绘画中的比例有"丈山、尺树、寸马、分人"之说,人体有"立七、坐五、蹲三半",人的面部有"三庭五眼"等比例。公元前6世纪古希腊的毕达哥拉斯发现了被后人称为"黄金分割"的比例关系。凡是具有这种比例的事物均可给人以和谐、平衡、舒适的美感。

【知识库】

人体比例符合黄金分割

古希腊哲学家毕达哥拉斯提出的黄金分割原则:一条线在最合适的地方分成两个部分,整体与较长一部分之比等于较长部分与较短部分之比,约为1.618:1。有趣的是人体以肚脐为分割点,上下身比例也体现了黄金分割。更奇妙的是,上下身还有黄金分割点,上身在咽喉处,下身在膝盖处。人是大自然的杰作。

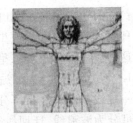

(4)对比调和:对比与调和是指事物的两种不同的关系,反映两种不同的矛盾状态。对比是同中求异,如冷与暖、高与低、大与小等。调和则是异中求同,如色彩中的红与紫、橙与黄、蓝与青等。将对比与调和融合、交叉、重叠,可使形式美更加动人。

(5)节奏韵律:节奏是事物运动过程中一种合乎规律性的有次序的变化。无论是自然现象、社会现象还是人的生命现象,都有节奏感。春夏秋冬、潮起潮落,是自然节奏;朝代兴亡、阶级更替,是社会节奏;人的呼吸、脉搏等等,具有生物节奏。人的心理情感活动能引起生理节奏的变化,而生理节奏也能影响情感活动的变化。韵律是赋予节奏以某种情趣与意蕴的表现形式,是一种情绪化了的节奏,较之一般节奏更有韵致,更能满足人们的审美要求。音乐需要节奏,更要有韵律;绘画、书法、建筑、诗歌等艺术中,疏密有致,浓淡照应,动静交替,虚实映衬,不仅充满了节奏,而且洋溢着韵律,所以才耐人寻味。

(二)美的基本形态

我们生活在一个美的世界。观自然景色,我们心旷神怡;品社会万象,感受人格之魅力;赏艺术天地,令人沉醉流连;览科技领域,领悟理性精神之慧美。根据美在不同存在领域性质的不同,美的基本形态可分为自然美、社会美、艺术美和科技美。

1. 自然美　繁星皓月、虹霞云雾、惊涛骇浪、天池石林……这些都能为人的感官所感知,并能引起人的精神愉悦。客观世界中自然事物和自然现象所呈现的美称为自然美。

(1)自然美的分类:① 自然景观:是指未经人类劳动实践直接加工改造的自然审美系统。它最能体现大自然独具的天然美色。如一碧如洗的蓝天之美,浩渺无垠的大漠之美等;② 人文景观:是指经人类实践活动直接加工改造过的自然审美存在系统。在这些自然物形式上凝聚了人的劳动,因而具有了审美价值。如战争与和平的纽带万里长城,红尘世界的倒影古代佛寺,擎天摩云的古代名塔,力与美交融的古代桥梁等。

(2)自然美的特征:① 丰富性与天然性:在人类的生活领域中,从天上到地下,从无生命的无机物到有生命的动植物,都各有其不同的形态美、色彩美,其丰富多彩、生动活泼,是其他一切美无法比拟的。如果说生活是艺术的源泉,那么,自然美则可算是美的矿藏。② 变异性与多面性:同一自然景物在不同的时间、不同的条件下,会呈现出不同的风貌,如春花秋叶,晨曦夕照。自然美的变异性,则是因为自然美大多是互相映衬、比照、融合的综合美,受时令气候和自身消长的制约,而且与人的实践活动有关。如同一名胜,战火纷飞的断壁残垣与太平盛世时的鼎盛热闹,呈现的风貌迥然相异。③ 喻义和象征性:自然事物的某种自然属性与人类社会的某种属性相类似,并认定这一自然物是美的时候,这种自然美就成为人类社会美的一种喻义和象征。如中国古代文人喜爱梅、兰、竹、菊,并把它们誉为"四君子",梅的冰肌玉骨、兰的秀质清芬、竹的虚心有节、菊的坚贞不屈,实际是寓意人的品格之美。④ 自然美重在形式:自然美的一个突出的特点,就是形式美占有突出的地位。它在线条、色彩、声音等方面的形式特征立即会被人的感官所感知。如泉水叮咚,百鸟鸣唱,寂夜虫鸣,林涛怒吼等。

2. 社会美　社会美是美学研究的主要课题,社会美和自然美一样,同属于物质形态的美。

(1)社会美的含义:社会美是社会生活中客观存在的社会事物、社会现象的美,它指的是那些包含着社会发展本质规律、体现人的愿望,并能给人以精神愉悦的社会生活现象。社会美是人类社会实践活动的直接产物,包括生产劳动之美、社会环境之美,以及日常生活之美,是人的本质力量的直接展现。

(2)社会美的特征:① 社会实践性:社会美根源于社会实践,在各种社会实践中,人们按照社会规律和人自由创造的本质力量,创建各种形态的社会美、收获和欣赏社会美,满足人们的物质和精神需要。② 社会功利性:社会美的社会功利性是指人类的实践活动的目的、过程和结果具有对社会有益、有利、有用的特性,能促进社会的发展与进步。③ 时代性和民族性:社会美不是孤立和一成不变的,总是依托社会历史条件,具体地存在于一定的社会生活中,并随着社会的发展而不断完善和拓展,真实和恰当地反映当时、当地的社会风貌和民族个性。正如车尔尼雪夫斯基告诉我们:"每一代的美都是而且也应该是为那一代而存在;它毫不破坏和谐,毫不违反那一代美的要求;当美与那一代一同消逝的时候,再下一代就将会有它自己的美,新的美,谁也不会有所抱怨的。"④ 侧重于内容:社会美的事物都有明确的内容,其内容是感染和熏陶人类的灵魂和精髓。人们通过这些人和物的表现形式和外部形态领悟社会美、欣赏社会美。因此,在社会美中,起决定作用的是内容,而不是形式。如用红丝带代表关注艾滋病的国际性标志。

【知识拓展】

关注艾滋病的国际性标志——红丝带

一条普通的红丝带,将它对折就成了英文小写字母"1",即"love"。它诞生于 1991 年的纽约,是代表关注艾滋病的国际性标志。它的形式极其简单,但却蕴藏深刻的内涵:象征着人们对艾滋病病毒感染者和艾滋病患者的关心和支持;象征着人们对生命的热爱和对平等的渴望;象征着人们要用"心"来参与预防艾滋病的工作。

3. **艺术美** 艺术美就是各类艺术作品中艺术形象和艺术意境的美。它表现为艺术家卓越的创造才能和崇高的审美思想。艺术,作为人对现实审美关系的最高形式,它所闪烁的美的光芒引渡人类一步一步地走出精神的暗夜,它抚慰受伤的灵魂,荡涤一切污浊,把天空、云彩和生命的美奉献给世人。

(1)艺术美的分类:艺术美按照美学的原则可以分为:① 表演艺术美,如音乐、舞蹈等;② 造型艺术美,如绘画、雕塑等;③ 综合艺术美,如电影、戏剧等;④ 语言艺术美,如小说、诗歌、散文等。

(2)艺术美的特征:① 具有典型性:艺术美塑造典型形象需经社会层面的整体把握,以个性鲜明、具体可感的形象来反映生活的真实性。艺术是对生活形象的捕捉、再现与创造,通过把富有典型意义的个别事物加工成丰富多彩、个性鲜明、具体可感的形象来反映现实生活,这种形象所显示的生活内容具有深刻的社会意义。② 富有情感性:艺术美是艺术家以自身全部体验、情感和态度,对生命意义的一种创造性表达。因此,艺术作品中的情感是艺术家内心深处真挚的自然流露,并且自然地融化在作品形象之中。正如罗丹所说:艺术就是感情。③ 寓于理想化:人们对美的追求有明显的理想化倾向。因此,人们总是不满足现实生活中已有的美,而要不断地追求更好、更高的审美对象。这种理想的审美对象通常只能由艺术作品来塑造,艺术作品可以在一定程度上满足人们对完美的追求,所以,艺术美是人们审美过程中理想化的产物。如包公的艺术形象,是人们对清廉政治的理想。④ 作品的永久性:艺术美通过物质手段把现实生活和人的生命追求、情感、理想等精神因素统一在艺术作品之中,成为具有固定形式的艺术形象,不受时间和空间的限制。人们可以从艺术形象上感受、体验到不同时代、不同地域的美,特别是一些优秀艺术作品更具有长远的审美价值,如古希腊雕塑、荷马史诗、李白的诗、曹雪芹的《红楼梦》等。

4. **科学美** 科学美是一种理性美,是一种本质上的美,领悟科学美需要特殊的科学修养和较高的鉴赏力。

(1)科学美的含义:科学美是人类在探索自然和人类自身种种奥秘的创造性劳动中呈现出来的美。它是美的一种高级形式,是审美者的科学素养、审美水平达到较高层次,理论思维与审美意识交融、渗透时产生的美。科学美也是一种反映美,是人类在探索、发现自然规律过程中所创作的成果或形式。

(2)科学美的特征:① 真理性:科学的真理性来源于科学的宗旨。科学的宗旨是揭示事物的本质属性和发展规律。客观事物是科学研究的依据,科学的理论只有完美地反映出自然的规律,才能达到"美妙的结果",使美和真有机地联系起来。② 和谐性:"美是和谐"的观点是古希腊美学家毕达哥拉斯所提出的。许多科学家发现,自然界各种纷繁复杂的现象中充满着和谐。达尔文把几百万种动物和植物的起源统一了起来,德国化学家凯库勒研究分析的苯分子 C_6H_6 的环状结构更是显出了无与伦比的和谐之美。③ 新奇性:科学在不断怀疑中思考,在不断的思考中创新,科学理论的超前性、预言性使科学永远显示其新奇的魅力。尽管对人的生命的认识还有许多事要做,但已经获得的信息足以让人们受到巨大的震撼。高精尖科技成果在新奇之中闪动着眩目的光芒。④ 简洁性:科学美的简洁性特征,来自科学理论的简洁性。这种简洁性要求科学家在科学研究过程中,从繁杂的自然现象中去粗取精、筛选提炼,概括出简明的理论和规律。万有引力定律、欧姆定律、焦耳定律……人们在惊叹如此简单的前提竟然蕴涵着如此丰富内容的同时,审美的快感油然而生。

四、蕴涵美学的护理

人的生活离不开美,有了美,生活才有鲜活的生机;有了美,生命才显得珍贵可爱。从护理学发展的历程看,美早已蕴涵其中,并随着历史的发展与人们审美意识的提高逐一被认识,使护理专业更能体现时代的魅力。

(一)将美学引入护理

护理学是一门研究维护、增进、恢复人类身心健康的护理理论、知识、技能及发展规律的应用性科学。护理学的任务和目标是促进健康、预防疾病、恢复健康和减轻痛苦。随着传统的生物医学模式向生物—心理—社会医学模式转变,健康的内涵在延伸,健康不仅是指躯体无疾病,还指个体在某一特定的时间里,其性别、发育与成长情形符合生理、心理、社会、情绪、精神的需要,且适应良好,能将潜能发挥到最佳状态。护理研究和实践发现,护士要想满足人们对健康之美的追求,必须具备善于处理伦理、社会、心理等问题的能力以及良好的审美能力。美学则是通往护理艺术之巅的必由之路。正如南丁格尔所说:"护理是最精细的艺术。"因此,为了提供患者全身心的整体护理,护士要自觉地将人们追求完美健康的客观需求纳入自己的职责范围,只有这样才能将患者内心调节与环境等因素的和谐程度提高到最佳状态,促进患者早日康复。

(二)学习和研究美学对护理的现实意义

1. 美学是护理人文环境的组成部分 人文环境是社会本体中隐藏的无形环境,包括态度、观念、信仰、认知等。"人文精神"作为一个概念,其核心就是要树立尊重人、关心人、爱护人、发展人的理念。中国科学院路甬祥院士在《百年科技话创新》一文中指出:"未来的科学,尤其是生命科学和认知科学的进展,将延缓人的衰老过程,提高生命的质量和人体的整体健康水平。"由此得知,现代科学密切关注人类生命质量的全面提高。基于上述认识,可以对护理学的发展作一番美好的憧憬:护理学将显示其真诚、善良、美好。护理实践的过程不但是科学过程,而且也是人文过程;解除患者的痛苦既运用物质手段,又运用精神手段;护士不仅依靠物质的、技术的力量,而且依靠包括美学在内的人文精神。科学与人文在护理过程中将充分、自然、和谐地融合起来;用人类的科学技术和文化智慧,促进人类的健康,提高生命的质量。

2. 美学促进护理文化建设 护理文化是护理组织在特定的环境下,逐渐培育形成的基本信念、共同价值观、行为准则、自身形象以及与之相适应的制度载体的总和。它反映和代表了护士的理念、价值标准、伦理道德、行为准则以及追求发展的文化素质。将护理理论与人文科学、社会科学、自然科学等融汇在护理文化建设中,构建以护理文化为基础的人文价值观,努力满足不同文化背景患者的需求,同时将护理文化渗透到服务理念、工作流程、病房环境、人际氛围以及视觉形象系统等多层面的工作中,将对护理质量的提高产生积极的影响,这种影响不仅是美学所期望的,也是美学在促进护理文化建设中应发挥的作用。

3. 美学提升护理专业形象 社会赋予护士"白衣天使"的美誉,是对护理专业形象的赞美和崇高期望。随着历史的进程与发展,"白衣天使"的形象正在不断地更新与扩展。这一形象包括了外饰、形体、动作、语言、行为、知识、智能、心理和精神多个层面。在这些层面中注入美学的理论指导,有助于提升护士的专业形象。如护士以端庄典雅的仪表,体现其积极向上的精神面貌;以亲切温和的职业语言,反映其个人的文化修养;以大方得体的举止,展示其高雅与朝气。当然,这些只是外在的、表层的形象,而护理专业形象还需要从文化素质、敬业精神、道德修养等方面来加以体现,这些也都不同程度地体现在美学的知识体系中。因此,深入学习和研究美学,将美学的知识自觉地内化,并应用于护理实践,就可塑造具体、生动、综合、完善、高尚的护理专业形象。

第二节　白衣天使的美学观照

美是感人愉悦的,如果美与人的道德、情操、理想等相结合,美就成为生命的一种深度,缺乏这种深度,人生将是贫乏和肤浅的。一个人内心世界的道德品性之美比之其他方面应当具有更重要的意义。正如爱因斯坦所说:"光靠科学和技术,不能把人类带向幸福与高尚的生活。人类有理由将崇高的道德准则的发现置于客观真理的发现之上。"

一、美德的生成与主要形式

形成美德的最终目的是要让每个人在道德修养中成为一名德行高尚的人。因此,人们要把对美追求的愿望化为塑造美德的动力,"积小善而成大德",成为表里如一、内秀外美的人。

（一）美德的含义

美德是真、善、美的统一。真、善、美反映在人类的社会生活中,就是说人既要符合社会的发展规律和历史发展的必然趋势,又要有助于社会的发展和历史的进步。美德就是人在这种规律性和目的性的活动中所表现出来的积极和动人的感性形象。真是美德的基础,只有按照真的要求选择人生道路,树立人生理想,培养生活情趣,才能有正确的人生道路、崇高的理想和高尚的情趣。善是美德社会存在的基础,人的美德需要通过与人为善、舍己救人、先公后私等具体的德性体现出来。车尔尼雪夫斯基把美定义为"美是生活",言简意赅地解说了美是人在自己生活的追求中展露出来的最本质的东西。对美和生活的向往和追求,能激起人们对美和道德的人道主义实践。

（二）美德的主要形式

作为真、善、美相统一的美德,就当今人们的现实生活而论,主要体现在传统美德、社会公德和职业道德几个方面。

1. 传统美德　这是中华民族在以儒家为主干的伦理规范熏陶下而形成的传统道德,其中优秀而积极的精华成分在几千年的文化发展积淀中,已成为中华民族德性的智慧和力量,它维系着社会的秩序和个人内心世界的平衡。以仁爱为核心而衍生的传统美德规范,亘古及今地对我们的历史与现实生活产生着积极而深刻的影响,已成为中华民族的德性追求。

【知识拓展】

中华传统美德可罗列为十大德目

一是仁爱孝悌,二是谦和好礼,三是诚信知报,四是精忠爱国,五是克己奉公,六是修己慎独,七是见利思义,八是勤俭廉正,九是笃实宽厚,十是勇毅力行。

2. **社会公德**　所谓公德,就是人们在社会生活中所需要共同遵守的行为准则,它主要通过社会舆论对人类的社会生活发挥着一定的约束作用。讲究公德是社会稳定和有序发展的重要保证。人类社会公德的具体规范从古迄今异常丰富,而且伴随着社会的进步和人类社会生活领域的不断拓展,还在不断地丰富和发展着。遵循社会公德是每个公民应尽的义务。值得注意的是,常常有人因其琐碎,视为"小节无害"而将其忽视了。从表象看事情确实很小,甚至很细微琐碎,可是在道德领域里,善与恶、美与丑界限分明,它们不会因小而改变性质。千里之堤,毁于蚁穴。因此,一个品德高尚的人,既要注重大节,也不可对小节含糊。结合当代道德生活的实践,社会公德主要体现在维护秩序、关爱他人和举止得体等方面。

(1) 维护秩序:维护秩序是讲究公德的首要要求,秩序在此主要是指社会秩序,良好的秩序是避免混乱与动荡的基本保证。它要求每一位有道德教养的人在公共场所活动时,必须慎独,严于律己,自觉地检点个人行为。与他人相处时,注意谦让、和平相处。需要同他人同时使用公共设施或是进行某项活动时,务必要注意先来后到,依次而行,并按规定对某些特殊人士予以照顾。

(2) 尊重他人:尊重他人既是文明礼貌的标志,也是社会公德的最起码要求。这里有一则关于尊重他人从而自己胜出的真实故事:

一家公司的公关部招聘一位职员,最后只剩下了五个人,公司通知这五个人,聘用谁得由经理层会议讨论通过才能最终决定。

几天后,其中一位的电子邮箱里收到了一封信,信是公司人事部发来的,内容是:"经过公司研究决定,你落聘了,但是我们欣赏你的学识、气质,因为名额所限,实是割爱之举。公司以后若有招聘名额,必会优先通知你,你所提交的材料录入电脑存档后,不日将邮寄返还于你。"在收到电子邮件的一刻,知道自己落聘了,故事的主人公十分伤心。但又为公司的诚意所感动,便花了三分钟时间用电子邮件给那家公司发了一封简短的感谢信。但两个星期后,故事的主人公收到那家公司的电话,说她已被正式录用为该公司职员。后来,她才明白这其实是公司最后的一道考题。之所以能胜出,就是因为她多花了三分钟去尊重和感谢他人。

尊重他人,既体现了人的自尊心和尊严,也促进了社会高尚的道德力量和良好的社会风尚的形成。在社会主义社会,每个人,无论职位高低,也无论从事什么职业,都有被别人尊重的权利,也有尊重他人的义务。具体地说,在日常生活中,每个人因处境不同及文化教养不同,会形成不同的爱好、不同的需要,也有着不同的苦衷。因此,在与他人的交往中,要善于根据具体对象的不同情况,协调自己与他人的关系,使之尽量与他人不发生矛盾,避免造成不应有的不愉快,体现出应有的美的行为规范。

(3) 举止得体:举止指的是人们在外观上可以明显地被察觉到的活动、动作,以及在活动、动作之中身体各部分所呈现出的姿态。人的举止,在日常生活中时刻都在表达着自己的思想、情感以及对外界的反应。正如达·芬奇所言:"从仪表美可了解到人的内心世界之美。"在社会交际中,要求做到:高雅脱俗,举止规范,得体适度,风度翩翩,隽永姣好,颇具魅力,给人以赏心悦目之美感。

3. **职业道德**　职业道德是从事一定职业的人们在其特定工作和劳动中的行为规范。它是在人们的职业实践活动中逐步形成的,由于特定的职业不仅要求人们具备特定的知识和技能,而且必须在这个知识和技能的施行过程中,遵守一定的规范和誓约。古希腊著名的希波克拉底誓言就是医务工作者职业道德的最基本规范,在医学领域,迄今没有失去它的意义。职业道德的基本要求是热爱工作,忠于职守,钻研业务。

【背景资料】

希波克拉底(约公元前460—前377年)

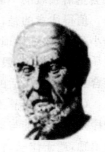

希波克拉底是古希腊时期最负盛名的医生。他创立的医学理论奠定了西方医学的理论基础,他提出的行医之道和医生法则是西方医学伦理学的最早文献。第二次世界大战结束后,世界医学联合会根据希波克拉底誓言制定了国际医务人员道德规范,1948年《日内瓦宣言》和1949年《医学伦理学法典》发展了"希波克拉底誓言"的精神。

(1)热爱工作:在我国一向有"乐业"之说,所谓"乐业",就是热爱自己的职业,从而具有一种强烈的事业心。一个人对自己所从事的职业没有感情,缺乏兴趣,那将一事无成;反之,热爱自己的专业,全力以赴,聚精会神,才能有所成就。对护士来说热爱本职工作,主要表现为对人类的真正热爱,对患者的深厚感情。现代护理学的奠基人南丁格尔以及许多为护理事业做出卓越贡献的护理界精英们之所以能表现出那样顽强的毅力,那样不惜一切代价推动护理事业进步的勇气,正是由于她们有一种无私的奉献精神。为自己所从事的护理事业做出贡献,这是护士应当具有的职业道德修养。

(2)忠于职守:在社会生活中,每个人所从事的职业,都是社会生活整体中一个不可分割、不可缺少的环节。护理是平凡而崇高的职业,是医疗卫生工作中的一个重要组成部分,护理质量的优劣直接关系到患者的生命安危和医疗效果。这就决定了忠于职守,有高度的责任心是护士应该具备的基本道德之一,表现了护士对社会整体利益的维护和对患者利益的忠诚。

(3)钻研业务:人们从事任何一项职业活动,都是为了给他人与社会做贡献,使所做的工作有益于社会,从而实现自我的人生价值。但是,如果没有真才实学,对专业不精通,要想做出贡献是不可能的。毛泽东称赞白求恩是个高尚的人,原因之一就是他作为一个医生,"以医疗为职业,对技术精益求精;在整个八路军医疗系统中,他的医术是最高明的"。因此护士对本职工作要想有高深的造诣,就必须勤奋学习和刻苦钻研。

二、情操美的品性构成

情操通常是指人们在生活中所表现出来的行为方式的总称,亦称节操。情操美表现为人在社会活动中通过人生实践把自己的道德审美理想凝结在生命活动的过程之中。构成情操美的品性元素主要有善良、友爱、同情、正义和勇敢等等。

1.善良　培根在论人生中,把善良定义为一种利人的品德,并认为这是人类一切精神和品德中最伟大的一种。善良是衡量一个人的价值所在,一个人的真正财富,是他在这个世界上为社会、为他人所做的奉献。

中国现代科学护理事业的奠基人之一、南丁格尔奖获得者黎秀芳就是一位善良的"人间天使"。黎秀芳早年毕业于南京国立中央高级护士学校,1941年来到兰州后,先后担任过兰州中央医院护理部副主任、西北医院高级护校校长和兰州军区军医学校副校长等职,培养学生 5000 余人。为给患者一个安静的休息、疗养环境,黎秀芳提出了护士不能在语言上、动作上给患者以恶性刺激的"保护性医疗制度"设想,她将一块"走路轻、说话轻、关门轻、操作轻"的牌子,挂在了医院洁白的走廊里,这块凝聚着爱、善良和职业责任感的"四轻"牌子,从此挂在了中国大陆的每一所医院。孤身一人在中国西北工作了 66 年的她,有 68 位亲人旅居海外,1981 年,黎秀芳赴美探亲,80 多岁的继母要求她留下来安享晚年,她却如期回到了兰州。为了护理事业,黎秀芳无怨无悔。一生节俭的她曾悄悄捐款 20 多万元人民币,帮助孤残儿童治病疗伤。临终前,她又将平生积攒的 80 万元人民币,捐献给了兰州军区总医院。

善良是后天形成和造就的,是类似习惯那样逐渐积累而成的。在社会实践中,只要注意培养自己善良的品性,坚持"勿以恶小而为之,勿以善小而不为",从我做起,从现在做起,就能逐渐形成善良的品质。护士救死扶伤、关爱生命是善良,给予患者一个甜甜的微笑同样也是善良。

2. 友爱　友爱是人生对博爱的一种追求。友爱包括友谊,却又不局限在朋友之爱上;友爱也包括爱情,却又比爱情更博大和宽广。可以说友爱是涵盖万象的爱,对世间一切值得爱的人深怀同情和关注,愿把自己无限宽广的情怀倾注到所有值得爱的对象之上的爱。

林肯就任总统后,他的政敌却不善罢甘休。一位名叫史旦顿的政客甚至在公开场合漫骂林肯是"讨厌的白痴"、"原始森林里的猩猩"。林肯身边的人都非常愤慨,他们纷纷要求林肯利用总统的权力消灭这些政敌。可林肯的回答是:"当他们变成我的朋友时,我难道不是在消灭我的敌人吗?"林肯的宽容和友爱终于赢得了包括他的政敌在内的许多人的尊重。后来连那位史旦顿也称赞林肯是"有史以来最完美的人"。人类的生活实践表明,友爱之所以值得推崇,是因为它最少功利的色彩,最给人以无私的帮助。应当明白,友爱不仅表现在慷慨而无私地援助由于某种灾难而处于不幸中的人,也不仅只表现在为拯救生命而勇敢掳袖,而是更多地表现在日常生活中的举手之劳上,譬如学会宽容,鼓励遭受疾病折磨的患者扬起生命的风帆,等等。

3. 同情　每个人都在与他人之间的关系中存在,在这个关系中,同情心是架起人与人之间沟通与理解的桥梁。一个人心灵的痛苦比肉体的痛苦更加难以忍受,而同情心则总能抚慰着心灵的隐痛,所以在许多情形下,同情心不仅帮助别人,而且也使自我价值得以印证和实现。如果我们能以自己的同情心减轻或消除一个生命的痛苦,甚至拯救一个绝望了的生命,这正是对自我价值的印证和实现。英国诗人白郎宁对伊丽莎白·巴莱特充满同情的爱,不仅使瘫痪在床上的巴莱特奇迹般地站了起来,而且造就了文学史上熠熠生辉的名字:白郎宁夫人。

4. 正义　从人类文明史的发展中考察,我们发现:无论是东方文化还是西方文化,几乎都把正义视为人生最基本的要素,它是情操美建构中最重要的一块基石。

正义是一个民族千百年来自强自立的根本,也是一个人在其人生处于任何逆境中,能够战胜困难,渡过难关的心理支柱。而且,这一正义的力量还能衍生出诸如坚定、顽强、不屈不饶之类的其他品性。孟子曾对这一正义的情操作过如下具体的描述:"富贵不能淫,贫贱不能移,威武不能屈,此之谓大丈夫。"正义的精神力量是强大的,它能唤醒人们的良知,唤醒社会的公众舆论,从而赢得普遍的人心。人类越文明,正义越显示其强大的力量。

5. 勇敢　勇敢作为生命的力度使人生充满着进取、抗争和奋进之美。勇敢体现着人类为自身的生存和发展而英勇献身的精神。它不仅表现在保卫国家和民族利益的正义战斗中，还表现在人类文化、科学、艺术的发明和创造中，表现在一切追求真理和社会进步的事业中。

南丁格尔奖章规则第二条规定："具有非凡的勇气和献身精神，致力于救护伤病员、残疾人或战争灾害的受害者；如有望获得奖章的人在实际工作中牺牲，可以追授奖章。"我国在抗击"非典"战场上以身殉职的叶欣，2003 年被追授予第 39 届南丁格尔奖章。叶欣在广东省中医院当了 23 年的急诊科护士长，无论是现场急救坠楼的垂危民工、护理艾滋病吸毒者，还是冒死抢救"非典"患者，叶欣从来没有瞻前顾后，自虑吉凶。面对危重的传染病患者，她身先士卒，有时甚至关起门来抢救，不让太多同事介入。她用自己的生命诠释了"勇敢"。

勇敢在人的情操中所造就的美学内涵是丰富和绚丽的：当幼童不用大人的搀扶，跨出人生的第一步，是勇敢的；当遭遇挫折时面对现实，坚强地从不完美的现实中起步，走出一条适合于自己的人生之路也是勇敢的。人们要想主宰自己的命运，成为人生的成功者，就应该勇敢追求，勇敢奋进，只有这样才能领略到人生的美学境界。

三、拥有人生的气质美

气质美是一个人的精神状态、个性品质、文化修养、生活习惯、道德审美情趣等的动态的综合呈现。

（一）气质的含义

气质是指人相对稳定的个性特点、风格以及气度的心理特点的结合。它是与一个人的情绪、强度、速度和表现的趋向相联系的。

人的气质作为一种稳定的心理特性，与遗传有关，巴甫洛夫的神经系统学说已科学地证明了这一点。但这仅仅是构成人的气质的一个神经生理基础。人的气质还有更重要的构成部分，这就是气质后天的社会特性，由于人的社会本质决定了人的心理永远是一种社会心理，因此，所有的人，无论他先天的气质属于哪种类型，其内在的德性美和情操美的塑造总是更能引人注目。

（二）气质美的特征

就先天获得的气质类型而言，是无所谓善恶、美丑之分的。在这些不同的气质类型中，可以发现性格孤傲者，其气质可以是孤芳自赏，也可以是出类拔萃；性格软弱者，其气质可以是优柔寡断，也可以是谨慎稳妥；性格强悍者，其性格可以显得粗暴武断，也可以显得大度粗犷；性格文静者，其气质可以显得谨小慎微，也可以显得淡雅恬适。

气质美作为人类遵循美的规律来塑造"自我"，从而达到自我完善的一种风采，无疑是我们非常关注的一个审美范畴。气质美是人的人性、德性和情操美的完美结合，气质美涉及个体深层的品质，带有一种自发力和亲切力，表现为自尊自信、善良正直、诚实慎独、乐观豁达、谦和宽容、善解人意，等等。气质美可以净化心灵、温暖人心，使社会充满祥和、同情和友爱。

气质美不在于先天的获得与遗传，而在于后天的社会习得。美好气质的形成，既来自于良好的生活习惯的培养，更重要的是来自于长期的卓有成效的德性和文化修养，即在思想、品德、情操等内在品性的塑造中才能实现美的升华。

（三）护士的情操美和气质美

情操作为道德品质的表现，从实质上讲也是"人的本质力量的对象化"过程。当个体把德性美的塑造目标指向其内在品性时，便有了诸如善良、友爱、同情、真诚、正义和勇敢等情操美，这些美的综合也就是气质美。

护士是护理活动的主体，要显示出真诚、善良、美好，需要护士的思想、品德、情操在实现美的过程中升华，护士的基本职责是为人类的健康服务，救死扶伤的品性基础是道德修养，护士只有具备真挚稳固的道德修养才会具有同情心，才能以患者的需要为己任，向患者倾注细腻情感，设身处地替患者着想，使护理工作达到真、善、美的统一。确切地说，护士的气质美同样是由德性和情操美所决定的，可表现为情绪稳定、精神饱满、思维敏捷、反应灵敏、温柔善良、谦虚谨慎、稳妥负责、精益求精、遵章守纪。

南丁格尔曾经说过："护士其实就是没有翅膀的天使，是真、善、美的化身。"天使就是护士气质美的象征。

四、护士是美的天使

护士专业形象是指护士在护理实践中所表现出来的思想、行为、知识、风度、语言、外饰、动作等形象。它是护士职业道德、知识、情操等内在素养和仪表、风度、行为举止等外在素养完美结合的呈现。护士的外在素养主要表现为仪表美、语言美和行为美三方面。

（一）护士的仪表美

仪表，包括容貌、服饰、体态、表情等，是一个人道德品质、文化修养等内在因素的外在特征，它在一定程度上反映着一个人的精神世界和审美情趣。护士端庄的仪表能够留给患者良好的第一印象，为建立良好的护患关系打下基础。

1. 护士的容貌　人体容貌美是大自然创造和优选的伟大成果，是自然美最高的表现形式，同样具有自然美的构成规律，即匀称和比例、对称和均衡、多样和统一。

护士的容貌在护理专业形象塑造中具有举足轻重的地位，它并非单纯指护士的自然长相，而是包括先天的相貌、外观和修饰成分的组合方式。自然、亲切、安详、和悦的面容，给人以健康、富有生机的美感，对患者来说最具有美的感召力和表现力。由于护士职业的特殊性，长期的夜班，导致生活不规律，紧张劳累，且随着年龄的增长，会使面容渐渐变得暗淡、憔悴或生斑。因此，从美学角度出发，为了弥补先天容貌不足或身体因素造成的面部灰暗，可适当淡妆。淡妆的目的就是使容貌与个人的气质相一致，增强容貌的表现力，这有助于护患双方良好心境的建立，对于护理工作的顺利开展非常有利。必须注意的是，护士的淡妆不是简单意义上的涂脂抹粉，更不可浓妆艳抹，它必须受到"度"的制约，要突出护士的端庄、稳重、沉静、大方。因此，护士应根据自己的容貌特征，选择适合工作场合的妆面，以展现护士职业的整体素质与美感。

2. 护士的服饰　服饰包括服装和妆饰，具有实用、美学欣赏和表达内涵的功能。莎士比亚曾经说过："服饰往往可以体现人格。"服饰在很大程度上反映了一个人的身份、职业、爱好、社会地位、文化品位、审美情趣和价值取向。

护士服是护士工作时的专用服装，穿着既有严格规定又有美学要求。它是白衣天使的象征，是护士职业群体的外在表现形式。护士服的款式有连衣裙式和上、下装式。颜色以白色居多，白色象征着纯洁、高雅，给人以端庄、神圣之感。但随着人们对不同色彩对人的心理影响的认识不断深入，目前，许多医院以美学理论为指导，以心理学研究结果为依据，将服装中的多元文化与色彩的心理效应引入医院，根据不同工作环境和服务对象选择不同颜色和款式的护士服装。如儿科或妇产科的护士穿着粉色或小碎花的工作服,它令母亲和孩子感到温馨、柔和;手术室的护士穿着墨绿色的工作衣裤,一方面有利于缓解医护人员的视觉疲劳,另一方面墨绿色容易使患者联想到生命、青春和希望;重症监护室的护士宜穿着蓝色的工作衣裤,是因为蓝色有清新和宁静之感,同时,蓝色能使患者联想到天空和大海,可减轻患者的恐惧感。

(1)护士着装的要求:护士服以白色为主,式样简洁、美观,穿着合体,操作活动自如。保持护士服清洁、平整、合身。穿着中要求尺寸合适,衣长过膝,袖长至腕,如有腰带应熨平系好,衣扣、袖扣须扣整齐,禁用胶布、别针代替衣扣;内衣的领边、袖边、裙边不宜露在工作服外面。护士裤的长度站立时裤脚前面能碰到鞋面,后面能垂直遮住 1cm 鞋帮,夏季穿裙装时应穿浅色或同色的内衣,且不外露。不得穿工作服进食堂就餐或出入其他公共场所。

(2)护士鞋袜的要求:护士鞋的选择应是软底、低帮、坡跟或平跟,具有防滑功能,鞋的颜色要与护士服装相协调,以白色、乳白色等浅色调为主,凉鞋应不露脚趾。袜子颜色以肤色为常用,切忌袜口露于裙摆或裤腿外面,必须保持鞋袜的清洁,切忌穿破损的袜子,也不宜当众整理袜子。忌选用反差很大的黑色或多种颜色的深色袜子,无论男、女护士,工作时赤脚是不礼貌的。

(3)护士帽佩戴的要求:护士帽有燕帽和圆帽两种。

燕帽造型甜美、纯真、可爱,像白色的光环,圣洁而美丽,是护士职业的象征。燕帽边缘的彩条多为蓝色,是责任和尊严的标志,具有职称和职务含义:一道彩条表示护师(护士长);两道彩条表示主管护师(科护士长);三道彩条表示具有主任护师资格(护理部主任)。燕帽适用于普通工作区,如普通病房和门诊的护士。戴燕帽时,要求短发前不遮眉,后不搭肩,侧不掩耳;长发梳理整齐盘于脑后,发饰素雅端庄。燕帽应平整无折,戴正戴稳,高低适中,距离发际 4~5cm,发夹选用与头发或帽子相同的颜色并固定于帽后。

圆帽适用于无菌操作要求比较严格的科室如手术室、隔离病区等,男护士一般佩戴圆帽。戴圆帽时,头发应全部纳入帽内,前不露刘海,后不露发髻,帽的边缝置于脑后,边缘整齐。

(4)口罩佩戴的要求:戴口罩时,须遮住口鼻,系带系于两耳后,松紧适度。不戴有污渍或被污染的口罩,不宜将口罩挂于胸前或装入不洁的口袋中。摘下口罩时,如未被污染,应将贴着口鼻的内面向里折好(传染科例外),放在干净的口袋里,以备下次再用。

(5)护士佩戴饰物的要求:护士上岗要佩戴胸卡,胸卡保持整齐、干净。护士表最好佩戴在左胸前,表上配一短链,用胸针别好;由于表盘倒置,护士低头或用手托起时即可察看、记时。这样,既卫生又便于工作,也可对护士服起到装饰作用。由于无菌技术和洗手消毒等护理操作的需要,护士的指甲须经常修剪整齐,指甲长度不应长过手指指尖,不宜涂染指甲、佩戴戒指、手镯、手链等,项链佩戴时不宜外露,以免影响护士的整体美和增加交叉感染的机会。

3. 护士的体态 体态是指人在日常生活中,处于静止或活动状态时,身体各部位的相互协调关系。它是个人精神面貌的外观体现,具有向外界传递个人思想、情感和态度的功能。护士的体态美在日常工作的千姿百态、变化无穷的动作中显现出来,并对患者产生影响。护理工作中最为主要的姿势美表现在站、坐、行及护士日常动作。其基本要求是:

(1)护士的站姿:站姿是体态美的基础,是保持良好风度的关键。护士的站姿应显示出稳重、朝气和自信。正确的站姿是:头正颈直,目光平和,面带微笑,下颌微收,表情自然,挺胸收腹，两肩水平，外展放松，立腰提臀。女子双手贴于大腿两侧或相握于小腹前，两腿并拢，两脚呈"V"字形，脚尖距离 10～15cm，或"T"字形。男子两臂自然下垂，双手贴于大腿两侧，双脚平行，与肩同宽。站立时应避免各种不良姿势如双腿抖动、倚墙、勾肩搭背、双手卡腰等，给人以自由散漫、无精打采的感觉。

（2）坐姿：护士的坐姿应体现端庄、诚恳和谦逊。正确的坐势是上体保持站立时的姿势，右脚后移半步，单手或双手把护士服下端捋平，轻轻落座在椅子的前 1/2 或 2/3 处。女子双膝并拢，两足自然踏地，略内收，双手交叉放于两腿间或双手握拳交叉于腹前。男子双膝略分开，双手分别放于两膝上。要求入座无声，坐定时两眼平视，挺胸抬头，上身正直。避免摇头晃脑、上身不直、手部错位、腿部失态、脚部乱动等不良坐姿。

（3）走姿：走姿是人在空间变换方位的基本形式。护士在行走时应该昂首挺胸、步履轻盈，给人以活力、柔美之感。正确的走姿是上体保持站立姿势，两臂自然前后摆动（约 30°），步态轻盈，步幅均匀，步伐笔直。要注意克服低头走路、东张西望、鸭步或八步等。

在引导患者进入病区的时候，护士可以边行走边将右手或者左手抬起一定的高度，五指并拢，掌心向上，以其肘部为轴，朝向引导或介绍目标，伸出手臂进行介绍。行走时采用上身稍转向患者的侧前行姿势。退出病房时，亦应后退几步后转身，以示礼貌。在较窄的走廊里与他人相遇时，护士应面向他人，点头致意。

在抢救患者、处理急诊、应答患者呼唤时，为了赶速度、抢时间出现短暂的快步以代替小跑，在快走中，护士要注意保持上身平稳、步态自然、肌肉放松、步履轻快有序、步幅减小、快而稳健，体现出护士的动态美。

推治疗车前行时，身体略向前倾，治疗车距身体前侧约 30cm 左右，护士两手扶住治疗车左右两侧扶手，肘部自然放松，呈 135°～160°夹角，平稳地向前推进。进入病房前应先停车，用手轻轻推开门，推车入室，严禁用治疗车撞门。

（4）蹲姿：护士在工作中有时会遇到需要蹲下取物或操作的情况，此时应以节力美观为原则。如是拾捡物品，可走到物品的后侧方，右脚后退半步，然后下蹲，下蹲时头和肩部同站势，注意用后腿稳定重心，以脚蹲下。不可大弯腰，否则有失风度。

（5）持物：包括持治疗盘、记录本和持病历夹等。它是护士日常动作之一，要求给人以文雅大方、庄重沉稳的印象。具体要求为持治疗盘时应用双手持治疗盘边缘前 1/3 或 1/2 处，肘关节为 90°屈曲，治疗盘距胸骨柄前方约 5cm，同时应夹紧肘关节。持记录本或病历夹时，左手持记录本或病历夹右缘上 1/3 或 1/2 处，放在侧胸上部 1/3 处，右手托住记录本或病历夹的右下角或右侧。要求动作协调，卡与身体呈小锐角。

（6）递接物品：递物与接物是护士在工作和生活中常常用到的一种举止。得体的递接物品可以使人感受到礼貌和教养。① 递文件：文件的正面向着对方，双手递上。若使用文件夹，应将文件夹开口向着对方。递文件时表情认真庄重。② 递其他物品：双手递上，如递笔和剪刀时，应把尖头部位朝向自己。③ 接受对方双手恭敬递过来的物品时，应从座位上站起，双手去接，同时点头示意或致谢。

4. 护士的表情　目光与笑容是构成表情的主要因素，把握表情，可以带给患者温馨和谐的感受。

（1）目光：温和、真诚、友善、热情的目光可使人感到愉悦。护士与患者交谈时目光应注视对方的双眼与嘴唇之间的区域，视线接触对方脸部的时间应占全部谈话时间的

30%～60%,眼神要充满友好和关注,切忌冷漠和蔑视。

(2) 微笑:微笑有助于人们在人际沟通中走向成功,它包含着尊重、友善、真诚、自信等内涵。在护理工作中,护士的微笑能消除患者的陌生感,缩短护患间的距离。患者焦虑时,微笑能给患者安慰;患者烦躁时,微笑能让患者镇静;患者怀疑时,微笑能使患者信任。护士要使自己的微笑能够准确表达尊重、友善、真诚、自信和仁爱,首先要有真、善、美的心灵。其次,要让眼睛加盟一起笑,心理学家认为这是最具魅力的笑,这样的笑闪烁着愉快、健康、自信的光彩。第三,掌握微笑的技巧,微笑时嘴角上扬,轻松自然、适度,保持眉、眼、面部肌肉、口型的协调性。

(二) 护士的语言美

语言是人类进行社会交往、思想沟通和感情联络的工具,同时也是展现个人素质与魅力的重要交际工具。现代医学无懈可击地证实语言能通过第二信号系统影响患者的生理活动,并在其刺激下产生不同的情绪反应,从而促使病情好转或恶化。亲切美好的语言不仅使患者产生信心和安全感,而且能调动机体的积极因素,增强抵抗力,使机体处于接受治疗的最佳状态;相反,恶劣的语言则对患者产生强烈的刺激,使患者出现紧张和情绪波动,甚至可能诱发心身疾病。因此,加强语言修养对于护士来说有着重要的意义。

1. 规范性语言美　每个国家或民族的语言都有其规范性,即在语音、语词及语法方面有共同的法则。护士的语言美首先体现在这一基本的要求之上,具体地说就是语音清晰、语词准确、语法规范,符合逻辑。在此基础上,进一步达到用词造句优美、简明易懂、通俗上口。因此,护士在工作中要尽量采用普通话与患者交流,如患者交流有困难时,可适当采用方言;要言辞达意,既要避免过多地采用医学术语,又不要让对方产生歧义;语法要有系统性和逻辑性,语句忌长宜短,有助于患者理解。规范性语言美需要护理人员加强文化修养和思维能力的培养,并在工作中不断锤炼。

2. 礼貌性语言美　语言除沟通外,还有传情达意的作用。中国是礼仪之邦,人与人之间的尊重与理解要体现在相互间的语言交流中。护患关系中的礼貌性语言美除称呼用语、接待用语、解释用语外,还包括正确使用道德性语言美。道德性语言美是基于科学性和保护性两条基本原则之上的。所谓科学性原则,就是护士在和患者的交谈中要把握科学的基准,不能模棱两可、似是而非、信口开河。保护性原则是指在严格遵守科学性原则的基础上,从有利于患者健康的角度出发,把握该讲与不该讲的尺度。如因病情需要了解到患者的生理缺陷、个人隐私和家庭状况时,护士应严格注意保密,切不可当作笑料随意宣扬取乐。引起医学界广泛争论的是特殊病情和特殊用药是否需要向患者公开,现代医学强调患者有知情同意权,也就是说患者有了解自己病情、治疗和转归的权利。目前,比较公认的看法是因人而异,根据患者的具体情况做出具体选择。一般而言,对于感情脆弱、承受力差,而且是身患绝症的患者可尽量少讲,因为这种情况下直言相告会加重患者的精神负担,可通过其他渠道委婉告知其家属和好友等。

(三) 护士的行为美

护理行为是指护士在从事护理工作中的行为表现。广义的护理行为包括护士语言、操作、交往、环境、举止等;狭义的护理行为主要针对护理操作而言。护理行为的最终目标是最大限度地满足患者的需求,最大程度地达到促进康复和维护健康的目的。由于护理工作的特殊性在于护士独处时间多，如单独操作、单独值班，因此在护理工作中要求护士养成良好的行为规范，保持慎独精神，在无人监控、无人过问的情况下，仍能独善其身，自觉地使自己的言行符合职业道德规范和患者的利益。此外，还需做到：对待成人与小孩一个样，对待清醒与昏迷患者一个样，对待有身份与无身份的患者一个样。

在为患者实施基础护理操作时，要注重从次序性、规律性、对称性、和谐性及完美性等审美要求进行把握，做好效果的评价，体现出基础护理操作的科学性和艺术性。在实施注射、导尿等技能操作时，要求护士在保证护理效果的前提下，选择损伤性最小的方法来体现护理审美要求。同时，护士还要注重自身姿势和动作的舒展，特别是手的动作应轻、柔、稳、准、快慢适当且有条理，注意操作后周围环境的整洁和美观，体现出护理工作的完美性和护士良好的修养。

总之，护士要通过美好的情操，良好的气质，端庄的仪表，严谨的作风和精湛的技术，使人们感受到真、善、美。只有这样，才能使护理工作在美的层次上达到一个更高、更新的境界，真正展现"白衣天使"的美好风范。

第三节　步入生命的美学境界

在阿尔卑斯大山谷的入口处，伫有一牌，上书："慢慢走，欣赏啊！"它在提示过往的车辆，不要因为匆匆赶路而忽略了山谷里的美景。人生何尝不是如此，在通往生命终点的旅程中，我们应该用那双发现美的眼睛，边走边欣赏，让审美带我们步入生命的美学境界。

一、人生因审美而精彩

约瑟夫·克奈尔是当今世界最负盛名的自然教育家，他曾在大峡谷瀑布做过一个观察：在150名游客中只有3人对这举世罕见的奇观表现出浓厚的兴趣，凝望的时间超过30秒钟，而其余游客大多只顾忙着摆弄相机，或同朋友聊天，然后径直回到车上，打道回府。应该说，绝大多数游客是真诚来观赏大峡谷的，但他们缺乏汲取大自然灵气的某种冲动，或者不大看重从大自然中获得感悟和启迪，这种走马观花式的浏览将使心理上的惬意和审美上的愉悦大为逊色。人们对同样的景色会产生不同的感悟，原因就在于审美修养的不同。

（一）什么是审美修养

审美修养是指个体按照一定时代、社会的审美价值取向，自觉进行的性情、心性的自我锻炼、陶冶、塑造、培养、提高的行为活动，以及通过这些行为活动所形成或所达到的审美能力和审美境界。审美修养是一个丰富和完美人生的过程。审美修养的实质是个体审美心理结构的自我塑造、自我完善，它表现为通过自觉的审美塑造和陶冶，求得审美能力的提高，审美需要的形成，审美观念的确立，审美态度、审美境界的呈现等。审美修养的实质还在于通过个体审美心理结构的完善去实现人与社会、自然的统一。因此，审美修养是个体自觉地求得素质的全面发展，求得与社会、自然协调发展的过程。

（二）审美修养的意义

1. 超越境界　境界是指人们在认识、改造世界的活动中，对客观规律的认识、驾驭程度及水平。审美境界就是超越境界，具有超越功利的自由，审美境界标志着审美教育和审美修养成熟的程度。当一个人具备相当的审美修养时，他就会以较高的审美能力、健康的审美情趣，去选择和接受审美对象，获得丰富的审美感受；就会以审美的态度去对待生活，摆脱日常生活的种种束缚、困扰和强迫，趋向一定的超脱，从而在心灵上获得自由；就会以超越功利的态度对待职业，不会被单纯的功利所左右，以职业为乐趣，孜孜不倦，执著追求；就会以完整的人性态度去对待世界，和谐并富有创造性地投入人类生活和自然界；就会以超越境界对待他人和自己，摆脱人际关系的利害困扰，缓解心中的焦虑烦恼，宽和待人，求得人际关系的和谐。审美修养追求达到这样一种自由审美境界，其意义在于把审美中取得的人性完整与自由，审美的人生态度、超脱精神，转为大无畏的为人类造福的实际行动，以便在现实生活中实现这种自由境界，把现实生活变为审美生活，即个体自身和谐发展，个体、社会与自然和谐发展的生活。

2. 构建真善美的和谐世界

（1）以美启真：首先，艺术与审美修养对科学研究具有启发作用，可以培养人们在纷繁复杂的现象中把握和领悟隐藏在其中的内在规律性和对人生的无穷意味。其次，科学研究需要热情和想象，而提高审美修养有助于培养人的丰富的想象力。再次，审美情感的非功利性快感特征，还能使人具有为追求真理而舍小我、存大我的高尚心灵。"音乐和科学就这样在追求目标和探索动机上沟通起来：科学揭示外部物质世界的未知与和谐，音乐揭示内部精神世界的未知与和谐，两者在达到和谐之巅时殊途同归。此外，在追求和探索过程中的科学不仅仅是理智的，也是深沉的、感性的，这无疑会与音乐在某种程度上发生共鸣，从而激发起发明的灵感。"爱因斯坦的一席话，就是对真与美关系的最好诠释。

（2）以美储善：艺术作品具有形象的生动性，它的内涵意蕴具有"随风潜入夜，润物细无声"的艺术效果和教化特征。人们在欣赏作品的同时，其展现的美丑善恶也触碰了心灵，激发了共鸣，使人的良知能得到积累和增储，并进而凝聚、积淀为一种自由的道德心理结构和模式，让人变得更加纯真和善良。如聂耳的《义勇军进行曲》凝聚起中华民族的爱国热情；达·芬奇《最后的晚餐》刻画出犹大贪婪的嘴脸；奥斯特洛夫斯基的《钢铁是怎样炼成的》激励了一代又一代的年轻人生命不息，奋斗不止。所以美在感染愉悦人的同时，可以培养人的道德情操，陶冶人的美好心灵，促使人向善从善，共同构建和谐美好的社会。

（3）以美塑形：在审美活动中，能够培养人的审美意识，发展人的审美能力，而且促使人在实践中自觉地表现美、创造美。以美塑形一是工艺美，包括服装、家具、餐具、住房、环境等，它们既要有使用价值，也应该在使用和享用时令人感到心旷神怡；二是人的美，健美的人体和各种运动技巧都是作为特殊的审美形式进入人的审美领域的，是追求美、体现美、创造美的自觉意识和行为。

二、步入美学境界的必由之路

高尔基说："照天性来说，人都是艺术家，他无论在什么地方，总是希望把美带到他的生活中去。"爱美，是人之常情。凡是热爱生活的人，总要表现出对美的渴望与追求。然而要真正步入美学境界，只有提高审美修养才是必由之路。

（一）提高审美修养的前提

1. 身心需求的满足　美国著名的人本主义心理学家马斯洛的"需要层次理论"指出，人的基本需要是逐级上升的,而审美需要则是自我实现的根本标志之一。列宁认为,美育问题要上议事日程,"要在面包问题解决的条件下才有可能"。因为只有在这种条件下,人才有"充分的闲暇时间"来承受和发展历史上遗留下来的文化、科学、艺术、交际方式等等之中有价值的东西。人的审美活动属于高层次的精神需求,生理、心理基础是制约审美修养的重要条件。作为审美主体的人,要重视生理、心理因素对审美修养的影响,随时注意培养自己良好而稳定的审美心境,促使完美人格的全面发展。

2. 一定的文学艺术素养 审美修养必须以一定文化素养作为基础,文化素养低下是难以进入较高层次的审美境界的,因为很多知识都与审美修养有关。例如观照审美对象,应主动自觉地接受它的影响,并利用它的教育功能来陶冶自己的心性。但如果对审美对象所知甚少,或者全然不知,何谈深入体验和享受它所带来的审美愉悦,又怎么可能感受到深刻强烈的情感效应呢?如很多音乐、绘画、戏曲、歌舞、电影和工艺品等,它们的诞生都有其独特的背景,由于缺少认识它们的相关知识,自然也就难以领悟、体验个中意味。总之,缺乏一定的文学艺术和文化知识修养,有碍于审美修养的形成和提高。因此,要从多方面汲取文化知识,接受文化艺术熏陶,为审美实施打好基础。

爱因斯坦不但在物理学上成就卓著,而且文学艺术修养也令人钦佩。他拉小提琴达到了专业水准,经常到王宫去演奏,钢琴也弹得很好。他经常与量子论的创始人普朗克一起演奏贝多芬的作品。此外,他还精通文学,并认为他从陀思妥耶夫斯基得到的东西,比从任何科学家那里得到的东西多得多。爱因斯坦曾说过,他的科学发现所依赖的不是严密的逻辑推理,而是一种直觉,一种想象,他甚至把审美作为科学发现的一个标准。爱因斯坦6岁就开始学习音乐,人们可以推测,审美教育所给予他的感性能力的锻造,对他的科学发现与思维有着某种内在的帮助。爱因斯坦拥有的美感,是只有少数理论物理学家才具有的。对一个物理学家来说,什么是美感似乎难以言表,但至少可以说,简单性本身是可以通过抽象来达到的,而美感似乎在抽象的符号中间给物理学以启迪。

3. 相应的美学基础理论 美学基础理论是审美修养的专业基础。美学研究最基本的任务,就是把美学理论知识应用到个体审美教育、审美修养中来。一个人如果能系统地掌握美学基础理论知识,知晓何谓审美对象,何谓审美经验,那么就有利于在实践活动中进行自我审美教育。审美对象不同于一般的实践对象和认识对象,它总是具有某种审美性质可供观照,而这种审美性质又总是与对象的形式结果分不开。审美就是要求审美主体注意实践中审美对象的形式以及形式所具有的意味,充分调动各种心理机能去把握它,同时持审美态度去感受它,产生审美感受,这样才能进入审美过程,实现审美修养。

4. 丰富的生活经验 生活经验同样是审美修养的重要条件,生活经验是否丰富在很大程度上影响人的审美修养。一个人的生活经验越丰富,联想就越多,感受就越有意味,受教育也就越深。相应的生活经验总是构成审美感受,这是进行审美修养必不可少的条件。生活经验可以是直接的,也可以是间接的。谁的耳朵都接触音乐,谁的眼睛都接触绘画,但并非一接触,它们就构成审美对象,接受者就一定会获得审美感受,心灵就得到塑造和培养。只有具有相应生活经验的人,才能渴望得到审美感受,受到陶冶。如果说知识有助于审美理解,那么经验就有助于审美想象,而这对于审美修养都是必不可少的。

(二)提高审美修养的方式

人的审美修养必须符合时代的审美特点与发展要求,可以与道德修养、知识修养共进并举,相辅相成。一般可分为两种方式:审美观照活动和审美实践活动。

审美观照活动是一种审美直观、感受和鉴赏活动。它以对现实和艺术中的审美对象的静观为主要形式,进入审美经验过程,从而陶冶性情和心性。

(1) 自然美的熏陶:自然是美育取之不尽的源泉,被人们称为"审美感受的文化学校"。人类以自然界为母体,通过自己的生理、心理活动,时刻不停地与自然界进行着物质、信息、能量的交换。因此,自然界的一切,对人的身心发育都有着极大的影响。

自然界不仅是人类物质生活的主要来源,也是人精神生活的重要寄托。自然美在陶冶人的情操方面,具有独特作用:自然美清净、质朴的本色,可以使人洗心涤虑,返璞归真,培育一种淡泊、真淳、随缘自适的人生修养;自然美雄浑崇高的景象,又可以激发人奋发进取的勇气,树立高尚远大的抱负;而大自然蕴涵着的无穷深奥的人生哲理,足以启人心智,发人深省,它是人类最好的启蒙老师。自然美对于人的形式敏感的培养也具有不可忽视的重要作用:形式的敏感是人区别于动物的一种重要标志,典型地体现着人的审美器官的发达程度。自然美以形式取胜,当今人们总结出的许多形式美的特征与规律,绝大多数来自于大自然,自然美以其堪称一流的声、色、形、质等形式美因素以及均衡、对比等形式美法则,对人类形式美感的培养发挥着重要作用。

通过自然美的熏陶,不仅可以提高护士的审美能力,还可以完美人性,激发护士在护理实践活动中为患者创造温馨、和谐的自然和人文环境,使患者获得心理上的美感和生理上的舒适感,达到积极情感的建立与维护,促进患者的康复。

(2) 社会美的影响:19世纪俄国伟大的革命民主主义者车尔尼雪夫斯基的著名命题"美是生活",至今仍然具有深刻的现实意义。生活美作为社会美的一个子系统,它表现为人际关系的和谐,社会生活的协调,日常生活的愉悦,身心的平衡与舒适等等。其中人际关系美常常表现为人与人之间关系的平等、互助、协作、友爱、理解、尊重,表现为社会的团结协作、共同奋斗的精神风貌等。人性美是社会美的核心和集中体现,它大致可分为三个层面:形体美、行为美、心灵美。形体美指的是身材、形态、相貌、服饰的美;行为美包括人的姿态、言行、举止、表情等系统行为结构的美;心灵美是合理的心灵情感活动形式。人的心灵世界,包括才智、道德、情感等,作为生命的高级形式,它之所以是美的,就在于经过人类社会文明的陶冶提高,审美实践和审美教育的培养塑造,使其超越了个人的狭隘的欲求,不断走向一种无私而自由的境界。

对在校护生来说,社会美的感受可通过日常生活和临床学习而获得。尤其是在临床实践环境中,护生不但要感受到优秀护士严谨的工作作风、娴熟的技术、端庄的仪表、得体的语言、和谐的人际关系以及医务人员创造的温馨的就医环境,还要感受到医务人员救死扶伤、实行革命人道主义的崇高精神。护生通过观察、体验、鉴赏这一切,积淀自己的审美功力,正确地评价和把握自己,矫正自己的审美品行,不断提高自己的审美修养。

(3) 艺术美的感染:如果说自然美偏重于形式,社会美偏重于内容,那么艺术美则是深刻的思想内涵与完美的艺术形式的高度统一。其内容丰富,形式多样,是审美教育的不竭源泉。艺术美的魅力首先来自于艺术形式,各种艺术都有自己特殊的形式美,同时各种艺术门类在运用形式美的规则方面,积累了大量的经验和技能,再加上艺术家们的不断创新,使得各种艺术的审美形式成了美的最高象征。视觉艺术、听觉艺术、想象艺术等都能启迪人的想象,使人们从历史观、唯物观、伦理观、审美观等方面去进行多元化的审美思维,丰富人的思想内涵,培养人的审美情趣。人体艺术是大自然最完美的杰作,人体造型美的基本因素如结构美、线条美、形态美都存在于人体之中;五官端正,配合协调而有神采,表现出内在的生命力;身体健康,充满活力,更能显示出人的魅力,给人以最深的启迪,最大的满足。医用艺术能根据患者的特点,有目的、有意识地运用医学审美规律和手段对患者和护士同时进行审美教育,引起一种积极主动的审美感受,以化解人们的压抑、痛苦、疾病、衰弱、障碍等不良情绪,激起高兴、愉快、喜悦、欢欣等良性情绪,在和谐的审美感受中达到主体与客体的统一以及物我两忘的审美境界。

三、提升护士审美修养,实现护理至善至美

护理工作至善至美的前提是护士所拥有的审美修养。护士审美修养是指护士通过美学理论的学习,在护理实践活动中自觉地进行自我锻炼、自我培养、自我陶冶所取得的感受美、鉴赏美、创造美的能力和品质的过程。护士的审美修养是护士从事护理实践必备的专业素养,它有助于护士理想人格的形成,造就融知识、技能和人文素养为一体的优秀护理工作者。

(一)护士审美修养的目标

护士审美修养的目标就是护士审美能力的不断提高和发展,审美境界的逐步形成和完善,以及护士审美个性的确立。

(二)护士审美修养的内容

1. 培养审美感受能力 审美感受能力是审美感受器官对审美对象感知领会的能力。审美感受能力构建了其他审美能力产生和发展的基础,是审美旅程的起点,引导着人们通往更高层次的审美境界。护士审美能力培养的首要任务就是通过审美实践训练其审美感官,如听觉感受乐曲的美妙,视觉感受绘画的神奇,从而让我们有一双发现美的眼睛,有一对享受美的耳朵。

2. 培养审美鉴别能力 审美鉴别能力包括两个方面:其一是对美和丑的分辨能力;其二是对美的性质、类型和程度的识别能力。在现实世界中,美丑并存,甚至美丑混杂,常常难以分辨,这就需要不断提高人们分辨美丑的能力。同时,培养和提高人们对美的性质、形态、类型和程度的识别能力也是非常重要的。如果不能识别美,怎言欣赏美、理解美。如果只知其美,却不知其何以为美,谈何深刻地领略美,也不可能获得更多的审美享受。护士要常接触美的事物,多观赏优秀的艺术作品,勤于比较,善于鉴别,这样天长日久,耳濡目染,审美鉴别能力才会逐步得到提高。

3. 培养审美欣赏能力 审美欣赏能力是指对美的事物的领悟和评价能力。欣赏能力乃审美能力之核心,"让心灵去沉醉与神往"是审美追求的境界,也是审美欣赏能力培养的目标。具备了这种能力,就不但能敏锐捕捉美的形式,更能穿过这层"外衣",直达深处,并在其中完成对象与主体之间的交流转化,细品其深邃内涵和无穷意味,并尽享由心底荡漾出的愉悦之情。

4. 培养审美创造能力 审美创造能力是指在感受、鉴别和欣赏美的基础上,进一步通过自己的审美实践,按照美的规律创造美的事物,也包括塑造自身美的能力。审美能力的不断提高和发展,主要表现为主体对有意味的形式的观照和把握不断走向自由。审美不仅是

观照、应对，而且是创造、表现。审美创造能力是审美教育的归宿，只有具有审美创造能力的审美个性，才能通过形式的自由创造去鼓舞和推动事业前进。

（三）护士审美修养的原则

1. **以内在美与外在美的统一为条件**　护士是护理活动的主体，当护士成为美的象征时，可以唤起患者的美感，提高患者的情感质量，帮助患者树立战胜疾病的信心，提高患者战胜疾病的能力，增进患者生存的价值和生命的质量。因此，护士的美是护士审美修养的重要组成部分，它包含内在美与外在美两个方面。

内在美是思想、品德、情操在实现美的过程中的升华，是外在美的根基。正如罗丹在谈及人的外貌美与心灵美时所说的："我们在人体中所崇仰的不是如此美丽的外表形态，而是那些好像使人体透明发亮的内在光芒。"

安徒生和贝多芬不仅貌不惊人，而且是有生理缺陷的人。但是，安徒生用痛苦孕育了童话中最深沉的爱和最崇高的美，而贝多芬则在与命运的抗争中创造出充分显示力量之美的不朽交响乐。为此，印度诗人泰戈尔曾这样意味深长地说："到心灵深处去寻找美吧。"他的这一说法是对内在美塑造重要性的真实揭示。

护士外在美是内在美的转化，如果内在美不能转化为外在美，人们就无法感受美，无法实现对美的完美追求。外在美的重要性可以借用别林斯基的一段话作为概括："讲究风度，这种必要性不是来自社会身份或等级地位的虚假观念，而是来自优美崇高的人类称号；不是来自礼仪体面的虚假观念，而是来自人类尊严的永恒观念。"

2. **以人的健康美、长寿美为目标**　根据健康的概念以及美学对人体健康美的研究，人体的健康美由三部分组成：第一，没有病症，这是衡量健康美首要的、基本的条件；第二，坚强的骨骼、发达的肌肉、光洁的皮肤、漂亮的头发，这些是人体健康自然美的标准；第三，端正的五官、匀称的形体姿态、优美的轮廓线条等，这是人体健康的形式美要求。

健康是一种美的享受，是民族兴旺、经济发达、社会进步的保证，是人类期望和奋斗的目标。随着社会的发展和医学科学的不断进步，人们对健康、生命质量和生活水平寄予了更高的期望，既希望借助新科技防病、治病，又希望借助新科技延缓衰老、维护和增进健康。这无疑对医务人员提出了更高的要求。实现健康和促进长寿是对美的创造，作为履行"促进健康，预防疾病，促进康复，减轻痛苦"职责的护士，要立足于人的健康美和长寿美这项审美目标，帮助患者在认知上、心理上、形体上恢复与维持健康，修复患者病态的机体，用自己的审美修养感召患者，共同创造健康美和长寿美的奇迹。

（四）护士的审美实践活动

审美实践活动是具有一定创造性的审美行为活动。它以实际行为操作形式，进入审美经验过程，感受到主体与外在客体对象的和谐统一，从而陶冶性情和心性，是创造性活动中的审美修养方式。审美操作形式很多，如文艺、体育、游戏、劳动等等，从审美角度看，只要涉及有意义、情感的，都是一种审美操作活动。

1. **课外活动提高审美修养**　课外活动中的审美教育，是学校美育丰富、活泼的部分。它补充课堂知识，锻炼护生能力，具有操作性。高等院校的护生，已有相当的组织活动能力，兴趣爱好广泛多样，决不会满足于几门美育课程的学习，希望有更多的机会和场所来培养和展示自己的审美和艺术方面的才华。如艺术活动：舞蹈唱歌、作画书法、文学创作等。一方面可以表现护生的审美创造能力,一方面又可以使护生感受、体验这类审美创造性活动。通过文艺审美操作活动,使护生各种心理机能比较协调和谐地发展。因此,学校每年可定期举行文化节、艺术节等项目的全校性审美教育活动,引导护生组织文学社、书画社、剧社、合唱团、舞蹈团、乐团、摄影社、影评小组等等多种多样的文艺社团,并加强审美指导,使护生能自由地发展自己的审美爱好和艺术特长,提高审美修养。

校园环境的美化,也是提高护生审美修养的活动之一。学校的建筑要有艺术性、有审美意境。可以让护生参与校园环境的美化:植树种花、安置名人塑像或画像、建立与学校传统有关的纪念碑等。此外,还应根据学校的条件,建设一定的文化设施,如美术馆、音乐厅、俱乐部、健身房等,为护生提供施展其才华的最好阵地。同样,对于在职护士来说,工作之余组织并参与各种社团活动、登山、舞蹈、绘画、插花等不仅能够修身养性,而且能够提高审美情趣。

2. 临床实践加强审美修养　在日常生活、职业活动以及其他社会活动领域中,都有着审美修养的广阔天地。美,无所不在。关键是要人们用审美的眼光去审视日常生活、职业活动和其他社会活动,这样就能在这一切活动中成为审美教育的接受者和实施者,不断地加强个体的审美修养。因此,护士应着重在护理活动中发掘美、创造美。

(1)营造美的护理环境:护理环境主要是指与患者的情感、情绪、治疗和康复相关的环境因素。优美舒适的休养环境,既有利于患者的身心健康,也有利于护士审美修养的提高。因此,护士不仅对病房的布置应力求做到整洁、美观、舒适和温馨,还要为患者营造心理上的美感。注意颜色、声音、光线的调节,使环境既协调统一,又富于变化,排解患者心中的孤寂和消沉,提高生活的情趣和乐趣。

(2)展示美的护理操作:护士在进行各项护理操作过程中,不但要遵从各项操作程序,执行护理原则,选择护理方式,以达到护理目标,还要注意研究每一项操作、每一个过程甚至每一个动作是否科学、节力,努力达到动作协调美观、紧张有序、忙而不乱、张弛有度、干净利索的护理操作美境界。除此之外,护理操作中,护士还要关注患者的需要和反应,给患者以真切的、实在的体贴与关怀,表现出护士职业特有的严谨、周到、细致、完美和以人为本的关怀。

思考与练习

1. 叙述美的本质和特征。

2. 请从当前倡导人与自然和谐发展的美学观和社会观的意义出发,阐述"天人合一"给人类的启示。

3. 分析情操美的品性构成,试谈护士如何在情操美的塑造中拥有人生的气质美?

4. 许多人都熟悉王国维先生的一段话:古今之成大事业大学问者,必经过三种境界:"昨夜西风凋碧树,独上高楼,望尽天涯路"。此第一境也。"衣带渐宽终不悔,为伊消得人憔悴"。此第二境也。"众里寻他千百度,蓦然回首,那人却在灯火阑珊处"。此第三境也。

这三句词,原本都是关于男女之情的,但王国维先生却巧妙地将它们组合在一起,来说明做学问干事业的三种不同境界,表示只有经过反复刻苦的追寻才能获得对真理的把握。

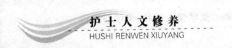
请结合护理工作特点,试谈护士审美修养的方式和应达到的目标。

实践训练

【目的】通过本讲的学习,理解学习美学、提升审美修养可以发展人的潜能,突破局限,成为全面发展的人。

【要求】

(1) 在学习本讲知识的基础上,根据讨论题,分组(每组 7～8 人)开展讨论;

(2) 各小组分别将讨论情况进行交流汇报,集体分享小组讨论的结果。

【讨论内容】

(1) 美学教给你什么?

(2) 心理学家指出一个严峻的事实:当代大学生大脑两半球功能的严重失调。要改善这种情况,美学是大有用武之地的。请就如何通过审美教育,将美学精神引入日常生活,恢复大脑右半球的机能,畅谈你的想法。

(3) 在审美的世界里个性和独创性被视为最宝贵的东西。请你就如何通过美学学习来提升大学生的美学修养,实现创新精神和超越境界发表你的观点。

【推荐书目】

1. 朱光潜.谈修养.桂林:广西师范大学出版社,2004

2. 周宪.美学是什么.北京:北京大学出版社,2002

3. 凌继尧.美学十五讲.北京:北京大学出版社,2003

4. 李泽厚.美学四讲.天津:天津社会科学院出版社,2001

5. 姜小鹰.护理美学.北京:人民卫生出版社,2006

【网络资源】

1. 当代美学网:http://www.cnmxw.net/

2. 北大美学:http://www.aeschina.cn/

3. 美学网:http://www.meixue.cn/

(吴　明)

第五篇

护士的语言文字修养

第十四讲　语言使人睿智:语言学与护理

教 学 目 标

1. 说出语言、文字、语言学的含义及其产生与发展。
2. 简述语言文字的功能。
3. 阐述护理语言的形式及在护理学中的地位和作用。
4. 解释语言文字符号系统的内涵。
5. 阐述语言系统的构成。

本讲提要

　　语言文字是护理工作的重要工具。本讲从语言文字的产生将学习者引入语言文字的殿堂,了解构建语言大厦的文字符号系统,掌握构成文章的要素,把握护理写作的主体和载体,将写作知识与护理专业结合,使之服务于护理工作。

　　读书使人富有,交谈使人机敏,写作使人睿智。语言文字修养是人文修养的重要组成部分。对语言文字的有效驾驭,必将让护理人员拥有更充实的职业生涯,走向更广阔的生命空间。

问题与思考

问题:我们为什么"望文生畏,提笔兴叹"?

　　21世纪,一个机遇与挑战共存、希望与奋斗同在的世纪。语言文字作为交往的手段、信息的载体、管理的工具,在社会舞台上显现出超凡的活力与功用。现代语言学在国外,比如美国,早在十几年前就已跟法学、医学、经济学"桌立"为四大热门学科。然而在国内,它还是冷门中的冷门,有关语言知识和技能的培训未受到足够重视,在许多理工农医类专业,没有开设相关课程,学生的写作水平停滞在中学水平,甚至还有倒退之嫌。近几年来,不少大学以中学语文教材和高考试题为基础对学生进行语文水平测试,令人瞠目结舌的是,"人像研究生,文像中学生,字像小学生"的现象竟然比比皆是!护理专业也不例外,由于没有进行相关培训,有些护理人员望文生畏,提笔兴叹,错别字连篇,提起写文章就"头痛",有人甚至说,"宁可抢救10个病人,也不愿意写一篇文章"。

不知你是否注意过这样的现象？是否也有同样的感受？在体会并思索这种感受时,你是否发现,有一个名叫"语言学"的领域过去不曾受到我们的关注？

第一节　语言,人类特有的财富

如何还语言文字(尤其是语言学)以本来面目,如何能够驾驭这一人类社会独有的交际工具,使其更好地为人类健康服务,这是每一位护理工作者的使命之所在。学完本章可以知道,语言学发展到今天早已不是什么只会抠抠字眼的学问,它是培养护理人员"笔才"、"口才"等基本功的大学问。

一、研究说话的学问——语言学

人类生产、生活离不开语言,语言是人类社会生活中最重要的交流工具。一般来说,人们对"语言"这一对象的理解与实际生活是密切相关的:语言就是我们所说的话。这样的理解当然不能算错,但很不全面。如果有人问语言是怎么产生的？语言构成成分有哪些单位？它们之间又可以构成哪些关系？没有学过语言学的人就会感到茫然。

(一) 人类的语言

1. 语言的产生　当人的祖先——一种高度发展的类人猿,从树上移居到地面时,它们为了抵抗猛兽的袭击,谋求生存,集群而居,结队觅食。在那时,它们已经能够发出一些不同的声音以充当某些行动的信号或表达某种感情。当然,这只是一些简单的声音,它离语言的特征还相去甚远。

随着生活方式的变化,类人猿的前肢开始与后肢有了较为明确的分工,手足的分工使得头部可以转动自如,这既开阔了他们的视野,也促进了发音器官的完善、发育,为语言的产生奠定了物理基础。

人类要抵抗猛兽的袭击,要抵御自然灾害,要把庞大的猎物抬回集居地,靠个体的力量是难以完成的,必须采取集体共同劳动的方式。在集体劳动过程中,人类的祖先——这些在不断进化中的人,渐渐感到需要彼此交换一些信息,以便步调一致,从而能够更顺利地从事各项活动,更多地获取外界事物来满足生活的需要,这就为语言的产生奠定了生活基础。

当一群类人猿抬着他们的猎物在返回集居地的路上,其中的一位嘴里发出"吭唷！吭唷！"的吆喝声,其他的也跟着附合。这时,他们会发现这随着脚步的节奏发出的"吭唷"声,既可以协调动作,也可以减轻疲劳程度,他们便会对这"吭唷"声产生一种特殊的认识,当他们再次从事类似的劳动时,便会再一次喊起这"吭唷！吭唷！"声。

语言就是这样在集体劳动的过程中逐渐充实、完善起来。毫无意义的声音,被赋予具体的含义,再按照一定的语言规则把这些被赋予具体含义的声音组合起来,这便有了语言。有了语言,便有了深层次的交流,类人猿也就摆脱了混沌蒙昧的状态,发展成为人类。总之,劳动既决定了创造语言的需要，又决定了创造语言的可能，每一个词语又是在劳动的过程中产生，所以，我们可以说，是劳动创造了语言。

在漫长的人类社会发展进程中，语言始终是人类最重要的交际工具。正是因为有了语言，人类才脱离了混沌的动物世界，进入了人类社会。随着人类的进步和社会的发展，人类语言也不断地从简单到复杂，从粗略到周密，日臻完善。

2. 语言是什么　每一个正常人都离不开语言，但究竟什么是语言？这个问题并不容易回答。人类对于语言的研究已有 2000 多年的历史，但至今对于语言的定义仍时有争议。有人说，语言是认知的工具；有人说语言是艺术的媒介；有人把语言理解为文化的镜子等等。《中国大百科全书·语言文字卷》这样解释语言："语言是人类特有的一种符号体系，当作用于人与人的关系的时候，它是表达相互反应的中介；当作用于人和客观世界的关系的时候，它是认知的工具；当作用于文化的时候，它是文化信息的载体。"可见，人们对语言的理解之所以多种多样，是因为语言本身十分复杂。它不仅是语言学的研究对象，也是其他许多学科的研究对象，如哲学、逻辑学、社会学、人类学、心理学、传播学、信息科学、计算机科学等等。

从对语言本质的分析角度看，语言是人类特有的一种符号；

从对语言结构系统的分析角度看，语言是由语音、语汇、语义、语法组成的结构系统；

从对语言的生物基础和物理因素的分析来看，语言是一种由人的发音器官发出的声音系列；

从对语言的社会功能的分析角度看，语言是人类最重要的交际工具，是人类的思维工具，是人类区别于其他动物的一个重要标志。

由此看出，语言与人类社会方方面面都有联系，简单的定义难免以偏概全，明智的做法是从多个角度去理解语言的概念。

3. 人类语言与所谓动物"语言"的区别　人类生产、生活离不开语言，语言是人类社会生活中最重要的交际工具，是维系社会生存、促进社会发展必不可少的手段。与人类相比，其他动物似乎也有一定的沟通手段，如禽鸟的鸣叫、兽类的吼啸、吠嚷以及不同的肢体方式等。从功能上看，这些表达手段与人类语言有相似之处：表达某种意图，获得一定效果。但是，人类语言与这些动物之间的交际手段有着本质的区别。

（1）习得性：人类的语言是后天习得的，而动物的"语言"则是先天具备的能力。近年来的认知科学研究发现，人类语言能力有依靠遗传所"获得"的部分机制，但任何一个人，如果没有后天具体语言环境的刺激，没有语言训练这一"习得"的过程，就不可能掌握或运用一种语言，而习得本身是一个复杂且持续很长的过程。但对动物来说，它们的交际手段以及各种体态语言都是"获得"性的，非"习得"性的。

（2）复杂性：人类语言是一个复杂的系统，动物"语言"则简单得多。人类语言是一个由各种界限明晰的单位和层次多样的关系构成的复杂系统，如音位系统、语素系统、词语系统以及由它们构成的各种结构或表达单位体系，能满足人类由简单概念到复杂判断和思想表达的需要。但是动物"语言"构成就相对简单多了。迄今为止，尚没有研究表明动物"语言"有类似于人类语言的构造体系。

（3）文化性：人类的语言是文化信息的载体，动物的"语言"不具有文化性。人类在长期使用语言的过程中，并不是完全将语言的功能局限于工具层面，而是在此基础上，将它作为文化保存和发展的媒介，附加上本民族对各类社会文化对象所产生的独特的理解，这一点在意义系统上表现得尤其突出。例如,颜色是客观存在的光谱现象,但不同的民族对它的认识是有差异的。如对同一种颜色,在不同的语言系统里可能有不同的附加意义或联想色彩。汉语里"红"是带有浓厚的吉祥、喜庆色彩的,和它相关的词大多有褒义色彩,"红旗"象征着革命,"红对联"是春节或婚事喜庆的标志;而英语中与"red"有关的词极少有褒义色彩,多与危险、愤怒、繁琐等相关,如:"redflag"表示道路上作为危险信号的小旗,"redlight"则为危险信号,停车的标志,"redtape"则表示繁文缛节、官样文章……与此形成对比的是,动物"语言"虽也历史久远,但绝不存在人类语言的上述特点。

(4)结构性:人类语言以语素为最小单位,经过排列组合构成符号的序列:词、句子。这个分层装置依次以少数有规则地组成多数,几十个音位排列组合成几千个语素的语音外壳,使意义具有人们可以感知的形式;几千个语素排列组合成几万乃至几十万个词,乃至无数的句子。而动物的"语言"不能分解成单位,更谈不上有结构。

(5)多样性:人类语言在表达内容(意义)和表达形式(语音)之间,没有必然的关系。如"人体的下肢接触地面的部位",在英语中用"foot"来表示,在汉语里用"jiǎo"来说。但对动物来说,其鸣叫的意义与声音之间的联系是简单而且必然的,至今尚没有充分证据证明不同地方或国家的同类动物之间需要"翻译"才能交流。

(二)语言学

1. 语言学是什么　任何一位社会的人,只要他的发音器官正常,都能掌握某种(或某几种)语言,具备听、说的能力;经过一定的学习,他还可以具备读和写的能力。但是,一个人是如何学会说话的,语言的功能有哪些,语言的结构有哪些规律,如何正确运用语言,诸如此类的问题,却不是任何一位实际使用语言的人所能回答的。

语言学,顾名思义是研究语言的科学。现代语言学是一门独立的学科,探索范围包括语言的结构、语言的运用、语言的社会功能和历史发展,以及其他与语言有关的问题。

2. 语言学的产生与发展　语言活动深入人类社会生活的一切领域,只要有人活动的地方就需要语言,这种情况必然会产生一门对语言进行研究的学科。语言学是一门古老而又年轻的学科。早在公元前4世纪到3世纪,古代印度和古代希腊就开始了语法研究。在中国,从周秦时代起就有人开始了关于语言文字的研究,孟子、荀子等都曾有过一些关于语言本质、语言事实的精辟论述。

当然,语言学作为一门独立的、完整的科学是19世纪上半叶才真正建立起来的。"语言学"这个名称也在这时产生。当时,欧洲的一些语言学者采用了历史的、比较的方法寻求语言的来源和亲属关系,产生了历史比较语言学。随后,经过广大语言学者的努力,尤其是瑞士语言学家索绪尔的杰出贡献,到20世纪上半叶,语言学明确了研究对象,丰富了理论体系,制订了专门的研究方法,并且取得了丰硕的成果,走上了蓬勃发展的道路。

近30年来,语言学的发展极为迅速。一方面,语言学本身出现了不少新的流派,不断推动语言的科学研究发展深度和拓展广度;另一方面,语言学和其他学科相互联系,相互渗透,产生了许多边缘学科,如语言学与社会学结合产生了社会语言学,与民俗学结合产生了民俗语言学,与广告学结合产生了广告语言学,等等。

总之,语言学是一门内容极其丰富,知识十分浩繁的科学,随着护理学科的不断发展,语言学的有关知识已经被广泛地运用于护理领域中,在整个护理科学体系里,语言学正愈益显示出它的重要作用。

3. 语言学的研究对象和任务　语言学的基本任务是研究语言的规律(包括结构规律和演变规律)，使人们懂得关于语言的理性知识，以提高学习语言的效率和使用语言的水平。语言学包括语言研究的各个方面：从语言的词汇、语法到声音、意义；从口语到书面语；从现代语言到古代语言，从语言的产生到语言的历史发展；从本民族语言到其他民族的语言；从语言研究的方法、理论到语言的运用；以及语言学在其他科学中的地位，等等。所以，语言学的研究对象是非常广泛的，内容是十分丰富的。

现代语言学是以描写各种语言的现状、追溯它们的历史、探索人类语言的共同规律为主要任务的独立的科学。从研究古代经典中的书面语的语文学发展到全面研究语言的语言学，是语言研究的深刻转折。

语言本身的构造很复杂，对它的深入研究还可以分为语音、词汇和语义、语法几个部分。语言是一种社会现象，和使用者的心理也有密切的联系，所以还可以从它与社会、与使用者的心理的关系进行考察。综合各种语言基本研究成果，归纳成语言的一般规律，这是语言学的任务。

4. 语言学在科学之林中的地位　自19世纪初开始，语言学经历了一二百年的发展后正日益成熟和丰富。尤其是近几十年，它更以发展之速、变化之大引起人们的广泛关注。这一切都是因为语言在人类社会中的重要作用所使然，都是由以语言为研究对象的语言学在整个科学体系中的地位所决定的。

语言活动深入人类社会生活的一切领域，只要有人活动的地方就需要语言。这种情况必然会使语言的研究和其他学科发生密切的关系。语言学既与社会科学有密切的关系，也与自然科学有密切的关系。它的研究成果越来越为其他学科所关心、所运用。它在整个科学体系中占有重要的地位。

语言学的研究同人类学、文化学、美学及哲学认识论等学科都有着密切的关系。可以这样说，这些学科进步的动力之一就来源于语言研究的进步，而那些受语言学影响的学科很多。

二、不可或缺的人类语言

会不会说话是人类和其他动物的根本区别之一。非洲有一个民族把新生的婴儿叫做 kuntu(物)，到孩子学会说话才叫做 muntu(人)，这一现象鲜明地反映出这种认识。一个民族可以没有文字，但是不能没有语言。没有语言，社会就不能生存和发展。在经济高速发展、进入信息社会的时代，语言的运用、语言的交际，更具有重要的价值。而一个人的语言水平、言语行为和言语交际能力更是他的社会德行、人格教养、文化素养的真实反映。

(一) 语言是人类最重要的交际工具

1. 社会交际功能是语言的基本功能　语言是人类最重要的交际工具，这一论断是列宁1914年在《论民族自决权》一文中首先提出来的。在人类社会形成过程中，语言成了人们彼此之间联系的工具，是社会产生的重要条件。

语言是社会的产物，人类社会出现后，语言更是人们之间交流思想、情感，维系生产、生活不可缺少的工具。有了语言，生活在社会中的人才能共同生产、共同生活、共同斗争，协调在同自然的斗争中、在生产物质资料的过程中的共同行动。没有语言，人与人之间的联系就会中断，社会就会解体。所以说，语言是人类社会最重要的交际工具，交际功能是语言最基本的社会功能。

2. 社会交际功能是语言的本质属性 从社会功能的角度来认识语言的基本属性,是马克思主义对语言学研究的一个重大贡献,这对于语言社会本质的揭示有着极其重要的意义。因此,对"语言是人类最重要的交际工具"这一论断的理解,是我们认识语言社会本质的关键。马克思主义认为语言是一种社会现象,它既不是经济基础,又不是上层建筑,而是人类最重要的交际工具和不可缺少的思维工具。语言为全民所有,依赖社会而存在,并为社会服务。各种辅助语言的交际工具,无论它们在特定的场合有多么重要,仍然不能代替语言,因为从根本上说,人类各种辅助性交际工具都是在语言的基础上产生的,没有语言基础,这些工具也就失去了存在的意义。所以说语言是人类最重要的交际工具。

(二) 语言是思维与认知的武器

1. 语言是思维的武器,是思维的表达方式 语言是思维的工具,也是认识客观世界事物成果的仓库,语言积累了祖辈思维、知识、经验的成果。人类在认识客观世界事物过程中形成感觉、知觉、表象和概念,人类的思维活动也是借助语言构成的概念、判断、推理等思维形式来进行的。概念是思维的成果,是借助词语固定下来的。语言是思维成果和概念的直接现实。没有语言,概念就无所依存。语言构成思维的形式,思维成了语言的内容。在这个意义上来说,语言既是思维的工具,同时又是思维的成果即思想的表达方式。

掌握了语言的正常人,既可以说古道今、表达深邃的哲理,又可以翱翔想象,思想驰骋到哪里,语言就能如影随形地跟随到哪里。任何其他的非语言交际工具都无法实现这种回忆与想象。通过比较,我们可以得出一个结论:语言是人类最重要、最有效的思维工具。

2. 语言和思维不是同时产生的 在人类语言形成以前,人类已经经历了几百万年甚至上千万年有思维而无语言的历史阶段。即便从个体发生学的角度来看,思维也是先于语言的。一个不会说话的婴儿,他也有思维:看见亲人尤其是母亲就高兴依偎,看到陌生人就畏惧避让。

3. 语言与思维的关系不对称 现实中有不少语言才能很强的人,思维能力却一般化;有的人则是思维能力很强,而语言能力很差。我们常用"茶壶里煮饺子——有货倒不出"这句歇后语来形容那些学问高深却表达不出来的人;成语中的"言不由衷"、"辞不达意"也反映了语言与思维的关系不对称。尽管如此,语言仍然是思维的直接现象。

由此可见,思维与语言的关系是辩证的,既有相互联系的一面,又有相互区别的一面。思维的发展,丰富了语言的表现力;语言的发展,又强化了思维的周密性,促进了思维能力的提高。

(三) 语言是国家、民族、个人的"标签"

1. 语言是传承文化的工具 语言作为人类创造的文化现象,它本身还成为传承人类各民族文化的载体。在最初的口语阶段,人类通过口耳相传的方式将自己的经验、思想或情感传递给他人、后代,使既往的历史有了逐渐积累的可能。有了语言的记录符号——文字后,人类更是使既往历史的传承有了物质意义的保存,从而大大加快社会的进步、发展。

【知识库】

文化语言学

在今天的北京、上海、广州等大都市里，人们对"打的"、"恤衫"之类的词语早已司空见惯，但对一个刚进城的山里人来说，则可能感到莫名其妙，他不知道"的"是英语"taxi"的借音词，"恤衫"是由英语"shirt"借音加指类名词而成。上述这些现象的出现，反映文化的交流和融合。对这些词语的解释、理解，必须从文化的角度来进行。这种从文化的角度来进行语言研究的学科，就是近几年来形成的最新学科——文化语言学。

2. 语言带有厚重的文化印痕　语言在长期的使用过程中，本身还积淀下浓厚的文化印痕。人类语言学就成功地从语言侧面观察早期人类社会形态的生存状态和发展脉络，社会语言学等也从语言与社会互动关系上描写了人类职业、性别、心理等对语言符号及其使用过程的影响。语言在人们的使用中可以有不同的变异、不同的风格。普通老百姓说话时用词造句的习惯和风格与学术泰斗肯定有差异。语言正是在各种变异中表现出自己的性质。

三、护理实践中各显身手的语言形式

护理实践中的语言是护理人员以语言为手段，以为患者身心健康服务为目的的综合技能。护理工作中的语言，绝不仅仅是指有声语言，它包括了多种语言形式。

（一）有声语言

1. 什么是有声语言　有声语言即口语或口头语言，是指以音和义结合而成，以说和听为传播方式的口头语言。任何一种语言总是先有口语，后有书面语，而且许多语言在其存在的历史上只有口语而没有相应的书面语。因此，口语是第一性的，书面语是第二性的。在护理工作中，有声语言相对于其他语言形式，在适用范围和功能上，都具有不可比拟的优越性。本教材在第九讲重点阐述有声语言。

2. 有声语言的特点

（1）音义结合的相对性："音"是有声语言的物质形式，"义"是有声语言的实质内容，相同的音可以表示不同的义，不同的音也可以表示相同的义。这使得发音好坏直接影响表意的效果。护理人员的发音如果准确清晰，不仅可以恰当地表意，而且可以给护理对象以亲切、温暖的感觉。

（2）思考表达的同步性：思维过程是立体的，而语言却是一个呈线性排列的系统，这样就必须在短暂的瞬间将所要表达的内容按顺序排列起来，而且要做到用词准确、语句流畅，其难度不言而喻。

（3）瞬息即逝的有限性：有声语言依靠声音媒介传递信息，因此受到时间和空间的限制。声音是一发即逝的，声波在空气中的传递需要能量，必须在一定的距离内才能听得见。因此必须在能够接受到声音的时段和环境下才能接收到。

（4）语体风格的简洁性：口头语言多使用省略句或短句，较少使用长句。护理工作十分繁忙，服务对象多是需要治疗休息的病人，这就要求护理语言在保证科学性、规范性的条件下尽量做到言简意赅，精练扼要。

（5）信息反馈的迅速性：运用有声语言向护理对象直接传递信息，没有中介阻隔，接受者接到信息后可以马上反馈。这就要求护理人员具备良好的语言表达能力。

口头交际行为是在一定的语言环境中进行的，而且交际双方在进行口头交际的同时常常伴随着各种面部表情、手势和体态，还有各种不同的口气和语调。

3. 护理有声语言的分类　根据交谈的目的，可将护理有声语言评估性交谈和治疗性交谈分为两大类（参见第九讲）。

（二）书面语言

1. 什么是书面语言　《语言学名词解释》中说："书面语又称笔语，指的是某一人类集体在书面上使用的语言，这往往是该人类集体的文字语言。"可见书面语是以字和义结合而成，以写和读为传播方式的语言。从语言的起源看，有声语言产生最早。伴随着新的交流工具——文字的出现，语言的另一种存在形式也被创造出来，这就是书面语。书面语为了补充口语交际时的语境等非语言成分，又不得不添加一些成分。确切地说，书面语是经过加工、提练和发展了的口语的书面形式。书面语由于克服了口语在空间和时间两方面的局限，就有可能积累起比口语更丰富的语汇，更精密复杂的语法结构，更多样化的表达方式，从而反过来影响和促进口语的发展。

2. 书面语言的特点　我国通常用"话"表示语言的口头形式（如中国话、英国话、法国话），用"文"表示语言的书面形式（如中文、英文、法文）。书面语在口语的基础上产生，是口语的加工形式，但口语是听的，书面语是看的，两者不可能完全一致。

（1）词汇特征差异：在词汇上口语具有简短明快、通俗自然的特点，书面语具有语句雅正、准确严谨的特点。书面体语言与口语体语言相比的一大优势在于，书面语不是即时语言，可以给作者更多的时间去精挑细选词语，因此更简练、精确，而且词汇量较口语大，特别是同义词、反义词使用较多，而较少使用口语中常用的时髦语、歇后语、俚语等。

（2）结构特征差异：口语的句子较短，结构较简单，还可以有重复、脱节、颠倒、补说，也可以使用"呃，呃""这个，那个"之类的废话作为"填空"。而书面语使用比较复杂的句子结构，扩大用词的范围，尽量排除废话，讲究篇章结构、连贯照应，一般不存在重复的现象。如果将一段会话记录与一篇学术论文并列一起，不难看出书面语无论在论题、段落还是话语结构上都具有精心的组织。

（3）语法特征差异：书面语比口语有较多局限性。很多口语可以用的表达方式而书面语却不可应用。例如，书面语不可以有错误的开端，不可以中断和出现"不规范"的句法（但是或许这些不规范的句法在口语中是司空见惯的）。

（4）表现特征差异：口语的表现特征有表情、身势语，说话的语气及态度。另外，还有其他的超语段特征，如音质、声调、重音、停顿等等。而在书面语中相应地用书写特征，如分段、标点符号、划线、引号、斜体字等来表明。在护理文书中，还会经常使用缩写的形式，而在口语中一般不会用这样的形式，但允许使用省略句。

（5）语境语场差异：口语一定需要语境而书面语则可独立存在。口语在很大程度上取决于非语言环境。比如，当护士对病人说："今天天气真好！"这句话时，可能在向病人提供天气信息，也可能是建议病人"为什么不出去走走呢？"如果不注意说话时的语境就无法准确把握护士的意图。相比较而言，书面语更直接、独立，不需要言外语境以及写作者和读者间的适时互动。但书面语中的每件事都要写清楚，使读者能准确地理解其中的意思。

(三)体态语言

1. **什么是体态语言** 体态语言又称身势语、身体语言、动作语言、无声语言等,是以体态与意义相结合,以表现与观察为传播方式的语言符号。体态语言具有增强有声语言表达力和感染力的重要意义。

2. **体态语言的特点**

(1)无意识性:一个人的体态语言动作更多地表现为一种对外界刺激的直接反应,基本上属于一种无意识的行为。

(2)真实性:与无意识性密切相关的是"真实性"。愈是无意识的,表现人的真实情感愈强。由于语言信息受理性意识的控制,容易做假,而体态语言大多发自内心深处,较难压抑和掩盖。

(3)整体性:体态语言符号在使用过程中,通常会同时使用多个器官来传情达意,因而在空间形态上具有整体性的特点。体态语言的这种特点也被称为是"多重管道(multiplechannels)"。

(4)形象性:体态语言符号类似于一种"感性形态"符号,具有较强的"形象性"。通过使用它,信息的传递者可以在对方头脑中直接构成丰富可感的信息文本。

(5)模糊性:这种模糊性主要是因为人们对体态语言符号含义的"解读"不确定。一个体态语言符号可能同时具有多重含义,如,不同的患者在流眼泪,有的是表达悲痛与伤心,有的是表达生气与委屈,有的则可能是因为高兴所致。

3. **体态语言符号的类型** 体态语言符号包括面部表情、眼神、肢体动作和身体接触等(参见第九讲)。

四、护理语言在护理学中的地位和作用

护理语言在护理学中的地位和作用主要在于它的研究对象——护理语言对于护理活动的重要影响。因此,一些学者也把护理语言视为护理学的一个分支学科。

(一)护理语言是护理科学化程度的重要表征

具有系列的语言应用特征,是一个社会团体形成和完善的重要标志;系统的专用术语,是一门学科确立和成熟的基本表现。护理作为一种特殊的专业,其语言应用的系列特征更具有标志意义;而护理学科的科学化程度,也直接地反映于其专用术语是否形成完善的体系。护理语言必须适应于不断发展的时代,淘汰过时的,吸收新生的,规范歧义的、约定俗成的。因此,研究护理语言,是护理走向科学化建设的必然需求。

(二)护理语言是一种特殊的服务"武器"

语言是人类最重要的交际工具,我们可以把护理实践视为人与人之间特殊的交际。在这一交际中,技术服务是其重要形式,护理仪器是其重要工具,但语言的作用同样不可忽视。护理评估需要语言,健康教育需要语言,心理护理需要语言,护理记录需要语言……在有的护理服务中,语言甚至是主要的武器。如在心理护理中,赖以取胜的武器就是语言。在营造了适宜的语言环境后(语言学中所指的"语境"),护理人员通过语言要素的组合和运用,来实现所需要的护理效果。在心理社会因素越来越受到重视的今天,我们更有必要对护理语言这样一种特殊的工作"武器"进行深入研究,把握它的运用规律、运用环境和运用方式,使"护

理语言技术"理论更加丰富和成熟。

（三）护理语言是护理组织的语体系列

任何一个社会集团都可以形成一套与该组织的性质和特点相适应的语言运用特征,但是,这些语言运用特征是否典型,能否形成系列,还要取决于组织的聚散程度和运作的向心力大小。社会语言学研究结果表明,组织松散的社团,其语言运用的特征也往往是难成系统的。护理组织结构严谨,团体意识强烈,这就使得其语言运用能够形成系统。护理用语就是共同语词汇在护理组织的长期运用中形成的一套特殊语汇,它已经成为护理组织正常运作的必要条件。这时,护理组织的语言运用不但是约定俗成的,而且是统一规范的。如我国《病历书写基本规范》对护理文书的表述所作的规定,就是服从于护理职能和特点的语言规范。

第二节　构建语言大厦的文字符号系统

如果把语言比作高楼大厦,那么建筑这座大厦的材料就是文字符号。文字符号组成了一个个词的集合体,构成了丰富的词汇系统。这些"砖瓦"千变万化的不同组合,建筑了一座又一座的华彩文章。

一、语言是符号系统

众所周知,以声音为载体的人类初期的音义体系,不可能附着于物质而保存和恢复。随着人类的进化,人类具有了发达的思维能力、成熟的发音条件、迫切的交流需要。在具备了上述三个必要条件后,在历史上的某一个阶段,语言符号系统作为人类特有的交际工具就逐渐地产生了。

（一）什么是语言符号

符号是代表某种事物或表达某种意义的标记或记号,是某种事物或思想的标志,是人类用来交际的工具。它不是实在的事物,但它代表着事物。在认识活动中,人们常用甲事物代替乙事物,那么甲事物就是乙事物的符号。符号又是形式和内容的结合体。形式是人的感官可以感知的,内容则是形式所表达的意义。比如交叉路口的信号灯,绿灯是"可以通行"的标志,红灯是"禁止通行"的标志,黄灯是"准备停或慢行"的标志。红、绿、黄是人的视觉可以感知的颜色,是符号的形式;禁止通行、能行、准备停车或慢行,是红、绿、黄三种形式分别表达的意义,是符号的内容。形式和内容结合就构成了红灯、绿灯、黄灯三个符号。符号的种类繁多,有视觉符号（如信号灯）,有触觉符号（如六个凸点的盲文）,有听觉符号（如汽笛、军号）,等等。

语言也是一种符号,而且是一种听觉符号（指口语）或视觉符号（指书面语）体系。语言符号是所有符号里最完善、最通用的符号,它可以代替任何事物或思想,语言作为符号,比别的符号复杂得多。它是一种以语言为物质外壳、以词汇为建筑材料、以语法为结构规律而构成的完整的符号系统。词就是一种符号,它能使听话者意识到它所代表的事物或现象。整个语言就是由这种符号组成的一个系统。

（二）符号应具备的条件

1. "约定俗成"性　约定俗成是语言符号的本质特征。符号和自己所代表的事物是两回事，相互之间没有必然的联系。符号只是约定俗成的代替物，不是事物本身的属性。就事物与名称而言，名称本身并不带有固定的适合性，社会民众用某个名称来称呼某个事物，这个名称就成为这个事物的定名。如汉语中"人"的语音形式 rén，是听觉可以感知的声音，它的意义是指所有的人，概括起来可以说是"用两条腿走路、会说话、会干活的动物"。rén 这个形式和"人"的意义结合成汉语中"人"这个符号，代表着客观世界中"人"这种事物。又如患者缺氧时面色口唇发紫，医学界用"发绀"代表这一现象，当其成共识和习惯后，"发绀"就成为这一现象的固定名称。

"约定俗成"四个字点出了语言符号的本质。可见符号是社会的产物，它要经过人们的约定，赋予一定的价值，才能起交际工具的作用。

2. 内涵的丰富性　语言符号丰富复杂。在所有的符号中，语言符号是最重要、最复杂的一种。语言中有大大小小的单位，例如句子、词、语素等。语言中最小的符号是语素，像汉语中的"护""士""注""射"等都是符号。语素是语言中音义结合的最小单位。人们自然地感觉到的语言中的单位是词而不是语素。有的词由一个语素构成，如"书""药"，有的词包含不止一个语素，如"护士""注射"。词在说话时能够自由地卸下装上。所以说语素是语言中最小的符号；词是语言中能独立使用的符号；句子是符号组装的成品，是符号的序列，不再是单个符号。

3. 使用的重复性　语言符号要像机器的零件那样能够拼装拆卸，重复使用。如果符号只能使用一次，人们就得随时随地、无穷无尽地创造符号，交际就无法进行。正由于符号能够在使用中重复出现，人们才能够根据交际的需要将有限的符号排列组合，说出无限的话来。

二、文字是记录语言的书写符号系统

为了突破有声语言的时空局限，人类发明了记录语言的符号系统——文字。先民们在广泛吸收、运用早期符号的经验基础上，创造性地发明了用来记录语言的文字符号系统。

（一）文字与字符

1. 何谓文字　"文字"一词有两个意思，一是指一个个的字，一是指记录语言的视觉符号系统。本章所讲的文字，指的是后者。文字是语言的"意与声之迹"，是在语言的基础上产生的，是语言的书写符号。

2. 何谓字符　文字的基本书写单位是字符，汉字的字符称为"字"，拼音文字的字符一般称为"字母"。一个字母是一个字符，如英语的字母、日语的假名。书写时一般以字符为基本单位。文字与字符的关系类似于语言与词的关系。

字符的主要特征是能够代表某种具体的语言单位，包括音素、音节、语素、词等。不代表语言单位的符号不是字符。如马路上的红绿灯，药品包装上的易碎、防潮、有毒等图形标识都只代表了某种意义，而不代表具体的语言单位，因此，我们可把这些视为标识语言，但不可看做字符。

广义的字符除了包括字和字母外，还包括一些特殊符号，如阿拉伯数字、标点符号、标音符号(如国际音标、汉语拼音)、科学符号等。这些特殊字符与语言有一定关系,但与字和字母有明显区别。

(二)文字的起源和发展

用文字记录语言,实际上就是设计一套书写语言的符号。这个问题现在看起来好像并不复杂,可是人类为了创造文字付出了艰巨的劳动。在古代,随着生产的发展和社会生活的复杂化,人们(特别是氏族或部落的领袖和长老们)需要记载本氏族或本部落的人口、财产、对外战争的情况,以及内部发生的大事等等,以帮助记忆。经过长期的摸索,终于找到了记事的方法,主要有两种:一种是用实物记事,一种是用图画记事。

实物记事比较普遍的办法是结绳,但实物记事与文字的产生没有什么关系,而记事的图画却是文字的前身。如果把图形简化,一个图形记录语言中的一个语素或词,那就产生了真正的文字。文字起源于图画,所以有人把记事的图画叫做"图画文字"。这样的文字工具当然只能粗略地记录语句。由记事图画发展出来的是象形的表意字。例如,有些抽象的意思无法用简化的图形来表示,就用转弯抹角的"会意"的办法,如画一个人靠在树上表示"休(息)"等等。

表意字虽然可以从形体知道它所表示的意思,但实际上它已与语素、词等单位的声音挂上钩。字形与语词的声音挂钩,因而可以念出来,这是文字发展过程中最重要的一步。人们认识到字形和语音之间的联系之后,就直接借用一个同音的表意字来记录语言中的一个词,或者在一个表意字的旁边加注读音,因而出现了意音文字。汉字是现行文字中一种典型的意音文字。

(三)文字的作用

1. 文字克服了语言的局限性　文字的发明使一发即逝的语言可以"传于异地,留于异时"。人类的知识、前辈的经验也可以大量地、系统地流传下来,这就弥补了语言的局限性,在时间和空间上扩展了语言的功能。

2. 文字促进了语言的发展　文字依附于语言,从属于语言,文字不能脱离语言而单独存在。但用文字书写的书面语是经过推敲、提炼、加工的,书面语一般比口头语更严谨简洁、词汇更丰富、语法更规范。同时,文字与语言是相辅相成的,文字并不只是被动消极地记录语言,而是积极地作用于语言,对语言的健康发展起到了一定的促进作用。

3. 文字使人类产生了质的飞跃　有了语言,人类脱离动物界走上了独立发展的道路。但是,如果只有语言,人类大脑这个"加工厂"的材料来源只限于个人的直接经验和口耳相传的间接经验,信息量有限,只能应付一些生存所必需的事情。有了文字,古今中外的人类实践的各种经验都可以成为大脑加工的原料,这样就可以利用人类知识的总和对大脑的思维能力进行再训练,以改进和提高它的素质,充分发挥它的潜力。文字的创制使人类的发展进程出现了质的飞跃。

三、文字符号的编码与规范

在语言交际中,我们最先遇到的问题就是如何将想表达的东西变成"话"说出来,也就是将想表达的意义内容换成可感知的语言形式,这就是编码。在信息论中,所谓编码就是把信息变换成符号化信号的措施。信息在其被送入信道前往往要经过编码过程。"码"就是一个符号序列,将这些符号序列排列起来时必须遵循的一些规则,换言之,"码"就是按照一定规则排列起来的、表达了一定信息的符号序列。

（一）文字符号编码的要求

1. 准确性原则　所谓准确性,是指语言形式能最大限度地表达说话人想要表达的意义内容。由于语言自身的符号特点,在描述的过程中,不可能与客观事物、事件完全等同,因此,准确是相对的。

2. 完整性原则　所谓完整性,是指所编之码反映的交际信息不应有遗漏。如通知"护师（职称）以上人员星期三考试,护师（职称）以下人员星期四考试",信息这一编码就出现了遗漏:护师（职称）应该星期几考试呢?

3. 明晰性原则　所谓明晰性,是指编码后的信息内容清楚,无歧义。因为语言的任务就是传递信息,使对方理解并接受这个信息,如果缺乏明晰性,就完不成交际任务。如一实习护生写的毕业论文题目是"几种手术器械消毒方法的比较研究",让人阅后不知是"几种手术器械",还是"几种消毒方法"。

4. 逻辑性原则　所谓逻辑性,是指要求信息结构合理,言语表达层次分明,关系清楚,合乎逻辑,有条理性;否则,内容简单、词语不多的信息,也会让人不得要领。如一夜班护士交班记录写道:"昨晚很忙,病人要死了,我楼上楼下找医生,与家属也联系不通,点滴老堵,还老来新病人……"阅后给人的感觉只是忙乱,没有头绪。

5. 简洁性原则　所谓简洁性,是指要保证在编码时所使用的符号单位尽可能少。符号少,当信道一定时,信道的容量就大,这样可以提高信息传递的有效性。人们常说"意则期多,字则唯少","言不在多,达意则灵",就是对这一原则的生动表述。

6. 得体性原则　所谓得体性,就是指语言的发出者（编码者）的言语活动的内容适合自己以及对方的身份,适合交际时所处的场景,恰如其分,恰到好处,使交际对方容易接受,乐于接受。例如,护士欲请主任帮助修改论文,邮件附言中如写"主任,这是我写的论文,请修改!"就显得不够得体,不符合两者的身份关系;如写"主任,这是我写的论文,您能否抽空帮我看看,提点修改意见? 谢谢您!"就显得较为得体。

（二）文字符号的规范要求

文字规范是为文字的使用确定全社会共同遵守的各种标准。汉文字源远流长,历史悠久。在几千年的流传过程中,发生了简化、繁化、讹化等现象,出现了不少异体字、生僻字。而要提高汉字承载和传递信息的效能,就必须促使汉字规范化。所谓汉字规范化,就是为汉字本身及其社会应用确定正确、明确的标准,把那些符合文字发展规律的成分和用法固定下来,加以推广;对不符合汉字发展规律的和没有必要存在的歧异成分及用法,根据规范要求,妥善地加以处理。文字规范的主要内容包括:

1. 字形规范　字形规范是规定标准字形,废除异体字。如"告"字上部旧字形作牛,新字形中间一笔向下不出头;草字头中间的横笔,旧字形本为互不相干的两笔,新字形以其相邻而连为一笔。《现代汉语通用字表》收录现代汉语通用字 7000 个,规定了汉字的字形结构、笔画数和笔顺,是字形规范化的重要依据,护士应依此标准字形进行撰文。

2. 字音规范　字音规范是规定字的标准读音,消除异读字。普通话是现代汉民族共同语的俗称,它是现代汉语的标准音。由于北京是全国政治、经济、文化的中心,是北方方言区的代表城市;又由于北京语音符合汉语口语形式由繁趋简的发展规律,所以早在 20 世纪 50 年代,国家就已经确立现代汉民族共同语"以北京语音为标准音"。护士在讲话时应根据服务对象的情况选择不同的语言,当使用普通话时应做到字音规范,否则易引起病人的误解。如门诊注射室前挤满了人,一护士指着抽血室对一抽血病人说:"请过那边去。"因口齿不清,病人听成"请滚那边去",引起护患纠纷。

3. 用字规范　用字规范是规定字的使用规范,对于汉字来说,包括规定繁体字的使用范围,确定人名、地名、译名的用字规范以及数字使用规则等。护士在写作时应做到不写错别字、不用异体字,如写"并且",不写"併且、並且";写"群峰",不写"羣峯"等。

4. 字序规范　字序规范就是规定现行汉字的排列顺序,规定标准的检字法。现行字典的检字法有部首检字法、笔画检字法、音序检字法、四角号码检字法等。在实际应用中,几种检字法各有所长,但是,每一种似乎都缺乏统一的、严格的标准。定序的基本工作就是要使几种检字法标准化。

第三节　承载着交际功能的语言系统

语言学告诉我们,人类的语言是一种符号系统,是通过系统且组合复杂的声音传达包罗万象的意义和情感等内容的交际工具。

从形式上看,语言对我们来说,首先能感知到的是表达意义的声音——语音,语音是由人类根据自己的发音器官发出的语音单位所组成的复杂系统,而且每个民族的语言都有自己的语音构成成分与构成特点。

从内容上看,语音所承载的意义——语义,则是由一个个具体单位(语素或词——词汇——句子)来表现的,而这些意义不仅包括客观世界本身状态,也有认识者的主观态度。

从组织结构上看,语言除了语音、语义和词汇外,还需要一个将它们串联起来,表达复杂内容和思想情感的手段——语法。

一、语音

人类在劳动中锻炼大脑,改造发音器官,具备了说话的能力,在共同劳动中又有了非说不可的需要,从而产生了语言。

(一)语音是语言的物质载体

表达信息的符号都要有物质的材料作为载体,才能使符号得以发出、传递和被感知。如交通信号灯使用的物质材料是红、黄、绿几种不同的颜色,检查心电图使用的物质材料是或长或短的电流信号。语言是以口腔发出的语音作为符号的物质外壳。

声音是语言符号的物质形式。人类为什么选择用声音作为表达语言符号的工具呢?这是因为语言符号使用起来最简便,容量最大,效果也最好。声音是每个人都能发出来的,本身没有"重量",便于携带;它的容量最大,几十个语音单位通过排列组合就可以把现实世界中的现象都表达出来;而且,它的效果也最好:说话只是动"嘴皮子",可以大声疾呼,也可以慢声细语,上下古今,喜怒哀乐,不管多么复杂的道理,动人的感情,都可以通过语言表达出来。如果改用手势,效果就要差得多,而且做手势时还得把双手腾出来,影响劳动。由于用声音作语言符号的材料有着种种优越性,因而人类的祖先在长期发展过程中选用它作为交际工具的物质形式。

（二）语音的组成

最小语音单位是从成串的话语中切分、归纳出来的。一般人感觉到的自己语言里的最小语音单位是音节。比方表示"社会"这个意思的词,汉族人感到汉语里的 shèhuì 是两个音节,法兰西人感到法语里的 so—ci—é—té 是四个音节。可是音节还不是语音的最小单位,例如汉语的"护"(hu)和"图"(tu),后面的音都是 u,只是前面的音不同,一个是 h,一个是 t,h 和 t 不能再分,是最小的语音单位,语言学中把它叫做音素。音节都是音素按照语音结构的规则组合而成的。对于护理人员来说,最基本的就是不论是学习普通话、方言还是外语,都要掌握正确的发音。

音高、音强、音长、音质是声音的四要素。音高决定于频率,音强决定于振幅,音长决定于发音体振动的时间,音质决定于音波的形式。男女老少,人人在这四要素上都有自己的发音特点,正因为这样,我们接到熟人打来的电话,往往能听得出对方是谁。

（三）语音与护理

语音出于甲之口,经过空气的传递,入乙之耳,经过发音—传递—感知三个环节,分别对应于语音的生理—物理—心理三个方面的属性。语音与护理活动之间的密切联系主要是语音的心理属性。

人类的发音是一个复杂的心理过程。发音固然需要生理基础,但各种发音器官在瞬间能协同合作,需要大脑神经中枢指挥协同。当人处于病态情况时,往往会影响正常发音。人的听觉器官和大脑听觉中枢对语音的发音和声波的感知也是语音心理属性的重要方面。实验证明,人的主观听觉和语音的客观声学效果之间并不总是一对一的关系,语音声学要素的变化并非都能在听觉上得到对等的感知;而且,听觉感知具有很强的选择性和概括性。这就提示护士在临床实践中要注意到这些因素对护患沟通的影响。

二、语汇

语汇,作为一种科学的概念术语,从它的内涵和外延上说,它是一个集体概念。语汇本身还不是语言,但它是语言建筑的材料。

（一）语汇的含义

语汇是一种语言中所有语词（包括语素、词、熟语等）的总汇,有时也用来指语言某一特定范围内所有的语素、词和熟语的总汇。现代汉语的语汇,就是现代汉语中全部语素、词和熟语（包括成语、惯用语、歇后语）的总汇。一种语言可以包含成千上万个词或几百个固定词组,如"人、山、水","中华人民共和国","护士、注射"等,但是这些具体的词和固定词组不叫语汇,只能叫词或语。语汇也可以叫做词汇,但说词汇容易被误解为只是指"词",而词在语法上有专门的定义。

（二）语汇的性质

1. 层次性　语汇是分层次的,语汇成分大致可以分为语素、词、固定短语三个层级。① 语素是语汇的最小层级,是构词单位,如:书、护、写、啊。很多语素可以与别的语素一起构成合成词,如:书本、护理、打针;有些语素还可以独立构成单纯词,如:书、药。② 词是高于语素的一个层级,是语汇的基础层级,是语言中最小的可以独立运用的音义结合体,是造句单位。任何词都是音义结合体,其意义有的是概念意义,有的是语法意义。词的数量最大,使用价值最高。③ 固定短语是以词和语素为基础构成的。固定短语在结构上相当于一个短语,运用上却总是整体使用,不能随便更动其中的成分,作用相当于一个词。固定短语主要包括熟语中的成语、惯用语、歇后语等,也包括专名短语。这三个层级互有联系又各有特点。

2. 民族性　各语汇成分都要受到语汇总体规则和共同规律的制约。汉语的语汇在音节数目、结构方式上都有自己的特点,外来词进入汉语语汇都必须经过民族化的改造,以适应这些特点。如英语的 jacket 进入汉语成了"夹克",语音形式上带了声调,去掉了辅音尾 t;意义上也有了变化,jacket 在英语中指一般的"短上衣、坎肩"之类,但在汉语中只指"夹克衫",因为汉语中已有了"短袖衫、坎肩"之类的词语。对外来词的民族化改造,典型地反映了汉语语汇的系统性。

3. 系统性　各语汇成分并不是互不关联的一盘散沙,而是在内容、形式、构造、功能等方面具有各种联系,从而构成一个完整的系统。语汇成分之间的联系多种多样,如"护理—照护"是同义联系;"疼痛—舒适"是反义联系;"打针—吃药"具有同类功能的联系;"讲演—演讲/论辩—辩论"等具有语素的同素联系。语汇成分的联系既错综复杂,又井然有序。

（三）语汇的分类

语言的词汇是一个庞杂的总体,包括好多分支。

1. 基本语汇　语言的词汇的内容尽管五花八门,门类繁多,但是有一个核心,就是基本语汇。基本语汇里面的词是语言词汇的核心。如汉语中:天、地、日、月、水、火、大、小、多、少、长、短、红、白、上、下、前、后、左、右、东、南、西、北、春、夏、秋、冬……都是基本语汇的词。它的主要特点是:① 全民常用:这些词是一个民族的人民日常都在使用的;② 稳固:这些词大多自古就有的,不容易起变化,比较稳固;③ 有构词能力:它们一般都由一个词根构成,这些词根成了词汇中派生新词的基干,具有比较强的构词能力。

2. 一般语汇　它的主要特点是:一般没有构词能力或者构词能力比较弱;虽然在短时期内为全民所常用,但不稳固;一般词汇所包含的词,数量大,成分杂,变化快。新词(如"激光"、"负离子")、古词(如"病疴"、"逐邪"、"扶正")、外来词(如"摩登"、"休克"、"克隆"),都属于一般词汇。社会的发展变化首先会在一般词汇中得到反映。

3. 专用语汇　各门科学技术有自己的术语,同一专业的人在一起谈业务问题,外人往往莫名其妙,产生"隔行如隔山"的感觉,这就是专用语汇,如医学、法律、军事等行业都有好多词是在本行业范围里使用,别人不大了解,如:

　　　　　负数　函数　系数　小数　微分　通分(数学)
　　　　　信贷　结账　核算　销售　货币　利率(金融学)
　　　　　垂体　透析　化疗　气胸　腹穿　虚恭(医学)

医用语汇常称医学术语,是医学科学技术基本用语的组成部分。医学术语主要用以标记、概括医学科学技术各领域中的事物、现象、特性、关系和过程等,在医学科技领域中使用频率很高。它的特点是:① 单义性:即医学术语所表示的概念具有特定性,表意专一而精确,如"禽流感"与"鸡瘟"就是两个不同的概念。② 系统性:表现为由一个术语(基础性名词)派生出许多具有逻辑相关性的术语。例如,"痛"派生出"绞痛"、"刺痛"、"隐痛"、"钝痛"、

"胀痛"、"酸痛"、"阵痛"、"放射痛"等。③ 形象性:是医学术语有别于其他科学术语的显著特性,为了真切地描述医学研究对象的表象特征,并从概念上给予科学的界定,由此产生了形象性术语,杵状指、梭状指、桶状胸、鳞状上皮癌、O 型腿、X 型腿、爪形手、潮式呼吸等。④ 国际性:医学术语不受地域、国别、民族、方言的限制。医学术语之所以具有国际性,源于医学术语的稳定、通用和统一。按照国际统一的原则和方法来对医学术语进行规定,是医学科学迅猛发展和语言国际化的要求。

> **【知识拓展】**
>
> ### 从"SARS"看医用语汇的国际性
>
> 　　2004 年第十届全国政协第二次会议上,钟南山委员在紧急提案中建议将"非典"一词改称"SARS"。从专业概念来看,SARS 作为 severe acute respiratory syndrome(严重急性呼吸综合征)的简称,它将发病的器官"呼吸道"及疾病的重要特征"严重"、"急性"、"综合征"进行了客观界定。"非典"(atypical pneumonia,ATP)和 SARS 是两个具有不同病原和学术内涵的名词。即使在一个时期内"非典"似乎俗成,但这种称谓是不科学的。

(四)语汇与护理

1. 积累语汇好撰文　古人云:"辞不足,不足以文。"语汇是语言的建筑材料。没有语汇,"语言"这座大厦将无从建起。一种语言语汇越丰富,表现能力就越强;个人掌握的语汇越多,越有利于表达思想。学习一种语言,首先应该学习它的基本词汇,在此基础上掌握一般语汇和医学专用语汇。护理人员只有脚踏实地坚持不懈地在护理实践中积累语汇,才能做到出口成章,提笔成篇。

2. 用好医用语汇　护理书面语言中大量使用医学术语,体现出护理学科的特点。少数护士医学术语使用不熟练,如在记录中出现"咳嗽历害"、"饮食不好"、"心里不好受"、"输液部位鼓包"等口语、土话;有的护士把"体温不升"记为"测不出体温",把"失聪"记为"有些聋"等。

三、语义

中国有很悠久的语义研究历史,从最早的《尔雅》、《方言》,到后来的《说文解字》、《康熙字典》和讲句义的《十三经注疏》等,都是对词汇和汉字的意义的研究。国内对语义学的研究主要是对具体词语的解释,不把各种语义关系集中起来作为独立的理论加以研究。

(一)语义的含义

语义是语言的意义,是语言形式表达的内容。语音是语义的声音载体,属于听觉符号;文字是语义的图形载体,属于视觉符号。语义学研究语言符号的形式与意义、能指与所指的关系,解决语言表达单位所载负的意义内容是否符合主客观实际、是否准确的问题。

语义包含两方面内容:一是概念意义,即理性意义;二是情感,即非理性意义。概念意义是语义的基本要素,也叫逻辑意义或指称意义,是人们对所指对象的区别性特征的概括认识。在词语平面上,它是与概念相联系的那一部分语义;在句子平面上,它是与判断和推理相联系的那一部分语义。如"昏迷"是指患者意识丧失,是一种严重的意识障碍,患者随意运动丧失,对周围事物及声、光刺激无反应,不能唤醒;"嗜睡"是指病人不分昼夜时时处于睡眠状态,但可以唤醒。概念意义的作用是区别不同的事物现象。

非理性意义是说话人的主观情感、态度以及语体风格等方面的内容,一般总是附着在特定的理性意义之上。感情色彩中最主要的是褒义色彩和贬义色彩。没有感情色彩的词是中性的。如称某从事演出工作的人为"表演艺术家",则隐含了对他的尊重,而称其为"戏子",则隐含了对其的贬抑。

(二)语义的特性

1. 概括性　语言形式所表达的意义具有概括性,这是语义的重要属性,无论是词义还是句意都是概括的。词义反映的对象既可以是客观世界的,也可以是主观世界的。除专有名词外,每个词语都标志一类事物,这样,人们就可以把一类事物归并在一起,用一个词去指称它们,使其同其他事物区别开来。现实中的具体事物和现象千差万别,正是由于词是概括的,人们才可能用有限的词语去指称它们。

2. 模糊性　模糊性是指词义所反映的对象只有一个大致的范围而没有明确的界线。例如"中午"的意义是指"白天十二点左右的一段时间",没有一个精确的时间限定。又如"发热"的意义是"体温高",而对"热"的具体温度没有一个明确的界定。语义的模糊性是社会交际活动的需要,人们在交往中不可能也没有必要时时、事事都像科学家做实验那样,对谈论的对象作出精确的测定。同时也应该看到,语义既有模糊的一面,也有精确的一面。许多科学术语都是精确的。应该根据交际的不同要求,尽可能地做到该模糊时模糊、该精确时精确。

【典型案例】

模糊的"手"

据说有一位中医让八个实习医生给八个病人的"手"上贴膏药,结果八个实习医生贴的部位都不一样:有的贴手指,有的贴手掌,有的贴手背,也有的贴手腕甚至小臂……这故事说明了一个问题:究竟"手"是哪里,并没有一个精确界限。从这个角度来讲,"手"所表示的概念是模糊的。语言中的这种模糊语义,属于模糊语言学研究的范畴。

3. 民族性　由于不同的民族对客观事物的认识不同,对客观事物的概括和分类也存在差异,而且各民族都有各自不同的生活环境、风俗习惯、历史文化背景、思维方式,受其影响,反映同一类对象的语义在不同的语言中也会有所不同,这就是语义的民族特点。如"individualism"其汉语对等语是"个人主义"。在西方社会,人们重视个性的发展,普遍把个人主义视为实现个人自我价值的积极表现,主张个人人格与经济上的独立。但在汉民族文化中,"个人主义"不言而喻是个贬义词。在中西文化观念对"个人主义"的理解如此严重冲突的情况下,雷锋同志的名言"对个人主义像秋风扫落叶一样"中的"个人主义",就不能简单地照字面指称意义直译了。

(三)语义的构成

语言的意义涉及三个语言层面,构成三种不同的意义。

1. 逻辑意义　语言的逻辑意义反映语句与现实的关系。从语言学的角度看,句子的逻辑意义是由句子中实词本身的意义和相互间的语义关系构成的,不涉及词语在句子中的语法性质。如下面三个句子的逻辑意义是相同的,即在逻辑上等值:

> 张大爷吃药了。
> 张大爷把药吃了。
> 药被张大爷吃了。

这三个句子的语法结构各不相同,但这三个句子实词的意义相同,语义关系也相同,"张大爷"是施事,"吃"是动作,"药"是受事。"施事—动作—受事"等语义关系就是逻辑意义。现代语义学对句子进行语义分析,主要是借鉴现代逻辑学的理论方法。

2. 语法意义　句子的语法意义是由词语的语法形式所表现出来的意义,主要是由词语的语法形态、虚词或语序等表示。如上面三个句子中,"张大爷"有时是主语,有时是状语;"药"有时属于宾语,有时属于状语。汉语表示这些语法意义,主要靠语序和虚词,许多语言还用各种形态变化来表示语法意义,如性、数、格、时态、语态等等。

3. 语用意义　句子的语用意义是说话人说出该句子时的意图和交流价值。意图与语言环境密切相关,同一个句子在不同的语言环境中说出来,可能有不同的意图。如"今天轮到我休班"这个句子,说话人在不同的场合说出来,可能是提醒听话人"今天不要给我安排工作",也可能告诉听话人"今天我有空"等等。这种意图就是句子的语用意义。

这三种不同的语义,分别由不同的学科来研究。语义学研究句子的逻辑意义;语法学研究句子的语法意义;语用学研究句子的语用意义。目前,这三门学科的界限并不十分清楚,时时有相互渗透的现象。

（四）语义与护理

1. 准确表达语义　护理人员要做到语义准确完整,"词能达意",符合中国人的文字及阅读习惯。汉语语句的表述重心有两处,一个侧重于前,一个偏向于后,其中尤以前者最为多见,哪一个词语居前,它所属的语义内涵相对来说就比较重要,相应地也得到了强调。如一护士对接班护士说"来了一名危重的外国病人",是强调病人的危重;如说"来了一名外国的危重病人",则是强调病人来自外国。

2. 做到语义美　护理人员的语义要能表达健康、积极、先进的思想内容,具有启发、教育、激励鼓舞、审美愉悦等作用,用科学、准确的语言促进患者的康复。

四、语法

语法是人类思维长期的、抽象化工作的成果,是思维成就的标志;它是社会的产物,为广大群众所创造而又为广大群众所使用。

（一）语法和语法范畴

1. 语法的含义　广义语法在不同时期、不同的人看来说法不一。从最广的意义上说,语法是指对语言中存在的规则性和不规则性所作的概括描述。狭义的语法就是指词、短语、句子等语言单位的结构规律,即语言中关于词的构成、变化和词构成词组和句子的规则。语法规则从本质上说是人们说话时的一种约定习惯,它强制性地要求说一种语言就必须按照这种语言的标准去说。

说话与写文章都是逐句说的和写的。每句话都有一定的结构,都按照一定的结构规则组织而成。词语如何搭配,如何排列,搭配和排列的结果呈什么格局,都要遵循语法规则,如:"小李护士把工作安排得很合理。"

就词语的搭配而言,"小李"限制"护士","工作"和"把"搭配起来修饰"安排","合理"和"很"搭配起来补充"安排"。能够同"把"搭配的,必须是表示人或事物的词语。比如,可以说"把工作"怎么样,却不能说"很工作"怎么样;反之,可以说"很合理",却不能说"把合理"。可见,词语能否搭配,如何搭配,都要讲语法规则。

2. 语法范畴　常见的语法范畴有性、数、格、时、体、态、人称等。

(1) 性:性是某些语言里的名词的分类。形容词常修饰名词,它也随着有关的名词而有性的变化。俄语和德语的名词、形容词都有性的语法范畴,分阳性、中性和阴性三种。这里的"性"是一个语法概念,与生物学"性"的概念不一定一致。

(2) 数:许多语言都有数的语法范畴,一般包括单数和复数两种意义。如英语的名词、俄语的名词和形容词都有单数和复数的变化。

(3) 格:格表示名词、代词在句中和其他词的关系,如主格、宾格、属格等。名词、代词作主语时用主格形式,表示领属关系时用属格形式。

(4) 体:体表示行为动作进行的方式,是动词特有的语法范畴。不同语言的体的范畴的表现各不一样,如英语动词有普通体、进行体和完成体。

(5) 时:时也是动词的语法范畴,表示行为动作发生的时间。往往以说话的时刻为准,分为现在、过去、未来。

(6) 人称:不少语言的动词随着主语的人称不同而有不同的形式。许多语言都有三种人称。

(7) 态:态表示动作和主体的关系,它是动词具有的语法范畴,一般分为主动态和被动态两种,主动态表示主体是动作的发出者,被动态表示主体是动作的承受者。

语法范畴具有很强的民族特点,不能用一种语言的语法范畴去硬套另一种语言。

(二) 语法规则

语法单位一个接着一个组合起来的规则叫做语法的组合规则。说话不能只说一个词儿。词儿和词儿连起来变成话,得服从组合规则。比方汉语的"我吃药"不能说成"药吃我",在特定环境下虽然也可以说"药我吃""吃我药",但是跟"我吃药"的意思不一样。这里就受到汉语语法组合规则的约束。语法的组合规则包括语素组合成词的规则和词组合成句子的规则,前者叫构词法,它和词的变化规则合在一起叫做词法,后者叫句法。这些规则,多种多样,归结起来,不外乎组合规则和聚合规则。

1. 组合规则　就是把语法单位组成更大单位所遵循的规则,比如语素组成词、词组成句子,这之间的规则就是组合规则。所以组合规则规定了语法单位怎样组合、组合起来表示什么样的关系等,使符号与符号之间的关系呈现出有序性。组合规则是抽象概括的,它不是针对某一个具体的语素或词的组合,而是对一系列同类结构的概括。比如动宾结构,动词在前,宾语在后,这条组合规则适用于所有动宾结构,如"看病、动手术、学文件、包扎伤口"等等。无论你在交际中想通过动宾结构表达什么样的内容,都必须符合这条规则所提出的要求,满足语法规则的基本条件。

2. 聚合规则　聚合规则就是语法单位归类的规则,语法单位替换的规则。语法的组合规则是有限的,而我们要表达的内容是复杂多样的,不可能一个内容就使用一条组合规则,那样语法中的规则就太多了,一辈子也学不完。那么怎样使用有限的规则表达无限的内容呢?这就需要使用聚合规则,按照聚合规则,同类的单位在同一位置可以互相替换,因为具有相同的语法功能。因此,利用聚合规则,我们可以创造出许许多多符合实际需要的句子,以适应不同场合的交际要求。例如利用"主—动—宾"规则,在不同环境可以创造下列句子:

> 护士巡视病房
> 医生检查病人
> 病人吞服药片……

语法规则的抽象概括性通过聚合规则更好地得到了体现。这种替换,理论上可以说是无限的,正因为有了聚合规则,使得句子的生成具有了无数的可能性。

组合规则和聚合规则各有作用,组合规则的要求使得符号组合呈现出一个社会集团人人可以理解的序列,而聚合规则又使得语法系统大大简化,人们可以按照组合要求自由替换,造出既符合组合规则,又是全新的句子,以符合实际的需要。所以,组合的规则要求和聚合的替换要求撑起了语言大厦的框架。

(三)语法规则的性质和特点

1. 高度的抽象性　所谓"抽象",指的是对具体东西进行类的概括。语法规则实际上就是对人们所说的话中的单位、结构和关系进行类的概括。有了抽象的语法规则,人们在说话的时候才可能由此及彼,以类相从,在各种类别构建的单位、结构和关系的框架中造出一句一句"合格"的语句来。

2. 强大的递归性　所谓"递归",指的是相同的规则可以在一个结构里重复使用。语法规则实际上就是一种有限手段可以反复使用的规则,有了递归的语法规则,人们在说话的时候才可以举一反三,以简驭繁,用有限的规则手段造出无限多的语句来。

3. 严密的系统性　每一条语法规则都不是独立起作用的,所有的语法规则都是互相联系着共同起作用的。遵照系统的语法规则说出的话才能形散神聚,变而不乱,才能造出一句句复杂多样但又严密有序的语句来。

4. 相对的稳定性　所谓"稳定",指的是语法规则与语音、语汇这样一些与地域差异、社会发展关系十分紧密的语言要素比较起来,变化比较小,也比较缓慢。正是因为语法规则的稳定性,才能使相当时期内人们的说话心照不宣、运用自如,造出许许多多能够相互理解的语句来。

(四)语法与护理

语法规则是语言的骨骼,它渗透于护理语言使用中的听、说、读、写各方面。

1. 遵循语法规则　护理人员在实践中应严格按照语法规则来遣词用句。少数护理人员由于不重视语法知识的运用,常出现一些因语法错误导致的病句。如护理病历中常见到"遵医嘱输液"这样的记录。"遵医嘱"的行为主体是护士,"输液"的行为主体是患者,句中两个主语被省略,从字面上看,输液就不是患者,而是护士自己了。应改为"遵医嘱给患者输液"。

2. 注意语法逻辑　护理人员说话撰文不但要合语法,也要合逻辑。逻辑是语言表现内容的规律,语法是语言表达形式的规律,两者的关系非常紧密。逻辑对语法的影响主要表现为对语言成分之间搭配关系的制约。如护理记录中的"患者体温一直很高,波动在 $37.5 \sim 39.8 ℃$ 上下。"这句话既不合逻辑,也不符合语法规则,患者体温有时在 $37.5 ℃$,不能说"一直很高","上下"应改为"之间"。

■ 思考与练习

1. 语言文字的功能有哪些？
2. 构成语言系统的基本要素是什么？
3. 请解释语言符号系统的构成。

■ 实践训练

项目1　语法练习游戏

【目的】掌握基本的语法规则。

【要求】大家共同复习学过的、但却被淡忘的语法规则。

组织语言文字的学习，规则并不是最重要的，不是记住了规则就能说话、写作、阅读；也不是会说话、能写作就懂规则。当我们学会写作后，许多语法规则被我们淡忘。每10人一组，每人在纸条上写一个自己尚未遗忘的语法规则，并出一相应的考题。将纸条收集后每人任意抽取一张，答对者获胜。

项目2　写作实践训练

【目的】提高语言文字的运用水平。

【要求】人人动笔，在写作实践中体会语言文字表达的技巧。

围绕"护理的甘与苦"这一主题，到图书馆、医院、网络中搜集、选取有关材料，每人写一则读书笔记。组织读书笔记评选，优秀者进行交流。

【推荐书目】

1. 尉天骄. 基础写作教程. 北京：高等教育出版社，2005
2. 蒋春堂. 公共关系语言. 北京：线装书局，2004
3. 史瑞芬. 护理应用文写作. 北京：人民卫生出版社，2008
4. 陈才俊，宾静. 现代秘书写作. 广州：华南理工大学出版社，2005

【网络资源】

1. 中华医学知库网：http://cache.baidu.com/
2. 中国文书写作网：http://www.ws126.net/
3. 文书文秘网：http://www.5151doc.com/
4. 应用文写作网：http://cache.baidu.com/
5. 中国文秘写作网：http://www.ccwenmi.com/

（史瑞芬、易巧云）

第十五讲　文字使人灵秀：应用写作与护理

教 学 目 标

1. 说出护理应用文的特点和作用。
2. 阐述构建文章的基本要素。
3. 简述常用护理文书的写作要点。
4. 解释护理文书中的常见问题。
5. 概述在护理实践中提高文字修养的方法。

本讲提要

文字使人类的交流不受时空限制，它也是护理人员工作中不可缺少的一种工具。本讲从当代大学生普遍"重英文，轻中文"的现象谈起，旨在让学习者了解应用文写作基础知识，掌握构成文章的基本要素，把握写作的主体和载体因素，将写作知识与护理专业结合，使之服务于护理工作。通过学习和训练，使学习者认识到文字修养是人文修养的重要组成部分，对文字的有效驾驭，有助于提高护理人员为患者提供优质服务的能力。

问题与思考

问题 1：大学生为啥辨不出常见错别字？

假如中国文字有灵性，一定会为今天的遭遇而流泪。据说某大学中文系语文组曾组织过一次消灭错别字的活动，请 1000 多名大学一年级的学生辨认在实际应用中经常出现的几百个错别字，结果能挑出一半的人都很少。如今的高校把学外语当作大事来抓，但对我们的母语却不重视，许多大学生中国话说不清，中国字写不好，中国文搞不懂。

问题 2：大学生应用文写作能力薄弱的原因何在？

据统计，在人们每日所接触的书面文字中，95％甚至更多的是应用文。已经踏上社会的人士都会有这样的感觉：工作中遇到的写作形式，很少是记叙文和抒情文，更非小说与诗歌，而我们在中小学里训练与学习的却是大量的记叙文和抒情文，以致于不少人到了大学和走上工作岗位后，还写不来与实际社会生活相关性最强的以说明为主的应用文和以议论为主的研究论文。

在当前的大学校园里,有很多学生"不会"写文章,他们无法用最简洁的语言把问题讲明白,语法和逻辑上错误百出,甚至可以用"惨不忍睹"来形容有些学生的研究报告。专家认为,这与基础教育阶段作文课过分强调"美文"有关,忽略了准确、简洁、有逻辑这三条基本的要求。

你是否想过这些问题的持续存在会产生哪些影响吗? 作为一名护理工作者,你觉得学好应用文写作有必要吗,为什么?

第一节　护理写作,护士不可或缺的人文技能

文字的出现,使人类不仅可以通过文字进行超越时间和空间的交流,大容量地传承文化,而且加深了思考的深度。可以说,在人类文化的演进过程中,语言的出现是第一个里程碑,它使非洲猿人取得了人类祖先的地位,而文字是第二个里程碑,它使人类由原始社会进入文明社会。原始社会仅靠口语来交流和传承文化,而文明社会靠口语和文字来交流和传承文化。

中国的文字是中华民族五千年灿烂文化的缩影,是祖先留给我们的宝贵遗产。一个护理工作者,如不能从社会科学的角度思考问题,对人文历史缺乏了解,不能熟练驾驭本民族的文字,即使掌握了护理学技能,也不可能成为卓有成就的护理专家。

一、护理应用文写作概述

应用文是一种常用的文体,是指国家机关、团体、企事业单位和个人在社会生活中处理事务、沟通关系时,运用书面语言符号写作而成,具有直接应用价值和固定格式的文体。它有基本的写作格式、写作思路和写作方法。写应用文无需像写其他文体文章那样进行"创作",为追求艺术性而妙笔生花。我国的应用文具有悠久的历史,自文字产生之后便产生了应用文。随着社会经济的发展,除了民间的应用文日益丰富外,国家机关等适应公务需要的应用文发展更快,而且新的应用文种也不断出现。对于护理人员来说,要写好能推动护理管理工作、提高护理工作质量、反映护理工作情况的应用文却不是一件容易的事情。

(一) 护理应用文的特点

1. **文体的实用性**　实用性是指实际应用的价值,这是应用文的本质特征,也是应用文与其他文学作品的主要区别之一。护理应用文主要是以社会的实际需要为出发点,为解决护理工作中的教学、科研、管理和人际交往等实际问题而写的,也就是因事而写,有用才写。如要让全体护理人员周知的事情,要写通知;护士长年初要写计划,年终要写总结等,这些都是为了解决实际问题而写的,有明确的实用目的。

2. **内容的真实性**　真实性是指内容真实确凿,实事求是,排斥虚构和杜撰。应用文的

真实性表现在所涉及的政策法规、资料文献、数字等必须真实准确;文中观点必须符合客观实际,不可以偏概全,不可主观臆断;提出的见解必须符合有关政策和法律法规,必须切实可行。

3. 体式的规范性 应用文在长期的发展和使用中,产生了比较固定的体式,写作者必须遵守这些体式,不可随意更改。应用文体式的规范性表现在两个方面:一是文种的规范,即办什么事用什么文种,如向上级机关请求指示,应该用的文种是请示;二是格式的规范,即每一文种在写法上有大体的格式规范,如书信有书信的格式,合同有合同的格式。当然,应用文的格式也不是一成不变的,随着社会的发展,应用文的格式也会顺应需要发生改变。

4. 语言的平实性 应用文注重实用,写作中要用语准确、文字精练、句子成分搭配恰当,词序合理,结构完整,表意准确,避免空话和套话。

(二)护理应用文的种类

按照文书内容划分,可以把护理应用文分成四大类。

1. 公务文书 公务文书,简称公文。广义的公文指具有规范格式的文书材料,包括行政公文、事务文书、各类专用文书等;狭义的公文,专指行政机关公文,是依法行政和进行公务活动的重要工具,包括命令、决定、公告、通告、通知、通报、议案、报告、请示、批复、意见、函、会议纪要。

2. 事务文书 事务文书是机关、团体为反映事实情况、解决问题、沟通信息、安排工作、处理日常事务而普遍使用的文书,它具有很强的实用性、事务性和某种惯用格式,如护理工作计划、护理工作总结、调查报告、述职报告、简报、规章制度等。

3. 专用文书 专用文书是指在一定的业务范围内,按照特殊需要而专门使用的文书,如护理记录(整体护理病历、特别护理记录、护理计划等)、护理科研论文等。

4. 日常文书 日常文书是指机关、团体、个人在日常生活、工作和学习中所使用的,具有一定规范体式,能起交流思想、沟通感情、传递信息等作用的应用文,如条据、启事、感谢信、表扬信、申请书、慰问信、请柬、证明信、推荐信、申请书、欢送词、欢迎词、答谢词、贺词等。

(三)护理应用文写作的步骤与方法

1. 明确目的阶段 在写作应用文之前,应该明确写作动机和目的,对各种应用文的用途有全面了解,必须清楚什么事情要用哪种文种和哪种格式来写。如为了迎接护士节的到来,护理部需要向医院申请经费来举办庆祝活动,这件事情要写成应用文,不仅要知道所用的文种是"请示",而且还要知道"请示"写作的方法和注意事项。

2. 收集资料阶段 写作不同的应用文,需要收集的资料也有所不同。写日常文书,往往不用收集资料,但公务文书、事务文书和专用文书中内容较多,必须进行资料收集。资料的收集和整理要求全面、翔实、客观,必要时进行调查研究,或从已有的文字资料中收集材料。

3. 开始写作阶段 明确了写作目的,掌握了充分的资料,就可以开始写作。写作时注意标题的确立、观点的阐述、材料的运用、结构的构建和语言的表达,都要符合应用文写作的要求。

4. 反复修改阶段 写作完毕之后还要反复推敲、不断修改。修改包括两方面:一是内容,二是形式。

二、构建文章的基本要素

不论是应用文还是文学艺术类的作品,都是由主题、材料、结构、语言这四个主要的要素构成的,如果把文章比作一个生命体,那么其主题是核心,材料是血肉,结构是骨骼,语言是细胞。

(一) 主题

1. **什么是主题** 主题是一篇文章的灵魂和统帅。所谓主题,就是文章所要表达的中心思想和主要意图,体现着作者在写作过程中要表达的对事情的看法,对事务处理的总体评价和解决的方法。文章材料的选择、结构的安排、语言的表达都要符合表现文章主题的需要。

2. **主题的表达方法** 应用文的主题大部分直言显明,与文学题材的作品恰恰相反。文学作品往往依靠人物形象描述和生动的故事情节,通过读者的阅读和分析逐步显现主题;而应用文的主题是在标题和内容中直接体现的,不用进行猜测和推敲。

(1) 标题现旨:标题显现出文章的主题,公务文书标题能够显现出本篇文章的发文机关、事由、文种等信息。如《关于召开 2008 年××医院护理年会的通知》,这个题目一看就能明确此篇公文所涉及的内容。

(2) 小标题显旨:篇幅长的文章为了便于阅读,把主旨分解成几个部分,每个部分用一小标题来显示。如《护士条例》分为:第一章——总则;第二章——执业注册;第三章——权利和义务;第四章——医疗卫生机构的职责;第五章——法律责任;第六章——附则。

(3) 开篇明旨:应用文常用的一种方式就是开门见山,在正文的第一段明确本文的观点,即开门见山、开宗明义。通知、通报、通告、报告、规章文书等常用此方法。

(4) 篇末点旨:在文章正文的结尾"卒章显志",点明写作主旨,即为篇末点题。

(5) 呼应显旨:在正文的开头和结尾前后呼应,以突出主旨。这种写法多是开头提出与主旨相关的问题,篇末呼应之。

(二) 材料

1. **什么是材料** 材料是指作者用于文章写作之中的,用以表现文章观点的客观事实和理论依据。这里包括作者从生活中、书本里得到的未经过加工整理也未使用的原始材料,称为素材;还包括作者依据主题的需要,将素材加工整理并已用到文章中的材料,称为题材。

护理写作对材料十分依赖,不论是确立与表现文章观点,还是记录护理过程,都需要材料的依托和支持。巴甫洛夫曾说过:"不管鸟的翅膀怎么完善,它任何时候也不可能不依赖空气飞向天空。材料就是写作者的空气,没有它,你任何时候也不可能起飞;没有它,你的理论就是无用的挣扎。"

2. **材料的搜集和占有** 材料的搜集和占有是写作的第一步,只有大量占有材料才能从中选择出表现文章观点的材料,为写作文章打下良好的基础。

(1) 观察:"观"是指人们通过眼睛看。在实际生活中人们对事务的感知,除了运用视觉外还要通过耳、鼻、舌、口、身,才能细致观察,掌握全面材料。通过观察收获到的第一手资料是十分宝贵的,对这些材料要进行积累。

(2) 调查:对一些重要问题进行周密、系统的了解,从而得出结论。调查的范围很广泛,可以直接了解现实生活,也可以了解现实发生的事件。调查的主要方式是个别采访、开调查会、问卷调查等。调查遵循的原则是：一要明确调查目的与调查对象，编写调查提纲；二是要有科学的态度，有虚心求教的精神；三是要善于多方面地占有材料，收集材料要真实、准确、全面；四是调查要力求全面。通过调查既要了解现实材料，又要了解历史材料；既要了解典型材料，又要了解面上材料；只有这样，占有的材料才是丰富、细致、全面的。

（3）阅读：阅读其他书面材料占有的材料属于间接材料，作者从已有的期刊、书籍等文字资料中搜集到的是写作时参考价值很高的材料。

（三）结构

1. 什么是结构　结构是文章的组织方式或内部构造，是作者根据自己对客观事物的认识，符合主题的需要和要求，在文章中对材料所作的组织和安排。

2. 结构的基本内容

（1）标题：标题反映了文章的主题，护理应用文标题基本构成有四种：第一，完全式，发文机关＋事由＋文种，如《××医院护理部关于加强病区管理工作的通知》；第二，用"事由＋文种"的形式，如《关于××考核鉴定意见》；第三，只用所写应用文的文种，如《表扬信》；第四，文章式标题的形式，即"正题＋副题"，如《总结经验，明确任务，开拓创新，再求发展——××医院 2008 年工作报告》。

（2）开头：开头担负着统领全文、揭示主题的作用。护理应用文的开头一般要开门见山，直接入题，切忌空话、套话、废话。常用的开头有以下几种：① 概述基本情况；② 说明依据；③ 点明目的；④ 引用文件；⑤ 表明态度。

（3）层次：层次是文章内容展开的次序，是作者在写作时思路展开的体现。层次的安排根据不同的文种和表现主题的需要而定。内容较多、篇幅较长的应用文需要几个层次来表现。层次的安排主要有三种方式：① 总分式：可以先总后分，也可以先分后总。这种结构方式重点突出，层次分明。② 并列式：这种层次关系所展现的内容之间没有层次关系，而是互不隶属的并列关系。护理规章制度类的文书比较常用这种形式。③ 递进式：各层次之间的关系是由表及里、由浅入深、逐步推进的逻辑关系。

（4）段落：段落又称为自然段，是构成文章内容的基本单位。提行空格是段落的明显标志。段落是文章中表达完整意思的最小单位，是表达内容、体现层次的需要；是表现语言文字组织上划分的需要。段落的构成要遵循以下原则：一是中心要单一，内容要完整。每一段只能有一个中心意思，并为主题服务；一个意思在一个段落中要叙述完。二是句子要有序，意思要连贯。每段中的句子要密切联系，上下衔接，过渡自然。段落中上下文要保持语意连贯和相互照应。

（5）过渡：过渡是相邻层次、段落间的衔接、转换，它的作用是承上启下，使文章的段落之间联系紧密，形成一个有机的整体。要使读者在阅读时能够顺利地从一层意思过渡到另一层意思、由分述转到总结或由总起转到分述等等，这些都需要过渡。在护理应用文中常用的过渡方式有四种：① 词语过渡，在层次或段落之间使用关联词语表示过渡，如"因此"、"总之"、"为此"、"综上所述"等，表示承上启下或转折意思。② 句子过渡，用一个句子总结上文或提起下文。如在"报告"中总述后使用"现将工作情况汇报如下"就是用句子表示过渡。③ 段落过渡，用一个自然段承上启下，或概括上段内容或提示下段内容。④ 自然过渡，前后段落或层次上没有明确的过渡语，但内容上有逻辑联系，这种过渡常在并列结构中使用。

（6）照应：照应是指文章中不相邻的层次、段落的关照和呼应,体现文章中上下文之间的互相映衬。前面提到的,后面有交代;后面说到的,前面有交代或暗示,以加强内容之间的内在联系,突出主题。常用的照应方式有题文照应、首尾照应、前后照应,这样使文章的内容连贯。

（7）结尾：护理应用文的结尾要简单明了,言尽即止。常见的结尾方式有以下几种：① 篇尾点旨;② 表达意见、建议;③ 补充强调;④ 用公文语言结尾;⑤ 提出希望,发出号召;⑥ 表示祝贺;⑦ 自然结尾,主体部分言尽意明,不用另写结尾。

（8）署名和日期：在护理应用文中的署名和日期是必不可少的,在正式公文中除署名以外还要加盖公章。

（四）语言

1. 语言是文章的细胞　离开语言,写作就无法进行。语言运用得好坏,直接关系到文章质量的高低。不同体裁的文章应使用不同特点的语言。语言可以分为科学语言和文学语言两类,但都建立在基本的语言文字修养——即字、词、句的功夫之上。字是最基本的写作材料。

2. 护理书面语的特点　护理书面语不是口语绝对忠实的记录,它有其自身的特点。

（1）以平实为主要风格：护理公务文书如请示报告、护理工作计划、总结、调查报告等是用来办事和解决问题的,注重实用,这就决定了使用的语言必须质朴、平实、得体,避免使用一些不切实际的形容词和不适宜的比拟、夸张等修辞方法,忌用生僻华丽词句。不必像文学作品那样追求语言的形象、生动和韵律美。

（2）以准确为基本要求：准确,是指用恰当的词语、正确的句子来反映客观事物的基本情况。切忌使用错误、含混的词语;还应做到准确运用数据统计、比较。护理应用文中的护理记录是护理对象住院期间护理过程的客观记录,因此对真实、具体、客观、全面、严谨要求很高。

（3）以简明为显著特色：各种护理应用文的撰文目的都非常明确,它既有特定的具体内容,又有特定的阅读对象,这决定了护理文书概括性强、简洁明晰、用语精练,同时注意恰当使用简称、概数等方式,选用含意确定的词语,不使用含混晦涩的词语和歧义词语,增强文章的简洁性。

（4）以说明为主要方式：护理应用文一般都有明确规定并有相对固定的名称、结构、体例、格式和行文规则,这一性质决定了护理书面语言的表达以说明为主要方式,即少用感叹句、疑问句,多用陈述句;少用长句,多用短句。

（5）以得体为必要水准：得体是根据行文的目的、意义、内容、要求、对象等方面考虑使用语言的要求。要根据不同的文章,使用不同的语言。如决定、决议、通知要注重语言的威严性,常使用“必须”、“一定要”;规章类的文书要求严谨、切实;计划类的文书要求可行性和周密性。向上级行文语气要谦恭、委婉平和;平行文语言要以尊重、协商为主;指导下级的行文要严肃、郑重。广播稿的语言通俗化、口语化,要尽量使用短语,避免用长句。使用的语言还要注意随时代、社会的发展变化而变化,采用时代感强的语言,过时的、陈旧的语言要淘汰。

第二节　把握护理文书的写作要点

我国著名教育家叶圣陶先生曾说过："大学毕业生不一定要能写小说、诗歌，但一定要能写工作、生活中的实用文章。因此，学习并写好应用文，是人们必须练习的'内功'。"护理是一门实用性很强的学科，作为护理专业的学生，当然也得练习这项"内功"。本节以护理工作中最常用的应用文——护理工作计划、护理工作总结和护理工作报告为例说明护理应用文的写作要点。

一、护理工作计划

"凡事预则立，不预则废"（《礼记·中庸》），此处"预"即指预先、事先做好计划或准备。要想完成一件事，必须要有明确的目标和计划，认真的准备和周密的安排。写好计划对减少护理工作的盲目性，提高工作的自觉性、主动性，督促、检查、指导工作，提高工作效率具有重要的意义。

（一）计划的概念

计划是人们为了在一定时间内实现某一目标而预先对某一工作作出安排部署时使用的应用文，根据计划目标远近、时间长短、内容详略可分为规划、纲要、方案、安排、设想等形式。计划是行政活动中使用范围很广的应用文。机关、团体、企事业单位的各级机构，对一定时期的工作预先作出安排和打算时，都要制订工作计划。

（二）计划的作用

1. 指导作用　计划通常是根据某种需要，结合本部门、本单位的实际而制订的，是工作的方向和行动的纲领。古代军事家孙武曾说："用兵之道，以计为首。"无论是单位还是个人，有了计划就有了具体的工作步骤。计划可以协调大家的行动，使工作有条不紊地进行。

2. 推动作用　有了计划，工作就有了明确的目标，可以调动多方面的积极因素，把大家的意志和行动统一起来，增强自觉性，减少盲目性。

3. 约束作用　计划是对工作进度和质量的考核标准，对大家有较强的约束和督促作用。有了计划，可以随时掌握学习、工作的进度，从而保证学习、工作的稳步发展。因此，做好计划工作，有助于建立正常的工作秩序和提高工作效率。

（三）计划的写作

计划在结构上一般都由标题、正文、落款三个部分组成。

1. 计划的标题　计划标题一般由四个部分组成：计划的制订单位名称、适用时间、内容性质及计划名称。如《××医院 2008 年科研工作计划》。视计划文本的成熟程度，有可能出现第五个部分，即在标题尾部加括号注明：草案、初稿、征求意见稿、送审稿等，如《××市 2008 年再就业工程实施方案（讨论稿）》。

2. 计划的正文　正文是计划的主要部分，这部分必须明确地回答"为什么做"、"做什么"、"怎样做"、"由谁做"这四个问题，即一般所说的"计划四要素"：目标、措施、步骤、人员。正文一般包括前言、主体和结尾。

（1）前言：计划通常有一个"引言"段落，主要点明制订计划的指导思想，简要说明制订计划的依据，意在说明"为什么做"。前言文字力求简明，以讲清制订本计划的必要性、执行计划的可行性为目的，应力戒套话、空话。

（2）主体：主体是计划的核心内容，主要包括以下四方面内容："做什么"（目标与任务）、"怎么做"（措施与办法）、"何时做到何种程度"（时限与步骤）、"哪些人去做"（人员安排）等问题。

目标与任务：首先要明确指出总目标和基本任务，随后应根据实际内容进一步详细、具体地写出任务的数量、质量指标。必要时再将各项指标定质、定量分解，以求让总目标、总任务具体化、明确化。

办法与措施：以什么方法、用什么措施确保完成任务实现目标，这是有关计划可操作性的关键一环。所谓有办法、有措施就是对完成计划需动员哪些力量，创造哪些条件，排除哪些困难，采取哪些手段，通过哪些途径等心中有数。这既需要熟悉实际工作，又需要有预见性，而关键在于有实事求是的精神。唯有这样，制订的措施、办法，才是具体的、切实可行的。

时限与步骤：工作有先后、主次、缓急之分，进程又有一定的阶段性，为此在计划中针对具体情况应事先规划好操作的步骤、各项工作的完成时限及责任人，这样才能职责明确、操作有序，执行无误。

（3）结尾：结尾部分或突出重点，或强调有关事项，或提出简短号召。

3. 落款　在正文右下方署名署时即可。

（四）计划的撰写要求

1. 深入调查，集思广益　由于计划是管理工作的依据，是指导行动的纲领，因此，计划的制订者必须通过深入调查，做到信息灵通，不可闭门造车。一方面要认真学习理论知识，形成正确的指导思想；另一方面要深入实际调查研究，广泛听取群众意见，将分散的意见集中起来，仔细研究，形成比较系统的意见。

2. 科学拟订，切实可行　要写出具有客观性和指导性的计划，必须从实际情况出发，定目标、定任务、定标准，抓住重点、突出特点，把主客观条件有机地结合起来，既不要因循守旧，也不要盲目冒进，以保证目标明确、措施可行。

3. 内容具体，重点明确　计划是指导实践的，因此撰写的内容要详略得当，突出重点。对目的、任务、指标、方法、步骤、时间、措施等都应写得具体、明确，责任分明。做到"定事、定人、定时、定量、定质"，既便于执行计划，也便于监督检查工作。

4. 统筹安排，讲求效益　制订工作计划，要个体服从整体，局部服从全局，下级服从上级；又要与平行单位协调一致，以大局为重，以集体利益为上，兼顾个人利益；也要注意计划本身的综合平衡，抓住工作重点，使各项工作均衡协调地发展；还要分清轻重缓急，突出重点，以点带面，安排好工作的先后顺序，不能眉毛胡子一把抓。

5. 目标适宜，留有余地　制订计划不要绝对化，要留有修正的余地，在执行中可不断根据变化的实际情况进行修订，只有这样才能给执行者留有创造的空间。

6. 语言简洁，条理清楚　撰写计划力求以尽可能小的篇幅表达最大的信息量。因此，要求语言直截了当，条例清楚，数据准确。

二、护理工作总结

时间飞逝,我们每一天做了些什么,学了些什么,哪些是成功的,哪些是失败的,原因是什么,以后应该注意什么,这一切都应适时进行回顾。凡是干大事的人,有抱负的人,都会时常总结自己的过去,总结前人的经验,为自己引路。总结对于每个人来说,都是最好的老师,没有总结就没有进步;总结又是一面镜子,以此可以全面地对自己的成绩与教训、长处与不足、困难与机遇等进行评判,为下一步的工作理清思路。

(一)总结的概念

总结是单位、部门在某一时期、某一工作告一段落或全部结束后,通过把分散的材料、零散的认识集中起来,分析研究,找出规律性的认识,用来说明过去工作的成败得失和经验教训,为今后工作的开展提供借鉴的应用文。它所要解决的中心问题是对某种工作实施结果的总鉴定,是对以往工作实践的一种理性认识。

(二)总结的作用

1. 信息作用 一份全面的工作总结,可以向上级部门、下属机关提供某一时期的工作情况,使他们知道你们做了哪些工作,是怎么做的,取得了哪些成就,从而有助于更深入地了解你们的工作。因此,通过写工作总结,不但可以交流信息,还有利于提高知名度。

2. 提高作用 作为人们认识事物、开展工作的一种手段,总结的基础是人们的工作实践,总结的目的是为了更好地实践。及时总结就会及时发现规律,不断实践,不断总结,那么人们对客观事物的认识也就越来越深刻,知识越来越丰富。

3. 借鉴作用 工作总结不仅仅是总结成绩,更重要的是为了研究经验教训,这些经验教训对本部门和其他相关部门的工作都有借鉴与指导作用,在今后的工作中可以改进提高,趋利避害,避免失误。对自身来说,写好工作总结,可以从中有所启迪,看到工作中的优点和不足,从而进一步明确今后前进的方向。

4. 监督作用 一般的机关、单位、部门,都会通过定期总结向群众报告工作。在总结中全面、深入地回顾、检查,找出成绩与缺点、经验与教训,实事求是地作出评价。通过向部门成员报告工作,广泛听取意见,接受民主评议。这样,不仅使工作总结更加符合实际情况,而且也接受了群众的监督。

5. 考核作用 上级机关看工作总结是检查下级机关的工作方法之一。从工作总结中可以看到成绩,发现存在的问题,再看实际情况是否与工作总结相符。写好工作总结,不仅是工作上的需要,也是向上级领导应有的汇报,向下属单位应有的交代。从这个角度来看,工作总结起到了考核的作用。

(三)总结的写作

总结从内容上说,一般都要回答"做了什么"、"怎样做"和"为什么这样做"三个问题,也就是要讲清工作的基本情况,概括出经验和教训,指出存在的问题和今后努力的方向。总结的格式一般由标题、正文和尾部三部分组成。

1. 标题 总结的标题形式不一。大体上有两类构成形式:一类是公文式标题;一类是非公文式标题。公文式标题由单位名称、时间、事由、文种组成,如《××医院2008年护理工作总结》。非公文式标题则比较灵活,有的为双行标题,如《辛勤工作结硕果——××医院

2007 年护理科研工作总结》；有的为单行标题，如《我院护士长竞争上岗的尝试》。

2. 正文　正文是总结的主要部分。正文没有固定的格式，一般由前言、主体、结尾三部分组成。

（1）前言：即正文的开头，一般简明扼要地交代背景，概述一段时期的工作过程，点明主旨或简要介绍成绩，为主体内容的展开作必要的铺垫。前言是工作总结的导语，起到提示全文的总纲作用，所以字不宜多，简明扼要，点明就行，其目的在于让读者对总结的全貌有一个概括的了解。

（2）主体：这是总结的核心部分，其内容包括做法概述、成绩归纳、经验提练、问题分析和努力方向四部分。这部分内容要求在全面回顾工作情况的基础上，深刻、透彻地分析取得成绩的原因、条件、做法，以及存在问题的根源和教训，揭示工作中带有规律性的东西。回顾要全面，分析要透彻。

（3）结尾：可以概述全文，可以说明经验带来的效果，可以提出改进意见或努力方向。

3. 尾部　包括署名和时间两项内容，一般都写在正文后面的右下方适当位置。如果标题中已有署名，这里可不再写。

（四）总结的撰写要求

1. 广泛占有资料　要写好工作总结，就要收集在总结时限内与总结事项有关的各种文字资料，一般包括四方面的内容：一是要准确掌握该阶段内做了哪些主要工作，其中哪些做得好，哪些做得较差。二是详细了解在该阶段工作中面临的利弊条件，遇到的矛盾以及采取的措施，有哪些经验教训。三是要清楚有哪些能说明工作成效、经验教训的典型事例、精确数据。四是洞悉当前工作中存在的问题和原因。

2. 运用辩证思维　写工作总结，要把收集的各种材料用辩证的方法进行系统分类，要对工作的各个方面、各个阶段的情况进行由此及彼、由表及里地反复分析研究，这样才能弄清各部分的共同点和不同之处，从而找出内在的本质联系。

3. 精心构思全文　开好头、结好尾、突出中间，这是写好总结的基本要求，即要把开头（情况部分）写得漂亮，中间（经验部分）写得充实，把结尾（措施部分）写得有力。

三、护理工作报告

报告使用范围很广。按照上级部署或工作计划，每完成一项任务，一般都要向上级写报告，反映工作中的基本情况、工作中取得的经验教训、存在的问题以及今后工作设想等，以取得上级领导部门的指导。

（一）报告的概念

报告是下级机关向上级机关或业务部门汇报工作、反映情况和问题、提出建议或意见、答复上级机关询问事项的报请性公文，它是上级机关了解、掌握下级机关工作情况的主要渠道之一，使上级在决策和指导工作时有据可依。

（二）报告的作用

报告的主要作用是上下沟通。从领导者来说，可以及时了解下属各部门的情况，有助于控制全局，克服薄弱环节，更好地发挥领导作用；对下级来说，定期向领导汇报工作情况，是避免工作出现差错和问题的重要保证。

（三）报告的写作

1. 报告的标题 报告的标题有两种写法:一是由发文单位、事由、文种组成的写法,如《××医院护理部2007年护士节活动情况报告》;二是由事由、文种组成的写法,如《关于进一步加强我院护理差错事故防范的报告》。

2. 报告的正文 报告的正文由导语、主体、结语等部分组成。

（1）导语:导语指报告的开头部分,起着引导全文的作用。不同类型的报告,其导语的写法也有较大不同。概括起来,报告的导语有以下几种类型:

背景式导语:就是交代报告产生的现实背景。

根据式导语:就是交代报告产生的根据。

叙事式导语:在开头简略叙述一个事件,一般用于反映情况的报告。

目的式报告:将发文目的明确阐述出来作为导语。

（2）主体:主体是报告的核心部分,这是需要上级了解的主要内容,要交代清楚工作情况、问题和今后打算等;或是写发生的具体事件、处理情况以及教训等。下面介绍几种常见的写法:

总结式写法:主体部分的内容以成绩、做法、经验、体会、打算、安排为主,在叙述基本情况的同时,有所分析、归纳,找出规律性认识,类似于工作总结。

"情况—原因—教训—措施"四步写法:这种写法先将情况叙述清楚,然后分析情况产生的原因,接着总结经验教训,最后提出下一步的行动措施。例如《关于普外科一起严重护理事故的报告》就应采用这样的写法。

指导式写法:当希望上级部门采纳建议,批转给有关部门执行、实施时常采用此种写法,要求针对某项工作提出系统完整的方法,形式上可采用分条列项的方法逐层表达。例如《关于进一步加强病区秩序管理的报告》可采用此种写法。

（3）结语:报告的结语比较简单,可以重申意义、展望未来,也可以采用模式化的套语收结全文,如"特此报告"、"请审核"、"以上报告,请审阅"等。

报告完成后,应报送自己的直接上级机关,一般情况下不要越级行文,如需其他相关的上级机关阅知,可以抄送。

（四）报告的撰写要求

1. 重点突出 报告正文应注意抓住重点;内容要既翔实又概括;要以数据和材料说话;在此基础上列出若干观点,分层次阐述。

2. 专题专报 要一事一报,体现专一性,切忌在同一报告中反映几件各不相干的事项。

3. 实事求是 报告是上级机关了解实际、掌握情况的一个渠道。因此,报告中的材料、事实、典型、数字必须真实可靠,不能凭空想象,也不能只报喜不报忧。

4. 只报不请 切忌将报告提出的建议或意见当作请示,要求上级指示或批准。

第三节 识别护理文书中的常见问题

护理文书是护士针对护理对象所进行的一系列护理活动的真实反映,护理文书书写的质量,不仅是衡量护理质量的标志,同时也是医生观察疗效方案的主要依据,记录中的任何疏忽均有可能造成严重的后果。

一、护理文书中的常见缺陷

护理文书是护理人员在护理过程中所书写的文字形式,它应用于护理工作的各个环节,是护理工作不可缺少的重要沟通方式。各种护理书面记录的内容格式在基础护理及各专科护理课程中都有介绍和说明,这里不再重复,本节只对书面语言在表述方面的常见缺陷作一些归纳分析。

(一)书写内容方面的缺陷

1. 内容遗漏、缺如或空洞　在护理记录上常可看到千篇一律的"饮食不好,睡眠尚可,精神欠佳,病情无特殊变化"等套话,这样的记录没有什么参考价值;在书写整体护理病历时,常遗漏对精神、情绪等心理状态的观察记录。其主要原因是护士工作不深入,观察不细致,加之业务水平不高,对各类病人应观察什么、记录什么心中无数,因此书写护理记录时无内容可记,将护理记录写成流水账。

2. 重点不突出　观察和记录抓不住主要症状和特征。如一冠心病患者步行入科,记录内容为"神志清楚,精神差,心律齐,睡眠尚可,自动体位,受压部位皮肤完好……"该患者既然是步行入科、神志清楚、自动体位,就不存在皮肤受压造成压疮问题,有关这方面的记录显然是多余的,应重点记录与心脏疾病有关的病情。要做到记录简练,护士需要对大量的原始材料进行归纳整理,择其要者而录之。

3. 内容不连贯　在各班次记录时内容前后无衔接,缺乏连贯性,看不出病情发展的趋势和转归,甚至前后自相矛盾,不符合发展规律。如一胸外科手术后病人,白班护士记录"神志清楚,呼吸平稳,胸腔引流管通畅",夜班护士记录"患者处于昏迷状态,呼吸急促",看不出病人病情恶化的时间及变化过程。

(二)字词书写方面的缺陷

1. 自创简化字、滥用代用字　在护理文件书写和论文写作中,用字不规范的现象较普遍,错别字多,异体字多。例如把"阑尾炎"写成"兰尾炎",把"帮助"写成"邦助",把"瓣膜"写成"办膜",把"烦躁"写成"烦燥",把"预防"写成"予防"等。

2. 乱用简称、符号　在护理文件记录中乱用简称的毛病时有所见,如把"低分子右旋糖酐"写成"低右",把"慢性支气管炎急性发作"写成"慢支急发",把"支气管扩张"写成"支扩",用"肺A"代替"肺动脉",用"吸O_2"代替"吸氧"等。

在数字的使用上,汉字与阿拉伯数字混用,很不统一。如"2008年8月7日"写成"08年八月7日","星期二"写成"星期2"。

3. 滥用不规范的医学名词　在护理记录和论文写作中使用《医学名词》中明确规定不再使用的旧名(曾用名),如把"心肌梗死"写成"心肌梗塞",把"血流动力学"写成"血液动力学",把"周期性瘫痪"写成"周期性麻痹",把"人工晶状体"写成"人工晶体",把"眼压"写成"眼内压",把"意识"写成"神志",把"剖宫产"写成"剖腹产"等。

【知识库】

护理书面语言的常见错别字

瓣(办)膜	蛋(旦)白	腹(肤)腔	阑(兰)尾
担(单)架	整(正)理	烦躁(燥)	末梢(稍)
副(付)作用	针灸(炙)	年龄(令)	亚甲蓝(兰)
石蜡(腊)	氯霉(梅)素	预(予)防	圆(园)形
痊(全)愈	覆(复)盖	脉搏(博)	短绌(拙)
畸(奇)形	松弛(驰)	暴(爆)发	瘢(斑)痕
横膈(隔)	化脓(浓)	套叠(迭)	萎(委)靡(糜)

注:括号内为错别字

(三)语法修辞方面的缺陷

1. 主语偷换 在现代汉语中,某些句子成分(主语、宾语)的省略比较多见,在护理记录时,护士、医生、患者等作为行为主体而被省略的情况极为普遍,往往容易造成行为主体不明的错误。如一个句子有多个词语来记录一件事情,而前后主语不一致,如"出汗后给患者更换衣服"。"出汗"的状态主体是患者,而"给患者更换衣服"的行为主体则是护士,两个主语均被省略,在语法上是不符合规范的。

2. 搭配不当 搭配不当是护士书面语言中常见的缺陷,多属于逻辑上的不合理,部分是语意不合适或语法结构不当。如"患者尾骶部的创面逐渐恢复",这句话主谓搭配不当。"恢复"有"还原"的意思,"创面"只能"愈合"而不能"恢复"。因此,本句可改为"患者尾骶部的创面逐渐愈合"。

3. 语序不当 句子的各种附加成分必须按照语法要求放在合适的位置,否则有可能产生歧义。如"创面见大量脓性分泌物",句中"见"是谓语,"创面"应该是宾语,"见"应放在"创面"前面。

二、护理文书书写中的法律问题

2002年4月1日,国务院颁发了《医疗事故处理条例》,加大了医疗机构及其医务人员的责任,扩大了患者权利,明确了赔偿费用等,这使得患者的法律意识和自我保护意识大大增强。2002年4月4日,国务院第351号令第十条规定:患者有权复印或者复制其门诊病历、体温单、医嘱单、化验单、护理记录单以及国务院卫生行政部门规定的其他病历资料等。如果护理人员对护理记录的重要性认识不足,法律、法规意识淡薄,记录质量在规范性及反映病人实际情况方面较差等,就会在解决医疗纠纷过程中处于被动局面。同时医疗保障体制改革的不断深入,医疗费用支付方式的改变,医患、护患关系面临新的考验,因此,对护理文书的写作要求越来越高。护理病历作为重要证据已逐步受到医院、患者及社会各界的广泛关注。但是在临床工作中由于种种原因,护理文书实际记录仍存在着一系列的问题,这可能是发生医疗纠纷的隐患。

(一)眉栏缺项,表格填写不全

护理文书中缺项现象比较普遍,表现较为明显的有:体温单和医嘱单的眉栏缺项,缺少大便记录,过敏试验结果无标记,手术、分娩时间无记录等。看似不重要的资料,一旦发生医疗纠纷,患者或其家属就会认为护士工作不认真、粗心大意,以此类推,寻找医院的破绽,从而引发医疗官司。

【知识拓展】

病历异议:医疗纠纷中的一大难点

长期以来,医疗纠纷是法院审理民事纠纷中的一大难点。近年来,随着医疗纠纷案件数量的不断攀升,病历异议的处理已成为一个不容忽视的审理难点。2004年,某市一法院受理的一起患者起诉医院医疗损害赔偿纠纷案中,患者对医院提交的病历材料提出了多达600处的异议,认为这些地方均存在不规范的涂改、伪造等真实性问题,因此不能作为鉴定依据。承办法官用了相当长的时间,花费大量精力来判断双方关于病历真实性的争议,由于双方争执不下反复举证,为了证明签字真实性又不得不启动笔迹鉴定,案件审理期限一再被延长。2008年,该法院对当年审结的经过医疗事故或医疗过错鉴定的65件医疗纠纷案件进行了调查,发现没有任何病历异议的仅有18件,而提出病历异议的案件则占到了鉴定案件总数的72.3%。

（二）病情观察记录不当

1. 一般患者记录不能紧扣主题,部分护士把病情观察写成医生的主诉、诊疗计划,护理措施文不对题,效果评价不准。这样的记录同样会使护士带来被动,需承担相应的法律责任。

2. 有病情变化时,护理记录没有动态和连续地反映病情,未按时间顺序记录护理活动,书写凌乱,记录复杂、主观,从而导致法庭可能因护士的责任心问题或法律观念淡薄而判其承担责任。如1例内科患者入院体温38.5℃,给予物理降温,降温后体温没有记录。

3. 危重患者抢救记录不完善、不及时,事后补做记录也是漏洞百出。

4. 未按实际情况记录,如未给患者测生命体征,尤其是未数脉搏,也把它记录在体温单上;或提前填写生命体征,结果病人已死亡,体温单上还记录有生命体征、大小便、体重等。一旦封存病历,该病历将被作为证据,医院只得承担伪造病历的法律责任。

（三）执行医嘱记录不当

执行医嘱后未签时间、姓名。一旦封存病历,将被否认所做的一切,结果只能承担相应的法律责任。

（四）用词或描述不当

如一长期卧床患者,出现了压疮,护士在护理记录中记录为"与翻身不当有关,或未按要求翻身",这样就会把主要责任引向护士。

（五）文字符号表达能力差,字迹潦草且难以辨认

1. 字迹潦草,好比天书,病人一个字也看不懂。某起医疗官司中,由于字迹潦草以至在法庭上无法清楚读出病历书写记录,结果直接影响法官断案,最后医院不得不进行赔偿。

2. 无标点符号或一顿到底或只有几个句号,表达层次、意思不清。这在法庭上被视为

不规范，将会影响责任划分。

3. 错别字多，部位写错，如上、下、左、右、有无、切除、修补等书写颠倒，或写错字、写别字，意思完全相反，这在法庭上将会负完全的责任。

第四节　妙文要从妙笔来

自 1860 年南丁格尔创立护理专业的 100 多年来，护理书面语言的应用不断扩大。在临床护理工作中，信息的交流与储存已由口传心记到形诸笔端；由简单的"见闻式"记录到综合运用临床医学、预防医学、社会医学、心理学、管理学等多方面知识，进行分析评价、制订护理计划、撰写护理论文。护理应用文的形式和内容也在不断更新，这既是护理学科向纵深发展的反映，又反过来推动着护理科学的进步。在这种情况下，护士作为融知识技术和人文素养为一体的专业工作者，其"文才"、"笔才"也逐渐成为护士必备的基本功，护士应具备较好的文字修养，才能适应社会对 21 世纪护理人才的需要。

一、护理写作主体的基本素养

写作，作为较为复杂的护理实践活动之一，与其他护理实践一样，既是有思想意识的活动，也是有情绪情感，并有针对性、指向性的活动。写作者作为写作主体，需具备一定的基本素养，才能较好地完成写作活动。凡大学者、大作家，无不具有深厚而多方面的素养。

（一）人格修养

人格修养与写作的关系十分密切。中国有一句古话："文如其人。"做人具有什么样的品格，写出来的文章就具有什么样的品格；做人达到什么样的境界，写出来的作品也就能够达到什么样的境界。"世事洞明皆学问，人情练达即文章。"这"世事洞明"、"人情练达"都不仅意味着做学问、做文章的一种境界，而且也都意味着做人的一种境界。鲁迅作品的不朽人文价值正是他伟大人格的写照。

（二）生活修养

所谓生活修养，是指写作主体的社会生活阅历、护理实践阅历和生活体验。俗话说："巧妇难为无米之炊。"写作的材料如同做饭的米一样重要。而护理写作材料最主要的来源是护理实践。离开了护理实践，一切写作都会变成无源之水、无本之木。人的精力与经验总是有限的，而且往往受着时间、空间的限制，这样，就有必要间接地积累生活经验。可以从与他人接触中获得，还可从书本中获得。

（三）学识修养

学识的作用主要在于：认知外界，了解自身；知物识人，博古通今；启迪思维，获得学养；提升思想，陶冶性情；充实生活，积累材料；借鉴已有，创造新知。由于护理人员受到时间、空间、精力、条件等方面的限制，不能人人事事都去观察、调查，这就要求护理写作者去学习别人的直接经验来丰富自己的生活、增加自己的知识。同时，学习也应与时俱进，不断更新知识。例如《医疗事故处理条例》实施后，实行举证责任倒置，迫切需要护士提高服务意识、法律意识和自我保护意识。因此，护理人员应加强法律、法规学习，善于分析护理记录与法律之间的关系,充分认识到护理记录中的一个数字、一句话都具有法律效力。

(四)语言修养

语言是思想的直接现实,人的思想只有在语言材料基础上才能产生和存在。古今中外的文学家、作家都很强调语言对于写作的重要性。鲁迅在《且介亭杂文·答曹聚仁》中指出:"作文和口语不能完全相同,讲话的时候,可以夹许多'这个这个''那个那个'之类,其实并无意义。到写作时,为了时间、纸张的经济,意思的分明,就要分别删去的,所以文章一定应该比口语简洁。"它说明写作使用的语言是经过加工的语言,比口语简洁明了。护理人员需要有良好的语言修养才能既有好口才,又有好笔才。

二、护理写作的载体因素

写作载体就是以有规律的语言文字来承载写作的意图、内容、传递信息的表达系统,是承载文章(作品)中精神内容的外在物质形式。在写作过程中,载体担负着表达写作主体的思想、认识、情感的任务,具有写人记事、传递信息、绘景状物、说理抒情等诸多功能,体现着写作活动的直接目的。文章体式、表达方式和语体风格是构成护理写作活动的载体因素。

(一)文章体式

写文章,首先要根据内容确定用哪种文体,同时还要了解这种文体的特点和写作要求,以便写出合体的文章来。"文各有体",护理工作中的各种文体具有相对独立的格式和规范,这种格式和规范是在护理实践中逐渐形成和确定的,它使得文章在把握和表现对象时,只能反映事物某方面的特征而排斥其他特征。"文章以体式为先",写论文应该像论文,写公文应该像公文,写护理记录应该像记录,写合同应该像合同,如果体式和规范得不到遵守,用文学的形式写论文,用散文的形式写护理记录,就势必造成文体的混乱和无序,达不到护理写作的目的。

文章体式包括体制、结构和格式三方面的要求,体制是对某一类具有共同特征的文章的名称、体裁、要素、格局等方面的要求,对写作者而言,具有认识论的意义。结构是对文章的谋篇布局方面的规定和要求,涉及文章正文各部分的组合以及文章的各个层次和段落的安排问题,对写作者而言,具有方法论的意义。格式是对相关文体的撰写、制作、编辑、印刷、出版等方面的明文规定或约定俗成的规范和标准,对写作者而言,具有规范化操作的意义。

(二)语言表达

没有书面语言就没有写作活动,也就不能产生任何文章。从系统构成角度看,语言表达包括由选词、炼句、用语等组成的基础表述;由叙述、说明、描写、议论、抒情等组成的表达方式;由各种修辞手法及断续、离合等笔法组成的表达技巧。

1. 由选词、炼句、用语等组成的基础表述 俄国作家托尔斯泰曾说:"语言艺术的技巧就在于寻找唯一需要的词的唯一需要的位置。"一篇好的文章,固然决定于其思想的精深、意味的隽永、结构的精巧,同时也有赖于其语言表达的优美。丰富多彩的语言,是文章生动感人的重要条件,初学写作者往往因为用词不当、句子不通、修辞不合理等原因而使文章显得粗糙乏味。"因字而生句,积句而成章,积章而成篇。"(见《文心雕龙》)可见,精心选择词语是运用语言写好文章的重要环节。茅盾认为"善于用字"是写作的第一个条件,他说:"从事写作第一个条件当然是善于用字。思想、情绪、形象,都要靠恰当的字来表达和描写。用错了字,便会'辞不达意'乃至与原意相反。"因此,提高语言素养,培养语言表达能力,是学习写作的重要基本功。

2. 由叙述、说明、议论、描写组成的表达方式　所谓表达方式是指作者运用语言文字表达思想内容的基本手段。常见的有四种，即叙述、描写、说明和议论，它们各有自己的特征、功能。叙述的基本特征是它的过程性，基本功能是"以事告人"。描写与叙述结合得比较紧密，其基本特征是它的造型性，基本功能是"以形示人"。说明的基本特征是它的解释性，基本功能是"以知(识)告人"。议论的基本特征是它的说服性，基本功能是"以理服人"。一般护理应用写作中较少使用抒情手法。灵活运用各种表达方式，掌握不同表达方式的要求和方法，才能写出合乎体式的文章。

3. 由各种修辞手法组成的表达技巧　修辞是依据文章的题旨情境，运用各种语文材料和各种表现手法，恰当地表现文章内容的一种活动。修辞的手法多种多样，举凡语音的配合、词语的选择、句式的变化、意境的描绘、辞格的运用等等，都属于修辞的范围。护理应用文多属于科学修辞或规范修辞，这是以语言表达的明白、平实、准确、缜密为目的，表述客观、冷静，合乎语法规范，词语具有单义性，句与句之间具有严密的逻辑性，排斥虚构、夸张、空想，力避个人的主观感情色彩，力求符合客观实际，不能"意在言外"，不搞"弦外之音"的一类修辞方式。

（三）语体风格

语体是为了适应不同类别文章的表达需要而形成的语言体系，是修辞规律的间接体现者。写文章必须按文体的要求写，不同的文体在语言的运用上各有特点，这些特点表现在词汇选择、句子构造、辞格(修辞手段)运用等方面，具有相当的差别，形成不同的风格和体系。文章语体的类型多种多样，按功能的不同可分为：科学语体、事务语体、新闻语体、文艺语体、法律语体、政论语体、网络语体等。护理写作较常用前两种语体。

科学语体是通过系统地论述自然现象、社会现象和人类思维的规律，使读者获得理性认识的语言体系。一般用于护理论文、学术著作、科研报告、教材等，具有精确性、规范性、客观性和简明性的修辞特点。科学语体大量运用结构比较复杂的长句、复句，重视词语使用的单义性、规定性、严谨性，讲求事实的可靠性和论证的逻辑性；经常用图形、表格、公式、符号等人工语言来代替自然语言的表述，大量使用专门术语，一般不运用艺术修辞手段。

事务语体是适应各种事务处理、事务交往和事务管理的目的而形成的语言体系。它主要运用于公文、护理记录、条据、专用书信等应用性文体之中，具有务实性、简要性、逻辑性、规范性等特点，多使用专业词语、文言词语，多用陈述句和祈使句，多用单句和并列复句；多用叙述、说明和议论，力避方言俚语，力避个人用语风格，不用冷僻字，一般不用艺术修辞，句法完整、严谨，讲求格式。

三、写作能力的培养

写作活动中起主导作用的是写作主体，加强主体素养和能力的培养，无疑是提高写作能力的根本。加强主体的素养和能力的培养，练就文从字顺的语言功夫是提高写作能力的前提与基础。所谓根深才能叶茂，如果把写作能力比作"叶"，那么主体素养就是"根"了。

（一）深入护理实践，提高选材炼意能力

选材是指作者为了某一意图从社会生活中搜索、摄取的事实现象或理论根据。炼意能力是指作者受到生活的启迪经过反复提练以获取文章主旨的能力。写作的源泉来自社会生活,护理文章都是现实生活、客观事物在护理人员头脑中主观、能动的反映。没有社会生活作基础,写作就失去了源头。毛泽东早就指出:"作为观念形态的文艺作品,都是一定的社会生活在人类头脑中的产物。"写作者只有熟悉生活、跟踪生活、深入生活,才能获得写作的源泉,为提高写作能力奠定扎实的基础。

（二）明确思想认识,提高营构布局能力

作者通过选材炼意解决了"写什么"的问题后,接着就要考虑如何将全部材料连缀为一个有机整体的问题。这种解决"如何写"的能力就是营构布局的能力。所谓营构布局即苦心经营谋划文章的篇章结构。

要想表达明白,必须想得清楚。"自己本是糊涂的,写起文章来自然也糊涂。读者看起文章来,自然也不会明白"。要想表达简洁,认识必须深刻。有的文章表述得不清不楚,常常是作者对内容理解认识不清不明所致,并不完全是技巧问题。所以要提高表达的精练度和清晰度,必须锻炼思想、注意思维训练,培养自己的认识能力,这样写出文章来才能简洁凝练、晓畅明白。

（三）坚持多读勤写,提高语言表达能力

语言表达能力,即作者自己的写作意图、内心的独特感受形诸语言文字的能力。阅读是继承前人精神遗产,增长学识,帮助护理人员认识社会生活、提高写作能力必不可少的重要途径,也是学习写作理论,学习写作方法和技巧的重要方面。写作能力的获得最重要的是要通过写作实践和写作训练。古谚曰:"读十篇不如做一篇。"写作的方法、技巧只能在写作实践活动中去摸索、去学习。反过来,写作实践、写作训练又会促使护理人员广泛、敏锐地感受生活,启动大脑,提高主体的思维能力。

写作时熔炼含蓄的语句,委婉含蓄地表情达意,是节省笔墨、使表达简洁明了的有效办法。惜墨如金,力求字字用得恰到好处,句句饱含深意;仔细斟酌,把一切与表现主旨无关的多余部分统统删去,这是表述简洁明白的重要方面。节约用字要注意避免语义不清,指代不明;删繁就简要注意表意明白,避免运用有多种解释的词语与结构。

■ 思考与练习 ▶

1. 护理人员为何要重视文字修养?
2. 构成文章的基本要素是什么?
3. 如何避免护理文书出现法律问题?
4. 你如何理解护理写作的载体因素?

■ 实践训练 ▶

项目1　错字病句大会诊

【目的】减少护理文书中的错字病句,加强护理书写的规范化。

【要求】文字学习应该从日常做起,运用所学知识,发现并杜绝撰文中的语言文字使用问题。组织学生每宿舍一组,每人查阅3~5篇文章（自己的、他人的）,从中找出你认为不恰当的字句,汇总后全宿舍同学进行"会诊",提出更合适的用字、用词、用句。发现问题最多者为胜。

项目 2　写作实践训练

【目的】提高文字的运用水平。

【要求】人人动笔,在写作实践中体会构建文章的要素、文字表达的技巧。

组织围绕"竞选护理学院学生会主席"这一主题,从图书馆、网络等广泛收集资料,结合自身特点,每人写一份演讲稿。以 5 人为一小组,由组长在课前组织成员进行讨论,然后推荐一名同学在课内上讲台演讲,并由老师和其他组同学进行点评。

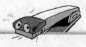

【推荐书目】

1. 史瑞芬. 护理应用文写作. 北京:人民卫生出版社,2008

2. 胡欣. 写作学基础. 武汉:武汉大学出版社,2006

3. 尉天骄. 基础写作教程. 北京:高等教育出版社,2005

【网络资源】

1. 中国文书写作网:http://www.ws126.net/

2. 中国文秘写作网:http://www.ccwenmi.com/

3. 文书文秘网:http://www.5151doc.com/

4. 应用文写作网:http://www.yywxz.cn/

5. 医疗事故——病历问题:http://www.m-lawyers.net/

6. 应用写作:http://www.appliedwriting.com/

（钱　英、史瑞芬）

参 考 文 献

[1] 余党绪.人文探究.上海：上海教育出版社,2003

[2] 秦泗河.医生、医术与人文.北京：清华大学出版社,2006

[3] 王一方.医学人文十五讲.北京：北京大学出版社,2006

[4] 张大庆.医学史十五讲.北京：北京大学出版社,2007

[5] 张大萍,甄橙.中外医学史纲要.北京：中国协和医科大学出版社,2007

[6] [德]伯恩特·卡尔格·德克尔.医药文化史.姚燕,周惠译.北京：三联书店,2004

[7] 司马云杰.文化社会学.济南：山东人民出版社,1987

[8] 梁立.护士人文修养.杭州：浙江科学技术出版社,2004

[9] 昝加禄,昝旺.浅议医学文化及其本质内涵.中华医学图书情报杂志,2007,16(1)：78～80

[10] 董素英.浅谈文化建设在医院管理中的作用.中国社区医师(综合版),2007,9(165)：封三

[11] 张彩虹,曹和安.护理文化探讨的现状及展望.护理学杂志(外科版),2005,20(8)：68～70

[12] 王晓朝.宗教学基础十五讲.北京：北京大学出版社,2003

[13] 赖永海.宗教学概论(修订版).南京：南京大学出版社,2004

[14] 熊坤新.宗教理论与宗教政策.北京：中央民族大学出版社,2008

[15] 中国社会科学院世界宗教研究所等.中国五大宗教知识读本.北京：社会科学文献出版社,2007

[16] 于可.世界三大宗教及其流派.长沙：湖南人民出版社,1988

[17] 陈健尔.护理人文学.杭州：浙江大学出版社,2008

[18] 霍孝蓉.实用护理人文学.南京：东南大学出版社,2006

[19] 唐泓源,张晓艳.护理哲学的发展与作用.国外医学(护理学分册),2001,20(4)：15～16

[20] 陈波.逻辑学概论.北京：北京师范大学出版社,2007

[21] 黄华新.逻辑学导论.杭州：浙江大学出版社,2005

[22] 李鸿才.什么是逻辑学.郑州：河南人民出版社,2006

[23] 王洪.法律逻辑学案例教程.北京：知识产权出版社,2001

[24] 周慧敏.与时俱进的创新思维方式.上海：上海人民出版社,2004

[25] 邢春茹,王晓茵.创新思维：如何获得成功的思维智慧.郑州：河南大学出版社,2005

[26] 刘彬.开展新世纪护理创新系列活动的实施体会.护理学杂志,2001(6)：366～367

[27] 史瑞芬,周柳亚.护士人文修养.北京：高等教育出版社,2004

[28] 霍孝蓉.实用护理人文学.南京：东南大学出版社,2006

[29] 胡涵锦,顾鸣敏.医学人文教程.上海：上海交通大学出版社,2007

[30] 史瑞芬.护理人际学.第2版.北京：人民军医出版社,2007

[31] 陆卫明,李红.人际关系心理学.西安：西安交通大学出版社,2008

［32］贾启艾.人际沟通.第2版.南京：东南大学出版社,2006

［33］曾仕强,刘君政.人际关系与沟通.北京：清华大学出版社,2006

［34］李峥.人际沟通.北京：中国协和医科大学出版社,2004

［35］冷晓红.人际沟通.北京：人民卫生出版社,2006

［36］［美］马修·麦凯,玛莎·戴维斯,帕特里克·范宁.人际沟通技巧.郑乐平,刘汶蓉译.上海：上海社会科学院出版社,2005

［37］Lisa Kennedy Sheldon. Communication for Nurses. USA . Jones and Bartlett Publishers, Inc. ,2005

［38］金正昆.礼仪金说.西安：陕西师范大学出版社,2006

［39］李兴国.社交礼仪.北京：高等教育出版社,2006

［40］李荣建.华夏文化与文明礼仪.北京：中国三峡出版社,2006

［41］朱大可."礼仪之邦"的教养问题.中国新闻周刊,2007,9(10)：97

［42］韩立松,才艳红.浅谈护理礼仪与护理工作.中国实用医药,2007,2(12)：112

［43］傅道彬,于茀.文学是什么.北京：北京大学出版社,2002

［44］朱保安.关于高校开设文学修养课程的思考.河南社会科学,2005,13(4)：134～135

［45］余升红.试论高等医学院校的人文素质教育.中华医学教育杂志,2007,27(3)：36～37

［46］唐祖敏.古代文学教学与大学生人文素质培养.湖南人文科技学院学报,2006(1)：131～134

［47］易思平,叶志新,薛东红,等.高职院校文学教育与学生人文素质培养.深圳信息职业技术学院学报,2006,4(1)：71～76

［48］熊云新,梅国建.艺术鉴赏.北京：人民卫生出版社,2007

［49］［美］F·大卫·马丁(F. David Martin),李·A·雅各布斯(Lee A. Jacobus)著.艺术和人文：艺术导论.包慧怡,黄少婷译.上海：上海社会科学院出版社,2007

［50］凌继尧.艺术鉴赏.北京：北京大学出版社,2007

［51］唐小岚,秦小云.加强人文艺术教育培养高素质护理人才.中国护理管理,2007,7(5)：37～38

［52］蒋晓莲,王艳,马芳,等.护理专业学生通过艺术理解慢性疾病的学习体会研究.护理研究,2007,21(4):867～869

［53］王艳.人文艺术教育——护理教育新的组成部分.护理学杂志,2006,21(1)：31～33

［54］杨晓光,孙月吉,吴军,等.艺术治疗的概念、发展及教育.医学与哲学,2005,26(3)：57～58

［55］费明.传统文化工具与艺术心理治疗.现代康复,2001,5(11):24～25

［56］姜小鹰.护理美学.北京：人民卫生出版社,2006

［57］孙正荃.大众美学.上海：汉语大词典出版社,2002

［58］张应杭.人生美学.杭州：浙江大学出版社,2004

［59］周宪.美学是什么.第2版.北京：北京大学出版社,2008

［60］郭照江.对西波克拉底警句的深层解读.医学与哲学,2004,25(7):70

［61］叶蜚声,徐通锵.语言学纲要.北京：北京大学出版社,2005:25～39,86～112

［62］邢福义,吴振国.语言学概要.武汉：华中师范大学出版社,2005:103～117

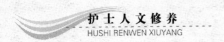
［63］丁煌.交际信息学.武汉:华中理工大学出版社,1998:82～112

［64］胡欣.写作学基础.武汉:武汉大学出版社,2006:2～38

［65］史瑞芬.医疗沟通技能.北京:人民军医出版社,2008:65～79

［66］史瑞芬,付雁.护理应用文写作.北京:人民卫生出版社,2008

［67］尉天骄.基础写作教程.北京:高等教育出版社,2005

［68］唐秀萍,郑熙琳.护理病历书写存在的问题与对策.当代护士,2006(4):86～88

［69］刁惠民,张立新.提高护理管理应用文写作能力的体会.护理管理杂志,2002,2(4):
    57～58